Lars Konarek

ÜBERLEBEN IN KRISEN- UND KATASTROPHENFÄLLEN

stv

Lars Konarek

Ein Handbuch für jedermann

ÜBERLEBEN

in Krisen- und Katastrophenfällen

Das Survival-Wissen der Spezialeinheiten

Leopold Stocker Verlag
Graz–Stuttgart

Umschlaggestaltung: DSR – Werbeagentur Rypka/Thomas Hofer, A-8143 Dobl/Graz
Bildnachweis: Umschlagabb. Vorderseite: Fotolia.com-© Sergey Nivens
Abb. Innenteil: Fotolia.com: S. 11: © Photobank; S. 13: © Thomas Hansen; S. 14/15: © Gina Sanders; S. 17: © iQoncept; S. 58 (rechts): © Peter Atkins; S. 70 (links): © Uwe Landgraf; S. 92: © Krasimira Nevenova; S. 95: © Warren Goldswain; S. 199: © intheskies; S. 205: © XtravaganT; S. 207: © bluedesign; S. 209: © Zerbor; S. 222: © drubig-photo; S. 223: © Sonja Birkelbach; S. 225: © Sergey Nivens; S. 231: © James Thew | Wikimedia Commons: S. 229: matanao (gemeinfrei); S. 230: Jocelyn Augustino (FEMA Photo Library, gemeinfrei) | Alle anderen Abb.: Archiv des Verfassers

Wir haben uns bemüht, bei den hier verwendeten Bildern die Rechteinhaber ausfindig zu machen. Falls es dessen ungeachtet Bildrechte geben sollte, die wir nicht recherchieren konnten, bitten wir um Nachricht an den Verlag. Berechtigte Ansprüche werden im Rahmen der üblichen Vereinbarungen abgegolten.

Bibliografische Information der Deutschen Nationalbibliothek
Die Deutsche Nationalbibliothek verzeichnet diese Publikation in der Deutschen Nationalbibliografie; detaillierte bibliografische Daten sind im Internet unter http://dnb.d-nb.de abrufbar.

Hinweis: Dieses Buch wurde auf chlorfrei gebleichtem Papier gedruckt. Die zum Schutz vor Verschmutzung verwendete Einschweißfolie ist aus Polyethylen chlor- und schwefelfrei hergestellt. Diese umweltfreundliche Folie verhält sich grundwasserneutral, ist voll recyclingfähig und verbrennt in Müllverbrennungsanlagen völlig ungiftig.

Auf Wunsch senden wir Ihnen gerne kostenlos unser Verlagsverzeichnis zu:

Leopold Stocker Verlag GmbH
Hofgasse 5/Postfach 438
A-8011 Graz
Tel.: +43 (0)316/82 16 36
Fax: +43 (0)316/83 56 12
E-Mail: stocker-verlag@stocker-verlag.com
www.stocker-verlag.com

ISBN 978-3-7020-1482-7

Layout: Ecotext-Verlag, Mag. Schneeweiß-Arnoldstein, 1010 Wien
Druck und Bindung: GPS Group P. E., Slowenien

Inhalt

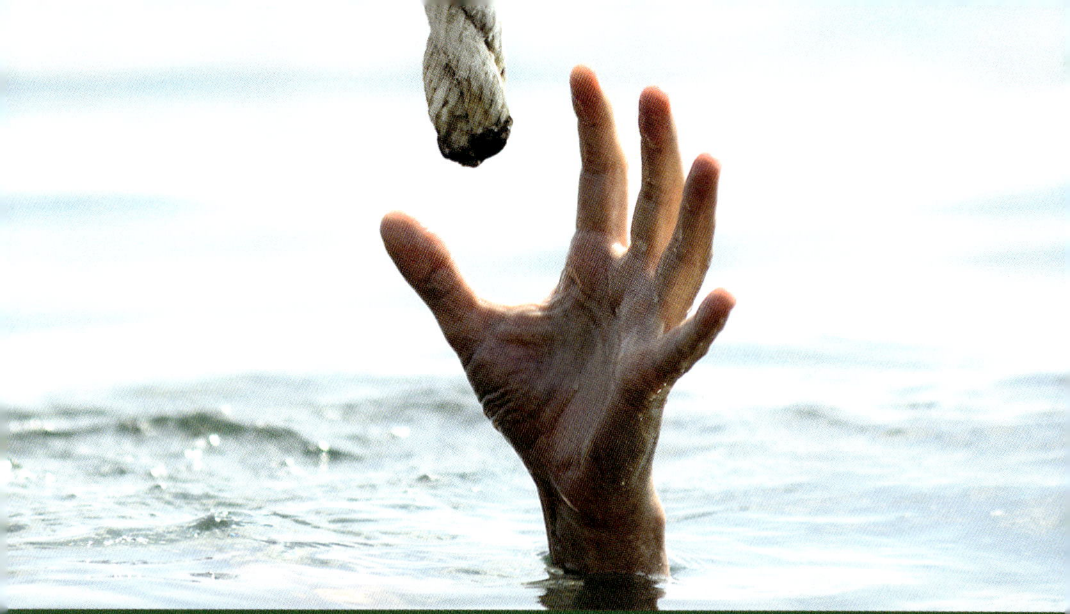

Einführung: Ein mögliches Krisenszenario

Spätestens seit der Wende 1989/90 schreitet die Technisierung unserer Lebenswelten, insbesondere im Bereich Elektronik, schier unaufhaltsam voran: Das Internet hat sich global etabliert, leistungsfähige Mikrochips haben in mobilen Endgeräten wie zum Beispiel Smartphones oder Tablets Einzug gehalten und ermöglichen uns eine schnelle Kommunikation, rasche Informationszugriffe, Zeitersparnis durch digitalen Datenversand und damit eine (vermeintliche) stetige Verbesserung unseres Lebenskomforts. Ein beachtlicher Anteil elektronischer Geräte, die wir nutzen, spielt in unserem Alltag mittlerweile eine feste Rolle. Gleiches gilt für Firmen und Behörden, die im steigenden Maße elektronisch vernetzt sind.

Das Maß an technischer Komplexität, das unsere Industriegesellschaften haben, macht diese aber auch anfällig. Haben Sie sich einmal gefragt, was passieren würde, wenn der Strom für ein paar Tage bis Wochen ausfallen würde? Kein Problem, mag der ein oder andere Leser womöglich denken, dem ein paar romantische Abende bei Kerzenbeleuchtung mit dem Partner/der Partnerin bei gutem Wein und Essen vor Augen stehen. Es tut mir leid, wenn ich diese Illusionen an dieser Stelle gleich beenden muss, wenn ich Sie mit folgendem Szenario konfrontiere: Es ist Winter, draußen herrschen eisige –2 °C. Sie sitzen an einem Freitagabend mit Ihrer Familie vor dem Fernseher in Ihrer kleinen Vorstadtwohnung und genießen einen Spielfilm im warm geheizten Wohnzimmer. Alles ist wunderbar und es geht Ihnen gut. Was für ein Leben!

Doch die Idylle wird plötzlich getrübt, denn auf einmal ist das Bild in Ihrem TV-Gerät weg und der Ton verstummt. Im Wohnzimmer ist es dunkel und alles um Ihr Haus herum stockdunkel. Im ersten Moment freuen Sie sich vielleicht sogar über diese Überraschung, da Ihnen der Ernstfall noch nicht bewusst ist. Im Dunkeln tasten Sie sich durch ihre Wohnung, denn das Licht funktioniert natürlich auch nicht mehr. Auf der Suche nach einem Feuerzeug oder einer Taschenlampe ecken Sie an verschiedenen Möbelstücken an, der ein oder andere Haushaltsgegenstand geht hierbei zu Bruch. Als Sie dann endlich nach langem

Suchen eine Taschenlampe in Ihrer Wohnung gefunden haben, fällt Ihnen auf, dass sich in dieser keine Batterien finden, um die Lampe betreiben zu können. Sie tasten sich zur Küche vor und entnehmen die Batterien aus dem elektronischen Dosenöffner. Als Sie ins Wohnzimmer zu Ihrer Familie zurückkehren, stellen Sie im schwachen Lichtkegel der Lampe fest, dass Ihre Kinder schon etwas verunsichert auf dem Sofa sitzen. Noch ist alles gut und der Abend wird im Taschenlampenschein verbracht, denn es bleiben, durch die Dunkelheit verursacht, nicht mehr viele Optionen für die Freizeitgestaltung. Da sie keine Kerzen im Haus haben und der Nachbar leider verreist ist, bleibt nichts anderes übrig, als ins Bett zu gehen. Bereits nach einer Stunde stellen Sie fest, wie es in der Wohnung langsam kühler wird.

Am nächsten Morgen wachen Sie in völliger Stille auf. Kein Radiogerät, kein Surren des Kühlschrankes in der Küche oder ein sonstiges, durch ein elektrisches Gerät verursachtes Geräusch ist zu hören. Als Sie unter Ihrer Decke hervorkriechen, müssen Sie mit Entsetzen feststellen, dass es verdammt kalt in der Wohnung ist. Ihr Atem kondensiert an der eiskalten Luft, Sie frösteln. Sie wundern sich zuerst über die Kälte, dann aber wird klar, dass der Stromausfall anscheinend noch nicht behoben ist. Ihre Ölheizung im Keller ist auch von der Elektrizität abhängig und kann somit nicht funktionieren kann. Wenn Sie dann beim Richten des Frühstücks den Kühlschrank öffnen, bemerken Sie auch hier, dass dieser seine Dienste nicht mehr verrichtet. Kaffeemaschine und Eierkocher funktionieren auch nicht und auch die elektrische Brotschneidemaschine streikt. Ihre Frau und Ihre Kinder sitzen dick eingepackt in Pullover und Hosen und mit Decken auf den Beinen am Essenstisch und warten auf das Frühstück. Sie behelfen sich, schneiden das Brot mit einem Messer, es gibt kalte Getränke anstatt warmen Kaffee oder Kakao. Die Welt ist scheinbar noch in Ordnung. Sie nehmen es gelassen hin, Frau und Kinder finden es schon nicht mehr so schön. Die Neugier bringt Sie auf die Idee, im Nachbarort bei den Schwiegereltern anzurufen, denn Sie möchten wissen, ob die auch einen Stromausfall haben. Sie wählen den Kontakt aus Ihrem neuen Smartphone heraus, aber das Mobilfunkgerät findet kein Netz. Auch das Festnetztelefon streikt, aus dem Hörer vernehmen Sie nur Stille.

Zu ersten Reibungen kommt es, als Ihre Frau und die Kinder duschen wollen. Aus dem Wasserhahn kommt nur noch eiskaltes Wasser, und das sind Komfortzonenmenschen eben nicht mehr gewohnt! Unmut macht sich breit, denn das Aussteigen aus der kalten Dusche ins kalte Badezimmer ist für Ihre Kinder und Ihre Frau eine wirkliche Zumutung.

Sie verharren die nächste Stunde in Ihrer Wohnung in der Winterbekleidung, auf ein Mal ereilt Ihre Frau der Geistesblitz mit dem Gedanken, dass der Herd ja auch nicht funktionieren wird, da Sie immer noch keinen Strom haben. Das Mittagsessen scheint „in Gefahr". Doch Sie denken praktisch: Ein schnelles Kaltgericht aus der Konservendose schafft hier doch einfach Abhilfe. Ihre Frau holt aus dem Keller eine Dose Bohnen und Ravioli, mehr steht Ihnen nicht zur Verfügung. Dummerweise hat der elektronische Dosenöffner keine Batterien mehr, da Sie diese am Vorabend für die Taschenlampe gebraucht haben. Das Öffnen der Konservendose wird zur echten Herausforderung – Ihre Frau schneidet sich dabei tief in den Finger. Sie verbinden die Wunde, sie blutet zwar stark, der Schnitt ging anscheinend aber nur ins Fleisch. Das Mittagsmahl fällt somit spärlich aus, da nicht genug Essen für alle Personen im Haushalt vorhanden ist. Sie verzichten den Kinder zuliebe auf Ihre Ration. Ungemütlich am Essenstisch auf Ihrer Eckbank kauernd, beobachten Sie, wie die Kinder das kalte Essen in der eiskalten Küche zu sich nehmen.

Ein paar Stunden später packen Sie die Kinder ins Auto, weil es dort eine Heizung gibt, und fahren mit ihnen zum Supermarkt ein paar Orte weiter. Dass die Ampeln ausgefallen sind, fällt Ihnen erst später auf. Sie kommen an einem Verkehrsunfall vorbei, eine schwerverletzte Person wird gerade von Helfern am Unfallort geborgen. Sie fragen sich beim Vorbeifahren, wie wohl der Krankenwagen gerufen wird, wenn kein Telefon funktioniert.

Als Sie mit Ihrem Fahrzeug auf den Supermarktparkplatz rollen, fällt Ihnen sofort auf, dass die Eingangstüren geschlossen sind und der Supermarkt dunkel ist. Eine Menschentraube hat sich vor dem Geschäft gebildet, alle diese Leute brauchen so wie Sie auch Lebensmittel. Doch der Marktleiter hat entschieden, dass die Verkaufsräume geschlossen bleiben – und das aus gutem Grund: Die Eingangstüren öffnen und schließen nur elektrisch; die Beleuchtung braucht Energie, die nicht zur Verfügung steht. Die Kühlung in der Wurst- und Käsetheke ist ausgefallen und keine einzige Registrierkasse oder ein Warenband funktioniert. Die Angestellten sind rat- und machtlos, denn es ist zusätzlich noch eiskalt in den Verkaufsräumen. Ohne Strom kann nicht geheizt werden! Frust kommt bei den wartenden Menschen vor dem Markt auf, der ein oder andere setzt sich zähneknirschend in sein Auto und braust zum nächsten Discounter, der natürlich mit den gleichen Problemen kämpft.

Nach dem erfolglosen Versuch, Lebensmittel für Ihre Familie einzukaufen, beschließen Sie, das Auto zur Sicherheit noch zu tanken. Es kann sicherlich nicht schaden, wenn der Tank voll ist, sagt Ihnen eine innere Stimme. Sie bekommen die Idee, dass Sie Ihre Tante, die Sie schon lange nicht mehr gesehen haben, mit Ihrer Frau und den Kindern besuchen könnten. Dort besteht sicherlich kein Problem mit einem Stromausfall, denken Sie. Außerdem ist es gerade so schön warm im Auto; Ihre Heizung im Auto haben Sie auf volle Leistung gestellt und seit dem Morgen jammern die Kinder nicht mehr, weil sie gerade nicht frieren. An der Tankstelle angekommen, bietet sich Ihnen schon aus der Weite ein ähnliches Bild wie vor dem Supermarkt: viele Autos und wild mit den Händen gestikulierende und ratlos diskutierende Menschen. Keiner von denen kann tanken, weil die Zapfsäulen nur mit Elektrizität funktionieren. Das ist ungünstig, denken Sie, denn für die geplante Fahrt zur Tante genügt der Treibstoff in Ihrem Tank nicht mehr. Sie wenden mit dem Fahrzeug und schlagen den Weg ein zum nächsten Geldautomaten, denn Sie als Kaufmann der alten Schule wissen: Nur Bares ist eigentlich Wahres! Schnell noch einen größeren Geldbetrag abheben und den Tankstellenpächter damit vielleicht bestechen. Der hat eventuell ja noch ein paar Kanister Treibstoff, die er Ihnen für Bargeld verkauft.

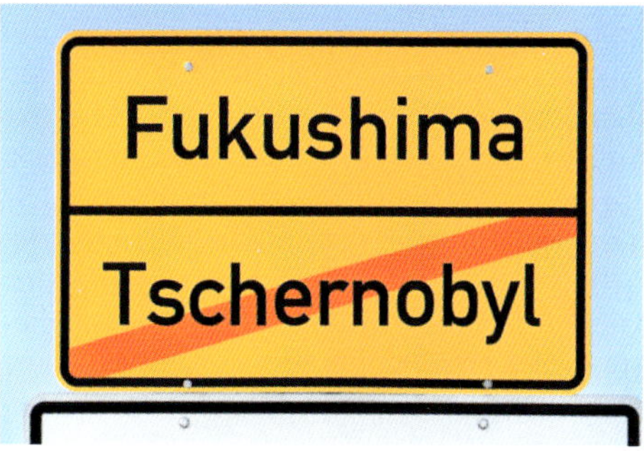

Gerne würden Sie Ihm auch ein paar Euros mehr für den Liter zahlen, Hauptsache, Sie bekommen Benzin für Ihr Fahrzeug. Doch als Sie am Geldautomat ankommen, müssen Sie feststellen, dass auch der Automat tot ist. Ihre Geldkarte wird nicht eingezogen, das Display des Automaten bleibt schwarz. Auch dieses Gerät benötigt für den Betrieb elektrische Energie. Ihr Plan B löst sich somit in Luft auf, frustriert fahren Sie mit Ihrer Familie wieder nach Hause.

Schon drei Tage später ist die Stimmung in Ihrer Familie am absoluten Tiefpunkt angelangt. Sie haben die meisten Vorräte aufgebraucht, denn sie hatten ja – wie viele ihrer Mitmenschen – keine Vorratshaltung betrieben, da man bisher ja rund um die Uhr alles im Supermarkt bekommen hat.

Die Mahlzeiten der letzten Tage waren sehr frustrierend, immer kaltes Essen, das in diesem Zustand nicht geschmeckt hat; überdies war nicht genug für alle da. Die Steaks und die Hähnchen im Gefrierschrank sind mit allem anderen bereits aufgetaut, Sie könnten Sie aber sowieso nicht zubereiten. Kartoffeln und Reis können Sie nicht kochen, da Ihnen die Elektrizität für den Herd fehlt. In Ihrer Wohnung ist immer noch eiskalt, die Kinder weinen immer wieder, weil sie frieren. Eines Ihrer Kinder ist mittlerweile durch die Umstände schon schwer erkältet. Ihren Nachbarn und vielen anderen in Ihrem Viertel geht es genauso wie Ihnen, sie kämpfen mit den gleichen Problemen. Solidarisch vereinigen Sie sich mit der Nachbarschaft in einer Gartenhütte, worin ein Ofen steht, der mit Holz befeuert werden kann. Hier kauern Sie zusammen mit der Nachbarfamilie tagsüber stundenlang um den Ofen herum. Die Ungewissheit Ihrer Situation nagt an Ihrer Psyche. Sie haben in Ihrer Ortschaft keinerlei Informationen, da keiner in Ihrem Umfeld über ein batteriebetriebenes Radio verfügt und somit keine wichtigen Meldungen der Bundesregierung zur Lage empfangen werden können. Der Platz ist in der Gartenlaube viel zu knapp für alle Personen. Soziale Reibungen entstehen, weil Sie die ganze Zeit auf engstem Raum verbringen. Sie streiten heftig mit Ihren Nachbarn, müssen sich aber zurücknehmen, denn der Nachbar könnte Sie aus der warmen Gartenhütte verbannen – und das wollen Sie schon wegen Ihres kranken Kindes nicht. Irgendwann ist das Brennholz verfeuert, vorbei ist es mit der warmen Rückzugsmöglichkeit. Von da an sitzen Sie nur noch in Decken und in viel Kleidung eingehüllt in Ihrem Haus. Die Temperatur fällt um weitere 3 °C und Sie bekommen eine Wut auf den Staat, weil kein Katastrophenschutz weit und breit zu sehen ist, der warme Getränke und Lebensmittel verteilt. Sie verfluchen die Regierung und kommen sich im Stich gelassen vor.

Was Sie nicht wissen ist, dass große Teile des Landes von dem Stromausfall betroffen sind und die Hilfskräfte anderenorts gebunden sind. Brennstäbe von Atomkraftwerken

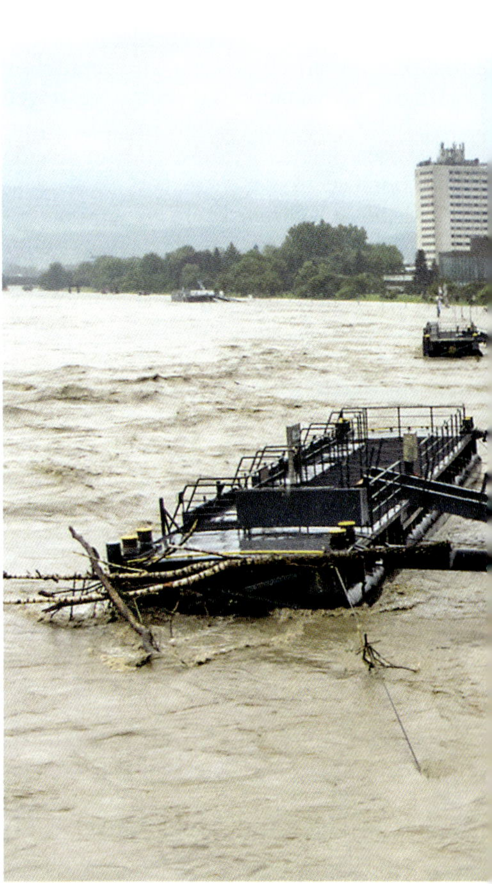

müssen gekühlt werden, damit es zu keinem atomaren Zwischenfall kommt. Auch wenn die Reaktoren heruntergefahren sind, müssen die Brennstäbe noch wochen- oder monatelang gekühlt werden. Das hat natürlich eine sehr hohe Priorität, denn ein durch Kernschmelze entstehender Super-GAU wäre fatal. Überdies müssen Krankenhäuser mit Treibstoff für die Notstromaggregate versorgt werden, da sie nur für einen begrenzten kurzen Zeitraum laufen. Auch hier sind Einsatzkräfte, wie an vielen anderen Orten, gebunden. Ihr Leid ist von eher unterer Priorität und aufgrund jahrelanger Sparmaßnahmen des Bundes und der Länder beim Katastrophenschutz steht nur mehr wenig Personal mit unzureichender

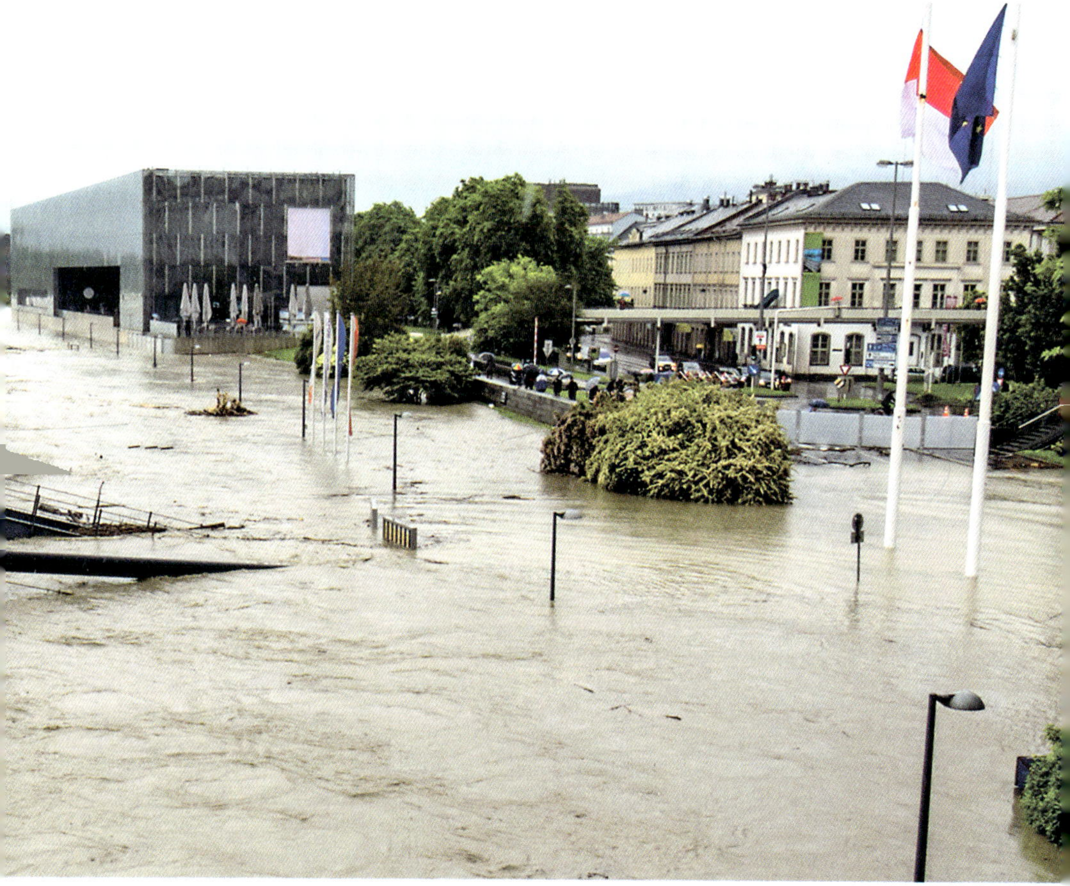

Ausrüstung zur Verfügung. Viel zu wenig für solche Notfälle!

Nach ein paar weiteren Tagen herrscht die totale Anarchie in Ihrem Land. Jetzt geht es ums nackte Überleben! Die Supermärkte werden von hungrigen und aufgebrachten Menschen geplündert, Gewalt ist nun an der Tagesordnung. Jeder nimmt sich, was er braucht.

Sie beobachten aus Ihrem Dachfenster, wie einer Ihrer Nachbarn auf einen anderen Nachbarn, mit einem Spaten bewaffnet, losgeht. Sie verharren in Ihrer vermeintlich sicheren Wohnung, hungern mit Ihrer Familie und warten. Sie trauen sich vor Angst nicht mehr auf die Straße, weil Sie Schüsse und Schreie hören. Aber Ihre Familie muss essen, Ihr erkältetes Kind leidet mittlerweile bedrohlich an hohem Fieber und die Schnittwunde am Finger Ihrer Frau hat sich heftig entzündet. Sie brauchen dringend medizinische Versorgung und Medikamente. Das Krankenhaus arbeitet jedoch nur noch im Notbetrieb und Sie sind nicht der Einzige mit einem kranken Kind. Aber ohne Strom kann die Klinik ihre Aufgabe nur unzureichend erfüllen und auch dort wurde schon geplündert und es fehlt an Personal, da große Teile der Krankenhausbelegschaft ihren Dienst quittiert haben und zu ihren Familien nach Hause sind. Es fehlt an allem: Medikamente, Ärzte, Schwestern und Pfleger sind Mangelware im Krankenhaus geworden.

Sie sind mittendrin, unvorbereitet – und mit Ihrer Frau und Ihren Kindern! Es wird sicherlich nicht lange dauern, bis Ihre Sicherheit nicht mehr gewährleistet ist. Sind Sie dann bereit für eine Flucht? Wahrscheinlich nicht! Natürlich haben Sie kein Notgepäck für den „Tag X", um der gefährlichen urbanen Umgebung entrinnen zu können. Sie sind mitten in einem Ballungsgebiet, was immer ein hohes Risiko für Sie oder Ihre Familie bedeutet, Opfer von Übergriffen zu werden.

Das hier beschriebene Szenario eines „Blackouts" (Stromausfall) ist mit einer Pandemie eines der am wahrscheinlichsten Katastrophenszenarien, die uns in Deutschland und in den angrenzenden Ländern betreffen könnten. Laut einer Studie des Büros für Technikfolgenabschätzung des Deutschen Bundestages (TAB) hätten die Behörden beim Kollaps des Stromnetzes in Berlin kaum Chancen, das öffentliche Leben aufrechtzuerhalten. Die Lebensadern unserer hochtechnisierten europäischen Gesellschaften sind die Energie- und Wasserversorgung, die tägliche Einkaufsmöglichkeit von Lebensmitteln, jederzeit zugängliche Informationstechnik, perfekt durch Software geregelte Infrastruktur, medizinische Versorgung mit modernster Technik und vieles weitere mehr.

Die damit einhergehenden Abhängigkeiten sind in den letzten Jahren durch Katastrophen oder Störfälle deutlich geworden. Nicht zuletzt hat sich zum Beispiel bei Hochwasser der Elbe und Oder, den großen Stromausfällen oder der abgewendeten Finanzkrise gezeigt, wie empfindlich und verletzbar die Gesellschaft bei Versorgungsengpässen und vor allem bei Energieausfall ist.

Sie glauben das, was ich beschreibe, ist stark übertrieben? Dann sind Sie schlecht informiert und naiv! Durch mir bekannte Experten komme ich immer wieder an Informationen, die mir schlagartig aufzeigen, dass wir in einer kritischen Lage leben. Schauen Sie mal auf der Webseite des Österreichischen Bundesheeres nach, dort gibt es einen schockierenden Bericht, der sich um die Simulation eines eintretenden Blackouts dreht. Hier wird schonungslos geschildert, was die österreichische Bevölkerung im Falle eines Stromausfalls erwarten würde. Dagegen sind meine bisherigen Schilderungen eher harmlos.

Dieses Buch will keine Ängste schüren; es soll aber für die latenten Gefahren sensibilisieren und den Leser auf den Härtefall vorbereiten. Es soll ein **Überlebensratgeber** sein, der aufzeigt, wie man mit der eigenen Ausrüstung in Krisen- oder Katastrophensituationen umgeht, improvisiert und das Überleben fernab der Zivilisation sicherstellt, wenn die Infrastruktur zusammengebrochen ist und Chaos herrscht (vgl. hierzu Literaturhinweis 4, → S. 231, und eigene Recherchen).

Auch deshalb bin ich immer wieder auf der Suche nach Möglichkeiten, meine Ausrüstung und meine Skills zu verbessern. Ich probiere alles aus, was mir möglich ist, und bilde mich regelmäßig bei Experten weiter, was durchaus zu Revidierung bestehender Urteile führen kann. In der Erstauflage dieses Buches plädierte ich für die Verwendung von Naturmaterialien und habe dort auch überwiegend Textilien aus Naturmaterialien empfohlen. Mittlerweile aber konnte ich ein von der US-Army inspiriertes, hervorragendes Bekleidungssystem, das ausschließlich aus synthetischen Fasern gefertigt ist, im harten Outdoor-Einsatz testen. Ich bin bei diesen Tests zu dem Urteil gekommen, dass die hier verwendeten synthetischen Fasern, deren Vorteile in Verbindung mit dem Bekleidungssystem für den Anwender draußen überwiegen, im Vergleich mit Naturmaterialien die bessere Wahl sind. Das gilt auch für Schlafsäcke; hier führe ich anstatt eines Daunenschlafsacks mittlerweile auch Produkte mit einer Füllung aus synthetischen Hohlfasern mit.

Mit anderen Worten: Survival-Wissen sollte nie starr gehandhabt, sondern immer wieder aufs Neue überprüft werden.

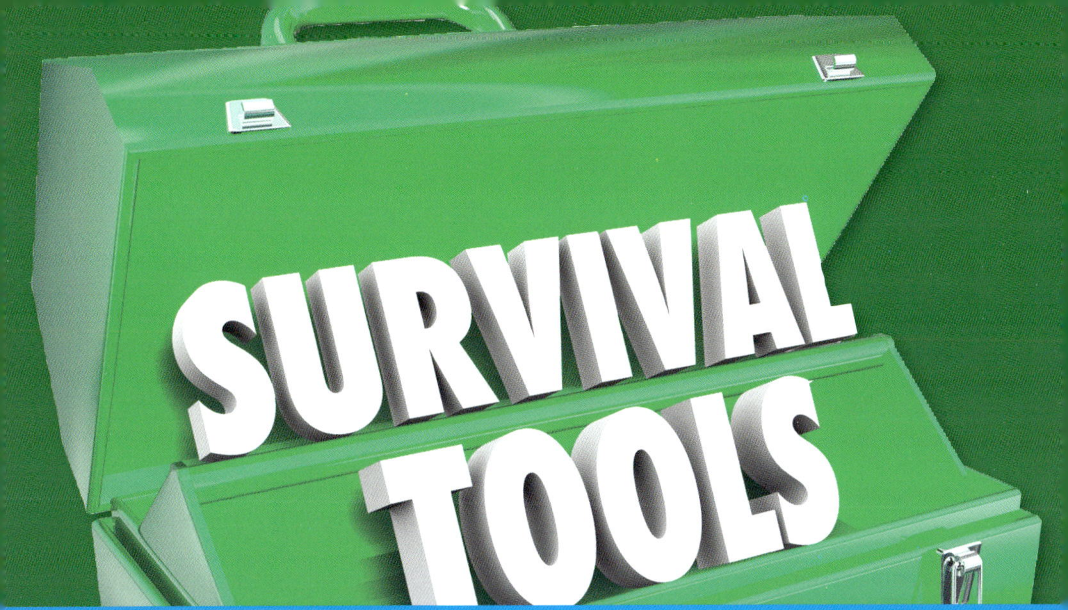

Teil 1: Die Vorbereitung auf den Ernstfall

Wenn der Ernstfall erst einmal eingetreten ist, ist es zu spät zum Handeln. Dann nämlich werden Sie nicht mehr in der Lage sein, Vorräte zu kaufen oder sich gründlich vorzubereiten. Daher sollten Sie **jetzt** die Zeit nutzen, um Vorsorgemaßnahmen zu treffen. Das schafft Sicherheit für Sie und Ihre Familie und ist im Falle des Falles von großem Vorteil für Sie. Wie Sie sich sinnvoll auf mögliche Katastrophenszenarien vorbereiten können, darum soll es im Folgenden gehen.

Machen Sie sich körperlich fit!

Alle Überlebens-Skills und die beste Ausrüstung nutzen Ihnen nur wenig, wenn Sie nicht in der Lage sind, bergauf einen 100-m-Sprint hinzulegen, ohne dass Sie danach an einem Lungenkollaps versterben. Ein gestählter Körper bewirkt eine gefestigte Psyche, höhere Belastbarkeit, mehr körperliche Möglichkeiten und einen besseren Schutz vor Verletzungen.

Jegliche Ausreden sind hier fehl am Platz! Das, was ich immer wieder bei Teilnehmern höre, ist, dass sie keine Zeit zum Trainieren hätten. Der Mensch hat im heutigen Jahrhundert mehr Zeit denn je, es gab noch nie in der Geschichte einen Zeitraum, in dem der Mensch so viel Zeit bei so hohem Lebenskomfort hatte wie heute**. Wenn Sie fit werden wollen, dann nehmen Sie sich die Zeit und setzen Sie Prioritäten!**

Zielgerichtet fit für die Krise wird man aber weniger im Fitnessstudio, denn die Trainingsmethoden dort bringen Ihnen für den Ernstfall kaum etwas, da Sie auf normale Leben hin ausgerichtet sind. Sie brauchen für schlechte Zeiten Kurzzeitkondition, Schnellkraft und einen ganzheitlich gestählten Körper, aber keine aufgepumpten „Dekorationsmuskeln", die im Härteeinsatz versagen. Die beste Kondition und für den Ernstfall und Alltag richtig trainierte Muskelgruppen erlangen Sie bei Fitnesstrainingsmethoden, wie sie zum Beispiel bei „Fit ohne Geräte" von Marc Lauren, der Elitesoldaten physisch auf den Einsatz vorbereitet, zum Tragen kommen.

Des Weiteren sollten Sie **regelmäßig Märsche mit dem gepackten Fluchtgepäck trainie-**

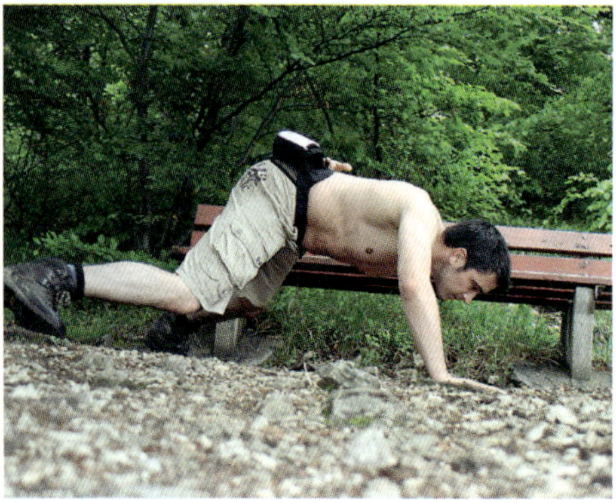

Machen Sie sich fit

ren und immer wieder einmal ausgiebige Wanderungen durchführen.

Härten Sie sich ab!

Verbessern Sie Ihre Widerstandsfähigkeit gegen Infekte. Das beste Mittel dafür ist, wenn Sie morgens für ein paar Sekunden in ein draußen im Freien stehendes Fass mit eiskaltem Wasser steigen oder kalt duschen. **Schon seit vielen Jahren dusche ich kalt und bin in dieser Zeit niemals erkältet gewesen.** Auch lange Spaziergänge bei jeder Witterung begünstigen die Widerstandsfähigkeit Ihres Körpers. Nehmen Sie dann noch den zweiten Faktor zur Verbesserung der Widerstandsfähigkeit hinzu: Essen Sie bewusster und gesünder, falls sie es noch nicht tun.

Checken Sie Ihren Gesundheitszustand!

Lassen Sie regelmäßig Ihre **Zähne** untersuchen. Findet Ihr Zahnarzt des Vertrauens etwas, was reparaturbedürftig an Ihren Zähnen ist, dann lassen Sie ihn den Mangel abstellen. In der Krise steht Ihnen sicherlich kein Zahnarzt zur Verfügung. Von großer Bedeutung ist der **Impfschutz**: Lassen Sie vor allem die notwendigen Impfungen durchführen und frischen Sie, falls notwendig, überfällige Impfungen unbedingt zeitnah auf. Führen Sie alle von der Kasse bezahlten Gesundheitschecks durch, das verringert das Risiko des Auftretens von bösen Überraschungen.

Hören Sie mit dem Rauchen auf!

Rauchen raubt Ihnen, einmal abgesehen davon, dass es **gesundheitsschädlich** ist, Kondition. Sie brauchen jedoch Kondition, um auf einer möglichen Flucht vorwärtszukommen. In bergigem Gelände zum Beispiel werden Sie immer wieder für Ihr Laster bestraft. Bedenken Sie auch, dass Sie Ihren Vorrat an Zigaretten niemals im Gepäck mitführen können und dass eine Stange Zigaretten den Platz für wichtigere Dinge blockieren würde.

Im Übrigen sollten Sie auch einem anderen Laster, nämlich dem Alkoholkonsum, nur in Maßen zusprechen.

Bilden Sie Netzwerke!

Im Team sind Sie in den meisten Fällen stärker, als wenn Sie ganz allein agieren! Bewegen Sie sich in einer Gruppe, stehen Ihnen ein größerer Wissenspool und mehr „Manpower" zur Verfügung. Die Gruppe kann sich besser verteidigen und bei Ausfall einer Person kann die Gruppe diese zum Beispiel auf einer selbstgebauten Trage mitführen. Die gefährlichste Umgebung für Sie ist die, in der Sie keine Unterstützung haben! Suchen Sie sich daher Menschen, die auch vorsorgen. Machen Sie sich darauf gefasst, auf taube Ohren zu stoßen oder für nicht zurechnungsfähig erklärt zu werden. Stören Sie sich nicht daran. Entscheidend ist, dass Sie Ihr Ziel, nämlich **vorzusorgen**, nicht aus den Augen verlieren!

Setzen Sie Prioritäten!

Ich habe schon in viele verdutzte und geschockte Gesichter geblickt, wenn ich erzählte, was der ein oder andere Ausrüstungsgegenstand meines Notfallgepäcks gekostet hat. Gerade wir Deutschen sind Meister in der falschen Prioritätensetzung und investieren allzu oft in die falschen Dinge (Luxusgüter). Bei einem iPad wird nicht gezögert und schnell einmal 499 Euro ausgegeben, bei einer mobilen Wasserfilterpumpe für das Gepäck erschreckt man, wenn das Teil 159 Euro kostet. Die Wasserfilterpumpe kann Ihr Leben und das Ihrer Familie retten, das iPad hingegen nicht.

Bilden Sie sich weiter!

Wissen ist Macht, gerade in Notsituationen, wie sie geschildert wurden! Wenn Sie zum Beispiel über weitergehendes Wissen über essbare Pflanzen verfügen, sind Sie, wenn Ihr Proviant zu Neige geht, in der Lage, diese als Nahrungsquelle zu nutzen. Beherrschen Sie **fortgeschrittene Erste-Hilfe-Fähigkeiten**,

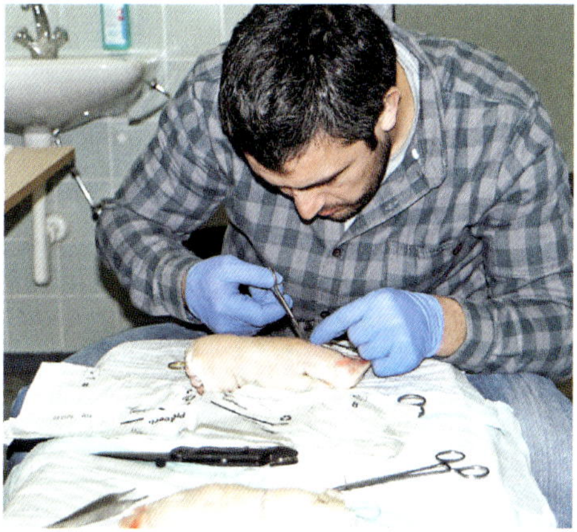

▸ Medizinische Weiterbildung: Nähen von Verletzungen in einem Krankenhaus

können Sie sich und Ihre Familie bei Verletzungen vielleicht sogar selbst behandeln. Das Wissen fliegt ihnen aber nicht einfach so zu, Sie müssen natürlich auch etwas dafür tun. Bilden Sie sich daher, wann immer Zeit ist, weiter. Hospitieren Sie in einer Klinik oder besuchen Sie Weiterbildungen zu den verschiedensten Themen, die Ihnen in einem Ausnahmezustand helfen könnten. Nehmen Sie zum Beispiel an einem **Survivaltraining** teil und absolvieren Sie Selbstverteidigungstrainings.

Die Familie beteiligen!

Jede Person in Ihrem Haushalt muss Bescheid wissen, dass Ausrüstung für den Ernstfall bereitliegt. Alle Familienmitglieder sollten wissen, wie das Equipment bedient wird. So muss der Umgang mit Wasserfilterpumpe, Kocher usw. von jedem (auch von den Kindern, wenn sie alt genug sind) sicher beherrscht werden. Je nach Bedarf muss das Wissen nach ein paar Jahren wieder aufgefrischt werden. Machen Sie Ihrer Familie klar, dass nicht an die große Glocke gehängt werden sollte, über welche Ausrüstung Sie verfügen und was Sie damit alles machen können. **Diskretion** zahlt sich im Ernstfall aus.

Der erste Schritt: Legen Sie sich Notgepäck zu!

Für den Fall einer (plötzlich) eintretenden Krise oder Katastrophe müssen Sie möglicherweise weit weg von Ihrem Haus in der Natur überleben. Das funktioniert aber nur, wenn Sie über die richtige Ausrüstung verfügen. Das bedeutet, Sie brauchen Notgepäck. Schieben Sie die Anschaffung nicht auf die lange Bank, sondern kümmern Sie sich zeitnah darum. Sie wissen nie, was kommt. Eine Katastrophe tritt in der Regel unerwartet ein.

Was ins Notgepäck gehört

Für ein Notgepäck gibt es vielerlei Bezeichnungen: Fluchtrucksack, Notfallrucksack, Notfalltasche usw.

Im Falle eines eintretenden Notfalls (Katastrophe, Krise usw.) sollte man zur Vorsorge zuhause ein Notgepäck fertig gepackt bereithalten. Der Inhalt des Gepäcks sollte so gestaltet sein, dass der Benutzer in der Lage ist, mit dem Gepäck vollkommen **autark außerhalb seiner eigenen vier Wände** oder sogar in der Wildnis **zu überleben**. Das muss so lange gewährleistet sein, bis die öffentliche

Ordnung wiederhergestellt oder die Gefahr abgewendet ist und man wieder sicher in seine Wohnung oder Haus zurückkommen kann.

Die Zusammenstellung eines Notgepäcks erfordert viel Zeit und Sachverstand. So ein Gepäck darf niemals halbherzig gepackt werden; der Inhalt sollte nicht mit Billigprodukten versehen sein. Bedenken Sie, dass an den von Ihnen gewählten Ausrüstungsgegenständen Ihr Leben und/oder das Leben Ihrer Begleiter abhängen kann und sie sich jederzeit auf Ihre Ausrüstung verlassen müssen. Jeder wichtige Gegenstand, der fehlt oder aufgrund mangelhafter Qualität kaputtgeht, schränkt Sie im Komfort ein oder senkt Ihre Überlebenschancen.

Ein Notgepäck muss **wetterfest und belastbar** sein; in manchen Szenarien ist es durchaus denkbar, dass Sie das Gepäck über einen großen Zeitraum hinweg tragen müssen und Sie und das Gepäck extremen mechanischen Einflüssen ausgesetzt sind. Der Kauf eines billigen Rucksacks wäre hier fatal!

Die sinnvollste Tragevorrichtung für den Ernstfall ist der Rucksack; kein anderes Transportbehältnis kann so effizient getragen werden. Bei ihm bleiben die Hände frei und beim Transport auf unwegsamem Gelände kann man sich mit den Händen festhalten oder im Falle eines Sturzes abfangen. Rucksäcke verfügen über etliche Taschen und eine schwere Ausrüstung kann über große Distanzen einfach transportiert werden.

Arten von Notgepäck

Streng genommen gibt es zwei Arten des Notgepäcks, die von Ihrer Grundfunktion her und mit Blick auf die Sicherstellung der Überlebensprioritäten für den Träger gleich sind, sich aber beim Volumen, bei dem speziellen Einsatzzweck und der Einsatzdauer unterscheiden. Beide Notgepäckarten müssen einen Schutz vor Kälte, die Möglichkeit, Wasser aufzubereiten oder ausreichend Wasser zur Verfügung zu stellen, und Proviant beinhalten. Das Notgepäck muss mindestens für ein paar Tage, auch für den Fall, dass man vollständig von der Zivilisation abgeschnitten ist, am Leben halten. Zwischen diesen beiden Arten von Notgepäck können Sie wählen:

Bug-out-Bag (BOB): Die kleine, preisgünstige Variante des Notgepäcks ist das Bug-out-Bag (BOB). Es handelt sich hier um eine **ständig griffbereite Überlebensausrüstung** für den unerwarteten Eintritt eines Notfalls. Das BOB wird also immer dann genommen, wenn man sein Haus fluchtartig verlassen muss. Das kann bei plötzlichen Evakuierungen der Fall sein oder wenn eine Katastrophe unvermittelt eintritt. Die Aufgabe des BOBs besteht darin, mit seinem Inhalt das Überleben des Trägers für bis zu 72 Stunden sicherzustellen. Das bedeutet: Egal zu welcher Jahreszeit oder an welchem Ort – das Gepäck bietet für den genannten Zeitraum Schutz vor der Witterung sowie Wärme, Wasser und Nahrung. Die Ausrüstungsgegenstände des BOBs sind einfach in der Handhabung und erfordern kein großes technisches Verständnis oder eine Einweisung des Bedieners. Das Gewicht des Notgepäcks ist nicht zu schwer, es kann auch von kleinen oder zierlichen Personen getragen werden.

Was ein BOB beinhalten sollte

- Regenkleidung
- Kleidung, die warm hält
- Schlafsack/Decke
- Feuerzeug
- Taschenlampe
- Medikamente
- Kopien wichtiger Dokumente
- Taschenmesser
- Halbmaske FFP3
- Wasserflasche
- Wasserdesinfektionstabletten oder -lösungen
- festes Schuhwerk
- Arbeitshandschuhe
- Seife
- Verbandszeug
- Tarp

Postieren Sie Ihr BOB am wahrscheinlichsten Ausgangspunkt für eine Flucht. Das ist zum Beispiel der Wohnungsflur bei der Haustüre oder ein Schrank am Hintereingang. Es ergibt keinen Sinn, das Gepäck auf dem Dachboden zu verstauen, wo sie es im Ernstfall, wenn es schnell gehen muss, unter Umständen sogar noch suchen müssen. Das Notgepäck muss auch bei schlechter Sicht in der Wohnung (Rauch, Dunkelheit usw.) gut zu finden sein. Ist das BOB einmal fertig gepackt, darf es nicht mehr angerührt werden. Stellen Sie sich vor, Sie nehmen das Tarp* aus dem Rucksack heraus, weil sie es für das Camping am Wochenende benötigen und vergessen, es wieder in das BOB zurückzutun. Da setzt eine Katastrophe ein und Ihnen fehlt ein wichtiger Ausrüstungsgegenstand. Das wäre fatal!

Ist man viel mit dem Auto unterwegs, kann ein zweites BOB auch im Fahrzeug gelagert werden. So hätte man auch für unterwegs Sicherheit.

Das BOB ist das Minimum der Ausstattung zur Krisenvorsorge. Wegen des teilweise kritischen Inhalts (Messer, Signalwaffe, Medikamente usw.) sollten diese Gepäcke für Kinder unzugänglich aufbewahrt werden.

Der Inhalt dieses Buches richtet sich schwerpunktmäßig an das längerfristige Überleben mit Gepäck der nächsthöheren Klasse, daher gehe ich im Folgenden nicht weiter auf das BOB ein.

I'll never come home (INCH): Ihre einzige Lebensversicherung für den Fall, dass Sie längerfristig in der Wildnis aufgrund einer Flucht vor einer Katastrophe oder Krise überleben müssen, ist das INCH-Gepäck. Es kommt dann zum Einsatz, wenn sich auf längere Sicht gesehen die Lebensbedingungen in der Umgebung Ihres Hauses dramatisch verschlechtern oder eine große Gefahr bevorsteht.

Im Gegensatz zum BOB muss es das INCH-Gepäck dem Träger ermöglichen, im Flachland oder im Gebirge **mindestens 72 Stunden bis zu mehreren Wochen autark und während aller Jahreszeiten überleben** zu können. Ein Großteil des INCH-Gepäckgewichts entsteht durch Kälte- und Witterungsschutzschutzausrüstung, da die Jahresmitteltemperatur in Deutschland bei etwa 8,4 °C liegt und der Körper warm gehalten werden muss. An zweiter Stelle steht dann, gewichtsspezifisch gesehen, der Proviant. Wenn man über einen längeren Zeitraum überleben möchte, ist es zwingend erforderlich, Nahrungsmittel zuzuführen. Da es gewährleistet sein muss, überall dort, wohin man geht, Nahrung aufnehmen zu können, muss diese im Gepäck in ausreichender Menge vorhanden sein.

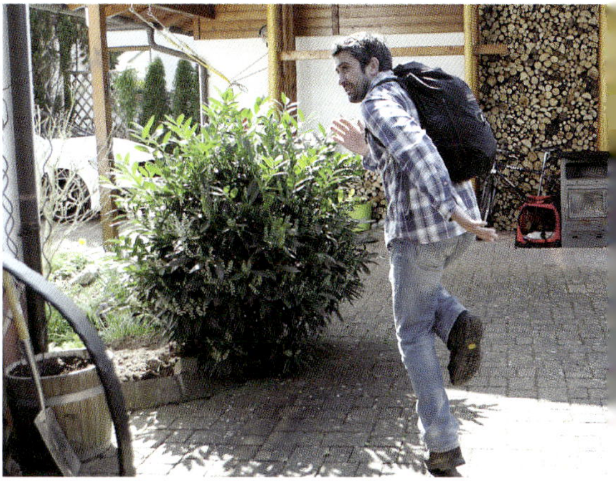

▶ Das Bug-out-Bag ermöglicht zumindest für einige Tage das Überleben.

Einen INCH-Rucksack richtig zu packen, bedarf jahrelanger Erfahrung und Wissen über Ausrüstung und Material. Das Gewicht eines vernünftig gepackten INCH-Gepäcks liegt bei mindestens 30 kg, im optimalen Fall sogar bei etwa 45–50 kg. Verfügen Sie über ein INCH-Gepäck dieser Klasse, sollten sie damit auch regelmäßig trainieren. Es passiert Ihnen sonst mit hoher Wahr-

* Zur Erläuterung: Tarps sind vielfach verwendbare Planen, die als schräg gespannte Textilien auch als Zeltersatz eingesetzt werden können; siehe ausführlich → S. 34.

scheinlichkeit, dass sie in der Krise bereits nach wenigen Kilometern nicht mehr imstande sind, das Gepäck weiterzutragen, weil es einfach zu schwer ist, oder Sie an die Tragegurte nicht gewöhnt sind und starke Schmerzen verursacht werden. **Alle Ausrüstungsgegenstände sollten, wenn möglich, vorher mehrfach ausprobiert werden.** Es gibt nichts Schlimmeres, als wenn Sie in der Krise vor Ihrem Hightech-Kocher sitzen, ihn aber nicht bedienen können. Bedienungsanleitungen können Sie sich auf ein Blatt Papier kleinkopieren und das Papier dann im Gepäck mitführen. So können Sie bei Bedarf rasch nachlesen, wie und was Sie benutzen. Auch eine Einweisung in die Technikausrüstung für jene, die sie im Krisenfall begleiten sollen, ist unbedingt notwendig, da manche Teile (wie zum Beispiel das Radio oder der Mehrbrennstoffkocher) etwas anspruchsvoller in der Bedienung sind.

Die Anschaffungskosten für ein vernünftiges INCH-Gepäck liegen bei mindestens 1.500 Euro. Schreckt Sie der Preis ab, denken Sie bitte an die richtige Prioritätensetzung im Leben. Viele Menschen investieren Unsummen in die Heimelektronik (Playstation, Flachbildschirm) oder in modische Kleidung (wogegen grundsätzlich ja auch nichts zu sagen ist). Stellen Sie sich aber einmal die Frage, ob Ihnen Heimelektronik, Mode oder sonstiger Luxus auch beim Überleben helfen. Denken Sie dann darüber nach, ob es nicht möglich wäre, auf den Jahresurlaub im sonnigen Süden in einem teuren Hotel einmal zu verzichten und stattdessen in das INCH-Gepäck und ein Survivaltraining zu investieren. Sparen Sie bei der Krisenvorsorge nicht am falschen Ende, denn von einem INCH kann im Katastrophenfall Ihr Leben abhängen.

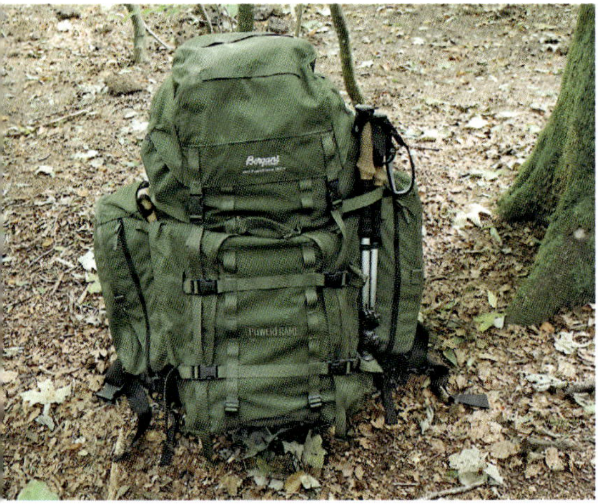

▶ Mit dem INCH-Gepäck ist man in der Wildnis mehrere Wochen autark.

Worauf Sie beim Rucksack achten müssen

Beim Kauf des Rucksacks sollte man sich gründlich Gedanken über das Modell und die Größe usw. machen und immer wieder verschiedene Varianten im Handel testen. Da der Rucksack die ganze Ausrüstung zusammenhält, muss er sorgfältig ausgewählt werden, da diese eine gute Qualität haben sollte. Es gibt nur wenige Hersteller, die die Größe und Beschaffenheit von Rucksäcken so fertigen, dass Sie sich für den INCH-Fall eignen; dazu zählen zum Beispiel die beiden norwegischen Sportartikelhersteller Bergans und Norrona.

Auf folgende Parameter sollten Sie achten:

Rucksackvolumen

Das Rucksackvolumen ist ein Attribut, dem Sie besonders viel Aufmerksamkeit schenken sollten. Die Größe des Rucksacks sollte unbedingt den körperlichen Voraussetzungen des Trägers entsprechen, da man sonst mit der Last überfordert sein könnte. **Die Minimalgröße für ein INCH-Gepäck beträgt 90 l, im Idealfall 130 l.** Rucksäcke mit einem großen Volumen sind natürlich schwerer. Lassen Sie sich hier bitte nicht vom Ultraleichttrekking beeinflussen, wo auf Leichtgepäck gesetzt wird. Das Prinzip des Ultraleichttrekkings funktioniert aber im beschriebenen Ernstfall nicht, da Sie zu viele Ausrüstungsgegenstände benötigen und Ihr Gepäck (und Sie) auch einmal fernab von Wanderwegen oder Trails unterwegs ist, wo Ausrüstung und Material besonders stark beansprucht wird.

Rucksackgewebe

Kunstfasern (Nylon, Cordura u.a.) sind zweifellos die beste Faser für Rucksackgewebe. Bei der Herstellung von Cordura werden geschnittene Polyamidfasern erneut versponnen und dann verwoben. Diese Faser ist daher sehr belastbar und trocknet

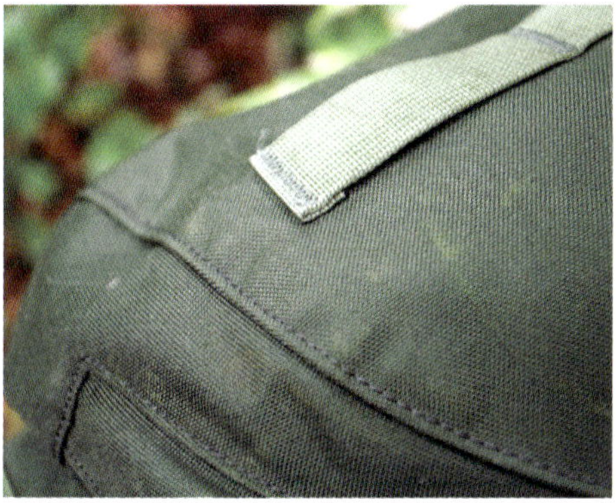

▸ Ein stabiles Nylon-Mischgewebe macht den Rucksack robust.

schnell. Die Reißfestigkeit der Nähte und vor allem die Abriebfestigkeit sind um ein Vielfaches größer als bei anderen Geweben. Geben Sie Acht bei Militärrucksäcken, da diese oft als billige Imitationen erhältlich sind und das Gewebe daher vergleichsweise wenig strapazierfähig ist. Es hält sich das hartnäckige Gerücht, dass das Militär immer nur die besten Ausrüstungsgegenstände für seine Soldaten einkauft. Das ist leider nicht der Fall, denn bei vielen Armeen muss aufgrund ständig gekürzter Verteidigungsetats eingespart werden. Das beste Beispiel ist hierfür die deutsche Bundeswehr, die ihre Soldaten überwiegend mit minderwertiger Ausrüstung ausstattet. Der von der Armee beschaffte Rucksack für die regulären Einheiten taugt als INCH jedenfalls nichts!

Tragesystem

Das Tragesystem ist bei INCH-Rucksäcken ein bedeutender Bestandteil. Es ermöglicht ein bequemes Tragen der Ausrüstung und schont den Rücken. Ein gutes Tragesystem erlaubt das Tragen von deutlich schwereren Lasten und ermöglicht es dem Anwender, weitere Distanzen zurückzulegen. Der Qualität der Auspolsterungen von Schultergurten und Hüftflossen (die breiten, auf der Hüfte aufliegenden Flügel) kommt eine besondere Bedeutung zu, denn bei günstigen Modellen kann sich diese bereits nach kurzer Zeit zerlegen. Hochwertige Auspolsterungen haben ausgezeichnete Eigenschaften: so zum Beispiel **gute Fixierung, optimale Druckverteilung und Dämpfung**. Eine asymmetrische Verjüngung der Schultergurte ist empfehlenswert; diese sind wegen der Gewichtsverteilung an den Schultern breit genug und an den Achseln eher schmal. Beim

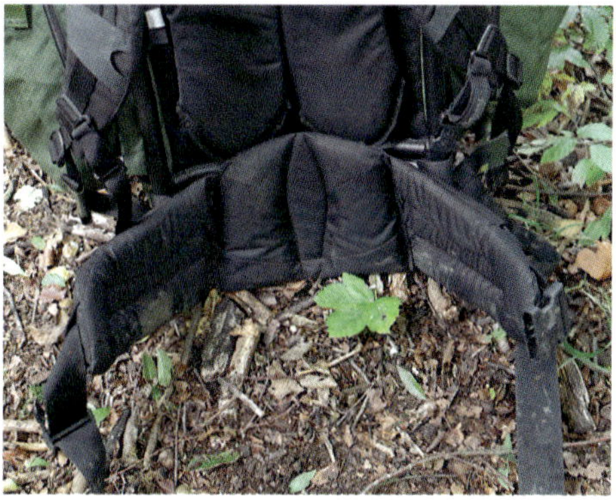

▸ Gepolsterter Hüftgurt von guter Qualität

Tragesystem muss immer ein Brustgurt vorhanden sein; dieser sorgt für den sicheren Halt der Schultergurte. Beim Rucksack sollten auch höhenverstellbare Schultergurte vorhanden sein. Gut für die Belüftung ist es, wenn zwischen Hüftgurt und Schultergurt ein breiter Spalt zur Belüftung besteht. Das vermeidet einen zu starken Wärme- und Feuchtigkeitsstau und verhindert zudem ein zu schnelles Schwitzen an dieser Stelle. Der Hüftgurt dient zur Lastenverteilung und zur

Entlastung der Schultern; damit wird das Rucksackgewicht auf dem Beckenknochen verteilt. Der Hüftgurt sollte ausreichend gepolstert sein.

Tragegestell

Moderne Rucksäcke sind fast ausschließlich mit einem stabilisierenden Gestell ausgestattet. Das entlastet die Tragegurte und bewahrt den Rucksack vor dem Zusammenklappen, wenn man ihn auf den Boden stellt. Es gibt

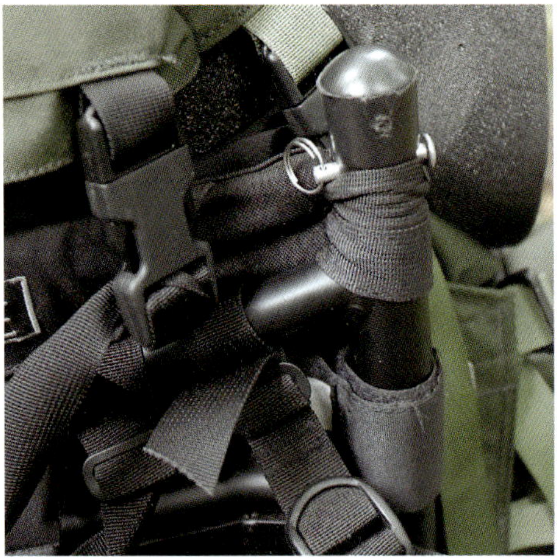

▸ Ein Tragegestell verbessert die Stabilität des Rucksacks.

Innen- oder Außengestelle, wobei es meiner Meinung nach keine Rolle spielt, für was Sie sich entscheiden. Steife Gestelle verleihen mehr Stabilität und sorgen auch in schwerem Gelände für ein gutes Gleichgewichtsgefühl. Das Tragen von schweren Lasten fühlt sich mit steifen Gestellen leichter an.

Ein großer Nachteil von Gestellen ist das damit verbundene zusätzliche Gewicht.

Packverschluss

Bei Rucksäcken hat sich die Toploader-Variante durchgesetzt. Das bedeutet, dass das Beladen des Gepäcks von oben erfolgt, wenn der Rucksack steht. Ein großer Vorteil des Toploaders besteht in der geringeren Anfälligkeit der Reißverschlüsse gegen Schmutz, da es selten ist, dass diese damit in Berührung kommen. Weitere Varianten des Packverschlusses sind der Front- oder Backloader. Eine praktische Eigenschaft des Frontloaders ist, dass er auf dem Boden liegend vollständig geöffnet werden kann. Somit steht einem eine riesige Öffnung zur Verfügung, die man von vorn belädt. Beim Backloader verhält es sich völlig umgekehrt: Dieser Rucksack muss zum Entnehmen oder Verpacken von Gegenständen aber immer abgenommen werden. Beim Top- oder Frontloader kann eine weitere Person schnell etwas aus dem Rucksack holen, ohne dass dieser abgesetzt werden muss. Ideal sind Kombinationen aus Top- und Frontloadern.

Zusatzausstattung

Je nach Modell und Preisklasse bieten Rucksäcke eine nützliche Zusatzausstattung, die das Gepäck und dessen Funktionsspektrum aufwerten:

Deckelklappe: Die meisten Rucksäcke sind mit einer Deckelklappe versehen, um den Inhalt vor Nässe und Verschmutzung zu schützen. Oft ist in der Deckelklappe ein zusätzliches Fach zum Verstauen von Kleinteilen untergebracht. Direkt unter der Deckelklappe wird dann das Equipment verstaut, das beim Marsch häufig gebraucht wird. Das erspart langes Suchen. Manche Deckel-

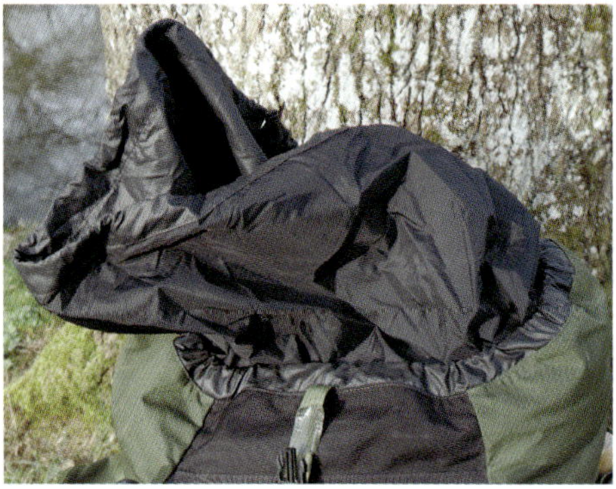

▸ Schneeschürze beim Rucksack

klappen sind mit dem Rucksack nicht fest verbunden; hier kann man mit vier Schlaufen den Abstand zum Rucksack regulieren. Somit kann man mehr Gepäck im Inneren verstauen, die Deckelklappe liegt dann weiter oben.

Schneeschürze: Eindringen von Nässe, Schnee oder Schmutz in das Innere des Rucksacks wird mit der Schneeschürze verhindert. Das ist eine schlauchartige Wulst aus wasserabweisendem Gewebe, die bei hochwertigen Rucksäcken Standard ist.

Außentaschen: Nicht jeder Rucksack ist mit Außentaschen ausgestattet. Meiner Meinung nach sind diese aber ein wichtiger Bestandteil. Wählen Sie daher einen Modell, bei dem diese Zusatzausstattung vorhanden ist. Idealerweise entscheiden Sie sich für ein Modell, bei dem die Außentaschen überdies abnehmbar sind. Hierbei muss einfach nur ein Reißverschluss geöffnet werden und die Außentaschen lassen sich ganz einfach einzeln vom Hauptpacksack entfernen und wieder anbringen. Die meisten abnehmba-

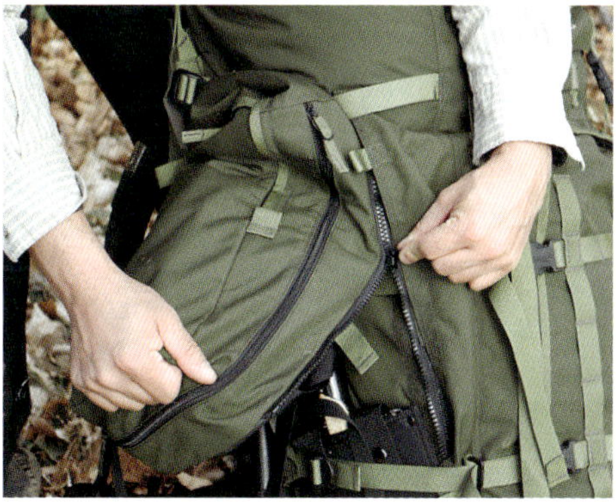

▸ Abnehmbare Seitentaschen, die man zu einem Rucksack zusammensetzen kann

ren Außentaschen lassen sich auch wieder miteinander verbinden; somit entsteht daraus ein kleiner Rucksack bzw. ein Daypack.

Rucksackzubehör

Rucksackzubehör kann optional erworben werden; es ist kein Muss in der Anschaffung, manche Teile sind jedoch empfehlenswert und wichtig.

Regenschutz/Regenhülle: Viele Rucksäcke sind entgegen landläufiger Meinung nicht wasserdicht. Wenn Sie sich mit so einem Rucksack ohne Regenschutz durch ein Unwetter bewegen, ist Ihre ganze Ausrüstung

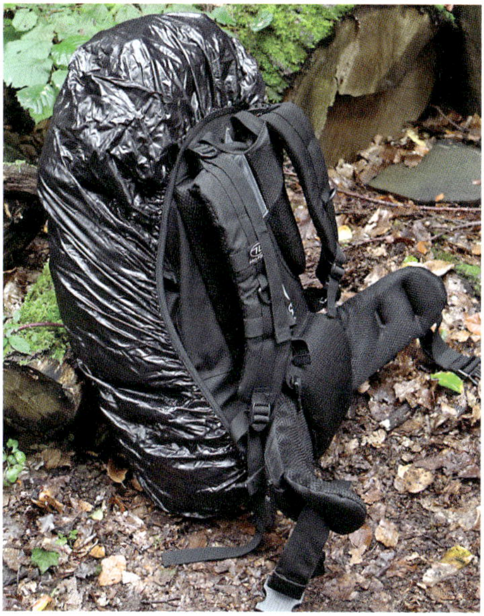

▸ Eine Regenhülle schützt das Gepäck sicher vor Niederschlag.

im Rucksack nass (und möglicherweise unbrauchbar). Daher muss für den Rucksack ein passender Regenschutz oder eine Regenhülle entsprechend des Rucksackvolumens gekauft werden, da er sonst nicht passt. Diese „Raincover" sind für Rucksäcke mit bis zu 130 l erhältlich. Eine Regenhülle schützt den Rucksack auch vor Schmutz, wenn man ihn bei Pausen auf den Boden legt. Meistens verfügen die Hüllen über einen elastischen Gummizug und einen Kordelstopper, die sich auch bei starkem Wind nicht lösen, und lassen sich somit ideal an das Gepäck anpassen. **Farbige Rucksäcke**, zum Beispiel in Gelb oder Blau, **sollten beim Kauf vermieden werden**, da diese im Gelände zu sehr auffallen und Sie zur Zielscheibe für jene machen könnten, die schlechter als Sie ausgerüstet sind oder gar keine adäquate Ausrüstung besitzen. Das gilt natürlich nicht, wenn Sie das ausdrücklich wünschen. Die Regenhüllen bestehen meistens aus Nylon oder PU-beschichtetem Polyester und werden mit einem Packbeutel ausgeliefert. Bei einigen Rucksackmodellen ist die Regenhülle im Rucksack integriert; diese kann bei Bedarf aus dem Rucksackboden und bei Regenbeginn schnell über den Rucksack gezogen werden. Sie sehen also: Der Regenschutz ist eine kleine, aber wichtige Investition.

Packsack: Steckt man Ausrüstungsgegenstände oder Bekleidung in den Rucksack und holt im Laufe des Tages schnell immer wieder etwas heraus, entsteht schnell Unordnung und dadurch resultierend eine Steigerung des Volumeninhaltes, da die Aus-

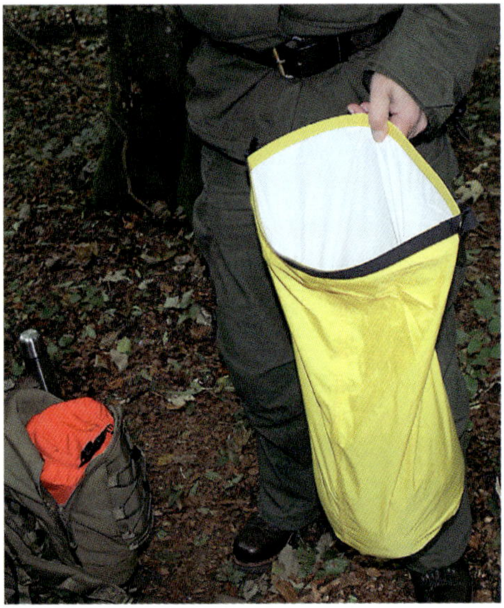

▸ Packsäcke schützen den Inhalt zusätzlich vor Nässe.

rüstungsgegenstände nicht mehr ideal und platzsparend nebeneinander angeordnet liegen. Packsäcke verhindern das, denn man kann seine Ausrüstung ordentlich gruppiert im Rucksack verstauen. Außerdem schützen Packsäcke den Inhalt vor Nässe, falls man bei starkem Regen den Rucksack öffnen muss. Der Rucksack erhält zudem Auftrieb im Wasser, sollte das Gepäck bei einer Flussüberquerung einmal ins Wasser fallen, und verhindert ein Absinken auf den Grund.

Sortiertaschen: Zum Sortieren von kleinen Ausrüstungsgegenständen sind Sortiertaschen empfehlenswert. Auch wenn der Rucksack dadurch mehr Gewicht hat: Diese Taschen halten den Kleinkram zusammen und schützen außerdem noch vor Verlust. Sie sind mit Einschublaschen oder Taschen versehen, die die Ausrüstungsgegenstände

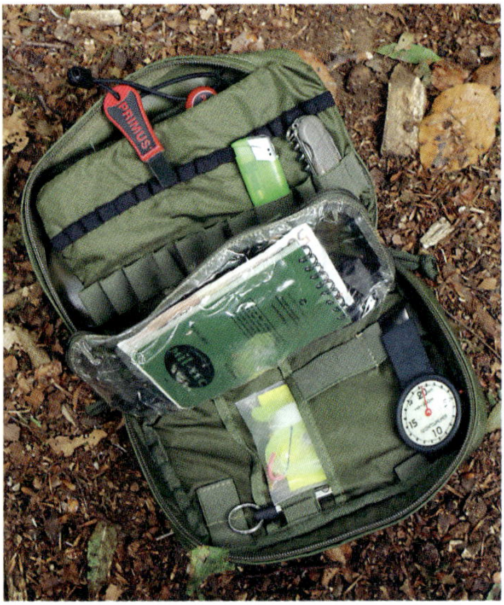

▸ Sortiertasche mit einem Sichtfenster für eine Karte oder Dokumente

an Ort und Stelle halten. Meist lassen sie sich durch einen Hauptreißverschluss öffnen.

Expander: Ein praktischer Ausrüstungsgegenstand, der in keinem INCH-Gepäck fehlen sollte, sind Expander. Sie können zum Beispiel zum Befestigen eines Zeltes, als schnelle Leine zum Trocknen von Wäsche oder zum Befestigen der Isomatte oder anderen Gegenständen am Rucksack verwendet werden. Die Länge sollte mindestens 75 cm betragen. Expander sind in der Anschaffung äußerst günstig, meist liegen sie bei einem Verkaufspreis von etwa drei Euro pro Paar. Idealerweise führt man mindestens zwei Paare mit. Expander sind sehr

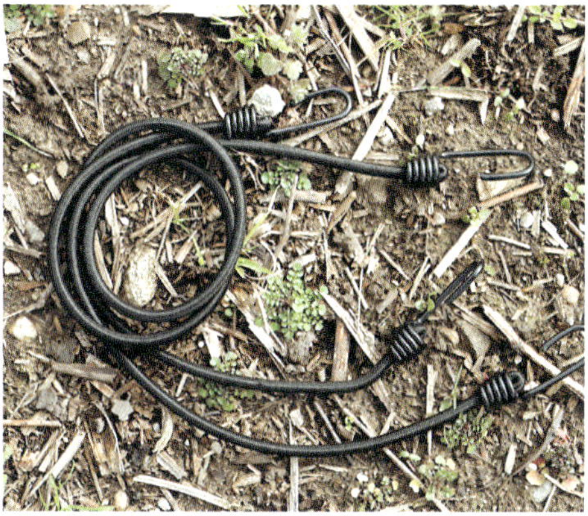

▸ Mit Expandern kann zum Beispiel ein Tarp aufgestellt werden.

leicht und können somit ruhigen Gewissens mit verpackt werden.

Wanderstöcke: Sie kommen mit dem schweren INCH-Fluchtgepäck besser voran, wenn Sie Wanderstöcke benutzen. Gerade bei größeren Distanzen oder auf unwegsamem Gelände unterstützen Wanderstöcke bei der Verteilung des Rucksackgewichts und schonen dadurch die Muskeln und Gelenke. Da man „vier Beine" zur Verfügung hat, kommt das natürlich auch der Stabilität des Körpers zugute und die Sturzgefahr kann deutlich reduziert werden.

Hochwertige Wanderstöcke sind meist aus Carbon oder Aluminium gefertigt, sehr leicht und dennoch extrem belastbar. Sie sind bergab eine große Entlastung. Wegen der aufrechten Haltung kommt man besser zu Atem und hat dadurch eine größere Kondition. Die Griffe bestehen in der Regel aus ergonomischem Kork, Schaumstoff oder einem griffigem Kunststoff. Billige Modelle können den Nachteil haben, dass bei Belastung die längenverstellbaren Elemente verrutschen. Das kann, wenn man sich darauf abstützt, schwerwiegende Stürze zur Folge haben. Empfehlenswert sind Flicklock-Verschlüsse; diese frieren bei Kälte nicht ein. Seit einiger Zeit sind im Handel auch Faltstöcke verfügbar. Die Stockspitzen verfügen über Teller, die ein Eindringen der Stockspitze in Schnee oder nasses Gras verhindern. Sie sind auswechselbar. Die Teller sind an den Rändern gezahnt, um eine Stockdrehung zu verhindern. Ideal sind gepolsterte Handschlaufen, denn sie schneiden nicht in die Haut ein und verringern die Gefahr, dass sich Blasen an den Händen bilden. Die Länge der Schlaufe lässt sich oft stufenlos

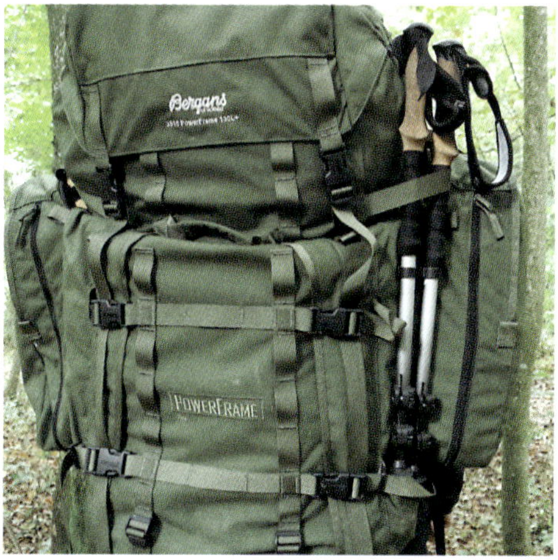

▸ Moderne, leichte Wanderstöcke, am Gepäck befestigt

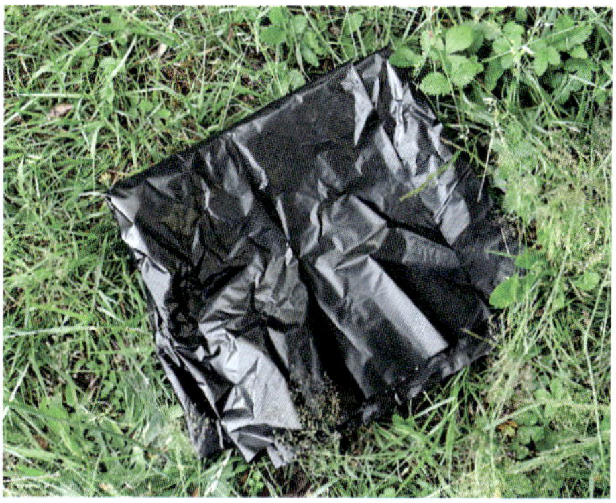

▸ Stabiler Müllsack in 120-l-Ausführung

verstellen. Gedämpfte Wanderstöcke sind meiner Meinung nach nicht notwendig.

Müllsäcke: Mit zwei großen belastbaren Müllsäcken im Gepäck kann Ausrüstung trocken verstaut werden. Es gibt aber noch etliche weitere Anwendungsbeispiele, auf die im Folgenden verwiesen wird. Die Müllsäcke sollten im Gepäck ordentlich und kompakt zusammengerollt mitgeführt werden.

Das Zelt: Schutz vor Witterung

Es ist draußen fast unmöglich, ohne eine mobile Unterkunft längere Zeit zu überleben. Die mobile Unterkunft schützt in den Ruhepausen vor schlechtem Wetter und Wind. Sie bietet Geborgenheit, Privatsphäre und ersetzt das Zuhause. Die mobile Unterkunft erfüllt einen Teil der ersten Überlebenspriorität in unseren Breiten, nämlich die Wärmeerhaltung, und ist ein fester Bestandteil des Notfallgepäcks.

Einen zuverlässigen und dauerhaften Rundumschutz bieten nur Zelte. Sie erlauben es, dass man sich, egal bei welchem Wetter, trocken und auch noch komfortabel ausruhen kann und schützen auch die restliche Ausrüstung vor der Witterung. **Bei der Kaufentscheidung ergeben nur Kuppel- oder Tunnelzelte Sinn.** Diese sind mitunter die stabilsten Konstruktionen und auch bei starkem Wind oder Sturm können gute Zelte bedenkenlos eingesetzt werden. Für diese Zelte zahlt man aber auch am meisten. Das Zelt ist eine der wichtigsten Komponenten im Notgepäck; deshalb sollten Sie sich vor dem Kauf genau informieren und vor einer größeren Investition nicht zurückschrecken. Das Zelt ist das Zuhause und bietet Schutz. Es muss zuverlässig sein. In vielen Outdoor-Geschäften und auf Freizeitmessen kann man sich in bereits aufgebaute Zelte hineinlegen und diese kurz testen. Hier erkennt man schnell, was gut ist und was nicht; vor allem aber bekommt man ein gutes Gefühl dafür, wie viel Platz man benötigt und wie funktionell das gerade getestete Modell wirklich ist. Apropos Modell: Es gibt verschiedene Zelttypen, deren Vor- und Nachteile im Folgenden kurz beschrieben werden sollen.

Vor- und Nachteile der verschiedenen Zelttypen

Es gibt eine Reihe von Zelttypen, deren Vor- und Nachteile Sie kennen sollten:

Tunnelzelt: Dieser Zelttyp ist auf mindestens zwei Gestängebögen aufgebaut, die das über sie gespannte Zeltgewebe tragen. Es benötigt mindestens zwei an den Enden des Zeltes angebrachte Heringe, da es sonst nach innen zusammenklappt. Das Tunnelzelt bie-

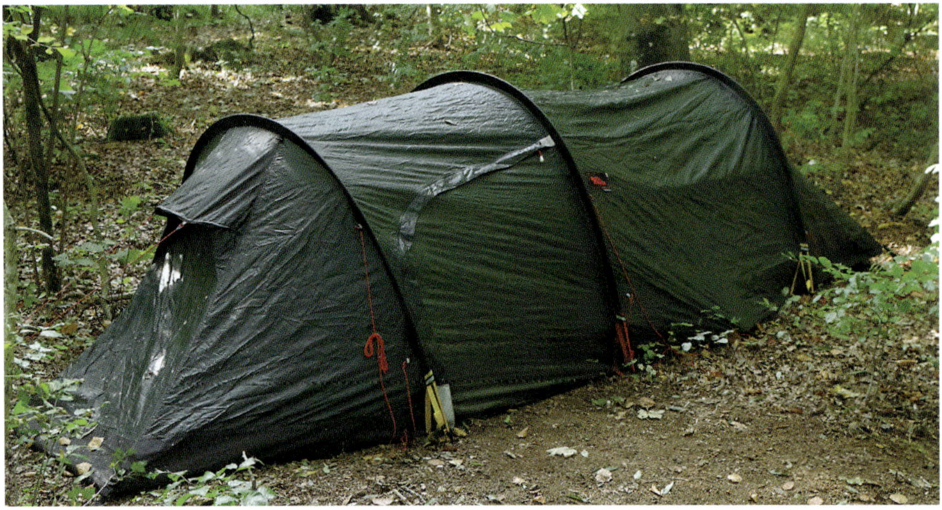

▶ Ein 2-Mann-Tunnelzelt in dezenter Farbe

tet dem Wind viel Angriffsfläche und sollte daher immer mit der Stirnseite zum Wind hin aufgebaut werden. Der Innenraum kann aufgrund der Bauform besser als bei anderen Zelten genutzt werden; es weist wegen der steil ansteigenden Zeltwände eine sehr gute Raumausnutzung auf, die besser als bei anderen Zelten ist.

Geodät: Geodäten sind die sturmsichersten Zelte. Dieser Zelttyp kann auch ohne Heringe stehen (genügend Gewicht im Zelt gegen Wind vorausgesetzt). Die vielen Stangen verteilen die Windkräfte auf kleinere Flächen und bilden statisch sehr stabile Konstruktionen. Nachteile bei Geodäten sind das hohe Gewicht und die längere Aufbauzeit. Dafür hat man einen sehr zuverlässigen und oft ganzjahrestauglichen Zelttyp. Das Geodät-Zelt muss vor Gebrauch unbedingt mehrmals aufgebaut werden, damit man die Abläufe beim Aufbau verinnerlicht.

Kuppelzelt: Das Kuppelzelt ist leichter als der Geodät, in der Form aber ähnlich. Beim Kuppelzelt wird viel weniger Gestänge verwendet, was sich im leichteren Packmaß bemerkbar macht. Ein deutliches Erkennungsmerkmal sind die sich zwei kreuzenden Gestänge über dem Zeltmittelpunkt; häufig sind das die einzigen Gestänge, die beim Kuppelzelt verwendet werden. Diese Zeltform ist selbsttragend und benötigt bei Windstille keinerlei Heringe.

Firstzelt: Dieser antiquierte und eigentlich nicht mehr verwendete Zelttyp besteht aus zwei Zeltstangen, die parallel im Abstand einer Körperlänge hintereinander senkrecht auf dem Boden stehen und das Zelt somit aufrechthalten. Das Zelt muss mindestens mit einer Anspannleine an jeder Seite von dem Zeltkopf weg gespannt werden. Ein großer Nachteil dieses Zelttyps ist, dass die Mitte der Zeltbahn durchhängt. Bei Nässe tritt dieser Effekt noch stärker auf. Das vermindert den Raum und begünstigt die Eindringwahrscheinlichkeit von Wasser. Dieser Zelttyp ist außerdem nicht sehr windstabil; vor allem aber ist die Raumausnutzung durch die 45°-Winkel der Zeltwände sehr ineffizient. Vermeiden Sie also die Anschaffung eines Firstzeltes!

Einmannzelte: Geringes Packmaß und wenig Gewicht ist das große Plus beim Einmannzelt. Wie es der Zeltname schon hergibt, ist das Zelt nur für eine Person gedacht, weshalb diese Zelte auch sehr klein geschnitten sind. Die geringe Zeltgröße und die oft fehlende Doppelwand begünstigt die Kondenswasserbildung. Ein großer Nachteil ist überdies, dass man das Gepäck bei schlechtem Wetter nicht ohne Komforteinbußen im Zelt mit unterbringen kann. Wenn es aber draußen im Freien steht, kann es unter Umständen nass werden. Bei manchen Einmannzelten ist es wegen des geringen Platzes sogar unmöglich, das Gepäck mit im Zelt zu verstauen. Das ist bei mehreren Tagen Dauerregen ein gravierender Nachteil,

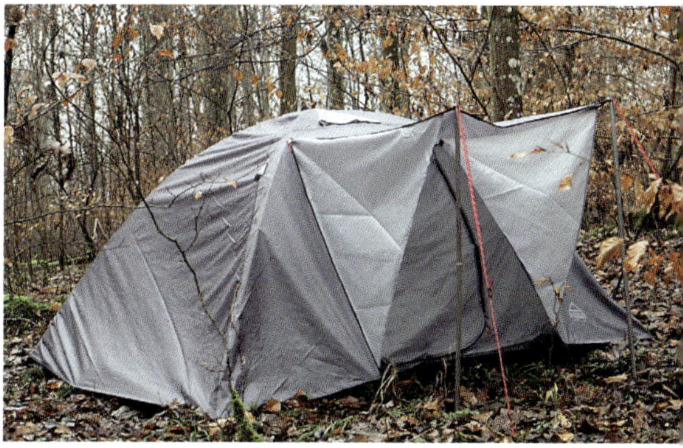

▶ Kuppelzelte stehen meist von allein.

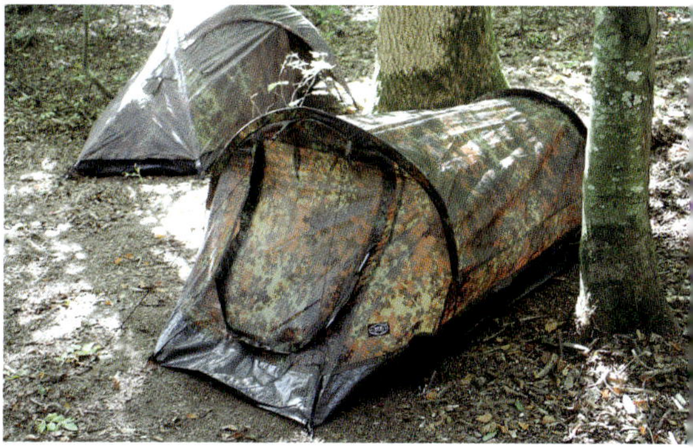

▶ Einmannzelt mit nur einer Zeltwand

da man nichts trocken aus dem Gepäck entnehmen oder verstauen kann.

Wurfzelt: Völlig ungeeignet für das INCH-Gepäck sind Wurfzelte. Trotz ihres Vorteils im schnellen Aufbau – man wirft sie in die Luft und sie stehen vollständig –, sind sie wegen des übergroßen Packmaßes, fehlender Doppelwand zur Verminderung der Kondenswasserbildung und ihrer bedingten Outdoor-Tauglichkeit keine sinnvolle Option. Das Argument (was natürlich richtig ist), dass das Zelt binnen Sekunden steht, darf nicht kaufentscheidend sein (vgl. hierzu Literaturhinweis 10, → S. 231).

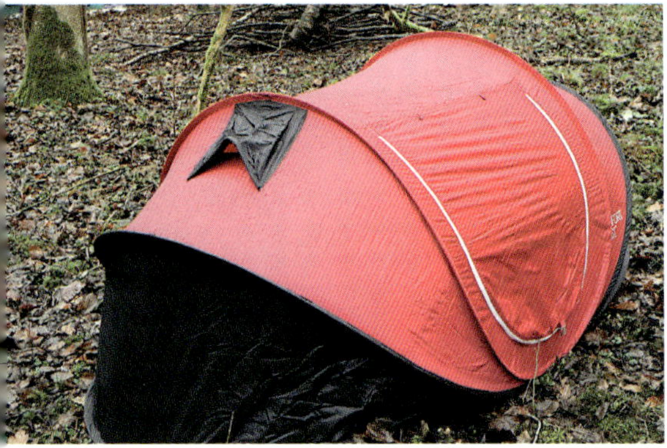

▶ Wurfzelte sind nur bedingt outdoor-tauglich.

Zeltausstattung

Bei der Zeltausstattung gibt es wichtige Parameter, die beim Zeltkauf Beachtung finden sollen. Es gibt gravierende Unterschiede bei der Zeltausstattung, wenn man die Modelle verschiedener Hersteller vergleicht. Darauf sollten Sie achten:

Zeltwände: Für unsere Klimazone sind nur Zeltkonstruktionen mit doppelter Zeltwand sinnvoll. Das bedeutet, dass über dem Innenzelt mit einem gewissen Abstand ein Außenzelt gespannt wird. Das verhindert ein Feuchtwerden der Ausrüstung, wie zum Beispiel des Schlafsacks, der Kleidung usw., sofern diese Gegenstände beim Schlafen die innere Zeltwand berühren. Da der Regen am Außenzelt abläuft und der Anwender immer nur mit dem Innenzelt in Berührung kommt, kann keine Nässe durch die Zeltwand gelangen und man bleibt somit trocken. Lediglich Kondenswasser kann sich an der Wand des Innenzeltes sammeln, das aber durch Öffnen der Belüftungsklappen weitgehend reguliert werden kann.

Apsiden sind Stauräume für das Gepäck, die sich nicht direkt im Innenzelt befinden. Je nach Ausführung erlauben Apsiden bei schlechtem Wetter sogar das notdürftige Kochen bzw. Reinigen der Ausrüstung. Apsiden sind immer sinnvoll, weil zum Beispiel auch die Schuhe in einer Apside getrocknet werden können, ohne dass der Zeltinnenraum verschmutzt wird.

Zeltstoffe: Das Außenzeltmaterial des Zeltes sollte aus mehrfach silikonbeschichtetem Rip-Stop-Nylongewebe bestehen. Rip-Stop ist eine besondere Webtechnik, bei der immer wieder ein dickerer Faden in eine Rechenkästchenstruktur eingewebt ist. Das verhindert ein weiteres Einreißen des Gewebes bei Einwirkung von äußerlicher Gewalt (Astbruch, Sturm) und macht das Zelt somit robuster.

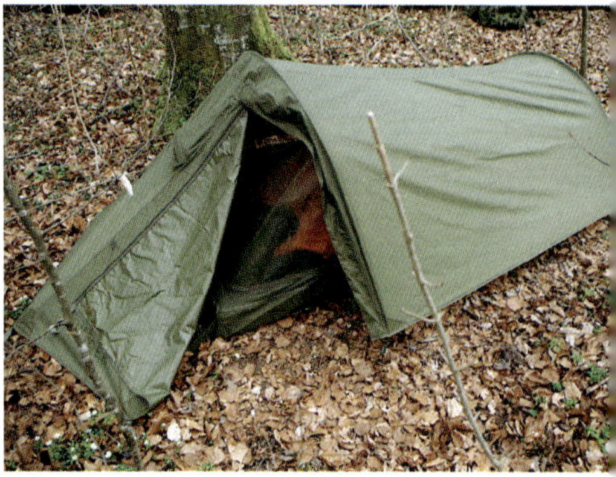

▶ Eine typische Apside, zugleich aber auch der Zelteingang

Wassersäule: Die Wassersäule ist eine Maßeinheit, mit der die Wasserdichte von Geweben angegeben wird. Sie wird mit dem Wert der Wassersäule definiert. Stellt man sich ein senkrecht stehendes Rohr vor, bei dem unten Stoff angebracht ist und das

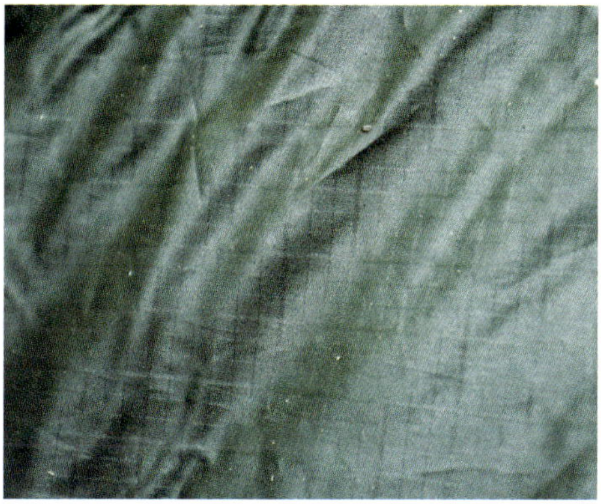

▶ Reißfestes Polyester-Triple-Ripstop-Gewebe

Rohr zum Beispiel zwei Meter hoch mit Wasser gefüllt wird, hat man eine Wassersäule von 2.000 mm. Füllt man das Rohr mit 4 m Wasser, hat man eine Wassersäule von 4.000 mm. Zum Messen der Wassersäule wird das textile Material (hier die Zeltwand) dem Wasser mit der Außenseite ausgesetzt. Der Wasserdruck beginnt bei null, die Wassersäule steigt pro Minute kontinuierlich. Gemessen wird die Zeit, bis der dritte Tropfen auf der Oberseite zu sehen ist. **Ein Zelt ist ab einer Wassersäule von 3.000 mm wasserdicht**, der Boden sollte mit mindestens 7.000 mm ausgestattet sein. In einem Zelt, das auf feuchtem Boden aufgebaut ist, entsteht beim Sitzen schon ein Druck entsprechend einer 2.500 mm-Wassersäule. Häufig kommt man daher um hochwertige Zelte, wie zum Beispiel Hilleberg oder Fjallräven, nicht herum, wenn man ein Zelt mit einem vernünftigen Wert erwerben möchte. Hier ist bei manchen Zeltmodellen trotz Hochpreisigkeit die Wassersäule nicht unbedingt sehr hoch angesetzt, was aber kein Problem ist, denn diese Zelte bestehen im Dauereinsatz und die Beschichtung des Materials hält ewig (vgl. hierzu Literaturhinweis 7, → S. 231).

Zeltgestänge: Bei Zelten werden heute häufig Glasfiebergestänge (GFK) und Aluminium verwendet. Letzteres hat den großen Vorteil, dass es bei Bruch mit Reparaturhülsen repariert werden kann, die man über die Bruchstelle überstülpt und bei jedem guten Zelt mit im Zubehör enthalten sind.

Bei Glasfiebergestänge ist das nicht möglich; es ist nicht so belastbar und hält auch in der Regel nicht so lang. Die Gestänge sind immer in Teilstücke aufgeteilt, da sie am Stück zu lang für den Transport wären. Zeltgestänge steckt man beim Aufbau des Zeltes ineinander. Im Hohlraum der Gestänge sind Gummischnüre angebracht, die die einzelnen Gestängeteile zusammenhalten und beim Zusammenstecken hilfreich sind. Grundsätzlich gilt: Je größer der Durchmesser, desto stabiler der Gestängebogen.

Eingänge und Lüftungen: Nachteilig sind Zelte mit einem Eingang und nur einer Lüftung. Man kann sie bei Hitze nicht ausreichend lüften und leidet bei warmen Tagen (und Nächten) unter der Stauhitze. Mehrere Eingänge oder mehrere Lüftungsöffnungen sind besser zum Abkühlen und zum Lüften des Zeltes, da sich beim Aufenthalt im Zelt oft Kondenswasser bildet. Zwei Eingänge haben auch bei Schlechtwetter Vorteile! Man kann die wettergeschützte Türe nämlich als Eingang benutzen. Allerdings haben die Zelte mit einer Türe auch ihre Vorteile: sie sind meist viel leichter und kleiner im Packmaß.

Verstautaschen: Bei guten Zelten sind im Innenzelt Taschen angenäht, die sich zum Verstauen von leichten Gegenständen, wie zum Beispiel Lappen, Zahnbürste usw., eignen. Verbringt man längere Zeit im Zelt, lernt man diese nützlichen Features schnell zu schätzen, da sie beim Ordnunghalten sehr hilfreich sind.

Heringe: Die Verankerungsstifte zum Befestigen des Zeltes auf dem Boden nennt man Heringe. Sie fixieren das Zelt an Ort und Stelle, schützen es davor, weggeweht zu werden, oder halten seine Form stabil. Handelt es sich um einen Stahlstift mit abgebogenem Kopf, spricht man von einem Zeltnagel. Die Zeltnägel haben den Nachteil, dass sie sich in der Erde drehen und im Vergleich zu den Heringen leicht verbiegen können. Bei

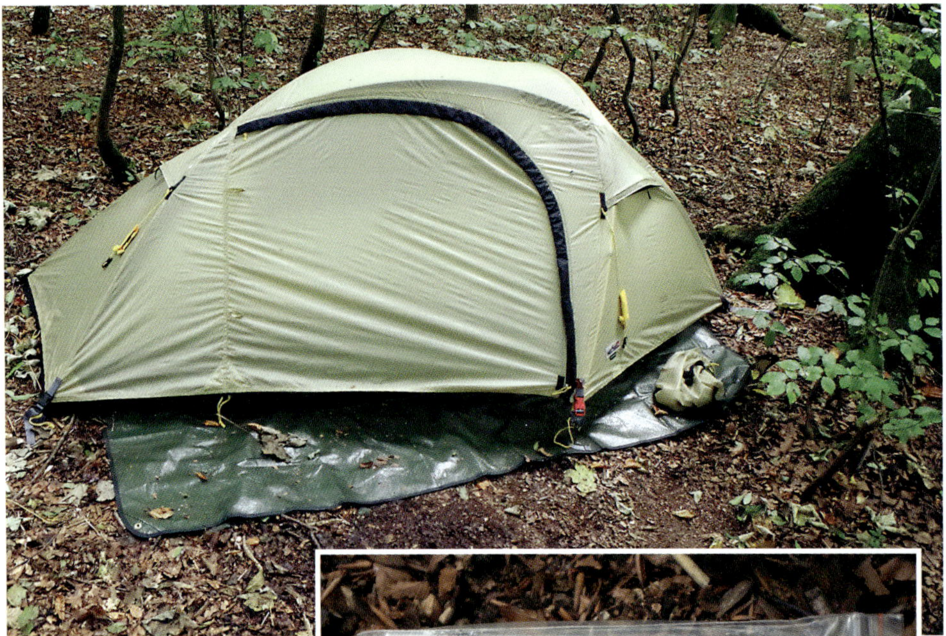

▸ Zeltunterlagen sind vielseitig verwendbar.

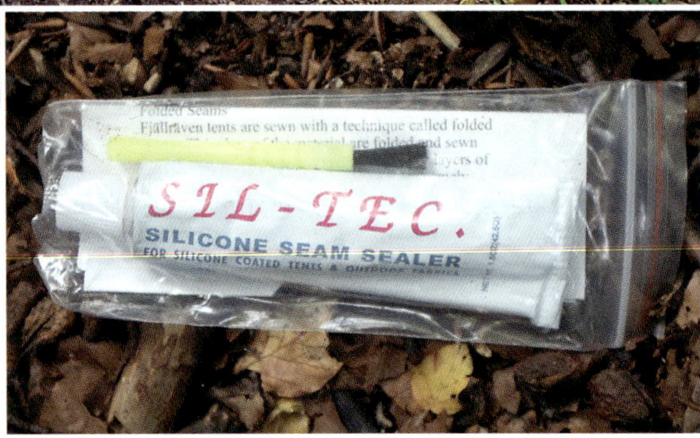

▸ Im Zeltzubehör beiliegender Nahtdichter

losem Untergrund ist mehr Tiefe und Fläche gefragt, bei hartem oder felsigem Untergrund reicht eine schmale, kürzere V-Form oder ein Rundnagel. Bei hochwertigen Zelten ist eine kleine Schlaufenschnur befestigt, die ein Herausziehen des Herings aus der Erde erleichtert. Diese Zelte sind mit Universalheringen ausgestattet. Für Schnee zum Beispiel gibt es ein extra U-Profil (zum Beispiel Snowfish), damit das Zelt auch im Schnee stabil verankert ist. Normale Heringe versagen hier, da sie aufgrund ihrer schmalen Bauform und des damit verbundenen geringen mechanischen Widerstands im Schnee nicht halten.

Zeltzubehör

Um das Zelt zu pflegen und seine Haltbarkeit zu verlängern, wird Zeltzubehör benötigt. Zeltzubehör ist im Preis erschwinglich und wird in einem guten Fachgeschäft mit angeboten. Folgendes sollten Sie in diesem Zusammenhang wissen:

Zeltunterlagen: Der Boden von Zelten ist, auch wenn er schon relativ stabil ist, empfindlich gegen scharfkantige Steine und aus der Erde herausstehende Stöcke. Diese können den Zeltboden im Nu beschädigen. Das Risiko wird noch verstärkt, wenn man auf dem Boden kniet oder liegt und mit dem Körpergewicht den Zeltboden auf den verletzenden Gegenstand drückt. Dieser perforiert dann den Zeltboden mit der

Folge, dass hier Nässe eindringen kann. Die Verwendung einer Unterlage ist wichtig, da man ein Zelt mit einer Zeltunterlage wegen ihrer Schutzfunktion auf unterschiedlichen Böden aufstellen kann. Zeltunterlagen verringern außerdem die Bildung von Kondenswasser im Zelt und können, wenn das Zelt auf weichem Boden aufgestellt und keine Unterlage benötigt wird, als Zeltteppich im bodenlosen Teil (zum Beispiel in der Apside) verwendet werden. In diesen Räumen können dann auch Gegenstände gelagert werden, ohne dass diese nass werden. In Apsiden, die groß genug sind, kann man auch sitzen.

Nahtdichter: Der Nahtdichter wird bei undicht gewordenen Zeltnähten verwendet. Anfangs wird bei den meisten Zelten überhaupt kein Nahtdichter benötigt, da bei engen und neuen Nähten keine Feuchtigkeit durch die Nähte eindringt. Bei hochwertigen Zelten wird er im Set (Nahdichtertube, Pinsel usw.) mit dem Zelt ausgeliefert. Beim INCH-Gepäck sollte immer Nahtdichter mitgeführt werden, da man schwer abschätzen kann, wie lange man draußen in der Natur bleiben muss. Flüssiger Nahtdichter lässt sich einfach verarbeiten, während Nahtband zur Abdichtung etwas schwieriger handhabbar ist. Nahtdichter muss bei der Anwendung immer dünn wie Nagellack auf die Zeltnähte aufgetragen werden, mehr nicht.

Weitere mobile Unterkünfte

Biwaksack (Bivy Bag): Winddichte, oft auch wasserdichte Säcke, die bei Übernachtungen im Freien als Schutzhülle für den Körper und Schlafsack verwendet werden, nennt man Biwaksack oder Bivy Bag. Darin kann der Anwender ohne weitere Vorkehrungen, geschützt vor Nässe, Schmutz und Wind, übernachten. Bei preiswerten Biwaksäcken bildet sich durch die ausdünstende Körperfeuchtigkeit des Schläfers bereits innerhalb kürzester Zeit an der Innenseite Kondenswasser, das dann in den Schlafsack einzieht und dessen Isolierleistung deutlich verringert. **Vermeiden Sie beim Kauf unbedingt Materialien aus Polyurethanen**, denn diese „atmen nicht". Gore-Tex oder Sympatex mildern diesen Effekt (die Kondenswasserbildung) ab, bei mehrstündigem Regen oder Schneefall tritt aber das gleiche Problem auf. Gore-Tex arbeitet am besten bei Temperaturgefällen, d. h. wenn die Außentemperatur etwa 15 °C unter der eigenen Körpertemperatur liegt.

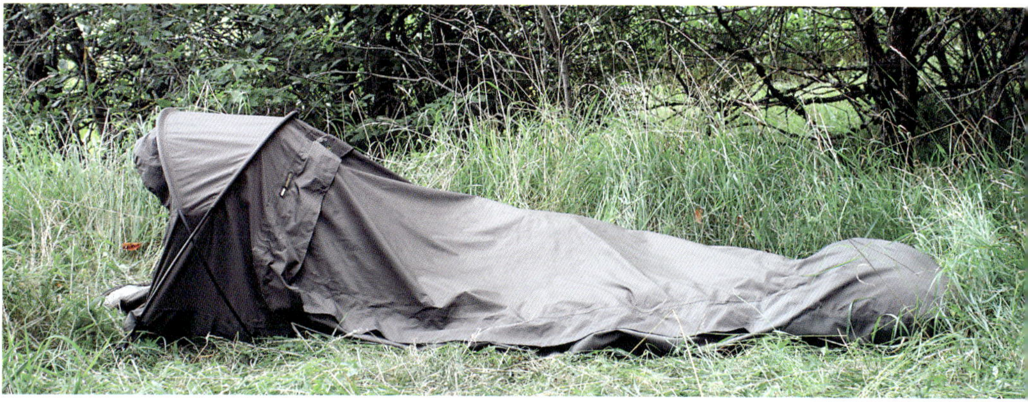

▶ Biwakzelt – eher die schlechtere Wahl für den INCH

Biwakzelt: Das Biwakzelt ist ein Zwischending aus Biwaksack und Zelt. Bei ihm wird der ganze Körper durch einen Biwaksack bedeckt, der im Kopfbereich erhöht und durch ein Gestänge stabilisiert ist. Durch diese Bauart wird ein extrem leichtes Gewicht gewährleistet, bei etwas mehr

Komfort als bei einem reinen Biwaksack. Problematisch sind diese Konstruktionen – und das selbst mit Gore-Tex – bei starkem Regen oder Schnee, da sich auch hier die ausgeatmete und ausgedünstete Feuchtigkeit des Anwenders an der Decke des Biwaksacks sammelt und somit den Schlafsack einnässt, da sie direkt auf diesem aufliegt.

Tarpaulin (Tarps): Tarps sind großflächige, universell einsetzbare Gewebetücher- oder planen, meist mit den Maßen 200 cm x 100 cm. An den Eckpunkten von Tarps sind meistens Metallösen zur Befestigung mit einem Seil, Expander usw. angebracht, mit denen das Tarp gespannt werden kann. Bei manchen Ausführungen werden statt der Ösen Schlaufen verwendet. Tarps kommen ohne Gestänge aus. **Der große Vorteil besteht in der mehrfachen Verwendbarkeit**, zum Beispiel als Windschutz, Vorzelt, Notzelt, Sichtschutz usw. Der Nachteil im Gebrauch des Tarps besteht darin, dass das Tarp immer zu drei Seiten offen ist und den Anwender somit mehr der Witterung und dem Wind aussetzt.

Bei starken Regengüssen kann das Wasser ins Tarp spritzen oder ablaufendes Wasser kann das Tarp unterlaufen. Hier muss man dann mit einem Graben vorbeugen, der um den auf dem Boden aufliegenden Rand des Tarps herum ausgehoben wurde. Durch ihn läuft das auf das Tarp prasselnde Regenwasser von diesem weg. Im Notfall kann eigentlich jede beliebige Plane als Tarp eingesetzt werden. Abgeschnittene Hölzer aus dem Wald oder die Wanderstöcke im Gepäck können als Gestänge zum Tarpbau verwendet werden.

Die Bedeutung des Schlafsacks

Die Erhaltung der Körperwärme gehört mit zur wichtigsten Priorität für das Überleben im Freien. Da wir wie erwähnt in Deutschland eine durchschnittliche Jahrestemperatur von etwa 8,4 °C haben, dürfte es einleuchtend sein, bei einem Aufenthalt im Freien entsprechende Schutzmaßnahmen zu ergreifen, will man nicht Gefahr laufen, sich eine gefährliche Unterkühlung zuzuziehen.

Hier kommt dem Schlafsack eine besondere Bedeutung zu, erholt man sich in ihm in der Nacht doch am besten. Auf dem Markt sind auch modulare Schlafsacksysteme erhältlich. Hier werden in der Regel zwei

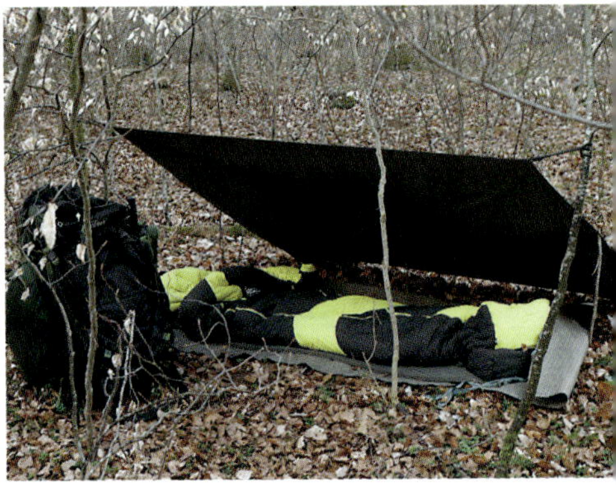

▶ Ein Poncho, zum Tarp umfunktioniert

Schlafsäcke miteinander kombiniert. Ein leichter Sommerschlafsack mit einem dickeren Modell. Dadurch erhält man den Vorteil, dass dieser Schlafsack ganzjährig einsetzbar ist, denn in der warmen Jahreszeit nutzt man einfach den dünneren, und wenn es kühler wird, steckt man diesen wieder in den dickeren und erhält so ein verbessertes Modell, was die Isolierleistung betrifft.

Diese Variante hat zudem den Vorteil, dass der Benutzer weniger Probleme mit der Kondensfeuchtigkeit im Schlafsack hat, weil bei großer Kälte der Taupunkt meistens in der Außenhülle liegt und sich die Feuchtigkeit dort sammelt. Bei einem Einzelschlafsack befindet er sich im Schlafsack und die Feuchtigkeit der Luft kondensiert im Isolationsmaterial und lässt die Füllung feucht werden.

Den idealen Schlafsack für alle denkbaren Einsatzbereiche gibt es nicht; es gibt aber Schlafsäcke, mit denen man große Temperaturbereiche abdecken kann und deren positive Eigenschaften miteinander kombiniert sind. Mittlerweile sind im Handel **modulare**

Schlafsäcke erhältlich. Das bedeutet, dass aus einem Winterschlafsack das Inlett herausgenommen werden kann und auf diese Weise ein Sommerschlafsack zur Verfügung steht. Dieser Vorteil hat aber auch ein Nachteil: Sie müssen bei diesem Schlafsack mit mehr Gewicht rechnen. Ich persönlich bevorzuge einen normalen Winterschlafsack. Vgl. zum Thema „Schlafsack" auch die Übersicht „Richtig und warm im Schlafsack schlafen" auf → S. 108 f.

Schlafsackformen

Schlafsack ist nicht gleich Schlafsack: Es gibt unterschiedliche Typen, deren Vor- und Nachteile Ihnen bekannt sein sollten:

Deckenform: Leider ist diese Schlafsackform nur bedingt für das Übernachten im Freien tauglich. Für den Aufenthalt in Hütten oder im Wohnwagen kann der Schlafsack bei zweistelligen Plusgraden eingesetzt werden. Wird es jedoch kälter, ist man mit der Deckenform nicht gut beraten, weil es aufgrund des geraden Schnittes zu viele große Lufträume gibt, die der Körper erwärmen muss.

Öffnet man den Reißverschluss des Schlafsacks, kann man ihn durch die rechteckige Form wie eine Decke auslegen. Auch das Packmaß des Schlafsacks in Deckenform ist etwas größer. Der einzige Vorteil dieser Schlafsackform ist die hohe Bewegungsfreiheit, die man beim Schlafen in so einem Schlafsack hat.

Tropfenform (Ei): Der Schlafsack in Eiform ist eine Mischung zwischen einem Schlafsack in Deckenform und dem Mumienschlafsack. Er ist enger geschnitten als ein Schlafsack in Deckenform und erlaubt dem Nutzer eine größere Bewegungsfreiheit als die Mumienschlafsäcke, die im Schulterbereich weiter geschnitten sind. Der Schlafsack kommt bei größerer Kälte an seine Grenzen.

Mumienform: Schlafsäcke in Mumienform sind für kältere Jahreszeiten geeignet, da der Schnitt den Konturen eines Menschen besser angepasst ist und so weniger Leerräume zwischen Körper und Schlafsack entstehen, die auch gewärmt werden müssen. Der Mumienschlafsack speichert die Körperwärme viel effektiver; alle guten Winterschlafsäcke weisen deshalb diese Form auf. Ein Schlafen im Mumienschlafsack muss unbedingt trainiert werden, da die eingeschränkte Beinfreiheit und der enge Schnitt für viele Benutzer eine Umstellung beim Schlafen darstellen. Ich höre von den Teilnehmern meiner Kurse häufig, dass sie sich in ihrem neuen Mumienschlafsack wie eine Sardine in der Dose fühlen. Das ist ganz normal, wenn man das Schlafen in diesen Schlafsäcken nicht gewohnt ist.

Die Schlafsackfüllung

Daunen oder Kunstfaser, das ist hier die Frage. Sie sollten die Vor- und Nachteile kennen:

Daunen: Daunen sind Gänsefedern mit einem kurzen Kiel. Die in Schlafsäcken verwendeten Daunen bilden die natürliche Isolationsschicht von Gänsen. Daunen können Temperaturunterschiede viel besser ausgleichen als Kunstfasern. Folglich kann man selbst in wärmeren Nächten in einem dickeren Daunenschlafsack schlafen, ohne gleich vor Hitze einzugehen. **Daunenschlafsäcke der Spitzenklasse sind etwa 30 Prozent leichter als die besten Kunstfaserschlafsäcke** mit gleicher Wärmeisolierleistung. Auch beim Packmaß macht sich die Daune bemerkbar, da ein Daunenschlafsack zusammengerollt viel kleiner als ein Kunstfaserschlafsack ist. Dennoch ist die Wahl einer Kunstfaserfüllung in einem Schlafsack die bessere Entscheidung, da (wie ich es auch im Kapitel „Bekleidung" beschreibe) die Kunstfasern schneller trocknen. Da sich in einem Schlafsack während einer Nacht bis zu 500 ml Feuchtigkeit (Körperschweiß und evtl. zusätzlich auch noch Kondenswasser, das sich in einem Zelt zwangsläufig bildet) ansammeln, muss der Schlafsack schnell abtrocknen können, um die optimale Isolierfähigkeit zu gewährleisten. Wer sich in einem Wald rund um die Uhr längerfristig aufhält, kennt das Problem mit der Feuchtigkeit. Gerade in der nebligen Zeit im Herbst ist ein klammer Schlafsack fatal. Die Bauschkraft (Loft) der Daune wird in cuin (cubic inches) angegeben. Je höher der Wert, desto besser ist der Schlafsack isoliert. Geben Sie niemals weniger als 150 Euro für einen Daunenschlafsack aus. Sonst laufen Sie unter Umständen Gefahr, mit minderwertigen oder sogar gebrauchten Daunen bestraft zu werden.

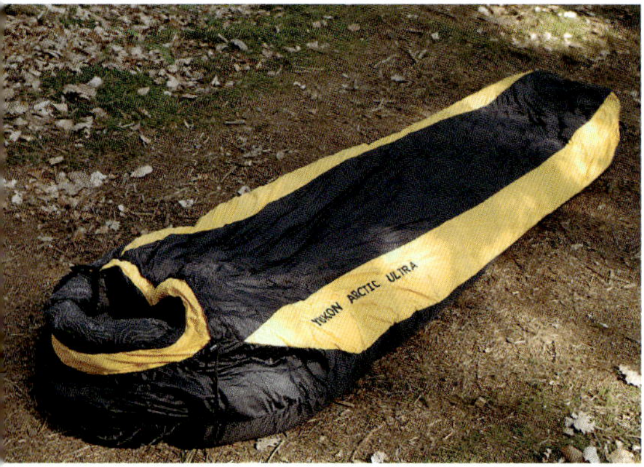

▶ Ein Daunenschlafsack der Spitzenklasse

Kunstfaser: Die Füllung in Kunstfaserschlafsäcken ist meistens eine silikonisierte Hohlfaser aus Polyester. Die Fasern sind sehr lang und bleiben im Schlafsack am Stück; sie werden mehrfach in lange Bahnen gefaltet. Die Silikonisierung bewirkt, dass Polyester, das eine raue Oberfläche hat, nicht miteinander verklumpt. Bekannte Hohlfasern sind zum Beispiel Lestra Micro-Thermo oder PrimaLoft. Der große Vorteil bei den Kunstfaserschlafsäcken besteht im deutlich günstigeren Preis. Dafür sind sie aber auch etwa 300–600 g schwerer als ein vergleichbares Daunenmodell und beanspruchen mehr Volumen im Rucksack. **Ihre Stärken zeigen Kunstfaserschlafsäcke beim Trocknen.** Hier sind sie der Daune weit überlegen, die Trocknungsperioden sind im Vergleich relativ kurz. Ich persönlich führe in meinem INCH-Gepäck Schlafsäcke von Lestra mit, die ich seit einigen Jahren erfolgreich teste. Sie haben ein faires Preis-Leistungsverhältnis und sind für den Gebrauch im Freien tauglich.

Die Norm EN 13537 für Schlafsäcke

EN 13537 ist die Europäische Standardnorm für Temperaturangaben bei Schlafsäcken. Diese Norm legt die Anforderungen und Prüfverfahren sowie Bestimmungen zur Kennzeichnung von Schlafsäcken für Erwachsene fest. Die Angaben der Hersteller über die Temperaturverwendungsbereiche sollten immer nur als grobe Richtwerte gesehen werden, da die Konstitution und Verfassung eines jeden Nutzers eine Rolle spielen. Trotz dieser Norm darf man nie vergessen, dass die Kälteresistenz jedes Anwenders unterschiedlich und zusätzlich von anderen Faktoren, wie zum Beispiel vom körperlichen und psychischen Zustand einer Person, abhängig ist.

Leistungsangaben bei Schlafsäcken

- **Komforttemperatur:** Dieser Wert gibt eine Auskunft für die „Norm-Frau“ (26 Jahre, 60 kg und 160 cm groß nach EN 13537), die bis zur Temperaturgrenze nicht friert.
- **Komfort-Limit:** Dieser Wert wird für einen „Standard-Mann“ (25 Jahre, 70 kg, 1,73 m nach EN 13537) berechnet, der acht Stunden bequem schlafen kann.
- **Extremtemperatur:** Hier ist das untere Ende des Überlebensbereiches angegeben, d. h. die tiefste Temperatur, bei der man noch sechs Stunden überleben kann.

Vorsichtig muss man insbesondere bei militärischen Schlafsäcken sein, denn die Leistungsangaben von militärischen Schlafsäcken beziehen sich nicht auf die EU-Norm. Oft werden zu positive Leistungswerte angegeben. Außerdem werden die Angaben auf junge Männer bezogen, die im Vergleich zu älteren einen besseren Stoffwechsel haben.

Die Größe des Schlafsacks

Wenn Sie einen Schlafsack kaufen, beachten Sie folgende Faustregel: Kaufen Sie nie einen Schlafsack, ohne darin vorher Probe gelegen zu haben! Das ist besonders wichtig für kräftiger gebaute Personen oder für denjenigen, der schnell Platzangst bekommt. Ist der Schlafsack zu eng, verdreht er sich nachts bei jeder Bewegung und man wird dadurch geweckt. Wenn der Schlafsack zu groß ist, friert man schneller. Legt man sich ausgestreckt in einen Schlafsack, dürfen die Füße das Schlafsackende gerade so berühren. Der Wärmekragen sollte die Schulter gut abdecken. Dann sollte man sich auch mal auf den Bauch drehen, weil der Körper in dieser Position am längsten ist. Fühlt es sich bequem an, können Sie davon ausgehen, dass der Schlafsack zu Ihnen passt.

Zusatzausstattungen für Schlafsäcke

Der Schlafsackpreis kommt nicht nur durch hochwertige Füllung und die Verwendung von unterschiedlichen Materialien zustande, er orientiert sich auch an der Zusatzausstattung. So kann es sein, dass sich zwei vom Temperaturbereich identische Schlafsäcke verschiedener Hersteller dennoch in vielen Kleinigkeiten unterscheiden:

Reißverschlussabdeckung: Ein großer Nachteil an Reißverschlüssen ist, dass diese sogenannte Kältebrücken sind. Dessen eingedenk nähen Schlafsackhersteller Reißverschlussabdeckungen ein. Die Reißverschlussabdeckung verhindert, dass Kälte von außen durch den Reißverschluss in den Schlafsack dringt. Dazu wird eine lange und dick ausgepolsterte Stoffwulst vom Anfang bis zum Ende des Schlafsackreißverschlusses angebracht. Gute Winterschlafsäcke sind mit einer Innen- und einer Außenwulst ausgestattet, die dann noch durch einen Klettverschluss fixiert werden können.

Wärmekragen: Beim Liegen im Schlafsack steigt die Körperwärme bis zum Schlafsackinnenfutter auf und strömt dann Richtung Kopf nach außen. Der Wärmekragen verhindert das Entweichen der vom Körper aufgewärmten Luft und macht den Schlafsack kältetauglicher. Er ist innen im Schulter-/Halsbereich angebracht. Oft kann man ihn mit einem Kordelzug noch zusammenziehen und damit an die eigene Figur anpassen.

Isomatte

Der beste Schlafsack nützt Ihnen nur wenig, wenn Sie keine Isomatte haben. Beim Liegen wird nämlich die Füllung des Schlafsacks durch das Körpergewicht des Schläfers zusammengedrückt. Deshalb geht zwischen Schläfer und Boden ein großer Teil des Isoliervermögens des Schlafsacks verloren. Daher muss eine Isomatte zwischen Schlafsack

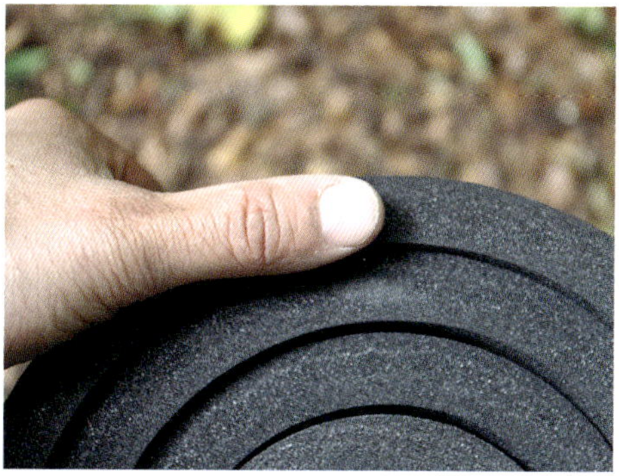

▸ Matte aus sehr gut isolierendem Evazote-Schaum

und Boden gelegt werden. Der Zeltboden allein ist keine ausreichende Isolierung! Die Isomatte gleicht leichte Unebenheiten im Boden aus und puffert das Körpergewicht.

Bei der Auswahl der Isomatte sollte auch auf die Länge und Breite geachtet werden. Eine Isomatte, die zu schmal ist, bewirkt, dass die Arme beim Schlafen auf dem kalten Boden liegen und somit frieren. Eine zu kurze Matte bringt das Problem mit sich, dass entweder der Kopf oder die Füße auf dem Boden aufliegen und somit natürlich hart liegen und frieren. Daher soll man eine Größe wählen, die etwa 10–20 cm länger als die eigene Körpergröße ist. Empfehlenswert sind Matten, die 60 cm breit sind. Sie sind in den häufigsten Fällen ausreichend, jeder weitere Zentimeter Breite geht zu Lasten des Gepäckgewichts.

Extrem robust sind Matten aus Hartschaum. Diese Eigenschaft ist im Freien besonders wichtig, da man die Matte auch noch für andere Zwecke verwenden kann und sich somit gegenüber den selbst aufblasbaren Isoliermatten einen deutlichen Komfortvorteil verschafft. (Siehe hierzu auch das Kapitel „Equipment mehrfach nutzen", → S. 127–144.)

Das beste Material für Hartschaummatten ist Evazote. Es besitzt die beste Wärmeisolierfähigkeit und ist noch weicher und scheuerfester als normale Schaumstoffmatten. Für ein INCH-Pack sollte sie mindestens 1,4 cm dick sein, für vier Jahreszeiten ausgelegt und mindestens 1,9 cm dick. Leider schlägt so eine Matte dann schon mit einem Gewicht mit von etwa 900 g zu Buche.

Selbsttaufblasende Isoliermatten: Der große Vorteil der selbstaufblasenden Isomatten liegt darin, dass sie den Liegekomfort einer Luftmatratze mit der Isolierleistung einer Hartschaummatte vereinen. Ich persönlich rate von allen Matten dieser Art, die unter 90 Euro kosten, ab. Viele Hersteller schaffen es nämlich nicht, die Beschichtung luftdicht zu halten. Diese Matten sind auch deshalb problematisch, weil im Winter die feuchte Atemluft beim Nachblasen in der Matte gefrieren kann. Die Matte vereist dann von innen. Auch die Ventile lassen sich unter Umständen dann nur noch mit Gewalt öffnen, was den Gebrauch und die Langlebigkeit der Isomatte deutlich einschränkt.

Luftmatratzen bieten einen hervorragenden Liegekomfort, haben aber Handicaps. Entweicht Luft, sind sie unbrauchbar. Als brauchbar haben sich einige Modelle der oberen Preisklasse eines Schweizer Herstellers erwiesen, bei denen man mit den Händen auf einer auf der Matte vorgezeichneten Fläche Luft über die integrierte Pumpe in die Matte pumpt. Diese Matratzen verfügen auch über eine verbesserte Isolierleistung. Wenn man sich so ein Modell zulegt, profitiert man überdies von dem geringen Packmaß und Gewicht.

Rettungsdecke

Diese kleinen beschichteten Folien schützen den Körper vor Feuchtigkeit von außen, isolieren die Körperwärme und schützen vor Wind. Bei der Herstellung der Rettungsdecke wird Polyesterfolie mit Aluminium beschichtet. Vorsicht: Rettungsdecken sind leicht brennbar. Mit der Goldseite kann man sich auch etwas gegen Wärmestrahlung (zum Beispiel gegen starke Sonneneinstrahlung) schützen. Dafür wird die Silberseite nach außen gedreht. Rettungsdecken können auch verwendet werden, um auf sich aufmerksam zu machen, da die Silberseite nachts Licht besser reflektiert und im Schnee die Goldseite gut wahrnehmbar ist. Die Rettungsdecke kann auch zum Schutz vor einem Wärmebildgerät eingesetzt werden. Wie das geht, erfahren Sie im Kapitel „Tarnmaßnahmen" (→ S. 163–170).

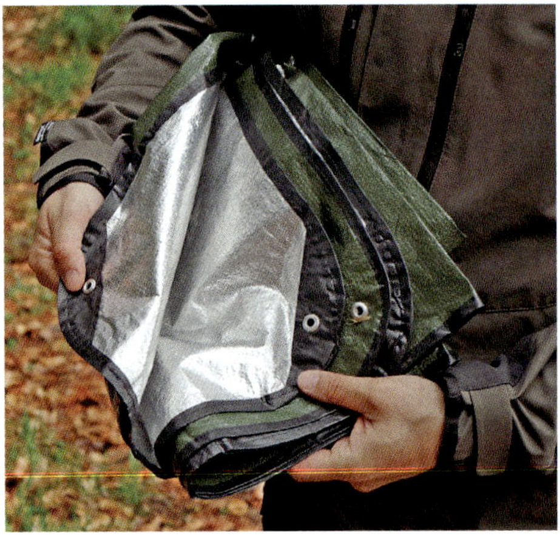

▶ Rettungsdecke, „Modell US-Army"

Feuerentfacher

Um Ihren Kocher zur Zubereitung von warmem Wasser oder Mahlzeiten zu starten

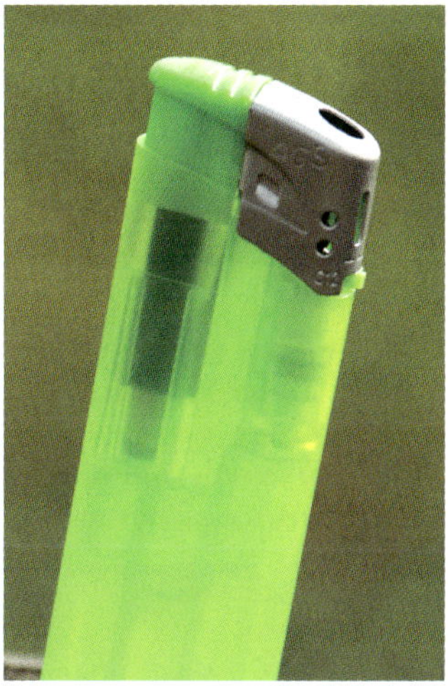

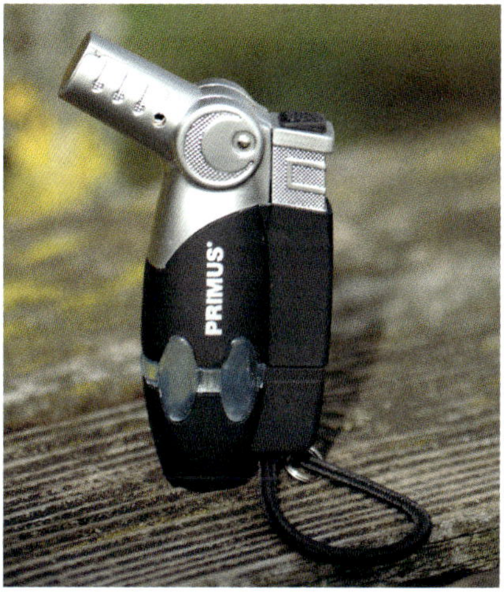

▶ Feuerzeuge mit Piezotechnik (links), Sturmfeuerzeug eines schwedischen Herstellers (rechts)

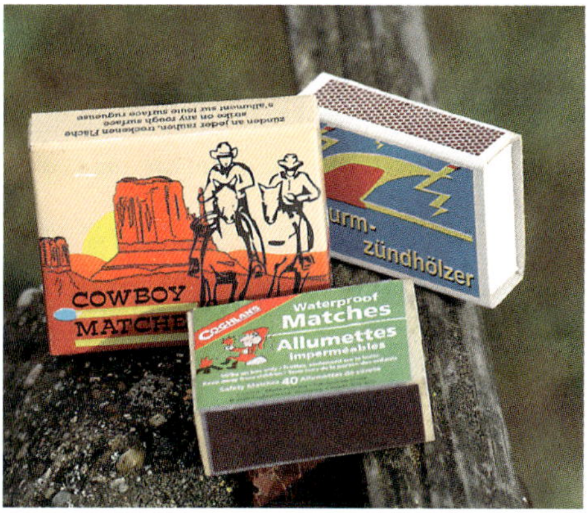

▶ Streichholzschachteln: Sturmstreichhölzer (rechts), Überallzünder (Mitte), wasserfeste Zündhölzer (unten)

oder ein Feuer zu entfachen, benötigen Sie eine Feuer- oder Funkenquelle, sofern diese nicht an Ihrem Gerät vorhanden ist. Bei der Vielzahl der verschiedenen Feuerentfacher, die es mittlerweile auf dem Markt gibt, können geschätzt bis zu zwei Drittel für den INCH-Zweck als untauglich eingestuft werden. Im Folgenden ein Überblick über gängige Feuerentfacher:

Feuerzeuge sind kinderleicht zu bedienen, absolut handhabungssicher und unschlagbar in den Anschaffungskosten. So können Sie im Handel Reibrad- oder Piezofeuerzeuge bereits für einen Euro erwerben. Bei der Reibrad-Technik wird durch die Betätigung des Reibrades der Funken erzeugt, der das Gas entflammt. Beim piezoelektrischen Feuerzeug entzündet ein Kristall das Gas, der durch einen Schlag in Schwingung versetzt wird und somit einen Funken an zwei Elektroden auslöst. Piezofeuerzeuge zünden viel besser, wenn es feucht oder das Feuerzeug nass geworden ist. Man sollte ein Feuerzeug allerdings geschützt im Gepäck aufbewahren, da die Möglichkeit besteht, dass andere Ausrüstungsgegenstände auf den Gastaster drücken und sich das Feuerzeug dann von selbst entleert.

Sturmfeuerzeuge sind spezielle, für starke Windverhältnisse hergestellte Feuerzeuge. Mit ihnen kann bei Wind leichter ein Feuer entfacht werden als mit einem gewöhnlichen Feuerzeug. Etliche Modelle sind mit Blick auf ihre Leistungsfähigkeit jedoch eher unbrauchbar.

Streichhölzer eignen sich weniger für das Fluchtgepäck, weil die Verpackung nicht stabil ist und sowohl die Hölzer als auch die Verpackung mit der Reibfläche vor Hitze und Feuchtigkeit geschützt werden müssen. Nur ein wenig Feuchtigkeit macht eine Packung Streichhölzer im Nu unbrauchbar, denn das Anzünden des Streichholzkopfes an der Reibfläche wird dann unmöglich. Erst wenn diese vollständig getrocknet ist, kann wieder mit ihr gearbeitet werden.

Feuerstarter erfordern etwas Übung in der Anwendung. Sie sind unempfindlich gegenüber Feuchtigkeit und Nässe, was einen großen Vorteil im Vergleich zu Feuerzeugen darstellt. Meistens bestehen Sie aus metallischem Magnesium, Aluminium, Mangan, Zink und Zirkonium. Magnesium lässt sich leicht entzünden und erreicht beim Verbrennen eine extrem hohe Temperatur (über 2000 °C). Hierdurch ist die Entzündung einer Flamme erheblich einfacher, als dies mit einem herkömmlichen Feuerstein der Fall ist.

Magnesiumblöcke als Feuerstarter sind meiner Meinung ungeeignet für den Gebrauch im Freien; ihren Gebrauch würde ich nur Profis empfehlen. Ein solcher Feuerstarter wird wie folgt bedient: Man schabt ein kleines Häufchen Magnesiumspäne beispielsweise mit dem Messerrücken oder mit dem Magnesiumblock, der dem Schabwerkzeug beigefügt ist, ab. Das geschieht am besten auf einem Stück Papier oder einem Blatt (besser Birkenrinde); man legt ein paar feine

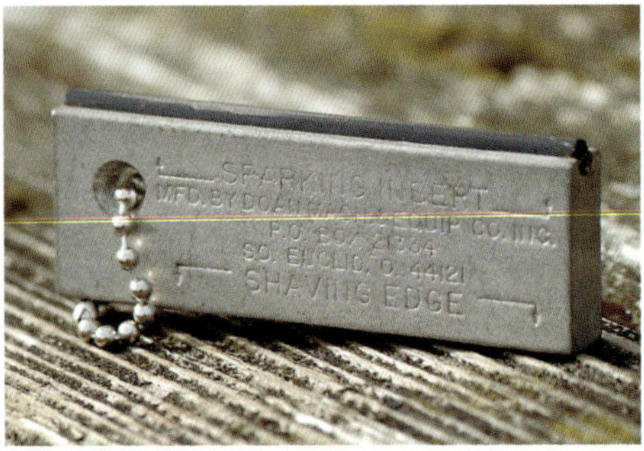

▶ Magnesiumblock

Holzspäne oben auf, wenn sich durch das Abschaben ein Häufchen gebildet hat. Das wird dann durch den auf der gegenüberliegenden Seite des in den Feuerstarter eingelassenen Feuerstahls entzündet. Das große Problem bei der Benutzung liegt darin, dass der Gebrauch viel Erfahrung erfordert, weil der in den Magnesiumblock eingelassene Feuerstahl bereits nach kurzem Gebrauch abgenutzt und das Häufchen binnen 2–4 Sekunden verbrannt ist und man sich von der grellen Flamme halb blind fühlt. Das bedeutet für den Laien in 90 Prozent der Fälle kein Feuer (vgl. hierzu Literaturhinweis 11, → S. 231).

Feuerstahl: Hier handelt es sich um einen an einem Griffstück eingelassenen Stab, mit dem man durch eine am Stück durchgezogene, starke Reibbewegung vom Griff aus bis zum Ende des Geräts Funken erzeugt. Sie sind wetterunempfindlich, funktionieren also auch bei Feuchtigkeit. Ein kleiner Feuerstahl liefert laut Hersteller etwa 600–800 Mal Funken für ein Feuer, laut meinen Tests aber nur etwa 300–400 Funken. Hier flunkert die Outdoor-Industrie mit ge-

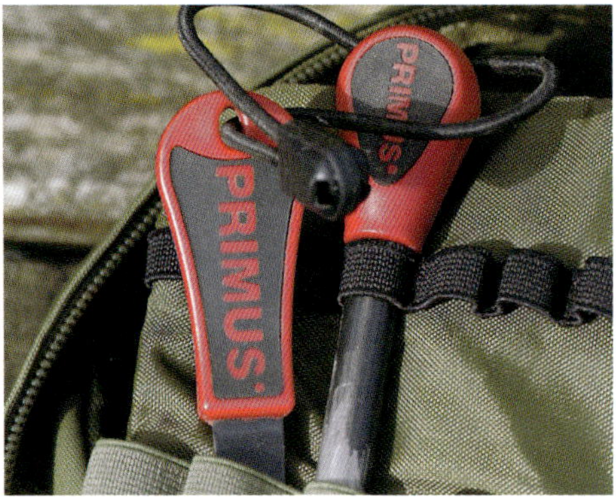

▶ Feuerstahl mit solider Verarbeitung

schönten Werten und animiert somit zum Kauf. Theoretisch könnten Sie mit einem Feuerstahl also fast ein ganzes Jahr jeden Tag ein Feuer entfachen.

Beim Kauf eines Feuerstahls sollten Sie ebenfalls nicht sparen. Leider taugen nur wenige Feuerstähle auf dem Markt wirklich etwas. Kaufen Sie lieber ein großes Modell, die kleinen sind zu schnell abgenutzt. Ein guter Hersteller von Feuerstählen ist meiner Erfahrung nach das schwedische Unternehmen Primus. Sie sollten im Übrigen auch das Entzünden von Feuerstahl üben.

Anzündhilfen/Zunder

Ein Feuer nur mit Hilfsmitteln aus der Natur zu entfachen ist schwer und wird nur von den wenigsten beherrscht. Deshalb gehören unbedingt Anzündhilfen wie Brenntabletten mit ins INCH-Gepäck. Mit solchen Anzündhilfen kann auch ein ungeübter Anwender unter widrigen Bedingungen relativ sicher ein Feuer entfachen. Diese spenden, einmal entzündet, eine permanente Flamme über den Zeitraum von einigen Minuten. Das erleichtert das Entfachen des Feuers und erhöht die Chancen auf Erfolg um ein Vielfaches. Im Folgenden ein kurzer Überblick über gängige Anzündhilfen:

Brenntabletten: Diese gepressten Brennstoffe können nur mit einem Feuerzeug angezündet werden. Das Ganze muss wind- und feuchtigkeitsgeschützt passieren. Einmal angezündet, brennen sie dann permanent zwischen sechs und zwölf Minuten. Trockenbrennstofftabletten brennen nahezu

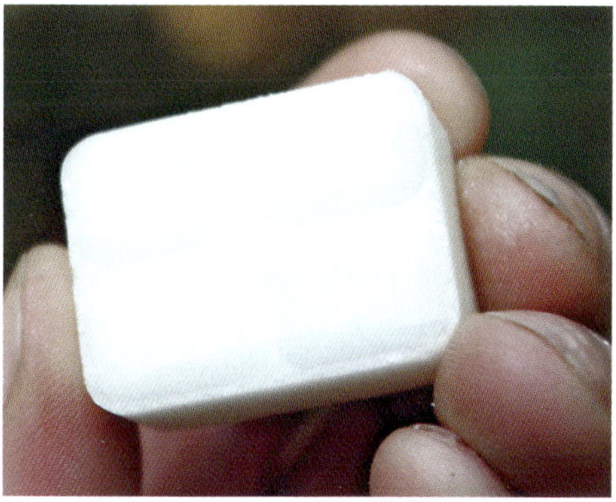

▶ 14-g-Tablette Esbit-Trockenbrennstoff

rauchfrei ab und hinterlassen kaum Rückstände. Wegen der feuchtigkeitsabsorbierenden Eigenschaften müssen diese Brenntabletten immer trocken und dicht aufbewahrt werden. Sie sind nicht die beste Wahl für den Fluchtrucksack, da es bessere Alternativen zum Entzünden eines Feuers gibt.

Tampons: Diese gepressten Wattebäusche kann man zweckentfremdet sehr gut zum Starten eines Feuers verwenden. Dafür muss der Tampon vorher zerrupft und dann angezündet werden. Tampons sind die günstigsten Anzündhilfen. Sie sind in Folie verpackt und halten einer geringen Menge Spritzwasser stand. Gerät die Verpackung ins Wasser, dringt das Wasser ein und der Tampon ist unbrauchbar. Alternativ lassen sich auch Wattepads für den Feuerzweck verwenden.

Stahlwolle: Die zum Reinigen, Polieren oder Schleifen von Oberflächen erhältliche Stahlwolle, die aus kleinen Stahlfasern besteht, eignet sich vielfach zum Entzünden eines Feuers, da sie leicht entflammt. Stahlwolle ist in der Anschaffung relativ günstig und ein kleines Stück davon gehört auf jeden Fall in das Notgepäck.

Wasserfeste Anzündhilfen: Diese Hilfsmittel funktionieren auch noch, wenn sie nass oder feucht geworden sind. Da sie in einem speziellen Wachs-/Ölgemisch getränkt und mit einigen Zusatzstoffen versehen sind, sind sie unempfindlich gegen Nässe. Sie sind eigentlich die beste Wahl für den Einsatz draußen und sind daher natürlich auch teurer in der Anschaffung. Lediglich bei Kälte werden diese Anzündhilfen etwas hart und

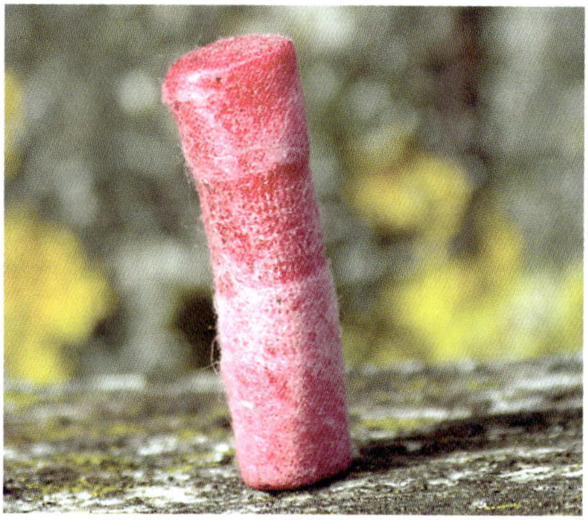

▶ Spezielle wasserfeste Anzündhilfen brennen selbst dann sofort, wenn sie nass geworden sind.

lassen sich schwerer auseinanderreißen. Leider ist die brauchbare Variante (noch) nicht in Europa erhältlich. Anzündhilfen werden im Übrigen mit einem Feuerstarter entzündet.

Wärmepads: In den letzten Jahren sind bei Freizeitaktivitäten im Freien Wärmepads in Mode gekommen. Meistens bestehen sie aus Aktivkohle, Eisenpulver, Wasser und Vermiculit. Nach dem Öffnen reagiert der

Luftsauerstoff mit dem Eisen, dieses oxidiert dann und es entsteht Wärme. Die Wärme wird dann kontinuierlich über einen Zeitraum von mehreren Stunden abgegeben. Im Idealfall halten diese Pads über 16 Stunden! Im Outdoor-Handel gibt es unzählige Varianten dieser Pads. So kann vom Fußwärmer bis zum Pad als Handschuheinlage alles erworben werden. Ich habe bisher allerdings noch nicht auf dieses Hilfsmittel zurückgreifen müssen. Ich halte es deshalb im INCH für verzichtbar.

Zusatzkleidung im Gepäck

Zum Schutz vor extremen Wetterzuständen wie starker Kälte oder Regen muss auch an eine spezielle **Schutzkleidung** im Gepäck gedacht werden. Hier gibt es keine Kompromisse, es muss ausschließlich hochwertige Kleidung eingepackt werden. Minderwertige oder fehlende Schutzbekleidung kann Sie in Lebensgefahr bringen!

Für das INCH-Gepäck spielen modische Aspekte bei der Bekleidung keinerlei Rolle. Die Bekleidung muss ihre Funktion erfüllen, sie muss nicht gefallen. Es gibt auf dem Markt geeignete Outdoor-Bekleidung, die einen hohen Tragekomfort aufweist, vor der Witterung schützt und zweckmäßig aufgebaut ist. Das wichtigste Kriterium der Kleidung ist aber die **wärmende Funktion**. Die Kleidung sollte in der Lage sein, die Körpertemperatur aufrechtzuerhalten. Deshalb muss die Bekleidung auch sinnvoll kombiniert werden; d. h., man muss bei Kälte verschiedene Schichten tragen. Mehrere sinnvoll kombinierte Kleidungsschichten schließen immer mehr isolierende Luftschichten ein als ein einziges dickes Kleidungsstück. Somit wird die Luft als Isolator besser genutzt. Man spricht hier auch vom „Zwiebelschalen-Prinzip".

Im Hinblick auf die Funktionalität von Zusatzkleidung stehen Sie vor der Wahl zwischen synthetischen oder natürlichen Materialien. Hier ein Überblick über die Vor- und Nachteile:

Die Grundsatzfrage: Synthetisches oder natürliches Material?

Den größten Nutzen hat der Träger von Bekleidung aus synthetischen Fasern in dem Feuchtigkeitstransport, denn die Feuchtigkeit, die über die Haut abgegeben wird, wird gut nach außen in die Umgebungsluft abtransportiert. Das hat den Vorteil, dass sich keine Staunässe bildet, die den Träger der Bekleidung frieren lässt. Warum ist das wichtig? Ganz einfach: In einer Krise kann nasse Bekleidung in der kalten Jahreszeit zu lebensbedrohlichen Unterkühlungen und Erfrierungen führen.

Da die Textilien aus synthetischer Faser, aber auch in nassem Zustand weitestgehend ihre wärmeisolierenden Eigenschaften behalten, ist man mit diesen Fasern von diesem Aspekt her gesehen grundsätzlich besser bedient. Ein weiterer großer Vorteil ist der, dass diese Bekleidung schnell trocknet. Da man draußen überwiegend der Feuchtigkeit ausgesetzt ist (selbst an schönen Tagen gibt es Morgentau usw.), dürfte klar sein, warum das wichtig ist.

Nachteilig ist die Tatsache, dass man in Bekleidung aus synthetischen Fasern kurz- oder mittelfristig die Geruchsbildung kaum unterdrücken kann. Das bedeutet, dass man bereits beim Tragen nach kurzer Zeit etwas „streng riecht". Fliegt überdies einmal ein Funke auf die Bekleidung, gibt es sofort hässliche Löcher.

Naturfasern haben im Vergleich andere Stärken. Diese können aber beim Outdoor-Dauereinsatz schnell nachteilig werden; der Einsatz von Bekleidung aus reiner Naturfaser ergibt daher keinen Sinn. Als Beispiel möchte ich hier eine Outdoor-Baumwollhose anführen. Wenn diese nass wird, dauert es ziemlich lange, bis sie wieder getrocknet ist (wir denken immer daran: nasse Bekleidung wärmt schlecht!). Obwohl die Hose sicherlich einen angenehmen Tragekomfort aufweist, robust und relativ feuerunempfindlich ist (es kann ruhig einmal ein Funke auf das Gewebe fliegen, das macht der Hose wenig), ist sie nicht die optimale Wahl. Viel besser ist es, wenn Sie auf ein Produkt mit Mischgewebe zurückgreifen, bei dem ein vernünftiges Mischungsverhältnis von synthetischen und Naturfasern gewählt wurde. Als Beispiel würde ein Textil mit einem Mischungsverhältnis aus 50 % Baumwolle, 48 % Polyester und 2 % Elasthan Sinn ergeben. Bei dieser Gewebezusammensetzung hätte der Träger den Vorteil, dass die Hose schnell trocknen und durch den Elasthan-

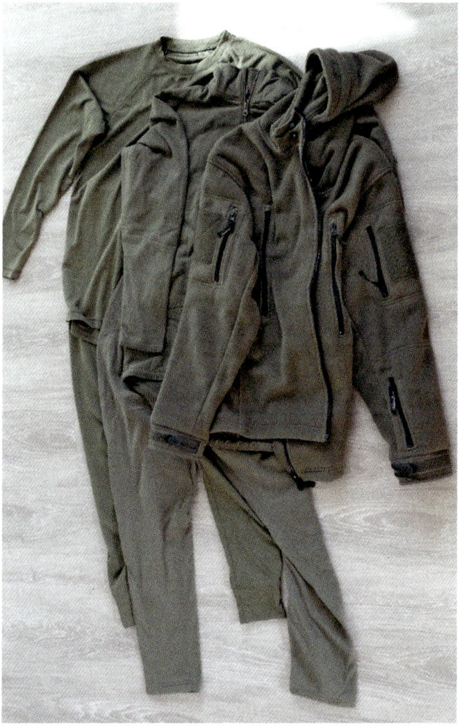

▶ Bekleidungsschichten aus synthetischen Materialien

zusatz zudem noch einen Stretcheffekt ausweisen würde. Sie sehen also, dass Kunstfaserbeimischungen Bekleidung aufwerten können, indem sie den Tragekomfort verbessern und die Eigenschaften des Textils modifizieren.

Bei der Kombination von Textilien hat sich die Verwendung des **Zwiebelschalenprinzips** als sinnvoll erwiesen. Für den Träger

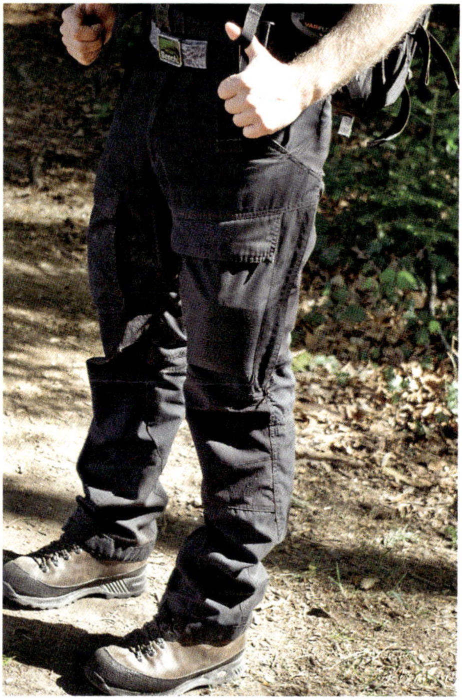

▶ Outdoor-Hose

erschließen sich dadurch enorme Vorteile und er spart eine Menge Packvolumen und -gewicht durch das Weglassen von überflüssigen Bekleidungsteilen ein. Beim Zwiebelschalenprinzip werden mehrere Bekleidungsschichten übereinander getragen – ähnlich dem Schalenaufbau einer Zwiebel. Das hat den Vorteil, dass mehr Luftschichten zwischen den einzelnen Schichten (Layern) eingeschlossen werden. Somit ist die Isolationswirkung gegen Kälte auch vielfach besser. Sinnvoll zusammengestellte Bekleidung mit dem Zwiebelschalenprinzip kann stets der Witterung angepasst werden und ermöglicht dem Träger ein Maximum an Tragekomfort und Schutz seines Körpers vor Regen, Schnee, Wind usw.

Ich verwende für den INCH-Fluchtrucksack ein etwas abgeändertes Zwiebelschalenprinzip, das an das Bekleidungssystem ECWCS der US-Army angelehnt ist. Somit bin ich in der Lage, **jeden Temperaturbereich**

in unseren Breiten abzudecken und selbst eiskalte Zeiträume zu überstehen.

Ich führe das Zwiebelschalenprinzip im Anwendungsbeispiel beispielsweise für einen extrem kalten und trockenen Tag mit einer Temperatur von –14 °C auf, bei dem der Träger keine schweren körperlichen Aktivitäten ausführt oder von A nach B marschiert. Mit etwas Fachkenntnis und Ausprobieren kann man das Zwiebelschalenprinzip somit für jegliche kühle Temperatur- und Wetterlage anpassen, wie im Folgenden deutlich wird:

1. Bekleidungsschicht/Layer: Bei dieser sogenannten ersten Bekleidungsschicht (auch Kernschicht genannt) verwende ich ein dünnes langärmeliges Oberteil und eine dünne lange Unterhose. Die Kernschicht ist für den Träger von enormer Bedeutung, da sie für einen ausgeglichenen Feuchtigkeitstransport sorgt, bei dem die Feuchtigkeit nach außen transportiert wird. Das bewirkt, dass die Haut nicht auskühlt. Die Kernschicht sollte bequem sitzen und keinesfalls zu eng sein. Hier verwende ich Textilien mit einem Materialmix aus Polyester und Spandex.

Nach wie vor kann auch die Kernschicht aus Merinowolleprodukten bestehen, wenn man die Geruchsbildung verzögern möchte. Man muss aber einen viel längeren Trocknungszeitraum in Kauf nehmen.

Vermeiden Sie unbedingt Produkte aus Baumwolle, denn diese saugen sich mit Feuchtigkeit voll, kleben an der Haut und wärmen nicht genügend. Die Kernschicht sollte eng am Körper anliegen, nur dann erfüllt sie ihre Funktion im vollen Umfang.

2. Bekleidungsschicht/Layer: Diese Schicht unterstützt die Kernschicht bei der feuchtigkeitstransportierenden Funktion und natürlich auch bei der Isolierung des Körpers gegen die Kälte. Für diese Schicht kommen nur ein dicker verarbeitetes, langärmeliges Unterhemd sowie eine lange Unterhose gleicher Qualität in Betracht.

3. Bekleidungsschicht: Als weiterer Wärmeisolator für den Oberkörper wird ein Textil aus Fleece verwendet. Die US-Army rüstet ihre Soldaten mit einem flauschigen, aber relativ dünnen Fleece aus. Ich verwende hier eine schwere Ausführung mit Polyester, 390g/m. Dazu trage ich eine Hose aus einem Baumwollmischgewebe, die ich täglich in Gebrauch habe. Die Hose muss überdurchschnittlich robust sein, da sie vielfach grober mechanischer Einwirkung ausgesetzt ist. Hier ergeben Textilien mit einem RipStop-Gewebe Sinn (RipStop = kästchenförmige Gewebestruktur, die nicht so leicht reißt).

4. Bekleidungsschicht: Um die unteren Bekleidungsschichten vor Wind zu schützen und die wärmeisolierenden Luftpölsterchen zu erhalten, kommt jetzt eine Hose und ein Oberteil aus Softshell zum Einsatz. Softshell ist meistens wind- und wasserabweisend, jedoch nicht wasserdicht. Es kann also auch bei Nieselregen als Oberschicht getragen werden und findet bei manchen Temperaturkonstellationen als Jacke Verwendung.

5. Bekleidungsschicht: Die letzte Bekleidungsschicht bilden dann eine Kälteschutzjacke und eine Kälteschutzhose. Hierbei handelt es sich um eine mit einer Hohlfaser gefütterte, dicke Kleidung. Diese Fasern sind, wie es der Name schon sagt, entweder durchgehend oder teilweise hohl, was den wärmeisolierenden Eigenschaften zugutekommt. Bekannte Hohlfasern sind z. B. Climashield® oder PrimaLoft®.

Denkbar ist natürlich auch Bekleidung aus Daunen, die überdies eine hervorragende Isolierleistung besitzen. Daunen haben den Vorteil, dass sie sich platzsparender komprimieren lassen und das Packgewicht damit deutlich geringer ist. Daunen verlieren aber an isolierenden Eigenschaften, wenn sie nass geworden sind und brauchen wirklich sehr lange, bis sie wieder getrocknet sind. Daunen sind wesentlich teurer in der Anschaffung als Produkte, die mit Kunstfaser ausgestattet sind.

6. Bekleidungsschicht: Hartshell

Regenschutzbekleidung: Die Hauptaufgabe von Regenschutzbekleidung besteht im Schutz der unterliegenden Schichten vor

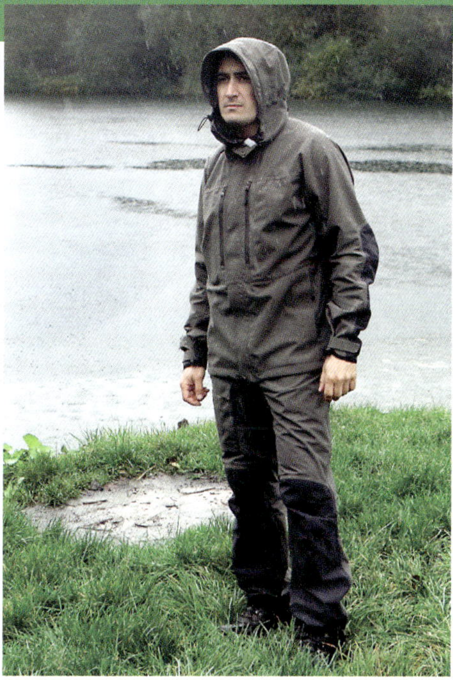

▶ Regenschutzbekleidung mit verstärkten Aufsätzen.

Nässe. Werden die unteren Schichten durch Regen, Spritzwasser, Schnee usw. nass, büßen sie ihre wärmeisolierenden Eigenschaften ein. Daher gehört Regenschutzbekleidung immer in ein Notgepäck.

Bei der Auswahl der Materialien sollte auf Billigbekleidung verzichtet werden, da alles unter 150 Euro nicht regendicht ist. Bedenken Sie, dass Sie im Extremfall vielleicht sogar mehrere Stunden bis Tage bei nassem Wetter draußen verbringen. Es nützen Ihnen dann die besten Unterschichten nichts, wenn Sie bis auf die Knochen nass werden. **Hochwertige Regenbekleidung ist mit einer Gore-Tex- oder besser noch Dermizax-Membran ausgestattet.** Dermizax hat einen klaren Vorteil gegenüber dem vielfach angepriesenen Gore-Tex: das Gewebe setzt sich nicht voll und die Faser kann sich bis zu 200 Prozent ausdehnen. Bei einem Temperaturgefälle von etwa 15 °C (also 15° kälter als die Körpertemperatur) spielen diese Materialien ihre vorteilhaften Eigenschaften voll aus. Je näher der Temperaturbereich dem der Körpertemperatur gleicht, desto mehr schwitzen Sie in der Bekleidung. Gute Regenschutzbekleidung besteht aus einer Jacke und einer Hose.

Regenponcho: Diese ärmellosen Umhänge schützen den Träger vor Regen. Sie werden einfach über den Kopf gezogen und sind

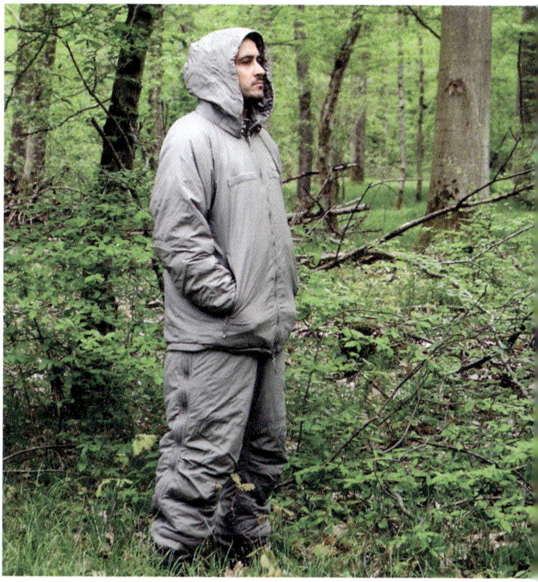

▶ Militärische Kälteschutzbekleidung als 5. Bekleidungsschicht.

meist hinten etwas länger. Ponchos sind seitlich aufgeschnitten, das dient als Armdurchgriff. Der Durchgriff kann bei manchen Ponchos mit Druckknöpfen verschlossen bzw. vergrößert oder verkleinert werden. Ein Poncho ergibt nur Sinn, wenn eine Kapuze mit integriert ist, da sonst der Regen über den Kragen auf den Körper läuft.

Wenn Sie diese sechs Schichten in Ihrem Fluchtrucksack mitführen, sind Sie in der Lage, je nachdem, was Sie von den Schichten tragen, einen Temperaturbereich von +18 °C bis −20 °C bei Wind und Wetter ohne Frieren im Ruhezustand problemlos abzudecken. Das macht Sie hochmobil und erlaubt Ihnen auch das Vordringen in Gebiete, die Sie mit herkömmlicher Bekleidung nicht erschließen könnten. Außerdem können Sie sich damit zu jeder Jahreszeit im Freien aufhalten, ohne eine Unterkühlung zu erleiden. Jede Schicht kann entsprechend der Wettersituation miteinander kombiniert werden; bei Bedarf lässt man einfach überflüssige Schichten weg.

Bei der Auswahl der Bekleidungsschichten sollten auch taktische Grundsätze berücksichtigt werden. Auffällige bunte Farbtöne machen Sie im Gelände auffällig, was Sie besser vermeiden sollten.

Die geeigneten Socken auswählen

An die Socke werden physikalisch gesehen auch sehr hohe Anforderungen gestellt. So muss die Socke beim Träger über den ganzen Tag hinweg, egal ob er steht, geht oder läuft, den Fußschweiß aufsaugen und weiterleiten, den Fuß warm halten und die Fußhaut vor Blasenbildung durch mechanische Reibung schützen. Das ist eine schwierige Aufgabe, für die sich nur die wenigsten Socken aus tauglich erweisen. Aus eigener Erfahrung und aufgrund der Erfahrungen meiner

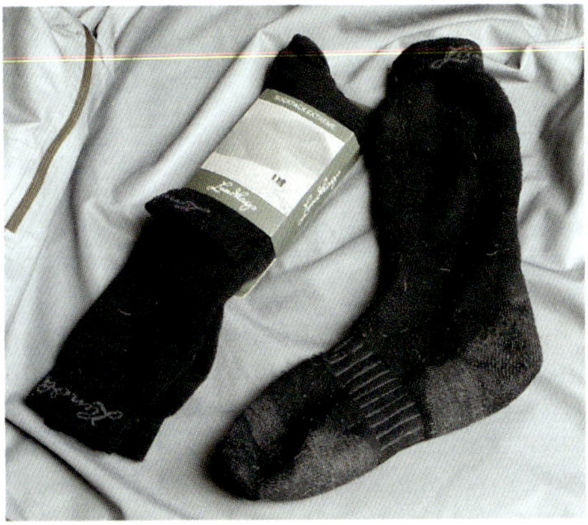

▶ Merino-Gewebe, eine Art natürliches Hightech, hat viele positive Eigenschaften.

Kunden rate ich von synthetischen Socken, insbesondere Funktionssocken, ab. Das ist eine wirklich überflüssige Anschaffung und ein fragwürdiges Produkt der Outdoor-Industrie. **Funktionssocken sorgen im Winter für kalte Füße und sind eine Katastrophe für die Fußhygiene.** Vor allem Menschen, die zu übermäßigen Schweißabsonderungen im Bereich der Füße neigen, tun sich mit diesen Socken keinen Gefallen. Diese begünstigen bei längerfristigen Aufenthalten im Freien Fußkrankheiten wie zum Beispiel Fußpilz oder den Immersionsfuß (Grabenfuß). Am besten sind immer noch Socken aus Merinowolle. Denn Merinosocken wärmen den Fuß bei Kälte besser und sorgen für ein ausgeglichenes Fußklima. Diese Socken kann man, wenn man die geeigneten Schuhe dazu hat, mehrere Tage am Stück tragen, ohne dass man gleich am Geruch „stirbt". Ein sehr brauchbares System vertreibt meiner Erfahrung nach der schwedische Hersteller Lundhags – denn hier trägt man zwei paar Socken in einem hochwertigen Lederschuh. Mehr dazu im Kapitel „Schuhwerk" (→ S. 48–52).

Die richtige Mütze

Da über die Kopfhaut viel Körperwärme verloren geht und die Extremitäten (Nase, Ohren, möglicherweise auch Lippen) im Gesicht vor Kälte geschützt werden müssen, brauchen Sie eine Mütze. Als geeignete Mütze bin ich inzwischen auf eine Fleecemütze umgestiegen. Auch hier liegt der Vorteil auf der Hand: sie trocknet sehr schnell und wärmt auch in nassem Zustand. Fleecemützen sind ideal in Verbindung mit einer Sturmhaube. Alternativ kann auch eine Sturmhaube getragen werden. Hier werden auch der Nacken, das Kinn und der Mundbereich geschützt. **Sturmhauben sind in Verbindung mit Mützen die ideale Wahl bei extremen Minusgraden**, da sie auch das Gesicht ausreichend vor Erfrierungen schützen. Kaufen Sie die Mütze etwas größer, da sie im INCH-Fall sicherlich nicht ihre Haare schneiden können und die Mütze dann nicht mehr passen könnte.

Die Ermittlung Ihrer Mützengröße

- Nehmen Sie ein Maßband zur Hand und stellen Sie sich vor einen Spiegel. Das Maßband nun direkt über Ihren Augenbrauen um den Kopf legen. Halten Sie dabei den Anfang des Maßbandes mit dem Zeigefinger der linken Hand fest.

- Mit der rechten Hand wickeln Sie das Maßband anschließend einmal rund um die dickste Stelle Ihres Kopfes.
- Sind Sie wieder vorne angekommen, lesen Sie im Spiegel die Zentimeterzahl Ihres Kopfumfanges einfach dort ab, wo das Maßband wieder seinen Anfang erreicht.
- Runden Sie immer auf die nächste volle Zahl auf, falls Sie im Millimeterbereich liegen.

Handumfang in cm	Handschuhgröße
12,00	4
13,25	4,5
14,50	5
15,75	5,5
17,00	6
18,25	6,5
19,50	7
20,75	7,5
22,00	8
23,25	8,5
24,50	9
25,75	9,5

Handschuhe und Handschuharten

… müssen die Hände als die wichtigsten Werkzeuge am Körper und die Haut vor Erfrierungen, Umwelteinflüssen und vor mechanischer Einwirkung schützen. Dabei spielt die Auswahl der Materialien für den Verwendungszweck eine große Rolle. Handschuhe dürfen niemals zu eng sitzen, weil dadurch die Durchblutung gestört wird und die Finger schneller kalt werden. Um die richtige Handschuhgröße zu ermitteln, misst man den Umfang des Fingerknöchels ohne Daumen. Idealerweise sollte man Handschuhe immer vor dem Kauf anprobieren.

Im Folgenden ein Überblick über die verschiedenen Handschuharten:

Fingerhandschuhe: Bei dieser Art von Handschuhen handelt es sich um einen Allroundhandschuh, denn er verbindet viele positive Eigenschaften miteinander. So kann man zum Beispiel mit diesem Handschuh gut arbeiten; weil man mit jedem einzelnen Finger gut greifen kann und somit die höchstmögliche Flexibilität hat.

Fäustlinge: In den Wintermonaten sind Fäustlinge empfehlenswert, da die sich die Finger besser warm halten, weil sie eng aneinanderliegen und sich gegenseitig wärmen. Das spürt man ganz deutlich bei Minusgraden. In das INCH-Gepäck gehören dennoch aber sowohl Fingerhandschuhe als auch Fäustlinge. Der Nachteil bei den Fäustlingen ist nämlich die eingeschränkte Bewegungsfreiheit der einzelnen Finger, lediglich der Daumen ist frei.

Für das INCH-Gepäck ergibt das Mitführen beider Handschuharten Sinn. Die Fingerhandschuhe nutzen Sie zum Arbeiten, die Fäustlinge zum Schutz der Hände gegen tiefe Temperaturen.

Der passende Gürtel

In der Regel dient der Gürtel als Fixierung der Hose auf der Taille oder als Dekoration. Er muss, außer dass er modisch gesehen zur Kleidung passen sollte, keine weiteren Anforderungen erfüllen. Der Gürtel im INCH-Gepäck sollte dagegen in seinem Anwendungsbereich verschieden nutzbar und extrem robust sein (siehe hierzu „Equipment mehrfach nutzen", → S. 127–144). Äußerst praxistauglich und vor allem sehr preiswert sind Gürtel aus Nylon mit Metallschließen. Eine geeignete Breite beträgt etwa 4,5 cm. Diese Gürtel haben immer eine kürzbare Universallänge, sind äußerst robust und leicht und meist für um die 15 Euro oder günstiger im Handel erhältlich. Gute Gürtel können aber auch als Tragehilfe bei Trans-

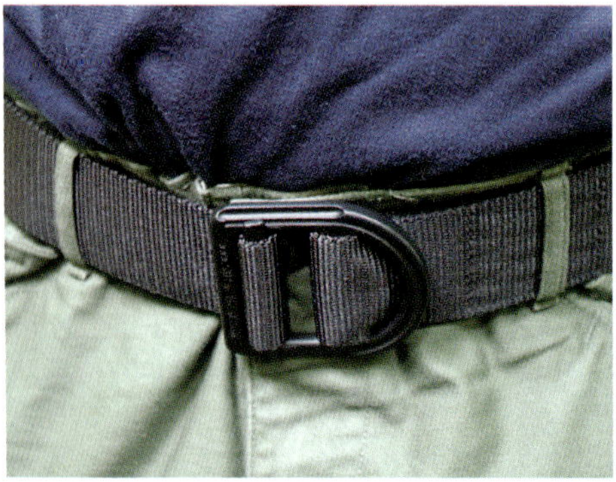

▶ Unverwüstlicher Nylongürtel mit robuster Schnalle

porten von verletzten Personen oder zum Abbinden eines Körperteils bei Verletzungen eingesetzt werden.

Das richtige Schuhwerk

Wenn Sie eine männliche Person von ca. 1,80 m Körpergröße und etwa 80 kg sind und einen Schritt nach vorn machen, muss ihr Fuß mindestens 80 kg abfedern (mal die anderen Kräfte nicht berücksichtigt wie zum Beispiel die Geschwindigkeit des Fußes beim Berühren des Bodens usw.). Bei zehn Schritten sind das mindestens 800 kg, bei 100 Schritten 8.000 kg.

Diese Rechnung kann man beliebig weiterführen. Spätestens jetzt sollten Sie sich Gedanken machen, denn im Krisen- oder Katastrophenfall, wenn Sie sich auf die Flucht begeben müssen, kommt zu den 80 kg noch Ihr ca. 40 kg schweres Gepäck dazu.

Durchqueren Sie unebenes Gelände und es geht dazu noch bergab, können Sie auch noch das ein oder andere Kilogramm dazurechnen. Alle diese Kräfte wirken dann auf den Fuß, was eine enorme Belastung für Muskeln, Sehnen und Gelenke darstellt. Spätestens jetzt sollten Sie verstanden haben, wie wichtig gutes Schuhwerk ist, denn der Schuh muss diese Beanspruchung abpuffern. Nur eine hochwertige Sohle und ein guter Schaft können das gewährleisten. Da man im Ernstfall immer davon ausgehen sollte, längerfristig unterwegs zu sein, ist das Schuhwerk so auszuwählen, dass es für möglichst viele Einsatzbereiche ausgelegt ist. Das bedeutet, dass die Schuhe in der freien Natur genauso taugen müssen wie in urbanem Gelände. Und sie müssen wetterfest sein! **Die richtigen Schuhe erlauben eine hohe Mobilität, egal, wo Sie sich befinden.** Der Schuh sollte über ein griffiges Profil verfügen und mit dem Schaft über den Knöchel verlaufen, damit bei einem schwierigen Untergrund einem Umknicken des Fußes vorgebeugt wird.

Kalkulieren Sie bei der Auswahl von Wanderschuhen hinreichend Zeit ein und schauen Sie beim Kauf nicht auf jeden Euro. Im Folgenden ein Überblick über die gängigen Schuhtypen:

Gängige Schuhtypen

Leichte Wanderstiefel sollten mit einer griffigen Sohle ausgestattet und auch für mittlere Distanzen geeignet sein. Solange das Gelände nicht zu uneben ist, erfüllen sie ihren Zweck. In schwierigem Gelände (zum Beispiel Gebirge) stoßen sie jedoch an ihre Grenzen, weil sie über eine leicht biegsame Sohle verfügen. Das kann zu Verletzungen am Fuß oder zu schnellerer Ermüdung führen, was Sie in Ihrer Mobilität einschränken könnte. Für etliche Zwecke sind leichte Wanderstiefel ausreichend, nicht aber für das INCH-Gepäck. Hier wird ein schwerer Wanderschuh benötigt.

Schwere Wanderstiefel bieten durch ihren robusten Aufbau eine hohe Schutzwirkung und einen guten Puffer für den Fuß des Trägers. Er ist der absolute Allrounder und meistert fast jedes Terrain problemlos. Schwere Wanderstiefel schützen den Fuß vor spitzen Steinen am Untergrund oder von der Seite. Eine dicke Sohle puffert das Körpergewicht mit Rucksack beim Gehen und verteilt es gelenkschonend im Schuh. Der schwere Wanderstiefel bietet auf den meisten Untergründen wegen der Gummiprofilsohle einen stabilen Halt.

Welche Wanderstiefel sind richtig?

Wählen Sie Ihre Wanderstiefel für die **Kategorie B–C**. Zur Erläuterung: B = anspruchsvolle Wanderungen im Mittelgebirge, leichte Trekking-Touren bis ins Hochgebirge / D = Touren im Hochgebirge, auf Gletschern, härteste Trekking-Touren außerhalb fester Wege und auf Eis (vgl. hierzu Literaturhinweis 6, → S. 231).

Ein guter Wanderschuh muss mit einem Geröllschutzrand versehen sein. Das ist ein gummierter Lappen, der das erste Viertel des Schuhs nach der Sohle nach oben hin vor Wasser schützt. Damit bleibt der Schuh beim Durchqueren von Untergrund, der mit niedrigen Pflanzen bewachsen ist, die durch Tau oder Regen angefeuchtet sind, beim Durchqueren trocken. Außerdem schützt der Geröllschutzrand das Leder des Schuhs vor mechanischen Einflüssen.

Das Gegenstück zum Wanderschuh mit Geröllschutzrand ist der zwiegenähte Wanderschuh. Hier wird der Schuh ohne Geröllschutzrand hergestellt und das Leder ist beim Tragen immer mechanischen Einflüssen und Feuchtigkeit ausgesetzt. Für jegliches Notgepäck absolut ungeeignet sind Turnschuhe, Wüstenstiefel oder Ähnliches.

Der schwedische Hersteller Lundhags bietet mit dem Syncro-Mid und Professional Mid meines Erachtens zwei der brauchbarsten Schuhe auf dem Markt an. Bei diesen Schuhen können Sie, wenn Sie zum Beispiel ein kniehohes Gewässer durchqueren, die Einlegesohle aus Filz herausnehmen, und dann mit nacktem Fuß durch das Gewässer gehen.

Am anderen Ufer angekommen, kippen Sie das Wasser im Schuh aus, ziehen Ihre Socken wieder an, legen die Filzsohle in den Schuh herein und marschieren mit gefühlt trockenen Füßen weiter.

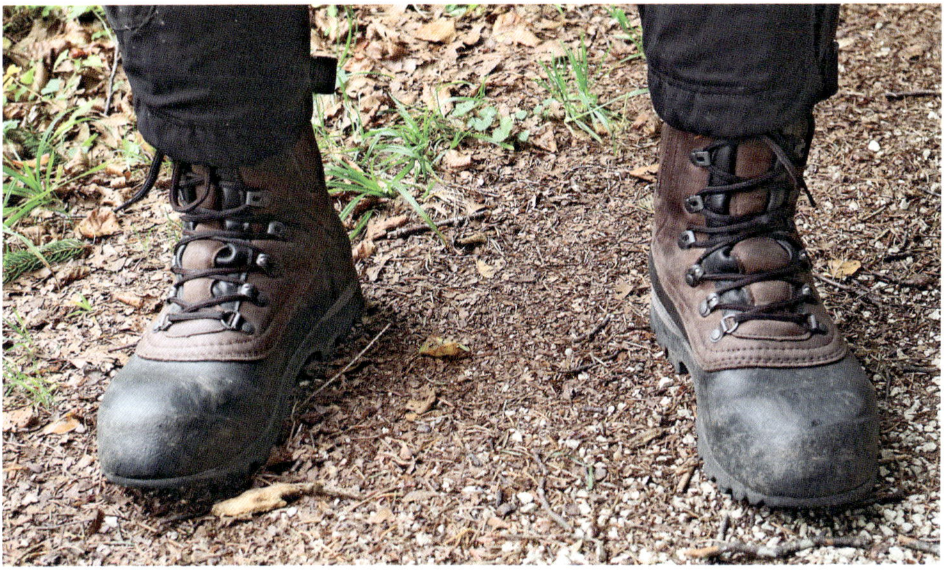

▶ Schwerer Wanderstiefel mit Geröllschutzrand

Ich habe diese Schuhe auf Herz und Nieren getestet und kenne kaum etwas Vergleichbares auf so hohem Niveau. Bemerkenswert an diesen Schuhen ist, das keinerlei Gore-Tex oder sonstiger Fußschweißsammler verarbeitet ist. Die handgenähten Schuhe bestehen aus Vollleder, lediglich Sohle und Gummikappe sind aus künstlichen Materialien gefertigt.

Woran Sie gute Schuhe erkennen

Die Qualität des Schuhs orientiert sich unter anderem am **Obermaterial**. Schlechtes Obermaterial verschlechtert die Fußhygiene und schützt nicht ausreichend vor der Witterung und mechanischen Einflüssen.

Der **Lederschuh** ist nicht umsonst seit langer Zeit der favorisierte Schuh. Leder ist von Natur aus einige Zeit lang wasserdicht und atmungsaktiv. Ist ein Lederschuh einmal richtig gut eingelaufen, sitzt er wie eine zweite Haut am Fuß und ist ein treuer Begleiter. Richtig imprägnierte und zusätzlich eingewachste/gefettete Stiefel können mehrere Stunden im Regen trocken bleiben. Wegen der guten Fußhygiene ist ein Lederschuh im INCH-Fall die beste Wahl, denn er verringert das Schweißfußrisiko und die damit verbundene Geruchsbildung deutlich.

Lederschuhe sind deutlich schwerer als Kunststoffschuhe, dafür bieten sie viele Vorzüge. Lederschuhe müssen oft auch länger eingelaufen werden, was der ein oder andere Träger in der Einlaufphase möglicherweise mit Blasen an den Füßen bezahlt.

Auch wenn Schuhe aus **synthetischen Materialien** günstiger sind, büßen sie immer an Tragekomfort ein. Kunststoffschuhe haben die positive Eigenschaft, dass sie sehr leicht sind; überdies trocknen sie schneller als Lederschuhe. Die Fußhygiene bei diesen Schuhen lässt indes zu wünschen übrig. Sie sollten deshalb auf einen Schuh aus Synthetik für das Notgepäck verzichten, auch dann, wenn Ihnen der Verkäufer alles Mögliche anpreist.

Mit Membranen versehene **Gore-Tex-Schuhe** haben sicherlich Vorteile, aber auch etliche Nachteile. Bei einigen Temperaturkonstellationen wird die Membrane dicht und der Fuß schwitzt fast wie in einem Gummistiefel, was zur Geruchsbildung und zu kalten Füßen führt, weil die Socken feucht werden. Das kann in manchen Situationen Erfrierungen der Zehen zur Folge haben. Es kommt also immer darauf an, wofür man den Schuh nutzt. Gore-Tex steht also nicht für das perfekte Material im Schuh, die Outdoor-Industrie versucht es aber immer wieder zu suggerieren. Meine letzten Gore-Tex-Schuhe habe ich übrigens frustriert verschenkt. Es waren hochpreisige und handgenähte Modelle eines italienischen Herstellers. Dennoch lösten diese Schuhe bei mir immer wieder Ärger aus, weil ich trotz Verwendung der richtigen Sohlen häufig verschwitzte Füße hatte.

Schuhzubehör und -pflege

Der Wanderschuh spielt seine Leistungsfähigkeit in Sachen Fußhygiene und Pufferung aber erst mit einer gescheiten **Einlegesohle** aus, die für ein besseres Fußklima und einen noch höheren Tragekomfort sorgt. Einlegesohlen können auch an den Träger des Schuhs angepasst werden. Bei allen guten

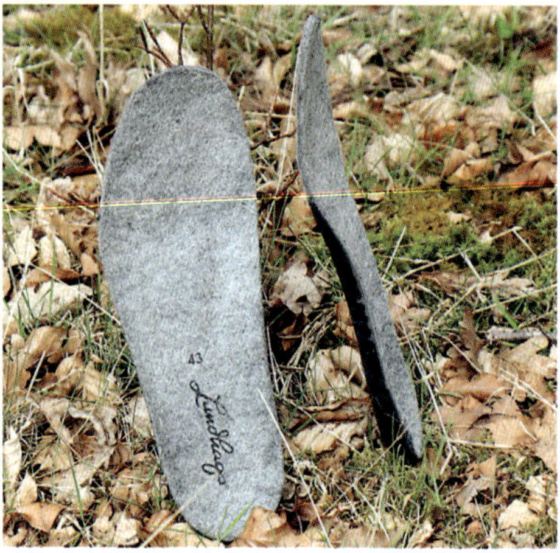

▶ Einlegesohlen aus Filz

Wanderschuhen sind seitens des Herstellers bereits Einlegesohlen mit im Lieferumfang enthalten. Hat man orthopädische Probleme mit den Füßen, kann für Personen mit Fußfehlstellungen (Innenpronation, Supination) eine spezielle ergonomische Einlegesohle gefertigt werden oder es können für extrem kalte Regionen Lammfelleinlegesohlen für den Winter erworben werden. Außerdem bewirkt das Wechseln der Einlegesohle eine verbesserte Fußhygiene im Schuh und beugt der Geruchsbildung vor. Die Einlegesohle sollte aus hygienischen Gründen sowieso immer wieder gewechselt werden.

Regen, Schnee, Feuchtigkeit, Matsch und auch Gestrüpp, das man durchquert, setzen dem Leder zu. Deswegen muss es auch im Krisen- oder Katastrophenfall in der Wildnis

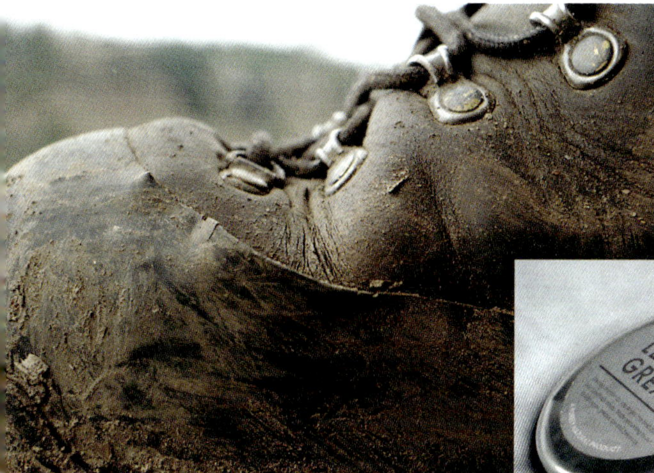

▶ Brüchig gewordenes Leder an einem Outdoor-Schuh

gepflegt werden. Um das Leder geschmeidig zu halten und die wasserabweisenden Eigenschaften zu erhalten, muss **Schuhpflege** betrieben werden. Ansonsten trocknet das Leder aus und wird an den Knickstellen unter Umständen spröde, brüchig und wasserdurchlässiger. In das INCH-Gepäck gehört daher ein minimales Schuhpflegeset!

Wanderstiefel aus Leder bekommt man nur vollkommen wasserdicht, wenn man sie vor dem Einwachsen mit einem **Imprägnierspray** einsprüht. Ein kleines Fläschchen mit pumpbarem Imprägnierspray sollten Sie daher immer im INCH-Gepäck verstauen. Bitte immer im Hinterkopf behalten, dass nasse Füße Erfrierungen mit sich bringen können und daher der Schuh immer von innen trocken sein muss.

Wachscreme kann trotz anderslautender Meinung etlicher Outdoor-Experten bei Lederschuhen und bei Gore-Tex-Produkten durchaus verwendet werden. Die Sorge besteht darin, dass mit einem möglichen Verstopfen der Membran auch die wasserdampfdurchlässigen Eigenschaft von Gore-Tex verloren gehen könnten. Es ist aber vollkommen egal, ob Gore-Tex drin ist oder nicht; es gelten für das Obermaterial immer die Hinweise der Schuhhersteller. Wachscreme beeinträchtigt Gore-Tex also nicht.

Lederfett sollte nicht verwendet werden. Es verschließt die Poren des Leders und macht den Schuh komplett wasserdicht, und

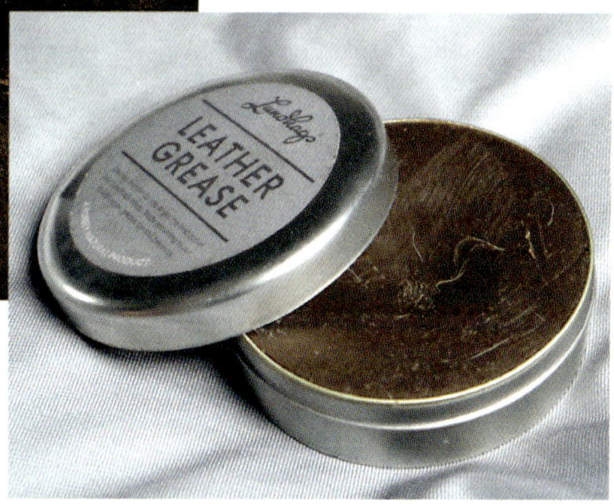

▶ Lederwachs, speziell für Wanderstiefel aus Leder

zwar von innen und von außen. Daher atmet er nicht mehr und der Fußschweiß kann nicht nach außen transportiert werden. Außerdem werden die Schuhe dadurch sehr weich und erfüllen die Stabilisierungsaufgabe für den Fuß nicht mehr zuverlässig.

Ersatzschuhe

Bei tage- bis wochenlangen Aufenthalten in einem Camp werden Sie schnell merken, dass es unangenehm ist, tagelang in schweren Wanderstiefeln zu verbringen. Sie benötigen einen leichten Ersatzschuh. Auch für die Rast am Abend oder für den

Toilettengang bei Nacht kann er verwendet werden. Während Sie diesen Schuh tragen, kann Ihr Wanderstiefel trocknen, wenn er nass geworden ist, oder einmal richtig auslüften. Meiner Meinung nach verrichten die offenen Schuhmodelle des Herstellers „Keen" hier einen guten Dienst. Selbst barfuß im Schuh bekommt der Träger keinen Schweißfuß.

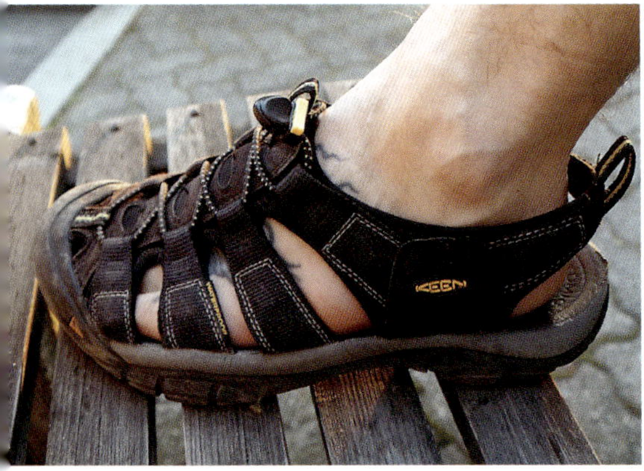

▶ Keen-Newport-Sandale

Wasseraufbereitung und -konservierung

Da Wasser in unseren Breiten in der Regel den zweiten Platz der einzuhaltenden Überlebensprioritäten darstellt, gehört ein Wasservorrat wie auch eine Möglichkeit zum Aufbereiten von Wasser, was zum Beispiel aus einer Pfütze oder Ähnlichem gewonnen wird, in das Fluchtgepäck. Wasser benötigen Sie auch, um Körper und Gehirn leistungsfähig zu halten. Regelmäßiges Trinken verringert im Übrigen auch das Risiko von Erfrierungen.

Im Folgenden ein Überblick über das, was Sie mit Blick auf Ihr Trinkwasser wissen müssen:

Wasserbehälter

Sie benötigen Wasserbehältnisse, damit Sie Wasser sicher transportieren können. Die Gefäße müssen sorgfältig ausgewählt werden, da Wasser als lebensnotwendiges Gut nicht verloren gehen darf. Behältnisse müssen schlag- und bruchfest sein, sicher schließen, leicht und lebensmittelecht sein. D. h., es dürfen sich keine gesundheitsgefährdenden Stoffe aus dem Behältnismaterial in das eingefüllte Wasser absetzen. Zudem sollte man nicht zu kleine Gefäße (0,5-l-Flaschen) wählen, da diese zu schnell leer sind.

Mobile Trinkwassergewinnung

Das in der Natur vorkommende Wasser, sei es in Pfützen, Bächen, Seen, Flüssen oder Quellen, sollte immer vor dem Trinken aufbereitet werden, da sich darin schädliche Mikroorganismen und chemische Stoffe befinden können, die im schlimmsten Fall tödliche Folgen für eine Person haben können. Gerade in Krisen- oder Katastrophenfällen ist es wahrscheinlich, dass das in der Natur vorkommende Wasser noch stärker kontaminiert ist, als es vor dem Unglück war. Weil der Anwender mit dem INCH-Gepäck über einen unbestimmten Zeitraum autark agieren wird, ist es natürlich wichtig, dass er über Hilfsmittel verfügt, die es ihm erlauben, Wasser aus der Natur trinkbar zu machen, damit er nicht erkrankt und immer frisches und sauberes Wasser zur Verfügung hat.

Tragbare Filtertechnik

Mechanische Wasserfilterpumpen haben in den letzten Jahren an Popularität zugenommen und sind mittlerweile auch im Preis erschwinglich. Diese Filterart macht es möglich, jegliches in der Natur vorgefundene Wasser sicher aufzubereiten. Das Funktionsprinzip der Wasserfilterpumpen besteht darin, dass ein Ansaugschlauch in das Schmutzwasser gehalten wird und das Wasser durch Betätigung der Handpumpe mit Druck durch eine Membran oder ein anderes Filtermedium gepresst wird. Die schädlichen Mikroorganismen bleiben dort

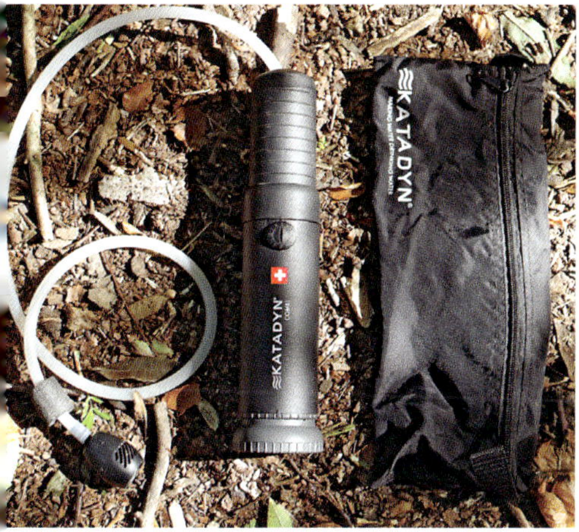

▶ Ein mobiler Wasserfilter mit Ansaugschlauch und Tasche

hängen oder werden so stark in ihrer Anzahl dezimiert, dass sie für den menschlichen Organismus keine Gefahr mehr darstellen. Das von Mikroorganismen und Trübung befreite klare Wasser läuft dann über einen weiteren Schlauch oder eine Adaptervorrichtung in eine Trinkflasche und kann sofort getrunken werden. Mobile Wasserfilterpumpen findet man fast in jeder Preisklasse. Auch hier lohnt es sich, etwas mehr Geld auszugeben, da die Wasserfilterpumpe im INCH-Fall sicherlich größeren Belastungen ausgesetzt werden wird und nicht kaputtgehen darf. Bei billigen Plastikpumpen ist das Risiko der Beschädigung um ein Vielfaches höher als bei den exklusiveren Produkten.

DAS SOLLTEN SIE BEACHTEN

▶ Es gibt nur wenige Filter auf dem Markt, die auch chemische Rückstände aus dem Wasser filtern; viele mobile Wasserfilterpumpen können aufgrund der Membrantechnik nämlich nur Viren, Bakterien oder Protozoen aus dem Wasser filtern.

Manche Membranen sind nicht feinporig genug, um Viren zu filtern. Das könnte im Falle von Pandemien kritisch sein. Bei einigen Filtern lässt sich Aktivkohle in den Filterprozess der Filterpumpe zugeben. Das verstärkt die reinigende Wirkung des Filters; auch Schwermetalle und chemische Rückstände werden so sicher zurückgehalten. Die Kohle muss jedoch gemäß den Angaben des jeweiligen Herstellers nach einer gewissen Literzahl gefilterten Wassers immer wieder ausgetauscht werden.

Mechanische Wasserfilterpumpen müssen nach ein paar Mal Gebrauch gereinigt werden, da sich die Membran mit Schmutzpartikeln zusetzt. Die Reinigung ist nicht aufwändig, meistens muss die Membran nur mit Wasser abgewaschen oder abgebürstet werden. Manche Systeme arbeiten auch mit der Rückspülungstechnik. Im Unterschied zu nichtrückspülbaren Filtern muss das zu reinigende Filterelement hier nicht ausgetauscht werden.

Eine Alternative zu mobilen Wasserfilterpumpen stellt die Gruppe der FilterPens dar. Diese sind zum Einmal- oder Mehrfachgebrauch erhältlich und sind im Vergleich zu den Wasserfilterpumpen deutlich kleiner

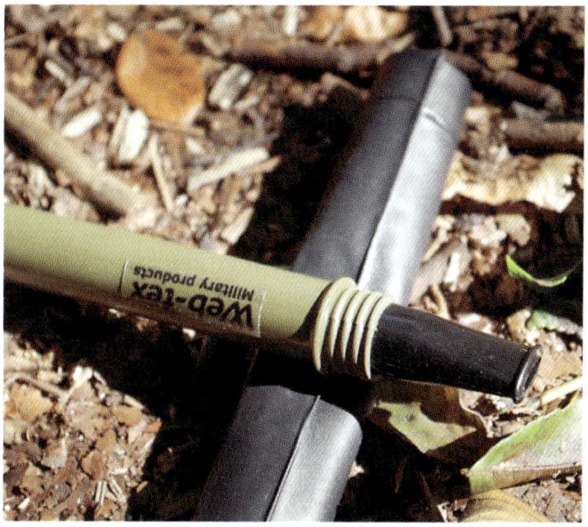

▶ FilterPen mit Mundstück zum Ansaugen des Wassers

und leichter. Das zu filternde Wasser wird mit einem FilterPen wie mit einem Strohhalm mit dem Mund angesaugt und direkt geschluckt. Bei vielen FilterPens muss man sehr kräftig saugen, weswegen das Wasser teilweise hart erarbeitet werden muss. Mit einem guten FilterPen kann man laut

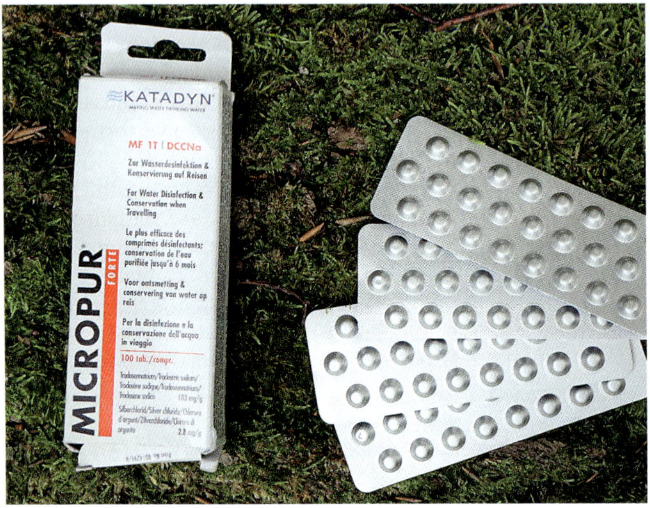

▸ Chemische Wasseraufbereitungstabletten für 500 l Wasser

Herstellern zum Beispiel bis zu 25.000 Liter Wasser trinkbar machen. Danach wird der Pen weggeschmissen und kann nicht mehr verwendet werden, weil der Filter darin verschlissen oder mit Mikroorganismen durchzogen ist. Der große Nachteil vieler FilterPens ist, dass man das gereinigte Wasser nicht in eine Trinkflasche einfüllen kann. Mittlerweile aber gibt es immer mehr Produkte, die das Problem mit einer am Filter angebrachten Vorrichtung lösen.

Ein FilterPen ist oft nicht zum Ausfiltern von chemischen Rückständen im Wasser geeignet; man sollte sich daher genau informieren und bei Zweifeln doch auf eine mechanische Wasserfilterpumpe zurückgreifen (vgl. hierzu Literaturhinweis 8, → S. 231).

Chemische Wasseraufbereitung

Die Art der Wasseraufbereitung mit Chemie tötet zuverlässig sämtliche schädlichen biologischen Mikroorganismen im Wasser ab. Häufig verwenden die Hersteller Silberionen, Chlor, Jod usw. Die Chemie wirkt aber nicht gegen chemische Rückstände und wertet das Wasser auch optisch nicht auf. Das bedeutet, die Schwebstoffe und die Wassertrübung bleiben immer vorhanden, wenn Sie das Wasser vor der Behandlung nicht separat mechanisch reinigen. Die Trübungspartikel setzen die Wirkung von manchen Präparaten deutlich herab, was das Risiko einer Erkrankung durch nicht abgetötete Mikroorganismen stark erhöht. Es ist von zentraler Bedeutung, dass Sie immer die empfohlenen **Einwirkzeiten** des Herstellers **einhalten**, damit das Wasser sicher aufbereitet wird. Eine zu kurze Einwirkzeit lässt zu viele schädliche Mikroorganismen überleben und stellt ein großes Risiko für den Organismus dar!

Die chemische Wasseraufbereitung erscheint auf den ersten Blick deutlich günstiger als eine Wasserfilterpumpe. Ersetzen Sie das Gerät aber niemals vollständig mit Chemie, mit Filtertechnik fährt man deutlich besser und billiger. Eine gute Wasserfilterpumpe (z. B. von Katadyn) kostet etwa 200 Euro; wollen Sie die gleiche Menge Wasser mit Chemie aufbereiten, würden Sie etwa 9.500 Euro bezahlen. Mit der Wasserfilterpumpe fährt man in der Praxis deutlich besser.

Sinnvoll ist eine Kombination beider Methoden, wenn man zu 100 Prozent sicher sein will. Das bedeutet, man filtert das Wasser mit der mobilen Filterpumpe oder dem FilterPen vor und gibt dann die Chemie dazu. Somit kann auch schwergradig mit schädlichen Mikroorganismen verseuchtes Wasser aufbereitet werden. **Chemische Wasseraufbereiter gibt es in Tablettenform oder als Flüssigpräparat.** Nach dem Gebrauch mancher Präparate kann das Wasser einen gewöhnungsbedürftigen Geschmack aufweisen. Seien Sie beim Einkauf aufmerksam, denn es gibt Chemie zum Aufbereiten und zum Konservieren von Wasser. Das sind zwei verschiedene Paar Schuhe!

DAS SOLLTEN SIE BEACHTEN

- Die genannten Produkte zum Konservieren machen ausschließlich Trinkwasser für einen längeren Zeitraum haltbar. Sie dürfen niemals zur Aufbereitung von Schmutzwasser eingesetzt werden!

Aufbereitung mit ultraviolettem Licht

Mittlerweile erhält man im Outdoor-Fachhandel sogenannte UV-Pens, mit denen klares Wasser aufbereitet werden kann. Die Vorteile dieser Methode sind die kurze Anwendungsdauer (30 Sek.), das kleine Gewicht, das Packmaß dieser Stifte und vor allem, dass das aufbereitete Wasser sich weder im Geschmack noch im pH-Wert ändert. Beachten Sie aber: Mit dieser Methode werden keine chemischen Rückstände oder Schwermetalle zerstört! Das Wasser muss auch immer mehrfach vorgefiltert werden, wenn es trüb ist, da die Methode ansonsten nicht funktioniert. Nachteilig ist außerdem, dass man Energie (Batterien) benötigt. Auf dem Markt sind seit einiger Zeit aber bereits Dynamo- und Solarmodelle erhältlich. Ein UV-Licht-Aufbereiter kann mit zwei AA-Batterien etwa 100 l Wasser aufbereiten. Bei einigen Modellen sollte man vorsichtig in der Handhabung sein, da man die UV-Lampe bei unsachgemäßem Gebrauch zerstören kann und der Aufbereiter dann unbrauchbar ist.

Der Vorteil an dieser Methode ist die absolute Chemikalienfreiheit; sie wirkt binnen Sekunden und es besteht kein Risiko einer Überdosierung. Ein großer Nachteil aber ist die Abhängigkeit von Batterien, da das Gerät sonst nicht genutzt werden kann.

Trinkflaschen

Für die Wasseraufbereitung eignen sich Trinkflaschen am besten, die über einen **Schraubverschluss** verfügen. Dieser sitzt in der Regel, einmal fest zugedreht, sicher und schützt den Inhalt vor dem Auslaufen. Trinkflaschen sollten idealerweise in der Lage sein, kalte und heiße Flüssigkeiten aufzunehmen, ohne sich zu verformen. Moderne Kunststoffe, wie zum Beispiel Tritan, machen die Flaschen sehr bruchfest. Gut ist es, wenn sie wegen der Weithalsöffnung als robustes, wasserdichtes Alternativgefäß zur Unterbringung von Kleinzeug dienen können. Ein weiteres Kaufkriterium sollte sein, dass sie transparent sind und eine Messskala zum Ablesen der Füllhöhe haben.

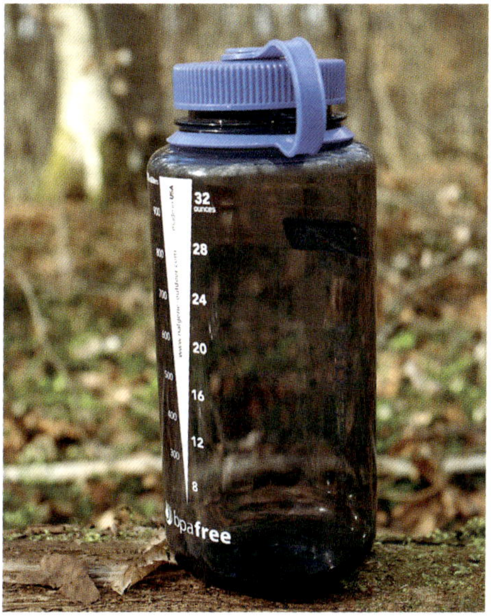

▸ Weithals-Trinkflasche aus bruchfestem Tritan

Der Deckel sollte mit einer Sicherung an der Flasche befestigt sein, damit er im Dunkeln zum Beispiel nicht verloren geht.

Trinksysteme

Manche Rucksäcke sind mit einer Vorrichtung zum Einsatz von Trinksystemen ausgestattet; möglicherweise ist auch schon ein Trinksystem im Rucksack vorhanden. Das sind mit einem Trinkschlauch versehene, wasserdichte und elastische Beutel, die mit Wasser gefüllt werden und aus denen auch getrunken werden kann, selbst wenn das Gepäck auf dem Rücken getragen wird oder man am Marschieren ist. Oft sind sie in der Deckeltasche des Rucksacks untergebracht und der Schlauch wird durch den schon in der Deckeltasche vorbereiteten Schlauchdurchlass gezogen. Dann wird der Trinkschlauch am Tragegurt des Rucksacks befestigt. Auf diese Weise kann mit aufgesetztem Gepäck jederzeit durch den Schlauch getrunken werden. Der Schlauch ist mit einem 90°-Ventil vor Auslaufen geschützt. Trinksysteme nutzen das Volumen des Rucksacks besser aus, da keine luftgefüllten Leerräume entstehen. Konventionelle Trinkflaschen sind allerdings besser für Krisenfälle geeignet, da sie sich aus dem Gepäck herausnehmen und besser handhaben lassen. Trinksysteme in Rucksäcken können nicht so gut transportiert werden und sind anfälliger gegen mechanische Beanspruchung.

Trinkgefäße

Um Wasser zum Beispiel besser aus Quellen oder Ähnlichem abschöpfen zu können, zur Zubereitung von mitgeführten Getränkepulvern oder für einen Kaffee zwischendurch sind Trinkgefäße in Tassenform notwendig. Es gibt sie in verschiedenen Ausführungen und Materialien. Aus Gewichtsgründen und als guter Kompromiss im Hinblick auf die Haltbarkeit sind Trinkgefäße aus Plastik sehr geeignet.

Bei nichtisolierten Metallen kann ein Gefäß beim Einfüllen von heißen Flüssigkeiten nicht mehr mit der Hand gehalten werden oder nicht daraus getrunken werden, bis die Flüssigkeit abgekühlt ist. Ein Verbrennen der Lippen wäre die Folge.

Verpflegung für das Marschgepäck und dessen Zubereitung

Der menschliche Körper kann mehrere Wochen ohne Nahrung auskommen. Theoretisch könnte man also im Fluchtgepäck auf Proviant verzichten, in der Praxis funktioniert dies aber nicht. Da wir draußen in der Natur aufgrund der Witterungseinflüsse (Kälte), körperlicher Mehrbelastung durch Tragen des Gepäcks, Märsche usw. und psy-

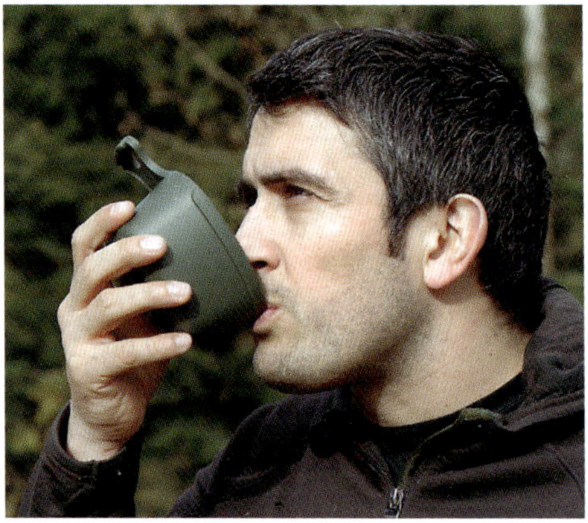

▶ Der Outdoor-Klassiker: das Berghaferl aus Plastik

chischer Anstrengung viel mehr Kalorien, als es unter Normalbedingungen der Fall ist, verbrauchen und zudem der Körper leistungsfähig bleiben muss (Sie wollen ja überleben), muss Proviant im INCH mitgeführt werden. Die Nahrung im Gepäck soll viele Anforderungen erfüllen, denn Sie befinden sich in der Krise im Extremfall. Daher soll sie kalorienreich, länger haltbar, von stabiler Beschaffenheit und wasserfest verpackt sein. Zudem muss sie die notwendigen Vitamine und Mineralstoffe liefern, die der Körper zum Funktionieren braucht.

DAS SOLLTEN SIE BEACHTEN

- INCH-Proviant für das Langzeitüberleben ist mit Blick auf die Quantität schwierig zu quantifizieren und auf den ersten Blick teuer in der Anschaffung. Grundsätzlich gilt: Den perfekten Proviant für alle denkbaren Szenarien gibt es nicht! Ideal ist ein **Mix aus verschiedenen Angeboten** der Outdoor-Ausrüstungshersteller, kombiniert mit eigens hergestellten Nahrungsmitteln.

Da der ausschließliche Verzehr von kalten Mahlzeiten nicht nur für die Psyche schlecht ist, wird auch Ausrüstung benötigt, um Nahrungsmittel zu erwärmen oder aufzuwerten. Heiße Suppe schmeckt eben besser als kalte Suppe. Warme Speisen unterstützen den Körper im Übrigen bei kalten Temperaturen besser.

Vor- und Nachteile der gängigen Kochertypen

Möchten Sie Wasser trinkbar machen (durch Erhitzen) oder Nahrungsmittel und Getränke erhitzen, ist ein Kocher notwendig. Ein ins Fluchtgepäck gepackter Kocher sollte einen hohen Wirkungsgrad aufweisen und sparsam im Verbrauch von Brennstoffen sein. Auch hier gilt im Übrigen: Den ultimativen Kocher für jeden Einsatzzweck gibt es nicht! Es gibt aber Kocher, mit denen man etliche Anwendungsbereiche abdecken kann und die sich in der harten Outdoor-Praxis bewährt haben. Im Folgenden ein Überblick über die wichtigsten Kochertypen:

Gaskocher: In der Einfachheit der Bedienung ein kaum zu übertreffender Kocher ist der klassische Outdoor-Gaskocher. Er wird einfach auf eine Gaskartusche (Einwegbehälter, mit brennbarem Gas gefüllt) geschraubt, gestochen oder mit einem Bajonettverschluss befestigt und ist dann sofort einsatzbereit. Öffnet man den Gasregulierer und entzündet das oben am Kocher ausströmende Gas mit einer Funken- oder Feuerquelle, kann mit dem Kochvorgang begonnen werden.

Gas ist meiner Meinung nach aber nicht ideal für den Einsatz in der Krise, da man sicherlich seltener an die passenden Gaskartuschen als an Autobenzin (zum Beispiel unterwegs in Autowracks) kommt. Im Winter benötigt man ein Propan-Butan-Gemisch in den Kartuschen, da herkömmliche Kartuschen, gefüllt mit Butangas, einen Siedepunkt von –0,5 °C haben und somit nicht mehr zu entzünden sind. Eine Kartusche mit 230 g reicht etwa 3–5 Tage, um bei Temperaturen um 10 °C zwei Mal am Tag ein Getränk zu erhitzen und ein Fertiggericht zu erwärmen. Kartuschen sind in den Größen 100 g, 230 g sowie 450 g im Handel erhältlich.

Eigenschaften des Gaskochers

\+ sehr leicht zu bedienen
\+ Flamme ideal regulierbar
\+ zweitbester Heizwert
\+ muss nicht gereinigt werden
\+ geruchsarm
\+ günstiger Anschaffungspreis
– schwache Leistung bei zunehmender Höhe und Minusgraden
– Kartuschen sind platzraubend
– Füllstand einer gebrauchten Kartusche ist schwer messbar

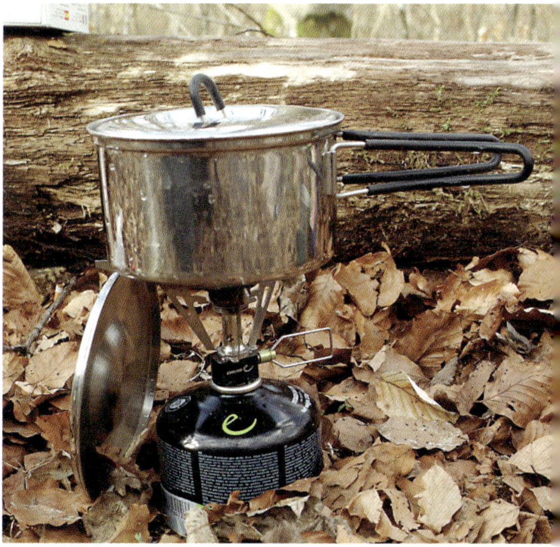

▸ Gaskartusche mit Mikrokocher

Spirituskocher (Ethanolkocher): Diese Art von Kochern hat einen großen Vorteil: sie sind nahezu nicht kleinzukriegen und arbeiten sehr leise. Die wartungsfreie Konstruktion lässt den Kocher natürlich als sehr brauchbar erscheinen, in der Praxis jedoch merkt man schnell, das Spiritus nur eine etwa 2/3 so große Heizleistung wie Benzin hat. Bei Kälte ist die Heizleistung sogar noch

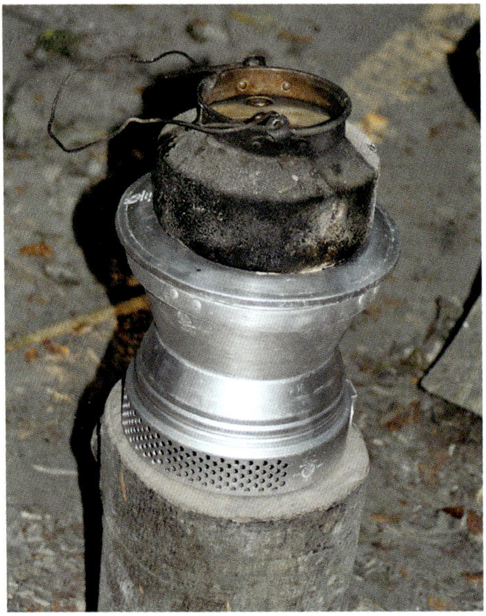

Ein klassischer Spirituskocher aus Aluminium

geringer. Dafür haben Spirituskocher bei Schlechtwetter ihre Stärken, da sie fast unempfindlich gegenüber Wind sind.

Eigenschaften des Spiritus- oder Ethanolkochers

+ funktioniert zuverlässig
+ relativ günstig
+ wartungsfrei
- geringer Brennwert
- bei Temperaturen unter dem Gefrierpunkt muss der Spiritus vorgewärmt werden
- Unfallgefahr beim Nachfüllen von heißen Brennern, da Spiritus leicht entzündlich ist
- geringe(re) Leistung in Höhenlagen

Benzinkocher: Diese Art Kocher besticht mit dem größten theoretischen Heizwert (etwa 11.000 kcal gegenüber anderen Brennstoffen). Benzin ist aber nicht gleich Benzin und deshalb muss man hier unterscheiden. Benzinkocher sollte man nur mit gereinigtem Benzin verwenden. Das erreicht den höchstmöglichen Heizwert und brennt vor allem am saubersten. Die Reinheit der Flamme ist deswegen wichtig, da sie ansonsten nach jeder kurzen Gebrauchsphase das Gerät wieder reinigen müssen. Sauberes Benzin zum Verbrennen erhält man im Outdoor-Fachhandel. Benzin für Automotoren kann natürlich, sollte aber nicht unbedingt verwendet werden, da es mit Zusätzen wie zum Beispiel Schmierstoffen „verunreinigt" ist und es beim Verbrennen deutlich mehr rußt. Die Düsen verschmutzen so auch

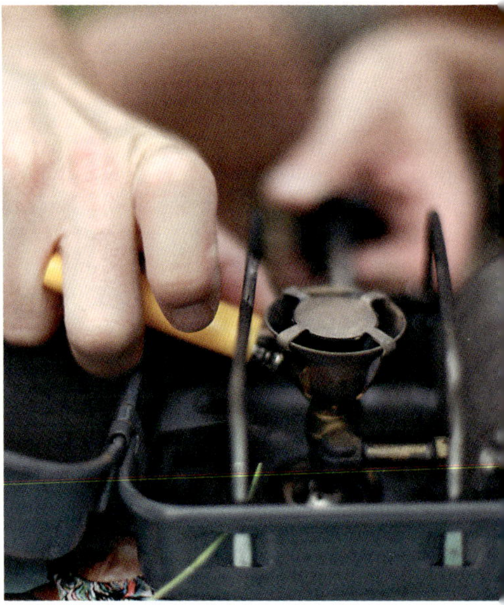

Benzinkocher: nahezu überall erhältlich

schneller und der Heizwert ist etwas geringer. Feuerzeugbenzin kann natürlich auch verwendet werden.

Der Benzinkocher eignet sich für Krisen- und Katastrophenfälle gut, da Benzin weltweit nahezu überall erhältlich ist und im Extremfall sogar aus Autos abgezapft werden kann. Bei Benzinkochern muss das Benzin vor Gebrauch erst mit einer Pumpe unter Druck gesetzt werden, damit es einige Zeit (in der Regel etwa 30 Sek.) aus der Düse zerstäubt und nach dem Anzünden eine saubere Brennerflamme erzeugt. Zuerst nämlich spritzt das Benzin wie Wasser aus der Düse, weil es kalt ist. Erst wenn es vorgeheizt ist, kommt es wie bei einem Pumpspray aus der Düse und brennt gleichmäßig.

Etwas Erfahrung oder noch besser eine Einweisung von einem Sachkundigen, der auch so ein Gerät besitzt, ist also erforderlich. Benzinkocher sind relativ laut im Gebrauch und teurer in der Anschaffung als die Alternativen mit Gas- oder Spiritusbetrieb.

Eigenschaften des Benzinkochers

+ höchster Heizwert
+ zuverlässig auch in Höhen oder bei Kälte
+ sparsam im Verbrauch
+ gut regulierbare Flamme
+ Benzin ist nahezu überall erhältlich
- kann rußen
- laut in der Bedienung
- Benzingeruch
- regelmäßige Wartung und Reinigung
- muss erst vorgeheizt werden
- etwas teurer als Gas- oder Spirituskocher

Trockenbrennstoffkocher: Die oft faltbaren, kompakten Leichtgewichte werden mit Trockenbrennstoffen betrieben. Industriell gefertigte Trockenbrennstoffe erhält man in Würfel oder Stabform. Leider ist ein Kochen mit dieser Kocherform bei der Verwendung von chemischen Würfeln fast unmöglich, da nicht genug Hitze erzeugt wird. Die zu geringe Wärmeleistung ist der große Nachteil an dieser Kocherart. Daher sind sie nur als Backup- oder Notkocher einsetzbar. Mit einem Trockenbrennstoffkocher Wasser zu kochen, ist äußerst unbefriedigend.

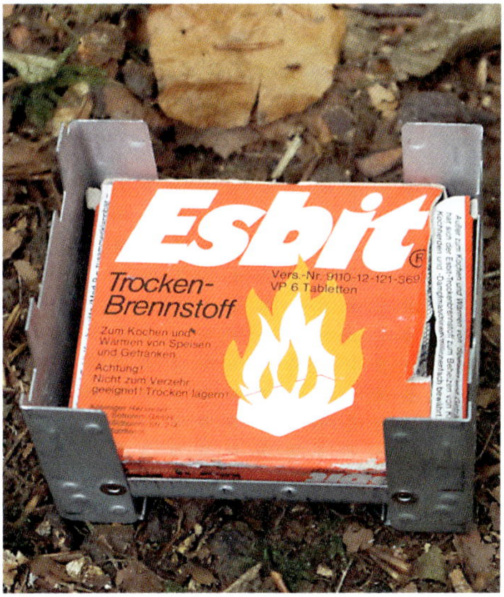

▸ Zusammengeklappter, handlicher Esbit-Taschenkocher

Esbit-Kocher: Der wohl bekannteste Trockenbrennstoff ist Esbit, der in Brenntablettenform erhältlich ist. Die Tabletten sind sehr empfindlich in Bezug auf Feuchtigkeit und müssen immer trocken gelagert werden. Die deutsche Bundeswehr wurde in den 1960er Jahren mit diesem Kocher ausgestattet und nutzt ihn heute trotz seiner Ineffizienz immer noch.

Hobo-Kocher: In „Prepper"*-Kreisen ist der Hobo-Kocher derzeit stark in Mode. Dieser ist aus falt- oder zerlegbarem, rostfreiem Stahl gefertigt, wird vor dem Gebrauch aufgeklappt oder zusammengesteckt und ist dann sofort einsatzbereit. Dieser Kocher wird mit gesammelten Holzstückchen aus der Natur „gefüttert", womit theoretisch eine unendlich lange Brennstoffversorgung gewährleistet ist. Typische Brennmaterialien sind am Boden gefundenes Astholz, Reisig, Zapfen oder brennbare Abfälle. Selbst feuchtes oder morsches Holz kann zugegeben werden, wenn der Hobo einmal brennt. Außerhalb von vegetationslosen Gebieten im Flachland und Hochgebirgen oberhalb der Baumgrenze ist Brennstoff praktisch überall verfügbar. Hobo-Kocher mit geschlossenem Boden oder einem entsprechenden Einsatz können auch mit Flüssigbrennstoffen betrieben werden. Um der Gefahr von Stichflammen und Verpuffungen zu begegnen, wird empfohlen, stark flüchtige Brennstoffe wie Spiritus oder Benzin in einer Schicht aus Sand zu binden. Den gebundenen Flüs-

* Mit „Prepper" (abgeleitet aus dem Englischen to be prepared [dt. bereit sein]) werden Personen bezeichnet, die sich mit individuellen Maßnahmen auf jedwede Art von Katastrophe vorbereiten.

sigbrennstoff streut man auf den Boden des Kochers und entzündet ihn dann.

Eigenschaften des Hobo-Kochers

+ man ist sehr lange autark, weil man die Brennstoffe (Holz) in der Natur findet
- oft hohes Gewicht
- untauglich in großen Höhen oberhalb der Baumgrenze
- Verbrennungsgefahr, da die gesamte Konstruktion heiß wird
- lange Abkühlungszeit
- nicht jeder Topf ist für den Kocher geeignet

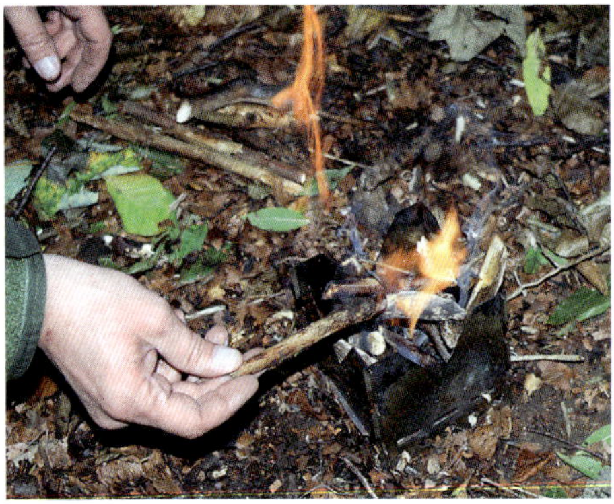

▶ Hobo-Kocher, zusammengesetzt

Mehrbrennstoffkocher: Das Nonplusultra für das Krisengepäck ist zweifelsfrei der Mehrbrennstoffkocher. Das große Plus dieses Kochers ist die große Bandbreite an verwendbaren Brennstoffen. Der Mehrbrennstoffkocher kann als „Allesfresser", der mit fast allen flüssigen Brennstoffen (Benzin, Spiritus, Petroleum, Diesel), aber auch mit Flüssiggas betrieben werden kann. So wäre es zum Beispiel denkbar, dass Sie auch in einer zerstörten Zivilisation einen noch befüllten Heizöltank anzapfen oder ein Fahrzeug wie beim Benzinkocher. Diese Brennstoffe bringen die größte Wärmeleistung und funktionieren auch bei Kälte noch gut.

Die Bedienung dieses Kochers ist etwas aufwändiger. Mit einer speziellen Pumpe in der separaten Treibstoffflasche wird ein Überdruck erzeugt. Zuerst fließt dann etwas Brennstoff in den Brenner, um ihn vorzuheizen. Dazu muss das Benzin im Brenner entzündet werden. Wenn der Brenner heiß ist, wird das Ventil wieder geöffnet und die Flamme brennt beständig und kontrolliert.

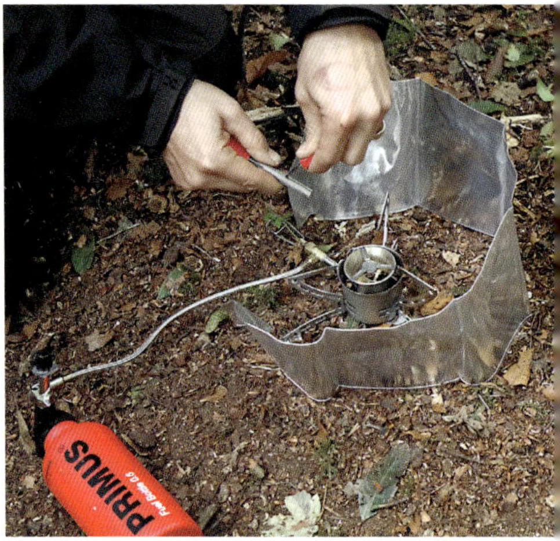

▶ Mehrstoffkocher, kurz nach der Entzündung von Benzin

Eigenschaften des Mehrbrennstoffkochers

+ große Bandbreite an Brennstoffen (ideal für Krisen!)
+ äußerst zuverlässig
+ effizient
+ sparsam
+ Flamme gut regulierbar
+ funktioniert auch bei starker Kälte
- muss gereinigt werden
- laut im Betrieb
- teuer
- mehr Gewicht

Kocherzubehör

Um den Wirkungsgrad von Kochern zu erhöhen, verwendet man einen Windschutz. Das sind häufig leicht verbiegbare Metallflächen, die um den Kocher herum platziert werden. Mit diesem Zubehörteil wird die Kochzeit deutlich verkürzt. Durch den daraus resultierenden geringeren Brennstoffverbrauch reduziert sich auch das Gepäck, weil man weniger einpacken muss bzw. den Kocher länger benutzen kann. Das Material des Windschutzes sollte mindestens < 3 g/cm³ dick sein. Bei hochwertigen Kochern der oberen Preisklasse ist meistens ein Windschutz im Lieferumfang enthalten.

Manche Benzin- oder Mehrbrennstoffkocher benötigen ein universelles **Pflege- und Ersatzteilkit**. Es beinhaltet die wichtigsten Ersatzkleinteile, falls der Kocher einmal beschädigt wird, sowie ein Pflegemittel für die Gummidichtungen.

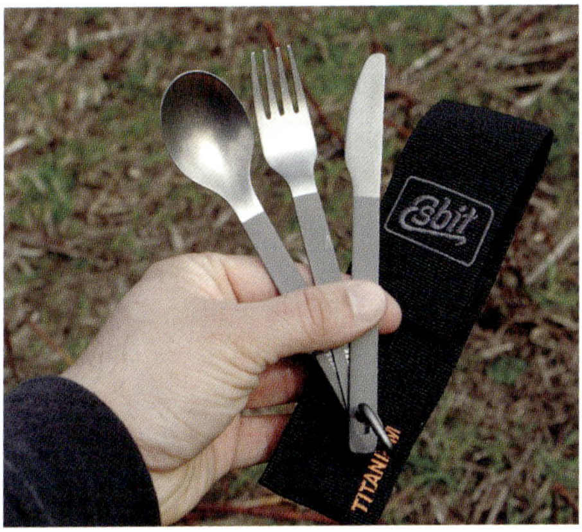

▶ Ultraleichtes Titan-Essbesteck

Essbesteck

Das Essbesteck dient der Nahrungsaufnahme und hat sowohl einen hygienischen als auch einen psychologischen Nutzen. Im Outdoor-Fachhandel ist eine Vielzahl an Bestecken erhältlich. Ein Essbesteck aus Titan zum Beispiel wiegt nur um die 60 g.

Kochgeschirr

Nur mit einem Kochgeschirr können Speisen und Flüssigkeiten über dem Kocher oder einem Feuer sauber erhitzt werden. Bei der Herstellung von Kochgeschirren werden unterschiedliche Materialien verwendet, alle haben Vor- und Nachteile. Um Verbrennungen an der Hand zu vermeiden, sollte das Kochgeschirr mit gummierten Griffen ausgestattet sein. Solche Griffe wiederum haben den Nachteil, dass man das Kochgeschirr nicht über ein Feuer hängen kann, da sie ansonsten wegen der Hitze schmelzen würden. **Der Boden des Kochgeschirrs sollte die Größe des Kochers besitzen**, damit keine wertvolle Wärme beim Kochen verloren geht, indem die Wärme an den Seiten vorbeisteigt. Wichtig ist das Benutzen eines Kochdeckels, um die Kochzeiten zu minimieren. Das spart Brennstoff. Antihaftbeschichtungen erleichtern das Reinigen des Geschirrs nach dem Gebrauch, verhindern aber, dass das Geschirr ins Feuer gestellt werden kann, wenn der Kocher verloren gegangen ist. Ich persönlich verwende Stahltöpfe, die zum Kochen ins Feuer gestellt werden können.

Kochgeschirr aus Titan ist in neuem Zustand sehr widerstandsfähig und ultraleicht. Die dünnen Wände erlauben ein schnelles Erhitzen von Wasser. Titangeschirr ist aber im Vergleich zum sonstigen Geschirr in der Anschaffung am teuersten.

Eigenschaften von Titangeschirr

+ robust
+ oxidiert nicht
+ hitzefest
– teuer
– schlechtere Wärmeleitfähigkeit

Titangeschirr

Schier unverwüstlich ist Kochgeschirr aus **Edelstahl**. Es ist kratz- und scheuerbeständig und verträgt große Hitze. Diese Geschirrart kann deswegen auch über offenem Feuer verwendet werden. Nachteilig ist das hohe Gewicht.

Weitere für Kochgeschirr verwendete Materialien sind Duossal oder Nonstick.

Eigenschaften von Edelstahlgeschirr

+ rostfrei
+ robust
+ gute Wärmeleitfähigkeit
+ feuerfest
– schwer

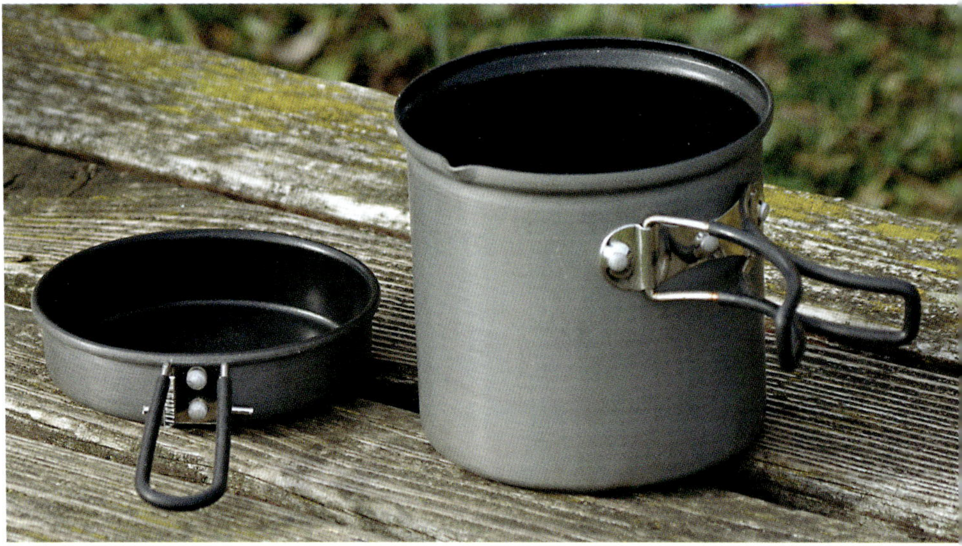

Edelstahltopfset mit gummierten Griffen

Wärmetauscher

Wärmetauscher sind am Topfboden angebrachte lamellenförmige Ringe, die die Kocherhitze seitlich am Topf hochleiten und dafür sorgen, dass der Topf nicht nur von unten, sondern auch von der Seite erhitzt wird. Im Vergleich mit normalen Töpfen kann die Kochzeit mit einem Wärmetauscher um etwa ein Viertel der Zeit gesenkt werden. Analog dazu spart man ungefähr die gleiche Menge an Brennstoff.

Gewürzstreuer

Ein Gewürzstreuer, mit Pfeffer und Salz gefüllt, macht es möglich, Speisen schmackhafter zu gestalten. Sollten Sie draußen ein Tier erlegen oder fangen, dann würzen Sie es damit. Von Speisesalz benötigt der Körper täglich ein bis drei Gramm, um den Verlust durch Schweiß und Ausscheidungen auszugleichen. Salz spielt eine wesentliche Rolle im Hinblick auf die Funktionsfähigkeit der Nerven und den Wasserhaushalt des Körpers.

Den Inhalt kann man auch mit anderen Gewürzen austauschen, so ist zum Beispiel eine Mischung aus Salz und Pfeffer denkbar.

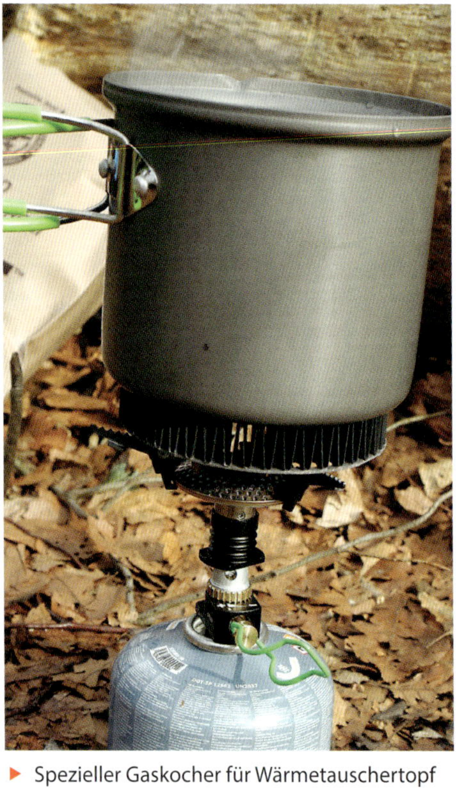

Spezieller Gaskocher für Wärmetauschertopf

Outdoor-Proviant

Das INCH-Gepäck muss ausreichend Proviant für mindestens 14 Tage beinhalten. Da aber auch in den größten Rucksack nur eine bestimmte Menge Proviant passt und dieser tragbar sein muss, wird es schwierig mit der Auswahl. Hier sollte ein **Kompromiss zwischen Packvolumen, Nährwert und Gewicht** getroffen werden. Am sinnvollsten ist

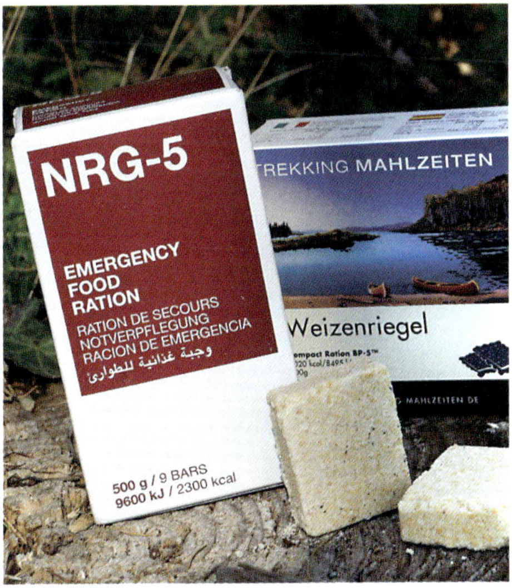

▸ Komprimatverpflegung verschiedener Hersteller

die Kombination verschiedenster Outdoor-Nahrungsmitteltypen. Es ist ratsam, die Nahrungsmittel in „guten Zeiten" vor dem Packen sicherheitshalber auf Verträglichkeit zu testen. Die perfekte Outdoor-Nahrung sollte bei Wärme nicht schmelzen und bei Kälte nicht gefrieren.

Komprimatverpflegung

Diese speziell für Katastrophengebiete hergestellten Nahrungsmittel sind nun auch bei den Outdoor-Fans angekommen. Die fertigen Weizenriegel sind extrem lange haltbar und zudem hochkalorienreich. Dieser Notproviant besteht aus geröstetem Weizen, pflanzlichem Fett, pflanzlichem Eiweiß und Zucker. Außerdem sind oft Vitamine und Mineralien zugesetzt.

In der Regel wird Komprimatverpflegung in 500-g-Packungen verkauft. Die zwei bekanntesten Marken sind BP-5 und NRG-5, wobei Letzteres meiner Meinung nach besser schmeckt und zudem noch günstiger ist. Die Weizenriegel sind nach dem Öffnen der Packung verzehrbereit, lassen sich (wenn auch schwer) in Wasser verrühren und auch als Brei essen. Bei NRG-5 ist die Gebrauchsanleitung in fünf Sprachen und in Piktogrammen aufgedruckt. Der Nährwert dieser Produkte beträgt bei einer 500-g-Packung etwa 2.300 kcal.

Wer sich länger oder gar ausschließlich mit Komprimatverpflegung ernährt, wird rasch für jede Abwechslung, die anderweitig beschafft werden kann, dankbar sein …

Trekking-Proviant

… ist speziell für den Outdoor-Einsatz entwickelt und hat mittlerweile hervorragende Eigenschaften. Er ist die ideale Nahrung für Expeditionen, Trekking- sowie Bergtouren und natürlich für das INCH-Gepäck. Trekking-Nahrung ist lange haltbar, schnell und einfach zubereitet und schmeckt zudem noch gut. Es handelt sich hierbei um dehydrierte Nahrung, die mit heißem oder kaltem Wasser aufgegossen werden muss und dann verzehrt werden kann. Die Zubereitung ist im Prinzip immer gleich: Man gießt etwas heißes Wasser in die Alutüte, verschließt sie wieder und wartet fünf bis zehn Minuten. Das Wasser zieht dann in die trockene Nahrung ein und „wandelt" sie in ein Fertiggericht um. Gegessen wird direkt aus der Verpackung, die sogar allein stehen kann. Soweit ist das Konzept schon sehr praktisch; man spart sich das Abspülen, da die Tüte danach einfach weggeschmissen werden kann. **Ein großer Vorteil von Trekking-Proviant ist die gute Kombination aus Gewicht, Volumen und Nährwert.** So liefert zum Beispiel eine Packung einer Trekking-Nahrung reichlich Energie und braucht verhältnismäßig we-

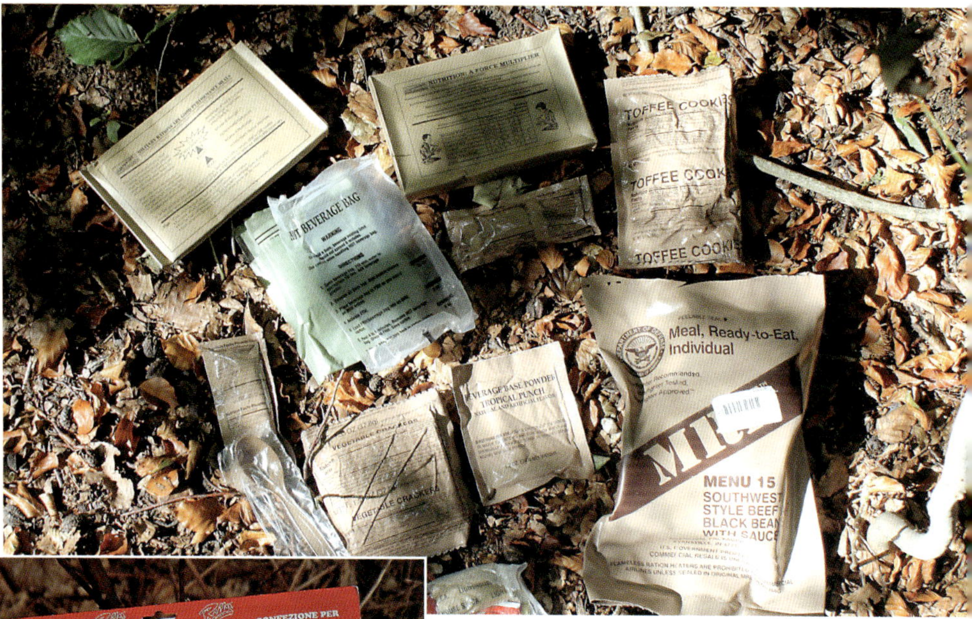

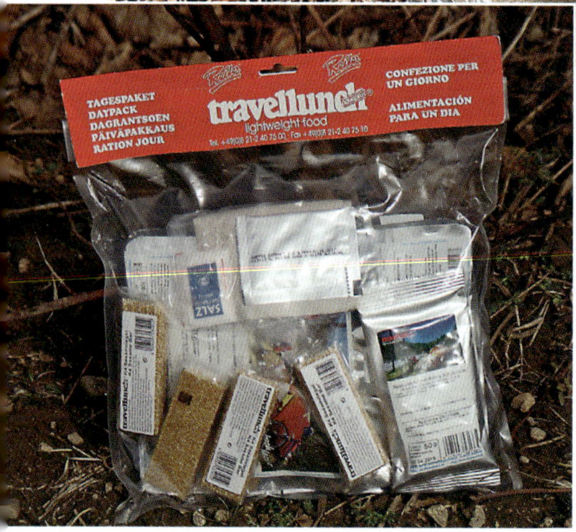

Eine Packung Trekking-Proviant mit mehr Kalorien für kalte Regionen

Inhalt eines US-amerikanischen „MRE Packets"

nig Volumen im Gepäck. Es gibt verschiedene Hersteller von Trekking-Nahrung, man kann also aus einem breiten Sortiment dasjenige auswählen, was einem am besten schmeckt.

Militärrationen

Die für Armeen hergestellten Nahrungsmittelpakete kann man mittlerweile sehr günstig und einfach online über eBay beziehen. Diese Einmannpackungen oder auch MREs (Meals Ready-to-Eat) sind für Soldaten im Einsatz oder bei Übungen im Gelände gedacht. Sie enthalten Fertiggerichte, die sowohl kalt als auch erwärmt gegessen werden können. Die Packungen sind in verschiedenen Größen und Geschmacksrichtungen erhältlich, meistens befinden sich Zusatzartikel, wie Zucker, Salz, Streichhölzer oder Kaffeepulver und vieles mehr, mit in der Packung. Die US-amerikanischen MREs enthalten sogar einen Heater-Beutel, mit dem man, wenn etwas Wasser hineingegossen wird, eine Fertigmahlzeit oder ein Getränk heiß machen kann. In das INCH-Gepäck sollte eine Mischung aus Trekking-Proviant und MRE gepackt werden; wählen Sie nur MREs aus, wird das Gepäck rasch zu schwer.

Selbst zusammengestellte Proviantpakete

Deutlich preiswerter als gekaufte Fertignahrung sind selbst zusammengestellte Nahrungspakete. Fakt ist aber, dass sie niemals zur Gänze industriell hergestellte Trekking-Nahrung vollwertig ersetzen können, da diese hochwertiger ist und viele Vorteile bezüglich Verpackung, Mengeninhalte usw. bietet. Praktisch ist es, wenn man die Nahrungsmittel in wiederverschließbaren Verpackungen unterbringt und eventuell einschweißt. Hierfür gibt es Vakuumgeräte, die Luft aus der Packung ziehen und das Plastik verschließen. Diese Geräte sind auch für den Haushalt erhältlich.

Mögliche Zutaten für selbst zusammengestellte Nahrungspakete sind zum Beispiel Nüsse, in Öl eingelegter Konservenfisch, Erdnussbutter (kalorienreich), Milchpulver oder Haferflocken-Powerbar-Riegel.

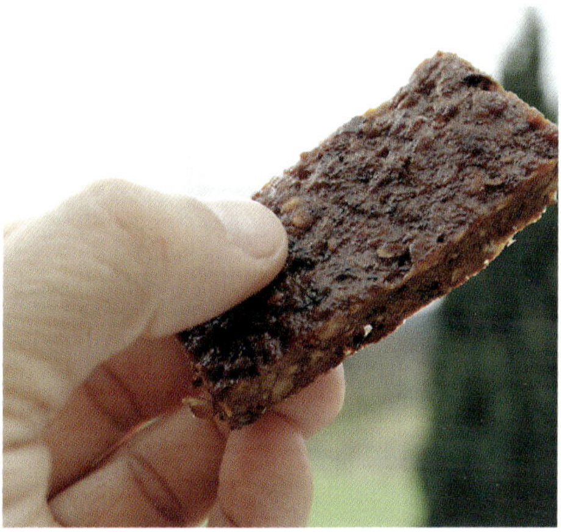

▶ Selbstgemachte Energieriegel

Äußerst nahrhaft und vor allem lange haltbar ist **Pemmikan**, das einfach selbst hergestellt werden kann. Pemmikan wurde von den Indianern Nordamerikas als Reiseproviant und Notration mitgeführt. Es handelt sich hier um eine Mischung aus zerstoßenem Dörrfleisch und Fett, der verschiedene Zutaten beigemischt werden können. So eignen sich zum Beispiel Beeren, getrocknete Kräuter usw. sehr gut für die Aufwertung und Geschmacksgebung. Pemmikan, das es auch fertig im Handel gibt, kann roh verzehrt werden oder als Ergänzung von anderen Gerichten dienen.

Tsampa ist ein tibetisches Grundnahrungsmittel; meistens handelt es sich hier um Mehl aus geröstetem Getreide oder Reis, das sich einfach zubereiten lässt. Es muss nur in eine Schüssel gefüllt und mit Tee oder anderen Flüssigkeiten übergossen werden. Der Brei wird zu einer Masse geformt, zu Bällchen gerollt und kann dann so gegessen werden. Der Brei hat einen hohen Nährwert.

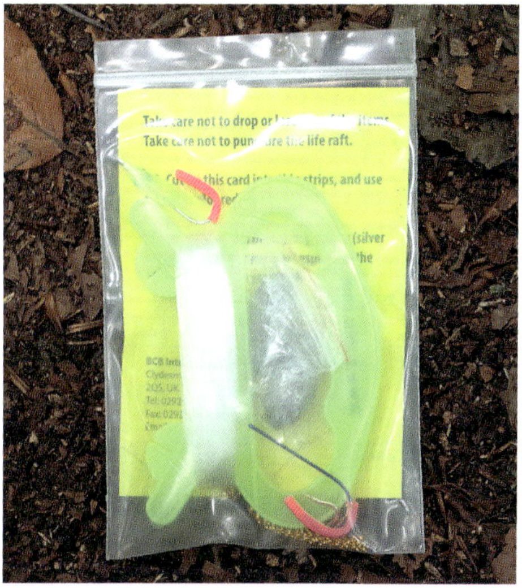

▶ Survival-Angelset mit allen notwendigen Komponenten

Anleitungen zur Herstellung finden Sie im Internet.

Für die Herstellung **selbst gemachter Energieriegel** mischt man einfach Trockenobst (zum Beispiel Pflaumen, Äpfel, Dattel o. Ä.) miteinander und fügt Walnüsse, Mandeln, Orangeat oder Zitronensaft hinzu. Die Zutaten werden in einer Küchenmaschine zerkleinert; anschließend gibt man noch Mehl und Hefe dazu. Nach dem Backen erhält man eine Masse, die sich beliebig portionieren lässt. Im Internet findet sich hierzu eine Vielzahl an Rezepten.

Verpflegung aus der Natur

Irgendwann wird Ihnen die INCH-Nahrung ausgehen und Sie müssen sich dann entscheiden, ob Sie für die Nahrungsbeschaffung in die Zivilisation zurückgehen, was mit einem großen Risiko verbunden sein könnte (Ansteckungsgefahr bei Pandemien; Sie könnten überfallen werden, weil Sie hochwertige Ausrüstung mit sich tragen), oder ob Sie Nahrung aus der Natur gewinnen. **Angeln** ist hierbei die einfachste Variante, an Fleisch von Wirbeltieren zu kommen. In fast jedem Bach oder Tümpel lassen sich mit einem Angelset Fische fangen. Somit kann das Nahrungsangebot verlängert und erweitert werden. Dieses Angelset sollte mit mindestens mit 30 m Angelschnur ausgestattet sein, über zwei Haken verfügen sowie Senkgewichte und eine Fischattrappe beinhalten. Wer Geld sparen möchte, kann sich ein Angelset auch selbst zusammenstellen. Das Angelset nimmt vom Volumen her gesehen nicht viel Platz weg und fällt gewichtsmäßig kaum in die Waagschale.

Lichtquellen

Zuhause betätigen wir den Lichtschalter in einem beliebigen Raum und werden so lange mit Licht versorgt, wie wir es für den Aufenthalt benötigen. Doch wie verhält es sich im Freien, wenn man auf der Flucht ist? Hier brauchen wir natürlich auch Licht, denn nicht alle Aktivitäten lassen sich bei Tageslicht erledigen. Zur Orientierung bei Dunkelheit, zum Arbeiten, zum Marschieren bei Nacht oder für den nächtlichen Toilettengang: **eine Lichtquelle im Notgepäck ist wichtig.** Doch welche Leuchte ist nun im Dschungel der Leuchtangebote für Outdoor-Zwecke empfehlenswert? Krisentechnisch gesehen braucht man Lampen, die schlag- und stoßunempfindlich sind, eine lange Leuchtdauer besitzen sowie wetterfest und handlich im Packmaß sind. Sie sollten zudem wenig wiegen. Hier kommen etliche Eigenschaften zusammen, sodass es bei der Auswahl schwierig wird. Im Handel sind Leuchten mit Halogenlampen oder LEDs erhältlich. Halogenlampen verfügen zwar über eine große Leuchtweite, können jedoch bei Erschütterung kaputtgehen. LEDs sind sparsam und bruchfest, liefern aber nicht immer ausreichend Licht. Hier sollte man die Lampe vor dem Kauf, wenn möglich, direkt im Laden kritisch prüfen.

Die gängigsten Lichtquellen im Freien sind die Folgenden:

Taschenlampen

Mobile Leuchten (Taschenlampen) müssen für unseren Zweck wasserfest bzw. wasserdicht sein, da Sie sich für eine unbestimmte Zeit ausschließlich im Freien aufhalten werden. Der Lichtkegel der Lampe sollte verstellbar sein, dass bei Bedarf auch einmal auf größere Distanz ein Ziel punktuell angeleuchtet werden kann. **Eine sparsame LED als Leuchtmittel ist empfehlenswert**, da sie

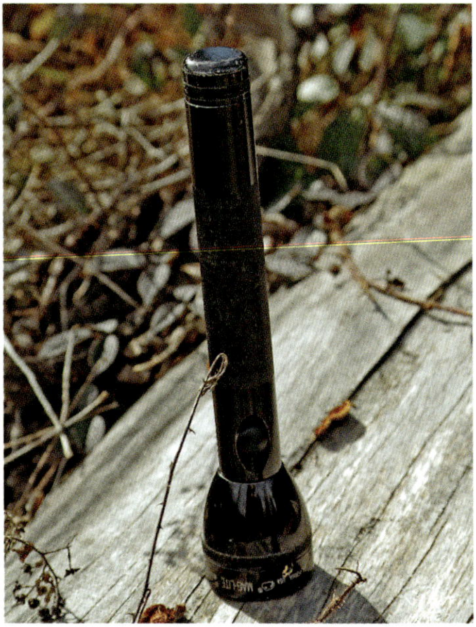

▶ Batteriebetriebene Taschenlampe

weniger Strom verbraucht und robuster als eine Glühlampe oder eine Halogenlampe ist. Das Gehäuse sollte auch schlag- bzw. stoßfest sein, da die Lampe draußen unter Umständen stärkeren mechanischen Einflüssen ausgesetzt ist. Brenner mit einer hohen

Lichtleistungsstufe sind nicht zu empfehlen, sie werden nur wenige Stunden leuchten, da die Batterie dann erschöpft ist; außerdem werden diese bei Gebrauch sehr heiß.

Lässt sich bei der Taschenlampe ein Rotfilter vorschalten, erfüllt die Stirnlampe auch taktische Anforderungen. Rotlicht wird bei Nacht gegenüber Weiß und anderen Farben nicht so gut gesehen; es vertreibt die Ermüdung und fördert die Konzentration. Das Auge wird bei Rotlicht besser für das Sehen bei Dunkelheit angepasst (Purkinje-Effekt).

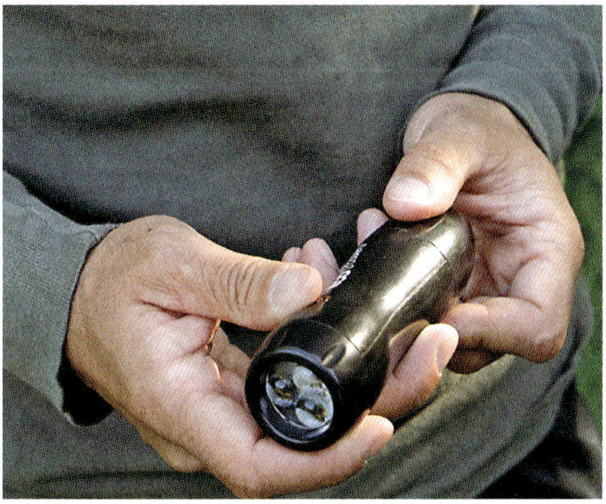

▸ Wasserdichte Taschenlampe mit Dynamobetrieb

Taschenleuchten mit herkömmlichem Batteriebetrieb leuchten meistens am längsten. Verwendet man hier eine leistungsfähige Batterie, hat man relativ lange helles Licht. Verlassen Sie sich nicht auf die Angaben der Batteriehersteller oder auf Testergebnisse in Fachzeitschriften. Testen Sie am besten die Batterien verschiedener Hersteller in Ihrer Taschenlampe und lassen Sie die Lampe im Dauerbetrieb brennen. Notieren Sie sich die Zeit und führen Sie den Test mit einer anderen Batteriesorte durch. Nur so haben Sie einen aussagekräftigen Vergleich und ich verspreche Ihnen, dass Sie sich wundern werden. Nicht immer ist die teurere Batterie die bessere!

Als ideale Notleuchten eignen sich die **dynamobetriebenen Leuchten**. Sie sind mit einem Akku ausgestattet und sorgen für gänzliche Unabhängigkeit, da sie theoretisch unbegrenzt lange genutzt werden können. Betrieben werden sie durch Kurbeln oder Drehen eines Knopfes. Das bewirkt, dass sich der Akku in der Lampe auflädt. So kann man immer wieder durch mechanische Betätigung den Akku aufladen und ist vollkommen unabhängig von anderen Energiequellen. Nachteilig an diesen Leuchten ist jedoch die deutlich geringere Leuchtleistung.

Die **Solartaschenlampe** ist ebenso unabhängig von der Energieversorgung, aber nicht so leistungsfähig wie batteriebetriebene Leuchten. Da es bei Solaranwendungen verschiedene Technologien gibt, kann man Solartaschenlampen nicht pauschal bewerten. Für INCH-Zwecke ist eine Taschenlampe erforderlich, die auch bei trüben Novembertagen lädt. Das kann nicht jede Technik gewährleisten.

Stirnlampen

... sind die richtige Wahl, wenn zum Beispiel die Hände beim Arbeiten frei sein müssen. Auf dem Kopf getragen, leuchten

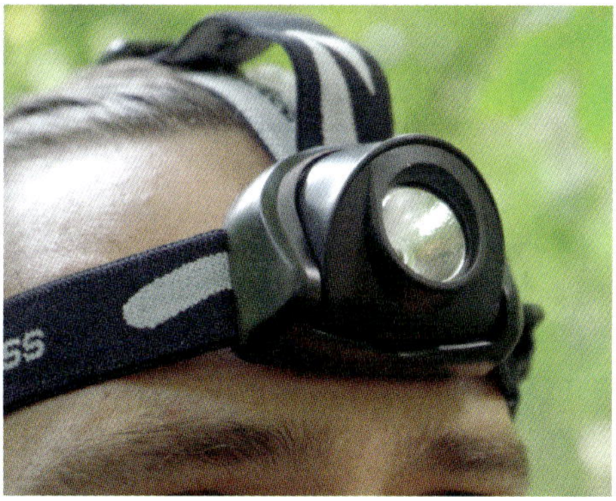

▸ Stirnlampen haben den Vorteil, dass die Hände zum Beispiel für Arbeiten verfügbar sind.

sie jeden Bereich aus, zu dem sich der Kopf neigt. Bei manchen Modellen lässt sich im Nahbereich die eigentliche Lampe nach unten kippen. Um das Gewicht am Kopf zu reduzieren oder um bei Kälte keine Leistung einzubüßen, gibt es Stirnlampen mit externen Batteriegehäusen, die man zum Beispiel am Gürtel tragen kann.

Nach oben hin ist dem Preis für derartige Lampen keine Grenze gesetzt. Häufig genügt aber ein günstiges Modell oder eines der Mittelklasse. Denken Sie beim Einkauf auch an die Rotlichtoption.

Laternen

Gerade beim Aufenthalt im Zelt lernt man die Vorzüge einer Laterne zu schätzen, denn sie leuchtet den gesamten Bereich im

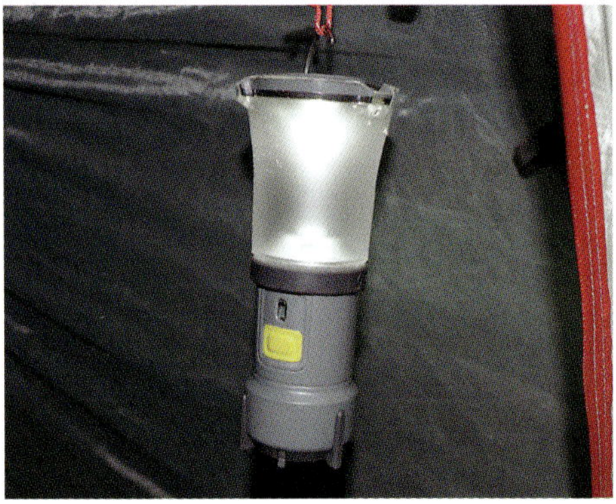

▶ Outdoor-Laterne mit Befestigungsmechanismus

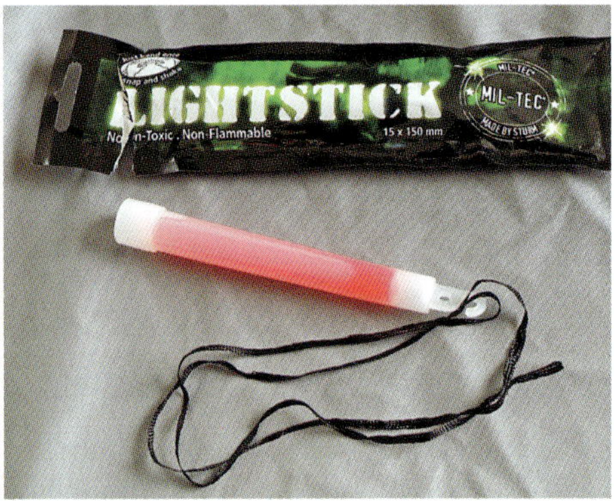

▶ Leuchtstab mit Verpackung

360°-Winkel um sich herum aus. Das können Taschenleuchten ohne Modifikation nicht. Das Licht ist angenehm und blendfrei. Laternen besitzen oft eine Vorrichtung zum Aufhängen, damit können sie zum Beispiel im Zelt oder sogar am Rucksack befestigt werden und die Hände sind somit zum Arbeiten frei. Laternen mit LEDs haben die längste Leuchtdauer.

Leuchtstäbe (Knicklichter)

Diese Leuchtquellen funktionieren durch das Vermischen von in zwei unterschiedlichen Kammern gefüllten Flüssigkeiten, die dann chemisch reagieren. Aktiviert werden Sie, indem man den Leuchtstab in der Mitte knickt und sich die Flüssigkeiten vermischen. Die Leuchtwirkung setzt dann unmittelbar mehrere Stunden lang ein. Siehe auch „Knicklicht als Anzündmaterial", → S. 101 f.

Orientierungsausrüstung

Um aus dem Gefahrengebiet herauszufinden oder falls Sie quer durch die Republik müssten, sind Orientierungshilfsmittel unerlässlich. Im Krisen- oder Katastrophenfall kann die Sicht durch schlechtes Wetter, Rauch, Dämpfe oder Ähnliches so stark eingeschränkt sein, dass eine Orientierung nicht oder nur schwer möglich ist. Deshalb gehören als Hilfsmittel mindestens eine topographische Karte und ein Kompass in das Notgepäck. Sind Sie nicht in der Lage, sich orientieren zu können, verlieren Sie unter Umständen wertvolle Zeit, verbrauchen unnötigerweise viel früher Ihren Proviant oder begeben sich vielleicht sogar in Gefahr.

Karten

Die Karte ist eines der wichtigsten Hilfsmittel zur Orientierung, da sie, je nach Ausführung und Maßstab, einen mehr oder weniger detaillierten Überblick über das Gelände bietet. Sie erhalten im Handel mehrere Arten von Karten. Für INCH-Zwecke sind topographische Karten und kleine Straßenkarten sinnvoll. Zu große Maßstäbe lassen kleine Ortschaften verschwinden; nur Profis kön-

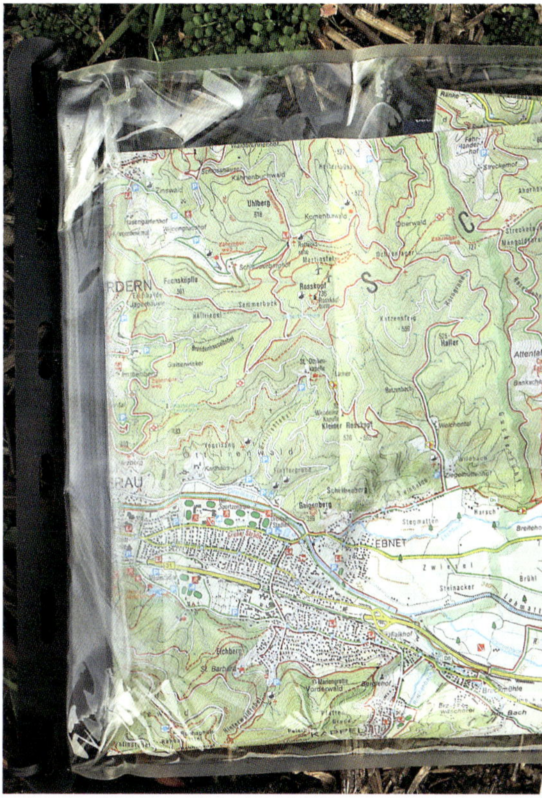

▶ Hochwertige Kartentasche aus flexiblem Kunststoff

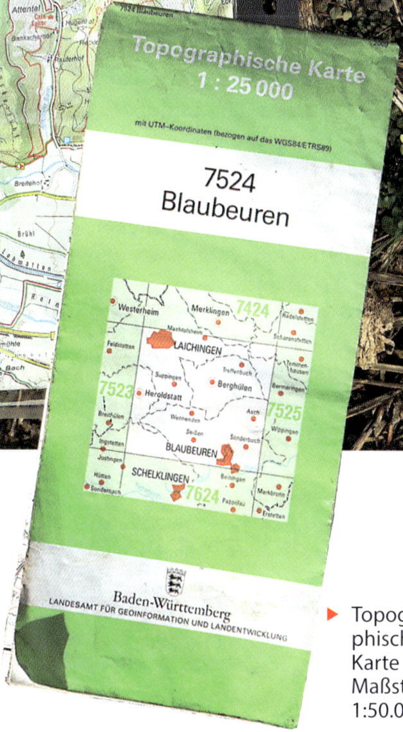

▶ Topographische Karte im Maßstab 1:50.000

nen mit sich mit derartigen Karten effektiv orientieren. **Ideal sind die Maßstäbe 1:50.000 und 1:200.000 in Kombination.** Man sollte die topographische Karte so auswählen, dass diese die Region um das eigene Wohngebiet abdeckt. Befinden Sie sich an der Ecke oder am Rand der Karte, muss noch eine zweite topographische Karte her, damit Sie im Umkreis Ihres eigenen Standortes einen Fluchtradius und einen Überblick haben.

Die kleinen Maßstäbe haben den Nachteil, dass man dort oft schon nach 1–3 Tagen komplett durchmarschiert ist, je nachdem, von wo man auf der Karte startet. Deswegen bedarf es noch einer Karte mit einem größeren Maßstab (1:200.000), die eine Orientierung über die eigene Region hinaus erlaubt. Das ist wichtig, wenn die Gefahrenzone größer ist, als von den kleinen Karten abgedeckt. Es ergibt keinen Sinn, mehrere kleine topographische Karten mitzuführen (obwohl das vom Detailreichtum her ideal wäre, denn die kleinen topographische Karten geben einem die beste Übersicht über das Gelände, den Bewuchs, Wald- und Wirtschaftswege, Waldhütten usw.). Das Gewicht wäre einfach zu groß und den Platz benötigen Sie für wichtigere Dinge.

Nicht zwingend erforderlich, aber durchaus nützlich ist **Kartenzubehör**. Es ergänzt, schützt oder verbessert die Kartenfunktionen.

Auch wenn es mittlerweile von einigen Herstellern Karten mit einer Schutzschicht über dem Papier gibt, sollten Sie über die Anschaffung einer **Kartentasche** nachdenken. Diese vorher genannten Karten haben nämlich den Nachteil, dass die Kartenblätter zwar wasserabweisend sind, es an den Knickstellen der Karten bei Gebrauch aber zum Abblättern dieser Beschichtung kommt und die Karte dann dort nicht mehr wasserabweisend ist. Bei Regen zieht diese bei Benutzung dann sofort Feuchtigkeit. So „zersetzt" sich die Karte zuerst an den Knickstellen und wird dann nach und nach unbrauchbar. Besitzen Sie eine Kartentasche, ist die Karte vor Feuchtigkeit, Schmutz und mechanischen Einflüssen geschützt. Im Outdoor-Fachhandel können Sie dutzende Modelle erwerben, aber nur wenige sind wirklich tauglich.

Die Hauptkriterien bei einer Kartentasche müssen die absolute Wasserdichte und

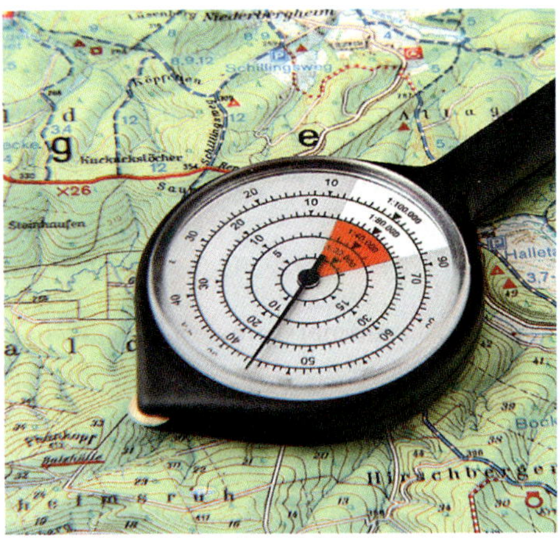

▶ Ein Kartenmesser ist wichtig für die Streckenplanung.

vor allem die Kältetauglichkeit sein. Bei vielen Billigmodellen bricht die Folie der Tasche, wird diese bei Minusgraden geknickt, oder es entstehen feine Risse, die keine Feuchtigkeit mehr abhalten. In hochwertigen Taschen sind Weichmacher im Plastik, die die Kartentasche auch bei niedrigen Temperaturen elastisch hält. In guten Kartentaschen ist außerdem ein schmaler Gurt eingearbeitet, um sie um den Hals hängen zu können, wenn man freie Hände benötigt oder marschiert.

Mit einem **Kartenmesser** kann man auf der Karte Entfernungen oder Strecken messen. So können zurückgelegte oder geplante

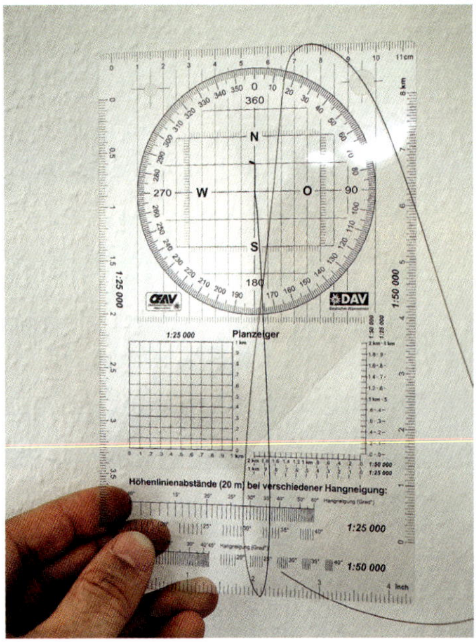

▶ Planzeigermodell mit Peilschnur

Distanzen ziemlich präzise auf der Karte gemessen werden. Das ist zum Beispiel wichtig für die Ressourcen- und Zeiteinteilung für die nächste Marschroute.

Ein praktisches Hilfsmittel für die Kartenarbeit ist ein **Planzeiger**. Er hilft bei der Tourenvorbereitung oder der Orientierung im Gelände. Mit dem Planzeiger können Entfernungen auf topographischen Karten ermittelt werden und UTM- oder GPS-Koordinaten lassen sich damit einfach in die Karte übertragen. Das Werkzeug ist aus wasserfester Folie gefertigt und ultraleicht.

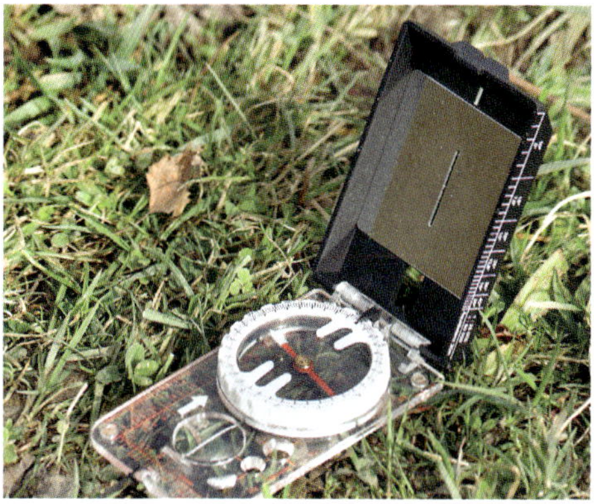

▶ Spiegelkompass mit Umhängegurt

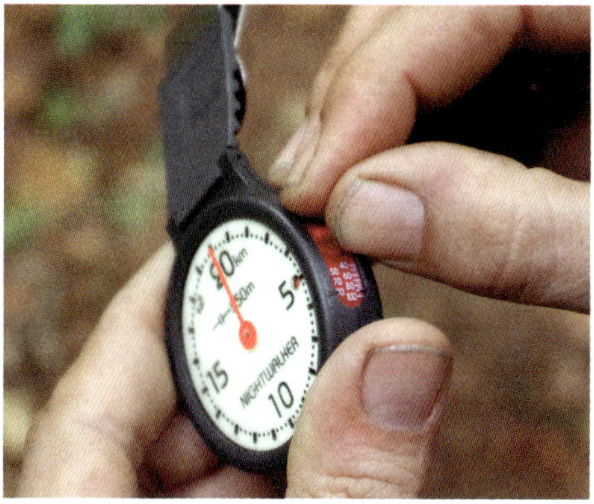

▶ Manueller Schrittzähler

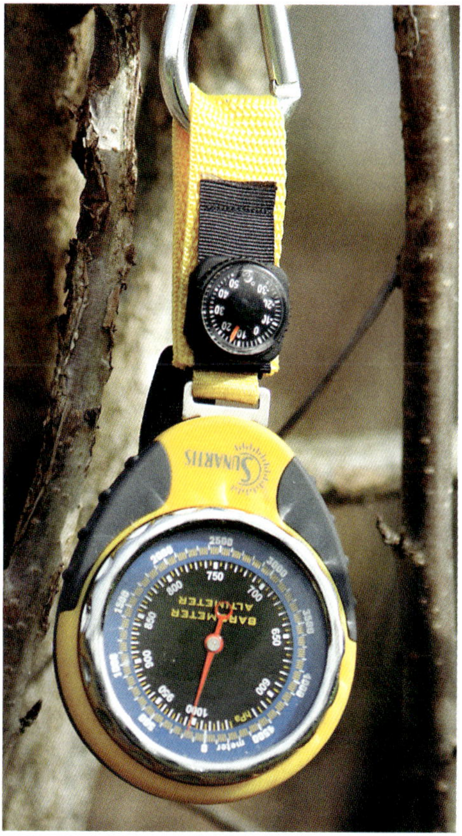

▶ Altimeter für den Outdoor-Bereich

Es ist für etwa 6 Euro beim DAV (Deutscher Alpenverein) erhältlich.

Kompass

Mit diesem Instrument sind Sie in der Lage, sich auch in unübersichtlichem Gelände (dicht bewachsene Wälder usw.) oder bei schlechter Sicht zu orientieren. Denkbare Szenarien sind zum Beispiel starke Qualmentwicklung bei Chemieunfällen oder anderen Katastrophen. Hier ist es wichtig, aus der Gefahrenzone herauszufinden, was mit einem Kompass hervorragend funktioniert. Kompasse arbeiten ohne elektrische Energie und auch dann, wenn keine GPS-Satelliten mehr funktionieren. Spiegelkompasse eignen sich am besten für das Fluchtgepäck, da man mit ihnen auch noch andere Dinge tun kann. So verwendet man sie sich zum Beispiel mit Hilfe der Sonne zum Blenden (zum Erregen von Aufmerksamkeit) oder zu einer Zeckenüberprüfung am Rücken, wo man normalerweise nicht hinsieht.

Schrittzähler (Pedometer)

Der Schrittzähler ist eine sinnvolle Ergänzung zum Kompass, da er die zurückgelegte Strecke misst. Einen Schrittzähler gibt es in mechanischer oder elektronischer Ausführung. Elektronische Schrittzähler benötigen natürlich immer Batterien, die mechanische Variante ist unbegrenzt nutzbar. Pedometer sind ziemlich genau, sie weichen im Extremfall nur etwa 10 Prozent von der echten Streckenlänge ab.

Höhenmesser (Altimeter)

Mit einem Altimeter ist es unter gewissen Umständen möglich, den genauen Standort per Karte zu bestimmen, wenn man mit Kompass nicht genau weiterkommt. Altimeter für den Outdoor-Bereich messen die Höhe barometrisch, also anhand des Luftdrucks. Hier ist bei der Nutzung zu beachten, dass die Geräte immer für den jeweiligen Standort geeicht werden müssen. Wandern Sie zum Beispiel 50 km weit mit Ihrem Höhenmesser, muss dieser nach Erreichen des Zieles in den meisten Fällen neu geeicht werden, da in der neuen Region ein anderer Luftdruck herrschen kann. Auch Temperaturunterschiede können mit einem Altimeter höhenbezogen errechnet werden, da die Temperatur pro einhundert Meter fast exakt um 0,7 °C abnimmt. Befinden Sie sich auf 1000 m Höhe bei 20 °C und steigen 300 Höhenmeter auf, beträgt die Temperatur dort bei Windstille 17,9 °C.

Kommunikationsmittel

Weil Sie im Ernstfall bestimmt mit Ihrem INCH-Gepäck versteckt im Gebirge oder in irgendeinem Wald ausharren, ist es sehr unwahrscheinlich, dass Sie Informationen über den Verlauf der Katastrophe oder die derzeitige Lage erhalten. Doch Informationen sind sehr wichtig für Sie, da Sie wissen müssen, was um Sie herum gerade geschieht, wie sich die Lage entwickelt oder ob die Gefahr vorüber ist. Sie wollen ja schließlich irgendwann wieder „sesshaft werden" und zu Ihrem Haus zurück. Und natürlich wollen Sie Informationen möglicherweise auch weitergeben. Sollten Sie zum Beispiel den verlassenen Bauernhof eines Verwandten erreichen und ihm mitteilen wollen, dass Sie da waren, benötigen Sie Kommunikationsmittel. Diese sollen jetzt im Blickpunkt stehen:

Mobiles Radio

Im Krisen- oder Katastrophenfall wird seitens staatlicher Stellen, aber auch durch private Funker (zum Beispiel Amateurfunker oder „Prepper") via Rundfunk immer wieder über die Lage oder drohende Gefahren informiert. Aber fernab der Zivilisation ist es schwierig, an diese Informationen zu gelangen. Deswegen gehört unbedingt ein mobiles Radio und möglicherweise sogar ein Funkgerät in das Notgepäck. Aufgrund der kompakten Bauform ist es für jedermann möglich, dafür Platz im Fluchtgepäck zu finden. Somit ist die Informationsbeschaffung auch im Gelände gewährleistet und Sie sind immer auf dem aktuellen Stand. Selbst wenn in der Bevölkerung der Strom komplett ausgefallen ist, wird über eine Notfrequenz gesendet. Das mobile Radio ist also ein relativ zuverlässiges Mittel der Informationsgewinnung.

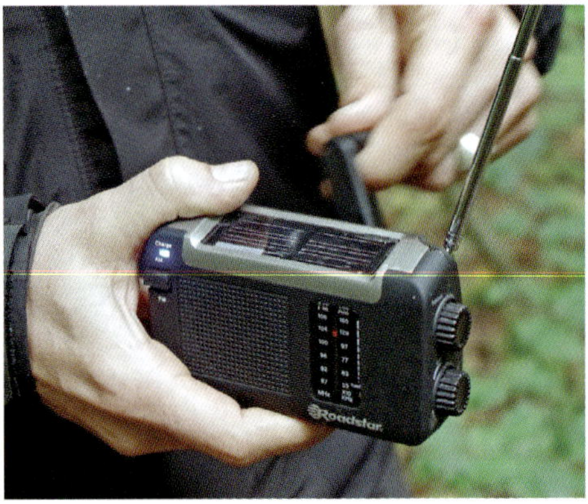

▶ Taschenradio mit Kurbelbetriebsmöglichkeit

Für den Empfang von Kurzwellenrundfunksendern und allen anderen Radiowellen wird ein **Weltempfänger** benötigt. Da sich Kurzwellen von einem einzigen Sender aus über den gesamten Globus ausbreiten, können sie weltweit empfangen werden. Auch andere Bänder können mit dem Weltempfänger empfangen werden. Bei den mobilen Taschengeräten kann häufig eine Zusatzantenne angeschlossen werden, womit sich der

Empfang ferner Sendungen verbessert. In vielen Ländern der Welt gibt es deutschsprachige Sender.

Ich habe mit dem Weltempfänger Sony SW-7600 gute Erfahrungen gemacht; mit diesem können auch Amateurfunk und CB-Funkbänder empfangen werden. Da der Amateurfunkdienst in Krisen- und Katastrophen zur Unterstützung von Hilfsaktionen betrieben wird, ist das eine gute Funktion. Auch das Kaito Voyager Pro ist, obwohl es leider sehr sperrig ist, eine gute Wahl, hier haben Sie zusätzlich noch eine angebrachte Lampe im Gehäuse. Der Weltempfänger kann auch mit der eingebauten Kurbel betrieben werden.

Das kompakte **Taschenradio** ist in den verschiedensten Ausführungen erhältlich. Erfreulicherweise kann man heute sogar in robusten Outdoor-Gehäusen eingebaute Taschenradios erwerben, die sogar einem gewissen Grad mechanischer Beanspruchung trotzen (halten Stürze auf den Boden auf oder wenn man den Rucksack einmal ruckartig absetzt und das Radio dadurch den Boden unsanft berührt). Outdoor-Gehäuse machen das Radio auch unempfindlicher gegen Schmutz, was einen großen Vorteil darstellt, da sie somit die Funktionalität beibehalten. Nachteil dieser Geräte ist die begrenzte Bandbreite, denn meist ist nur UKW und MW über diese Geräte empfangbar.

Funkgeräte

Das Funkgerät kann im Krisen- oder Katastrophenfall ein wichtiges Gerät zur Informationsgewinnung und zum Austausch von Informationen, zur Beschaffung von Hilfe usw. sein. Es hat als drahtloses Kommunikationsgerät den Vorteil, dass es unabhängig vom Stromnetz oder vom Internet funktioniert. Da bei Katastrophen häufig die Telekommunikationseinrichtungen beschädigt werden und dadurch unbrauchbar sind, kann dennoch unabhängig von der Infrastruktur gefunkt werden. Einige Funkbereiche können sogar über mehrere Kilometer wirken. Bereichsbedingt kann es aber auch sein, dass gerade in stark bebauten Ballungsräumen die Funkwellen nur 1 km weit reichen. Sie sollten aber genau abwägen, ob Sie ein Funkgerät mitnehmen oder besser ein Proviantpaket mehr.

Der **CB-Funk** bietet eine Vielzahl von Kanälen und ist obendrein kostenlos und lizenzfrei. Mit CB-Funkbandgeräten ist eine Reichweite von bis zu 5 km möglich, bei CB-Funkgeräten ist auch ein Anschluss zu externen Antennen erlaubt. Das ermöglicht dem Anwender eine enorme Reichweitenerhöhung, wenn er die entsprechende Antenne anschließt. Die meisten CB-Handfunkgeräte werden mit einem Anschluss für externe Antennen ausgeliefert. Die Funkgeräte senden mit 80 FM- und 12 AM-Kanälen. CB-Funk scheint aber in Deutschland „auszusterben"; der Trend geht eindeutig in Richtung DMR (Digital Mobile Radio).

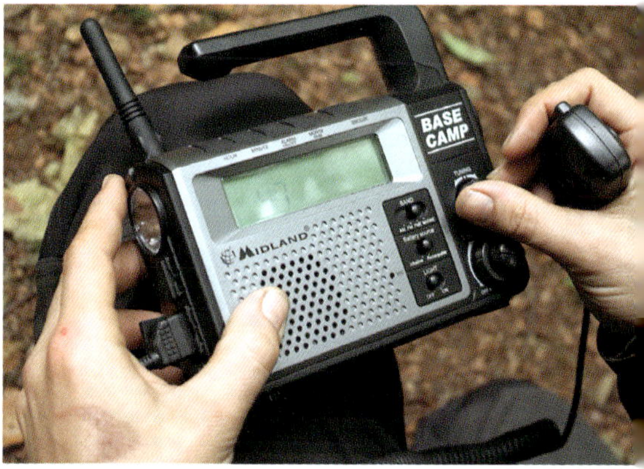

▶ Ein mobiles PMR-Funk-Multifunktionsgerät mit Radio

Die Funkgeräte im **PMR-Bereich** arbeiten mit acht Kanälen. Die Reichweite dieser Geräte liegt bei etwa 1–8 km, wobei der letzte Wert Idealbedingungen voraussetzt. Der Betrieb ist kostenlos und es wird keine Lizenz benötigt. Diese Geräte sind für jedermann frei zu erwerben und nutzbar. PMR ist mittlerweile sehr stark verbreitet, daher eine gute Wahl zur Krisenvorsorge. Die Wahrscheinlichkeit, nach einer Katastrophe jemanden auf einer PMR-Frequenz in einem Ballungsgebiet zu erreichen, kann als hoch veranschlagt werden.

Mobiltelefone für den Outdoor-Bereich

Hier steht vor allem die Frage im Raum, ob der Mobilfunk im Falle einer Katastrophe noch lange funktioniert. Es dürfte nämlich nur eine Frage der Zeit sein, bis das Mobilfunknetz im Katastrophenfall vollständig zusammengebrochen ist. Dennoch sind Outdoor-Mobiltelefone unter Umständen eine gute Wahl, vor allem, wenn sie über **GPS-Empfang** verfügen, der dann noch eine

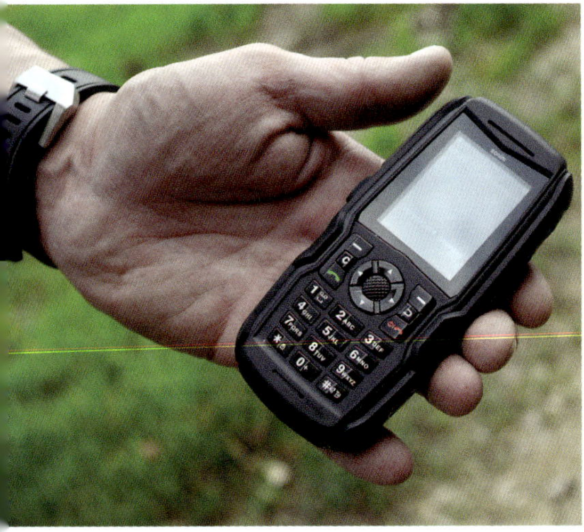

▶ GPS-fähiges Outdoor-Mobiltelefon mit robustem Gehäuse

Zeitlang zur Orientierung genutzt werden kann. Voraussetzung dafür ist aber eine digitale Landkarte auf der SD-Karte des Telefons oder auf dem Mobilfunktelefonspeicher.

Es gibt mittlerweile kleine Zusatzgeräte, die eine eingeschränkte Satellitenkommunikation ermöglichen. Mit diesen kleinen Geräten lässt sich ein Smartphone mit einem Satelliten-Netzwerk verbinden, sodass man auch am Ende der Welt, jenseits jedes Mobilfunknetzes, mit anderen in Kontakt bleiben oder aber auch einen Notruf senden kann. Dieses Gerät ist nur 100 g schwer und sehr kompakt gebaut. Via Bluetooth verbindet es sich mit dem Smartphone und ermöglicht an fast jedem Ort der Welt das Senden von SMS und Hilfemeldungen. Dazu verbindet das Gerät das **Android- oder iOS-Smartphone** mit dem Satelliten-Netz von Globalstar. Für den Betrieb muss eine App auf das Smartphone geladen werden.

Satellitentelefon

Der entscheidende Grund für die Beschaffung eines Satellitentelefons liegt in der (theoretisch) **flächendeckenden Verbindung**. Es ist also (fast) egal, wo auf der Welt man sich gerade befindet. Ob im Gebirge, in der tiefsten Wildnis oder auf See – das Satellitentelefon funktioniert immer dort, wo andere Mobiltelefone aufgrund mangelnden Empfangs versagen. Der Satellit leitet das vom Telefon per Funk gesendete Signal an eine Erdrufstelle weiter, die dann über das öffentliche Telefonnetz die Verbindung mit dem jeweilig gewünschten Empfänger herstellt.

Es gibt verschiedene Satelliten-Mobilfunkdienste, wie zum Beispiel Iridium und Inmarsat. Mit Satellitentelefonen kann auch die eigene GPS-Position übermittelt bzw. erfragt werden. Diese Geräte werden natürlich nur hochpreisig angeboten. Der Minutenpreis ins weltweite Festnetz beträgt etwa ein Euro. Oft sind eine SIM-Karte und ein Gesprächsguthaben (Prepaid) notwendig. **Selbst wenn die gesamte Infrastruktur zusammenbricht, arbeiten diese Satellitentelefone zuverlässig.** Daher werden sie auch auf dem ganzen Globus eingesetzt.

Signalpfeife

Mit einer Signalpfeife kann man sich bemerkbar machen, wenn man zum Beispiel nicht mehr rufen kann. Die Hörweite ist aber wind- und umgebungsabhängig und der Pfeifton verstummt je nach Bedingungen sehr früh. Selbst starke Signalpfeifen sind ab einer Entfernung von 500 m kaum noch hörbar. Im Gebirge kann das Signal

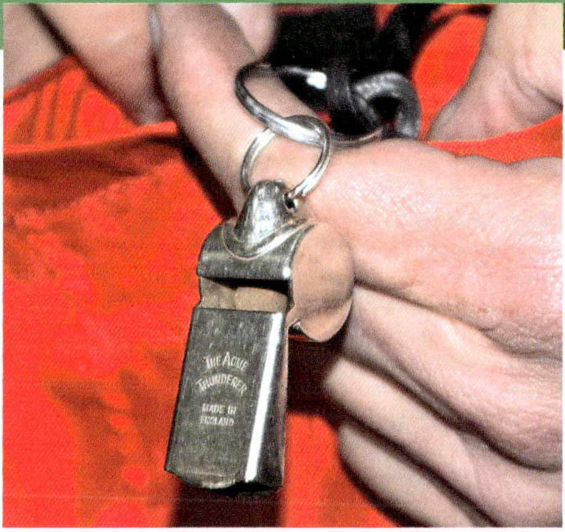

Kleine Signalpfeife mit Befestigungsring

durch die Schallwellenreflexion eventuell weitergetragen werden. Signalpfeifen sind sehr klein und beanspruchen im Gepäck nur wenig Platz. Außerdem sind sie sehr leicht. Vereinbart man Pfeifensignale, kann man auf diese Weise Kontakt halten.

Schreibzeug mit Block

Um an einem Ort eine Nachricht zu hinterlassen, benötigt man Zettel und Stift. Gleiches gilt, will man sich vielleicht eine Geländeskizze erstellen oder generelle Notizen machen.

Eine relativ kleine Investition ist der **Bleistift.** Hier muss man aufpassen, denn es gibt Bleistifte mit unterschiedlichen Eigenschaften. Die Schreibgeräte mit dem Härtegrad 6B schreiben aufgrund der weichen Mine auch auf feuchtem Papier und zerstören es

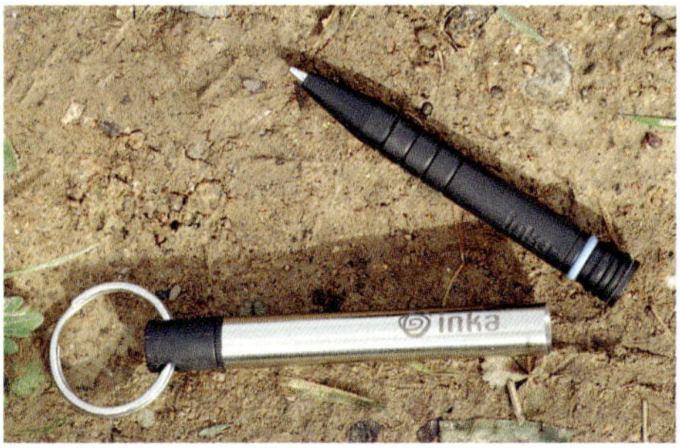

Wasserfester Kugelschreiber mit Befestigungsring

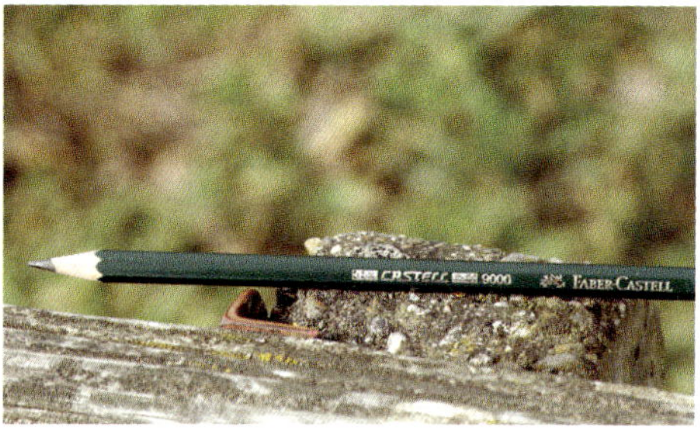

Ein Bleistift mit dem Härtegrad 6B schreibt auch auf feuchtem Papier.

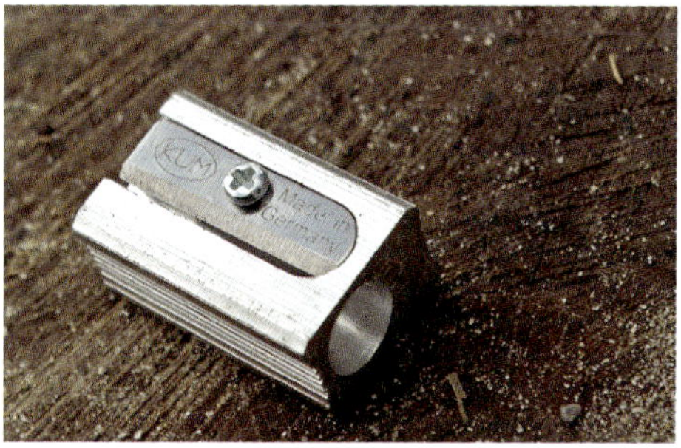

Spitzer der Marke KUM

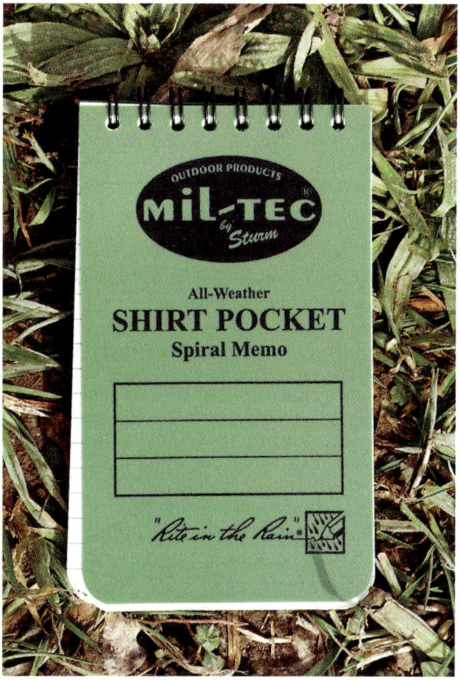

Wasserfester Block für Notizen

nicht; andere Härtegrade können es unter Umständen unmöglich machen, bei Feuchtigkeit darauf zu schreiben.

Ein kleiner **Anspitzer** des deutschen Herstellers KUM – nur er fertigt Spitzer aus Magnesium – sollte auch eingepackt werden, das Spitzgut und die Späne des Anspitzergehäuses können auf einer trockenen Unterlage als Feuerstarter verwendet werden. Mit diesem Anspitzer habe ich sehr gute Erfahrungen gemacht. Mehr dazu finden Sie im Kapitel „Feuer" (→ S. 38–41), wo auch gezeigt wird, wie man mit Spitzer Feuer macht.

Empfehlenswert ist die Anschaffung eines **Allwetterkugelschreibers**. Nur diese Sorte kann immer schreiben, egal, wie feucht oder nass es draußen ist. Allwetterkugelschreiber sind leicht und robust, schreiben in jedem Winkel (auch über dem Kopf) und funktionieren in jeder Höhe. Manche Modelle erfüllen sogar unter Wasser ihren Dienst und schreiben selbst dort zuverlässig.

Sinnvoll ist auch die Anschaffung eines **wasserfesten Blocks**, der sich bei Nässe nicht auflöst und dessen Papier nicht reißt, wenn man bei Regen eine Nachricht verfasst. Wasserfeste Blöcke sind aus einem Spezialpapier, das in jeder Wettersituation verwendet werden kann. Eine gute Kombination sind der wasserfeste Block und ein wasserfester Stift oder ein 6B-Bleistift.

Hygiene- und Körperpflegemittel

Wer sich im Freien aufhält, wird zwangsläufig schmutzig. Das ist eigentlich auch nicht weiter schlimm, zwingt aber, will man in der Krise im Freien längerfristig gesund bleiben, zu Hygienemaßnahmen. Hier sind Sie gut beraten, wenn Sie eigene Hygieneartikel mitführen, um zumindest eine Grundpflege sicherzustellen. Beim INCH-Gepäck sind Mindesthygieneartikel wichtig, da man längere Zeit unterwegs ist.

Unterschätzen Sie die Körperpflege nicht, schon ein das Händewaschen mit einer Seife kann psychisch in einer Krise Wunder wirken.

Handtuch ist nicht gleich Handtuch

Wenn man sich wäscht, benötigt man ein Handtuch, um sich abzutrocknen. Ein Handtuch ist aber nicht gleich ein Handtuch, denn diese sind in verschiedenen Ausführungen und Qualitäten erhältlich. Für den Outdoor-Bereich sind moderne **Mikrofaserhandtücher** die beste Wahl, da sie zusammengefaltet nur wenig Volumen beanspruchen und extrem leicht sind. Da Mikrofasern einen mittleren Durchmesser von etwa 5 µm haben, sind sie viel leichter als Baumwolle. Durch die hohe Maschenzahl im Gewebe sind sie äußerst saugfähig und können ein Vielfaches ihres Eigengewichts an Feuchtigkeit aufnehmen. Außerdem fühlen sie sich auch sehr angenehm auf der Haut an und trocknen gut ab. Ein kleines Mikrofaserhandtuch reicht aus, um den Körper ganz abzutrocknen. Der

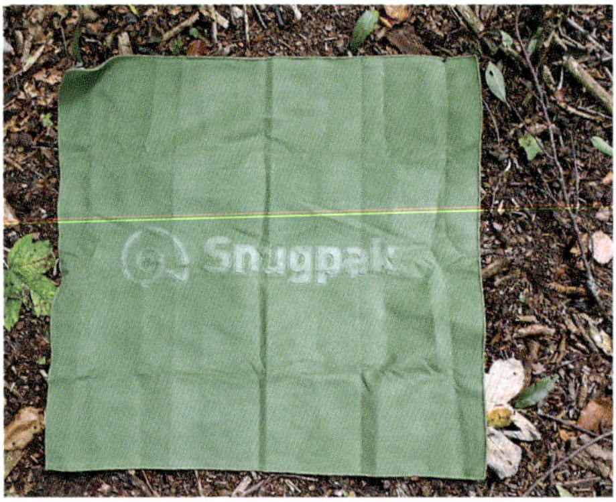

▶ Ein kleines Mikrofaserhandtuch reicht, um den ganzen Körper zu trocknen.

Vorteil an der Mikrofaser besteht im schnellen Trocknen, das Handtuch steht somit rasch wieder zur Verfügung.

Zahnhygiene

Im INCH-Fall spielt Zahnhygiene eine große Rolle. Da Sie hochkalorienreiche Nahrungsmittel zu sich nehmen und kein Zahnarzt in der Nähe ist, sollten Sie bei der Körperhygiene einen **Schwerpunkt auf die Zahnpflege** legen.

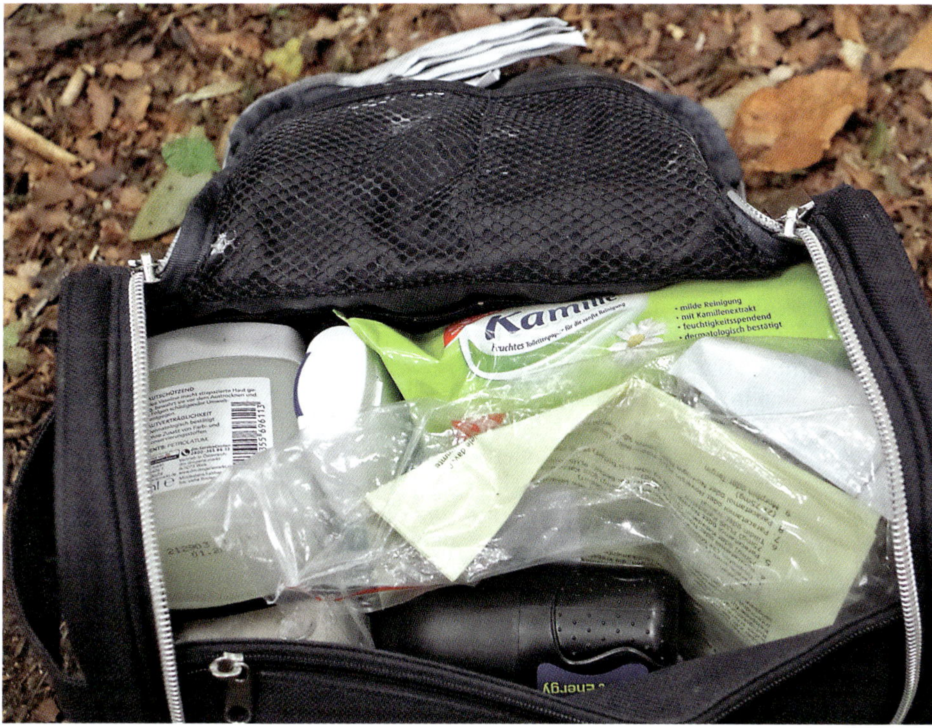

▸ Toilettentasche, bestückt mit zusätzlichem Erste-Hilfe-Material

Es ist empfehlenswert, wenn Sie eine Zahnbürste in der von Ihnen gewohnten Härte mitnehmen. Zahnseide allein reicht nicht aus: Sie können sie aber kombinieren. Es eignen sich auch kaubare Zahnbürsten für unterwegs, wenn Sie über keine Handzahnbürste verfügen. Diese ersetzen aber nicht das Reinigen der Zähne mit einer Handzahnbürste und sind nur für den Notfall gedacht. Sie sollten auch an die **gewohnte Zahnpasta** denken. Starre Behältnisse sind besser geeignet als Zahnpastatuben, da diese empfindlich auf Druck reagieren und platzen können.

Zahnseide kann als Ergänzung zur Zahnbürste verwendet werden. Es gibt sie oft als 25 m- oder 50 m-Ausführung, gewachst und ungewachst. Vorteilhaft an der Zahnseide ist, dass sie sich zudem noch als Notschnur für den Ersatz von Schnürsenkeln, zur Herstellung von Angelschnur usw. verwenden lässt. Mehr Verwendungsmöglichkeiten mit praktischen Tipps finden Sie im Kapitel „Equipment mehrfach nutzen" (→ S. 127–144).

Hautpflege und -reinigung

Auch die Haut benötigt eine gewisse Pflege, wenn man ständig der frischen Luft und der Witterung ausgesetzt ist. Kümmern Sie sich nicht darum, kann die Haut rissig werden. Das ist nicht nur schmerzhaft, sondern die Hautrisse sind auch Eintrittspforten für krankmachende Keime.

Unbedingt ins Fluchtgepäck gehört Vaseline, denn es ist universell einsetzbar. So kann die Vaseline gegen rissige Hände oder spröde Lippen eingesetzt werden, da sie die Abgabe von Wasser (Schweiß) eindämmt. Sie findet außerdem als Gesichtsschutz bei rauem und eiskaltem Wetter Verwendung, da sie die Ausstrahlung von Wärme der Haut verringert. Tränkt man Tampons, Wattepads oder Watte mit Vaseline, zünden diese auch im feuchten Zustand und können somit als Anzündmaterial verwendet werden. Wie das geht, erfahren Sie im Kapitel „Feuer entfacher“ (→ S. 38–41).

Mit einer ordentlichen **Seife** kann der ganze Körper zuverlässig gereinigt werden. Selbst die Haare lassen sich damit sauber und wohlriechend waschen, auf Shampoo kann also verzichtet werden. Sie sparen somit Gewicht und Volumen im Notgepäck, wenn Sie das Shampoo weglassen.

Der **Analbereich** erfordert eine gründliche Reinigung. Führen Sie das nach dem Toilettengang nicht ordentlich durch, kann sich die Gesäßfalte wegen der an der Haut haftenden Reste Ihres Stuhlganges schlimm entzünden, was eine starke Einschränkung Ihrer Mobilität bedeuten kann! Selbstverständlich kann man sich mit in der Natur vorkommenden Materialien (großen Blättern, Schnee usw.) behelfen, das sollte jedoch erst dann geschehen, wenn alle anderen Möglichkeiten zum Reinigen aufgebraucht sind. Ungeeignet für jegliches Fluchtgepäck ist **herkömmliches Toilettenpapier**, da es zu viel Volumen und eine schlechte Reinigungswirkung hat. Als äußerst praktisch und vielseitig hat sich **feuchtes Toilettenpapier** in einer wiederverschließbaren Verpackung bewährt. Diese Packungen sind für einen Preis von unter zwei Euro erhältlich.

Zur Aufbewahrung Ihrer Hygieneartikel benötigen Sie eine **Toilettentasche**. Die Gewichtssparfanatiker werden jetzt monieren, dass man diese Hygieneartikel auch ohne diese Tasche verstauen kann. Für die Psyche ist es aber einfach wohltuend, wenn man zum Waschen schnell eine Toilettentasche nehmen und dann zur Waschstelle gehen kann. In der Toilettentasche sind nämlich alle Waschutensilien sofort griffbereit und ordentlich verpackt. Überdies hat man immer alles an seinem Platz. Es sollten aber nur die wichtigsten Artikel für den Notfall eingepackt werden. Die mitgeführten Artikel müssen eine zuverlässige Grundhygiene gewährleisten. Haarspray und Nagellack sind hierin fehl am Platz.

Ergänzende Hygieneartikel

Frauen sollten auch die Zeiträume Ihrer Periode bedenken und daher Hygieneartikel wie zum Beispiel **Tampons oder Binden** mitführen. Diese sollten für einen gewissen Zeitraum ausreichen und vor allem denjenigen Artikeln entsprechen, die auch sonst verwendet werden (Größe, Modell usw.). Bei Tamponagen haben Sie den Vorteil, dass Sie damit auch ein Feuer entfachen können. Mehr dazu im Kapitel „Feuerentfacher“ (→ S. 38–41). Eventuell sollte auch an **Verhütungsmittel** gedacht werden, wenn Sie mit dem Partner/der Partnerin unterwegs sind.

Sonnenbrille

Das Mitführen einer faltbaren Notsonnenbrille ergibt nicht nur im Sommer Sinn. Wenn Sie im Winter bei gutem Wetter im Schnee unterwegs sind oder sich im alpinen Bereich bewegen, können Sie nämlich

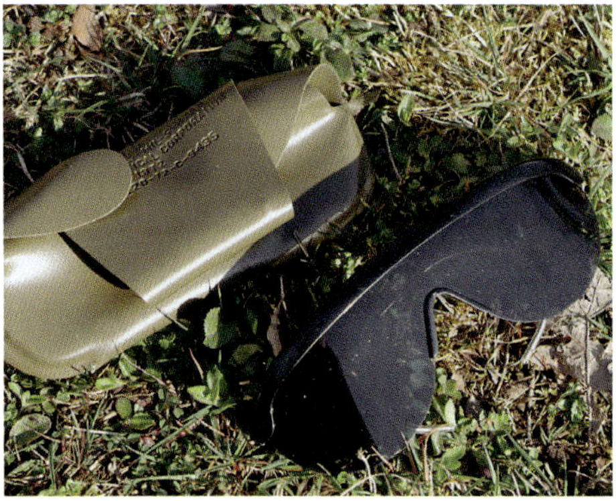

▸ Faltbare Sonnenbrille der US-Army aus den 1960er Jahren

Gefahr laufen, schneeblind zu werden. Das **UV-Licht**, vom Schnee reflektiert, kann die äußeren Zellen der Horn- und Bindehaut des Auges angreifen (vgl. hierzu Literaturhinweis 9, → S. 231).

Werkzeuge

Spätestens, wenn Sie versteckt irgendwo in einem Wald oder an einer anderen Stelle Ihr Camp aufschlagen, werden Sie feststellen, wie wichtig das ein oder andere Werkzeug für Sie ist. Werkzeuge erschließen dem Anwender im Freien viele Möglichkeiten, sei es, um Holz zu bearbeiten oder um die Ausrüstung zu verändern. Ein Messer als Werkzeug ist das absolute Minimum, das Sie mitführen müssen. Männer neigen aufgrund ihres handwerklichen Interesses dazu, mehr Werkzeuge als nötig einzupacken. Dagegen spricht bereits das Gewicht, das eine Häufung von Werkzeugen erzeugt.

Achten Sie unbedingt darauf, dass die von Ihnen ausgewählten Werkzeuge qualitativ hochwertig sind, da sie im Freien unter Umständen enormen Belastungen ausgesetzt sind.

Messer

Im Freien ist das Messer das wichtigste Werkzeug der Ausrüstung. Es sollte immer am Körper griffbereit geführt und wie der Augapfel gehütet werden, denn mit ihm kann eine Vielzahl von Aufgaben erledigt werden. Es eignet sich zum Beispiel zum Schneiden von Nahrungsmitteln, Herstellen von Behelfswerkzeugen aus Holz, Durchtrennen von Schnüren und Gurten, für kleine Operationen usw. Im Selbstverteidigungsfall ist das Messer auch eine hocheffektive Nahkampfwaffe.

Feststehende Messer haben in der Outdoor-Praxis das größte Anwendungsspektrum; sie sind zudem sicherer in der Handhabung und oft deutlich belastbarer als andere Messer. Es ist von Vorteil, wenn die Klinge durchgehend ist und der Griff (Heft) mit Griffschalen auf die Klinge aufgesetzt ist. Das Messer bleibt immer gleich groß und bei extremer Belastung ist das Risiko, dass die Klinge am Scharnier abbricht, deutlich geringer als bei Klapp- oder Taschenmessern. Auch die Reinigung ist einfacher als bei Klappmessern. Einmal aus der Scheide gezogen, ist es sofort einsatzbereit. Dafür ist es schwerer als ein Klappmesser. Beim Messerkauf tendiert man oft zu großen Messern, die aber aufgrund ihres hohen Gewichts und ihrer sperrigen Größe eigentlich nicht benötigt werden. Selbst im INCH-Fall ist ein kleineres feststehendes Messer weitaus funktio-

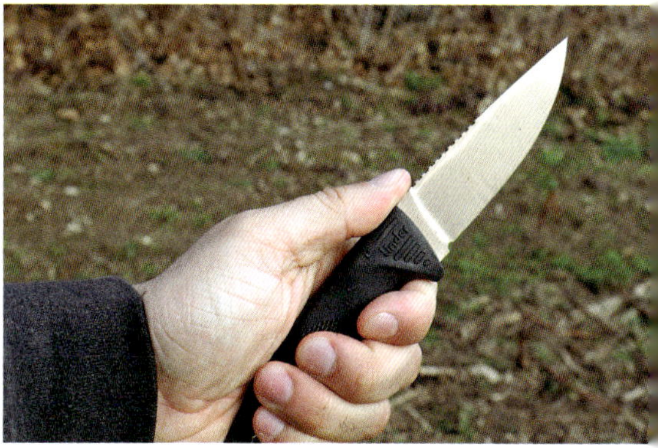

▶ Eines der besten Allroundmesser: Linder Super Edge 1

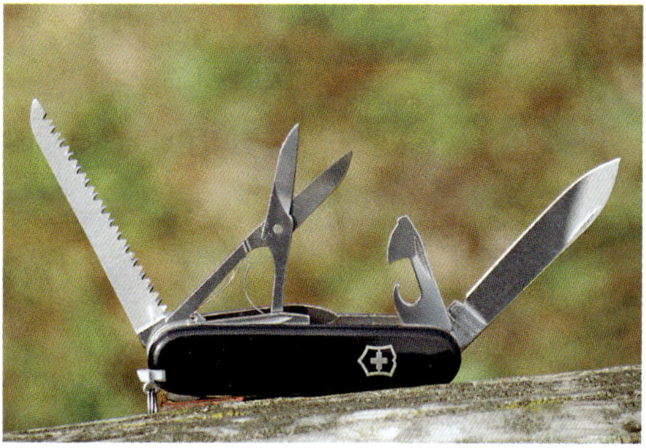

▶ Funktionelles Taschenmesser mit Daumennagelschlitzen zum Öffnen

naler und einfacher in der Bedienung als ein wuchtiges Survival-Messer. Empfehlenswert sind aus meiner Erfahrung die relativ kleinen, aber qualitativ durchaus hochwertigen Messer von Linder (Super Edge 1) oder Fallkniven (F1). Eine Klingenlänge bis zu 11 cm ist optimal.

Die Vorzüge eines **Klappmessers** liegen auf der Hand: es hat ein kleines Packvolumen, wenig Gewicht, meistens viele Funktionen und ist oft relativ günstig gegenüber feststehenden Messern. Die Klinge kann hier zum Transport eingeklappt werden. Universellster Vertreter dieser Gattung ist das **Taschenmesser**. Es bietet mit seinen von Haus aus gelieferten Tools einen großen Anwendungsbereich. So sind zum Beispiel

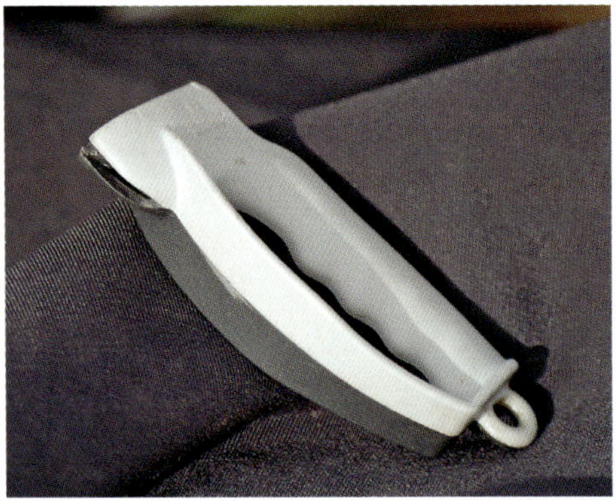

▶ Mobiler Messerschärfer, der kaum Platz im Gepäck wegnimmt

bei guten Taschenmessern mindestens eine Pinzette, ein Dosenöffner und eine hervorragende Kleinsäge mit enthalten.

Beim häufigen Gebrauch eines Messers wird auch die beste Klinge irgendwann an Schnitthaltigkeit verlieren. Das vergrößert die Verletzungsgefahr und erschwert das Arbeiten. Deshalb ist es empfehlenswert, einen **Messerschärfer** zum effizienten Nachschärfen des Messers im Gepäck mitzuführen. Es gibt im Handel viele brauchbare mobile Messerschärfer, die platzsparend und ultraleicht sind.

Multifunktionswerkzeuge (Multitools)

Diese durchaus nützlichen Werkzeuge bieten eine Menge Funktionen – und das platzsparend in kompakter Bauform vereint. So bestehen sie in den meisten Fällen mindestens aus einer Zange mit integriertem Drahtschneider, einem scharfen Messer, einer Säge, Schraubendrehern und Dosenöffnern. Manche Tools sind im Funktionsumfang

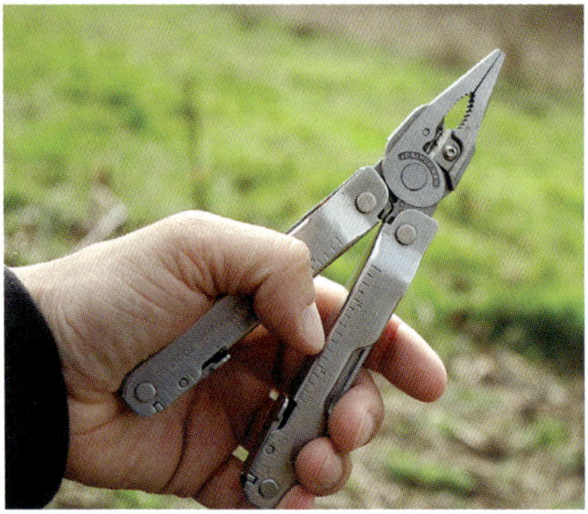

▶ Multitool mit Dosenöffner

noch enorm erweitert. Durchschnittlich wiegen diese Werkzeuge etwa 200–400 g. Multitools sind sozusagen der „Werkzeugkoffer“ in der Hosentasche, obwohl man sicherlich die meisten Werkzeuge am Tool in der Praxis nicht benötigen wird.

Sägen

Ein brauchbares Werkzeug draußen ist die Säge. Mit einer Säge können beispielsweise im Nu Notunterkünfte gebaut werden, mit ihr kann man Feuerholz zersägen oder Fallen und andere Werkzeuge herstellen. Auf dem Markt sind unzählige Sägetypen vertreten, die für den Krisen- und Katastrophenfall allerdings unbrauchbar sind. Für eine Krisensituation muss die Säge klein, leicht und handlich, aber dennoch leistungsfähig sein.

Bei der **Handkettensäge** befinden sich an beiden Enden Griffe. Die Sägekette wird erst um das Werkstück gelegt und dann mit Muskelkraft in einer Hin- und Herbewegung durch das Holz gezogen. Die Säge kann von einer einzelnen Person oder von Zweien bedient werden. Der große Vorteil dieser Säge liegt im kleinen Packmaß und im geringen Gewicht, da die Säge zusammengelegt kaum größer als eine Hand ist.

Die **mobile Gestellsäge** besteht aus dem Sägeblatt, einem Steg und einer Spannvorrichtung. Das Sägeblatt ist an seinen beiden Enden mit den Sägearmen verbunden und wird durch Verdrehen der Spannschrauben gespannt. Mobile Gestellsägen lassen sich in den beiden Griffen zusammengesetzt unterbringen (Sägeblatt und Stabilisierungstange werden im Griff versenkt) und als Stab im Gepäck verstauen. Das Sägen geht ziemlich leicht damit, ein Nachteil ist die begrenzte Baumdicke, die sich damit sägen lässt. Hier kann man sich aber meistens dann durch einen Rundumschnitt behelfen, in dem man um das Werkstück herumsägt.

Klappbare **Astsägen** sind praktische Sägen. Durch einfaches Einklappen des Sägeblattes ist die Säge sicher transportfähig gemacht. Das Gewicht dieser Sägen mit Plastikgriff hält sich auch noch im vertretbaren Rahmen. Man findet sie häufig im Baumarkt. Die Produkte, die man dort kaufen kann, erscheinen hochwertig, taugen aber im harten Outdoor-Einsatz oft wenig. Wie auch bei anderen Ausrüstungsgegenständen muss beim Kauf auf ein höherwertiges Modell zurückgegriffen werden. Ich habe mit vielen professionellen Waldarbeitern gesprochen, die solche Sägen tagtäglich für ihre Arbeit (dem gewerblichen Beschnitt von Bäumen als Dienstleistung) benötigen. Diese empfahlen vor allem Sägen aus Japan (wie z. B. die der Firma ARS).

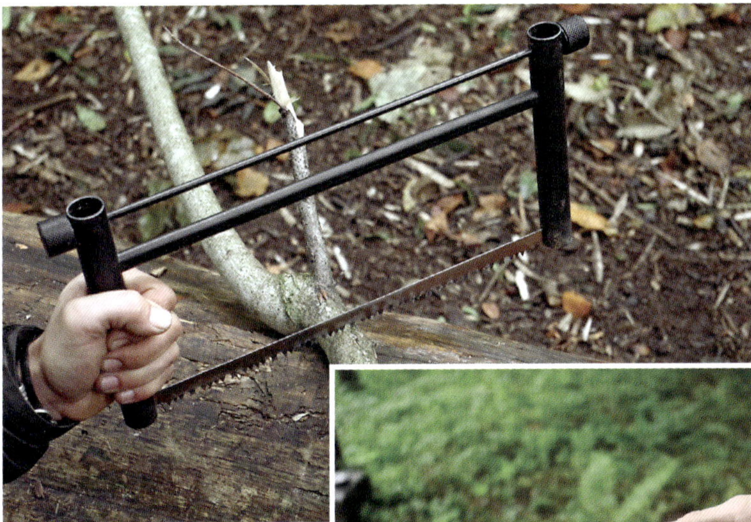

▶ Mobile Gestellsäge, zusammengesetzt

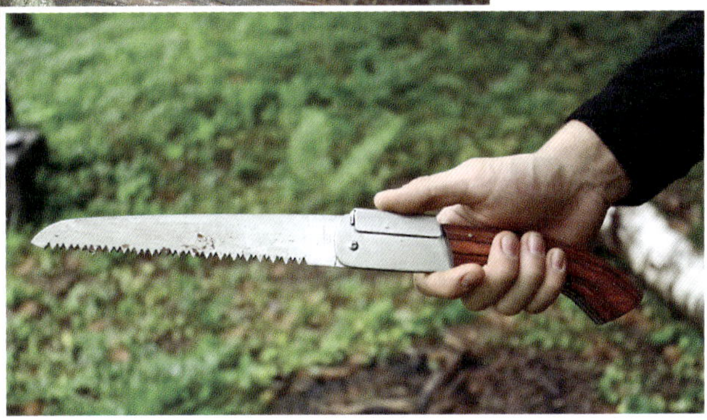

▶ Aufgeklappte Astsäge mit Holzgriff

Spaten

Mit dem Spaten lösen und bewegen Sie Erdreich und Schnee, graben Gräben, Löcher für das taktische Lagerfeuer oder die Notdurft usw. Letztendlich kann er aber auch als Nahkampfwaffe dienen. Trotz des hohen Gewichts rate ich zum Mitführen eines Spatens, da draußen viele Aufgaben mit dem Spaten erledigt werden können.

Der **feststehende Spaten** glänzt durch seine fast unverwüstliche Robustheit. Da bei diesem Spaten keine Scharniere verbaut werden, existieren bei den meisten Modellen in der Regel keinerlei Schwachstellen.

Diese Tatsache erlaubt ein rabiates Zweckentfremden des Spatens für die verschiedensten Zwecke: So kann man zum Beispiel mit einem feststehenden Spaten Holz durch gezielte Schläge spalten oder kleine Bäume fällen. Nachteilig am feststehenden Spaten ist das Packvolumen.

Der **Klappspaten** kann aufgrund seines Klappmechanismus und der Scharniere auf bis zu 2/3 seiner Größe verkleinert werden.

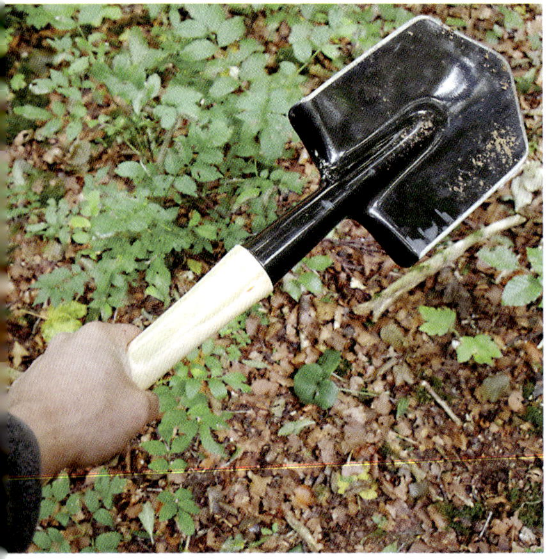

▶ Robuster Spaten mit Holzgriff aus Armeebeständen

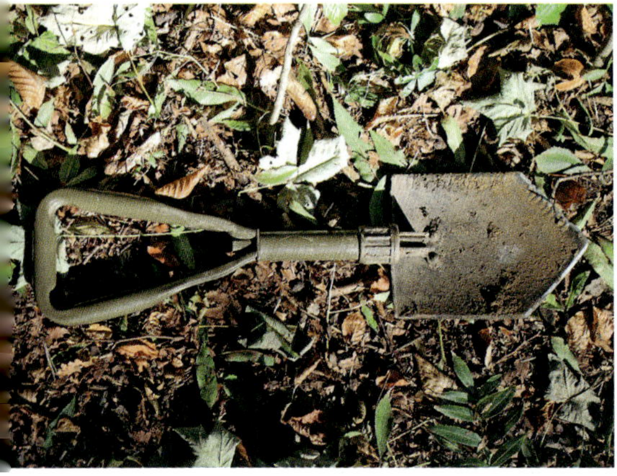

▶ Ausgeklappter Militärklappspaten

Daher benötigt er verhältnismäßig wenig Platz im Gepäck. Es gibt im Handel auch Varianten mit einem Scharnier und einem Einschubgriff. Häufig wird ein Schraubring zur Fixierung des Spatens verwendet. Löst man diesen, lässt sich der Spaten wieder zusammenklappen. Die meisten Klappspaten dieser Art vertragen keine rohe Gewalt und brechen oder verbiegen sehr schnell und werden somit häufig unbrauchbar. Selbst viele Militärspaten erfüllen nicht die hohen Erwartungen.

Seile und Schnüre

können für eine Vielzahl von Zwecken verwendet werden. Bereits eine einfache Paketschnur im Gepäck kann im Notfall sehr hilfreich sein und den einen oder anderen Gegenstand ersetzen. Dickere (Kletter-)Seile verbessern die Mobilität und erschließen dem Benutzer neues Terrain. So können Sie sich mit einem Seil in eine Felsspalte hinunterlassen, um sich dort zu verstecken, oder sogar ein gefährliches Gewässer überqueren, wenn Sie die richtige Technik beherrschen. Das wäre ohne Seil nur schwer oder überhaupt nicht machbar.

Moderne **Kletterseile** sind Kernmantelseile und bestehen in der Regel aus Polyamid. Einfach gesagt sind das Seile mit einem Faserkern, der von einem Mantel umgeben ist. Es gibt halbstatische und dynamische Seile.

Wenn Sie sich definitiv in alpines Gelände zurückziehen, kommen Sie um ein Kletterseil und eine Kletterausrüstung nicht herum. Zu diesem Thema gibt es ausreichend gute Fachliteratur.

Kletterseile sind in einer brauchbaren Länge schwer; deshalb sollte immer genau überlegt werden, ob diese mitgeführt werden müssen. Natürlich ist es immer vorteilhaft, ein Kletterseil in der Ausrüstung zu haben, ob man es aber zum Beispiel im Flachland wirklich braucht, sei dahingestellt.

Die dünnen und leichten **Reepschnüre** helfen nicht nur beim Hüttenbau oder ersetzen gerissene Schnürsenkel, mit ihnen kann aus einer Schnur sogar ein Fischernetz geknüpft werden. Mindestens 10 m Schnur sollten im Gepäck mitgeführt werden, da die Schnur nicht viel Platz wegnimmt und leicht ist.

Seile mit einem Durchmesser von 4–8 mm werden als Reepschnüre bezeichnet. Ihr Einsatzbereich ist äußerst vielfältig. So können sie zum Beispiel als Trittschlin-

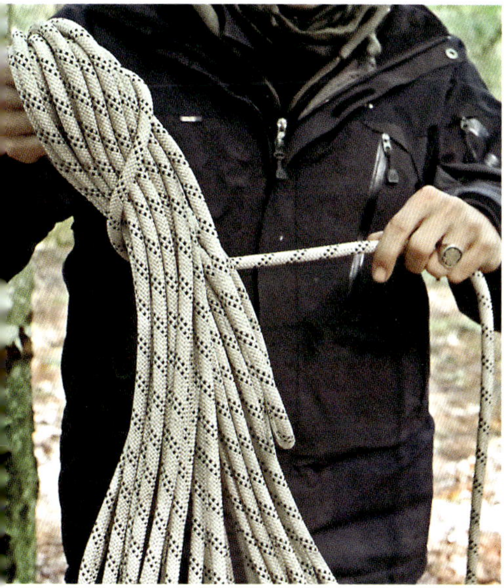

▸ Kletterseil

gen zum Beklettern eines gerade gewachsenen Baumes ohne Äst oder zum Befestigen eines Tarps verwendet werden. Bekanntester Vertreter dieser Schnurart ist das Parachute-Cord, ein dünnes Kernmantelseil militärischen Ursprungs. Paracord hat eine Bruchlast von 250 kg. Mit Paracord können Sie sich im Notfall behelfsmäßig abseilen. Die Kletterer unter den Lesern schlagen jetzt bestimmt die Hände über dem Kopf zusammen, aber ich habe das schon oft gemacht. Man muss natürlich bedenken, das Paracord kein Kletterseil ist und auch nicht über eine so hohe Bruchlast verfügt. Im Notfall muss man aber improvisieren und da hat sich diese Schnur durchaus bewährt.

Karabinerhaken

Dieser Haken mit Verschluss, der sich sichern lässt, wird zum Beispiel für ein behelfsmäßiges Abseilen benötigt. Es muss ein für das Klettern zugelassener Aluminiumkarabiner sein, der mindestens 20 kN in Längsrichtung hält. Der Verschluss muss durch Verschrauben oder durch eine Schiebehülse gesichert sein. Karabiner wiegen

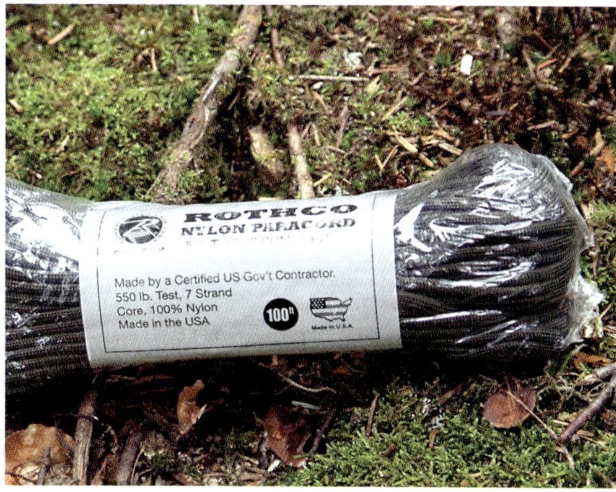

▸ Paracord

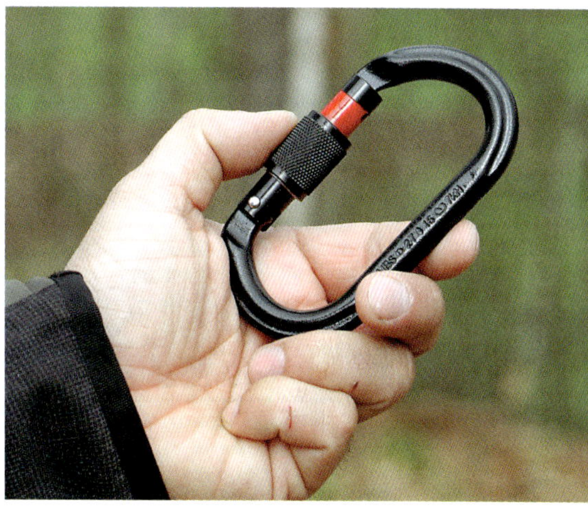

▸ Ein Karabinerhaken mit Schraubverschluss

etwa um die 70 g und fallen im Verhältnis zu ihrem Anwendungsbereich kaum ins Gewicht.

Armbanduhr

Einen Zeitmesser sollten Sie allein schon für die Tagesplanung besitzen. So lassen sich Ressourcen und Kraft auch besser einteilen. Außerdem ist es gut, wenn das aktuelle Datum angezeigt wird, da Sie irgendwann das Zeitgefühl verlieren. Mit einer analogen Armbanduhr können Sie im Notfall impro-

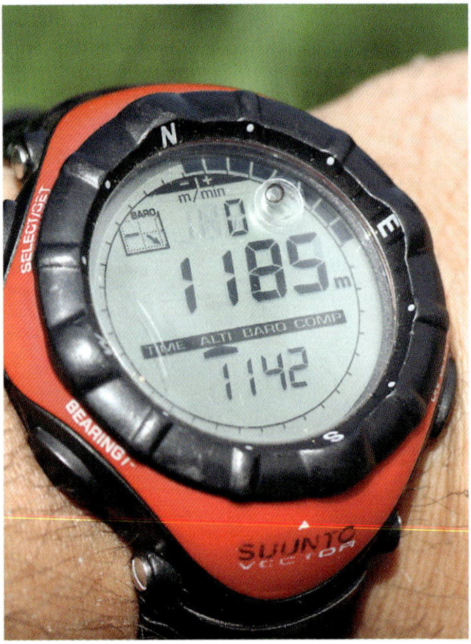

▸ Digitale Multifunktionsuhr

visiert die Himmelsrichtung ermitteln. Digitale Modelle sind mit eingebautem Kompass, Höhenmesser, Temperaturmesser usw. erhältlich.

Was das Erste-Hilfe-Set beinhalten sollte

Um im Notfall Verletzungen fachgerecht und ausreichend versorgen zu können, wird ein Erste-Hilfe-Set benötigt. Dieses sollte die Ausstattung nach DIN-Norm enthalten und für den eigenen Bedarf bzw. die Krise modifiziert werden. Vermeiden Sie Verbandstaschen aus Billigläden, da das darin enthaltene Verbandsmaterial häufig minderwertig ist. Achten Sie darauf, dass das Erste-Hilfe-Set nicht zu alt ist, da sonst die Klebeleistung der Heftpflaster und Wundschnellverbände schwindet und sie somit bei Verletzungen nicht mehr eingesetzt werden können. Verbandsmaterial hat auch ein Verfallsdatum, was etwa ein halbes Jahr überzogen werden darf, bevor es ausgetauscht werden sollte. Im Outdoor-Fachhandel gibt es sinnvoll bestückte Verbandstaschen, die sich gut im Gepäck unterbringen lassen. Manchmal ist es billiger, sich so eine Tasche selbst zusammenzustellen.

Für die häufigsten Verletzungsfälle wird wohl die **Basisvariante eines Erste-Hilfe-Sets** genügen. Diese enthält das Minimum der benötigten Utensilien zum Behandeln von Verletzungen. Man erhält es in vernünftiger Ausstattung in jedem guten Outdoor-Fachgeschäft oder in jeder Apotheke. Das Basis-Erste-Hilfe-Set sollte zumindest folgende Bestandteile enthalten:

Wundschnellverband: Es handelt sich um ein Klebeband mit einer textilen Wundauflage, die kleine Wunden vor Infektion, mechanischen Einflüssen und anderem mehr schützt. Pflasterstreifen als kleine vorgeschnittene, 19–25 mm x 72 mm große Wundschnellverbände oder als einzelne Streifen sind auch im Erste-Hilfe-Set vorhanden.

Heftpflaster: Unter dem Heftpflaster versteht man ein textiles Klebeband zur Fixierung von Verbänden oder Kompressen. Ein typisches Produkt ist das bekannte Leukoplast. Das ist das weiße Spulenpflaster, das für Allergiker verträglicher ist.

Verbandspäckchen: Hierbei handelt es sich um eine steril verpackte Wundauflage zur Erstversorgung von mittelgroßen Wunden. Die Wundauflage ist direkt mit einer Mullbinde verbunden und kann somit auf der Verletzung fixiert werden.

Verbandstuch: Mit dieser großflächigen Auflage können Wunden abgedeckt werden. Gerade bei offenen Brüchen oder großflä-

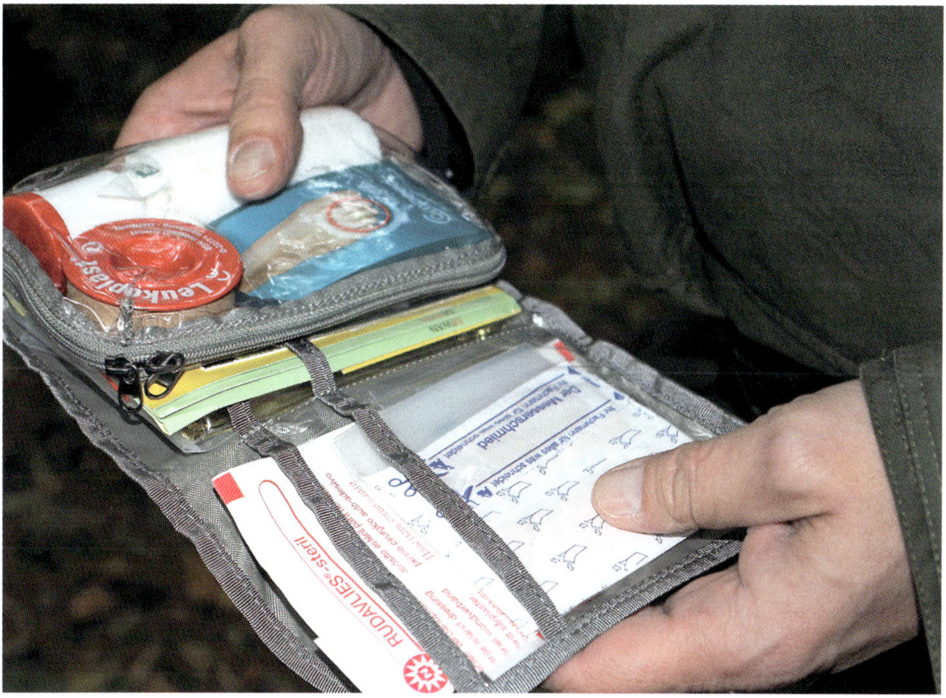

▸ Eine selbstbestückte Outdoor-Erste-Hilfe-Tasche

chigen Brandwunden ist das Verbandstuch aber empfehlenswert. Bei Brandwunden sind auch Brandverbände mit speziellen Wundauflagen empfehlenswert.

Kompressen: Die aus verschiedenen Materialien bestehenden Wundauflagen (Mull oder Vliesstoff) werden zur Blutstillung oder zur allgemeinen Abdeckung von Wunden verwendet. Ihr Vorteil ist, dass sie nicht fusseln und somit keine Fremdkörper in die Wunde geraten. Die bessere Wahl sind Vliesstoffkompressen, da sie im Verhältnis zum Eigengewicht mehr Flüssigkeit aufnehmen als Mullkompressen. Wenn sterile Kompressen eine unversehrte Verpackung aufweisen, können sie ohne Bedenken auch eine Weile über das Verfallsdatum hinaus benutzt werden. Alumiumbedampfte Kompressen kleben weniger an nässenden Wunden.

Fixierbinden: Das sind elastische Binden zum Fixieren von Kompressen. Als Alternative dazu eignet sich ein Dreieckstuch.

Verbandsschere: Eine Verbandsschere ist geeignet, da sie im vorderen Bereich abgewinkelt und eine abgerundete Seite hat, damit man beim Schneiden des Verbandes die Wunde nicht berührt.

Schutzhandschuhe: Um sich oder andere bei Verletzungen vor Infektionen zu schützen, müssen bei der Behandlung Einmalhandschuhe getragen werden. Medizinische Einmalhandschuhe gibt es in verschiedenen Größen und unterschiedlichen Ausführungen: steril, unsteril, aus Latex, gepudert oder ungepudert etc. Sie sollten die Handschuhe im Erste-Hilfe-Set überprüfen und gegebenenfalls ersetzen. Es werden Handschuhe gemäß **DIN EN 455-1** und **DIN EN 455-2** benötigt.Die Handschuhe sind aus hochelastischen Vinyl; sie sind weich und geschmeidig, ihre Größe ist universell.

Sie erhalten die nichtsterilen Handschuhe häufig in Großgebinden von 100 bis 250 Stück.

Das erweiterte Erste-Hilfe-Set

Ab einem gewissen Verletzungsgrad kommen Sie mit dem Basis-Erste-Hilfe-Kit irgendwann an die Grenzen, denn es fehlen spezielle Hilfsmittel und medizinische Instrumente. Mit dem erweiterten Erste-Hilfe-Set jedoch sind Sie in der Lage, auch mittlere Verletzungen bzw. Wunden fachgerecht zu versorgen. Mit dem manuell bestückten

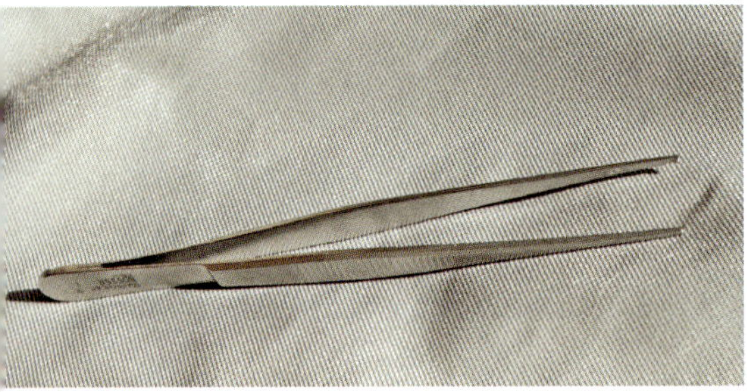

▶ Anatomische Pinzette

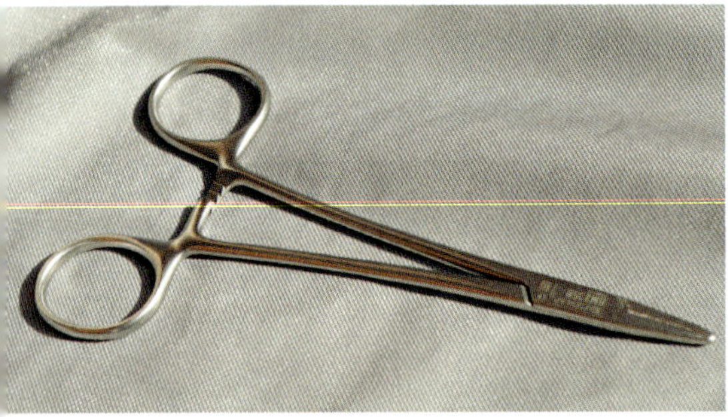

▶ Die Arterienklemme erfüllt auch als Nadelhalter ihren Zweck.

chirurgischen Zubehör ist es Ihnen sogar möglich, lokal zu betäuben und kleinere Operationen durchzuführen. **Es ergibt aber nur dann Sinn, das erweiterte Erste-Hilfe-Set mitzuführen, wenn Sie auch weitergehende medizinische Kenntnisse besitzen (z. B. als Erste-Hilfe-Sanitäter. Dieses Erste-Hilfe-Set sollte mit einem Arzt oder Apotheker abgestimmt werden).** Zudem kann das Set mit Medikamenten, die mit einem Apotheken abzustimmen sind, ergänzt werden.

Das erweiterte Erste-Hilfe-Set baut auf dem Inhalt des Basis-Erste-Hilfe-Sets auf und umfasst folgende Hilfsmittel und Instrumente:

Anatomische Pinzette: Einer der am häufigsten benötigten Ausrüstungsgegenstände im Erste-Hilfe-Set ist die Pinzette. Im Freien bleibt es zwangsläufig nicht aus, dass man sich einen Splitter beim Bearbeiten von Holz zuzieht oder an einer Dornenhecke hängenbleibt. Der Fremdkörper muss immer sofort entfernt werden, weil er sich schnell entzünden kann. Zwar befindet sich in jedem Schweizer Taschenmesser (Ihrem Backup-Messer) eine kleine Pinzette, jedoch ist eine anatomische Pinzette dieser weit überlegen. Anatomische Pinzetten beschädigen in der Handhabung keine Blutgefäße oder Nerven. Nachteilig beim Hantieren mit diesem medizinischen Instrument ist aber, dass Strukturen aus der Pinzette herausrutschen können, da das Profil der Spitze das gefasste Gewebe ab einem bestimmten Zug nicht mehr hält. Chirurgische Pinzetten dagegen können das Gewebe sicher halten; die Verletzungsgefahr hier ist aber größer, da die Greifbacken bei ihnen mit ineinanderliegenden Zähne ausgestattet sind, die auf die gegriffene Struktur zerstörend wirken können.

Nadelhalter: Dieses Instrument dient zum Halten der chirurgischen Nadel beim Vernähen von Wunden. Ohne Nadelhalter ist es je nach Haut äußerst schwierig und teilweise sogar unmöglich, diese mit Nadeln, die zwischen den Fingern gehalten werden, zu durchstoßen. Weil das Verletzungsrisiko des Operierenden und vor allem die Infektionsgefahr auch beim Hantieren ohne Nadelhalter viel größer ist, da beim bloßen Nähen mit den Händen die Nadel leichter den Operationshandschuh durchstechen kann, wird der Nadelhalter verwendet. Mit ihm kann die Nadel auch präziser und mit mehr Druck durch die Haut gestochen werden. Außerdem können die gewebeverschließenden Knoten (chirurgische Knoten) einfach und schnell mit dem Nadelhalter durchgeführt werden. Eine Arterienklemme kann auch als Nadelhalter zum Vernähen verwendet werden. Kleine, klaffende Wunden können auch mit Wundkleber versorgt werden. Hierzu sind allerdings Fachkenntnisse erforderlich.

Skalpell: Ein eitriges Furunkel oder Gewebe öffnet man mit einem Skalpell. Für den Gebrauch im erweiterten Erste-Hilfe-Set sind Einmalskalpelle die beste Wahl. Sie sind betreffend der Handhabung am einfachsten, da sie steril verpackt mitgeführt werden können und nach dem Eingriff einfach weggeworfen werden. Daher sind sie günstiger in der Anschaffung als die gleiche Ausführung als Mehrfachbesteck aus Edelstahl oder Titan. Einmalskalpelle sind für jegliche Outdoor-Operationen vollkommen ausreichend.

Chirurgische Operationsnadeln: Zum schnellen Verschließen von großen Wunden benötigt man chirurgische Operationsnadeln. Das sind halbrund gebogene Nadeln mit einem am Ende eingearbeiteten Faden,

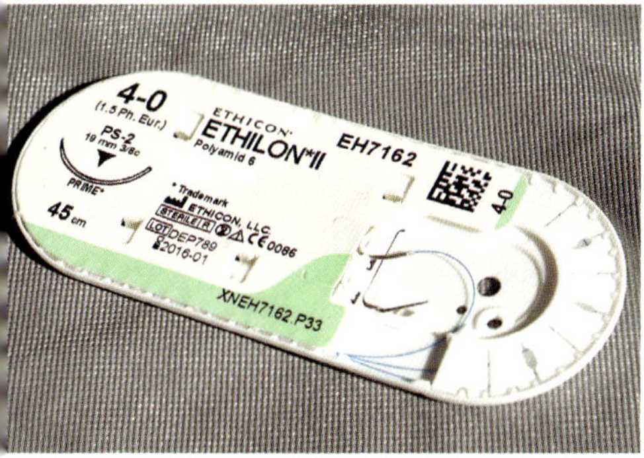

▸ Verpackung mit Angabe über Nadelgröße, Nadelspitzenform usw.

ohne störenden Übergang in die Nadel. Faden und Nadel bilden somit eine Einheit. Vorteilhaft ist hier, dass beim Durchstechen der Haut am durchgestochenen Loch keine weiteren Verletzungen zugefügt werden, der Stichkanal klein bleibt und man somit das Infektionsrisiko verringert. Besorgen Sie sich Nadeln mit einem dreieckigen Querschnitt an der Spitze, da die speziell für das Vernähen von Haut gefertigt werden. Im Handel sind Nadeln mit selbstauflösendem Faden (resorbierbar) oder einem Faden erhältlich, der nach gewisser Zeit gezogen werden muss (nicht resorbierbar). Die Chirurgen in meinem Netzwerk haben mir für das INCH-Gepäck die nicht resorbierbare Variante empfohlen. Die Bezeichnung „Monifil" oder „Polyfil" gibt Aufschluss über die Fadenoberfläche, Monofil lässt sich besser durchs Gewebe ziehen, muss aber mehrfach verknotet werden. Polyfil ist aufgrund der verflochtenen Struktur nicht so geschmeidig, hält aber bei Verknotung besser. Für INCH-Zwecke ist eine 3/8-Nadel (Nadelform) mit einem Fadendurchmesser von 2-0 oder 3-0 empfehlenswert.

In den für wenig Geld im Outdoor-Fachhandel erhältlichen OP-Bestecksets wird der Faden meist mit „Catgut" (Katzendarm) bezeichnet. In Wirklichkeit werden hierfür aber Schafsdärme verwendet. Wundern Sie sich darüber also nicht; dieser Faden kann natürlich auch verwendet werden.

Lokalanästhetika: Ein Lokalanästhetikum senkt das Schmerzempfinden des Verletzten an der injizierten Stelle auf der Haut oder unterbindet es vollkommen für die Dauer der Wirkung. An dieser Stelle können während der Wirkzeit dann Eingriffe wie

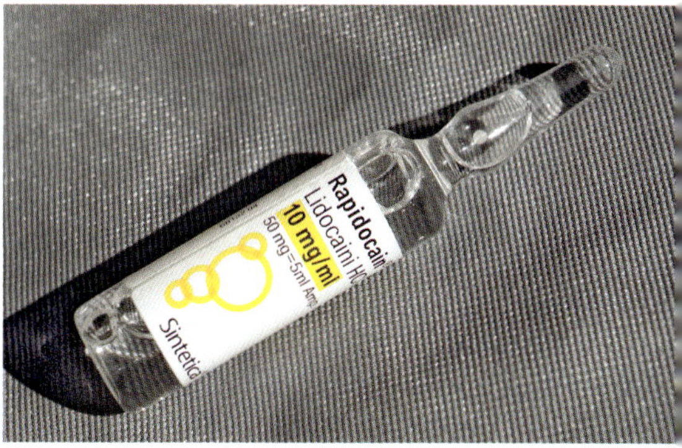

▸ Eine Ampulle mit Lidocain zur lokalen Anästhesie

zum Beispiel das Nähen einer Wunde ohne Schmerzen beim Verletzten stattfinden. Das Bewusstsein des Verletzten wird nicht getrübt und er kann das Geschehen unterstützen und mitverfolgen. Es sollten ca. 40 ml Lokalanästhetikum im INCH-Gepäck mitgeführt werden. Geeignet sind Ampullen mit Lidocain oder Mepivacain.

Einwegspritze mit Einwegkanüle: Die Spritze dient zum Einbringen des Anästhetikums in das Gewebe um die Wunde herum. Trotz des Begriffes „Einwegspritze" kann sie im Krisenfall mehrfach verwendet werden. Achten Sie darauf, dass Sie beim Injizieren den Kolben nach hinten ziehen und damit wieder Flüssigkeit in die Spritze hineinsaugen. Die Düse sollte auch niemals mit der Wunde oder Schmutz in Kontakt kommen.

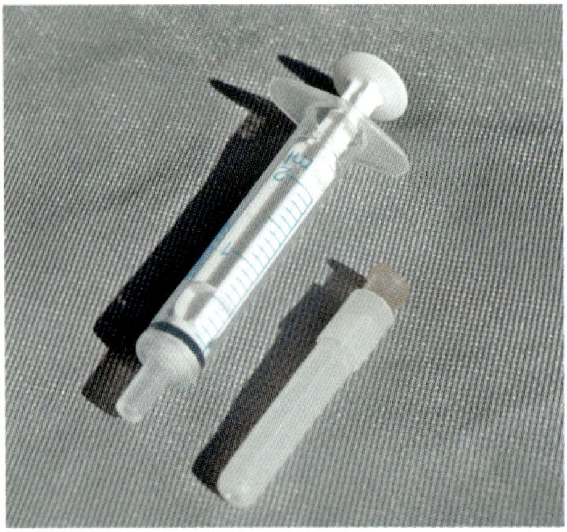

▶ Einwegspritze mit Einwegkanüle

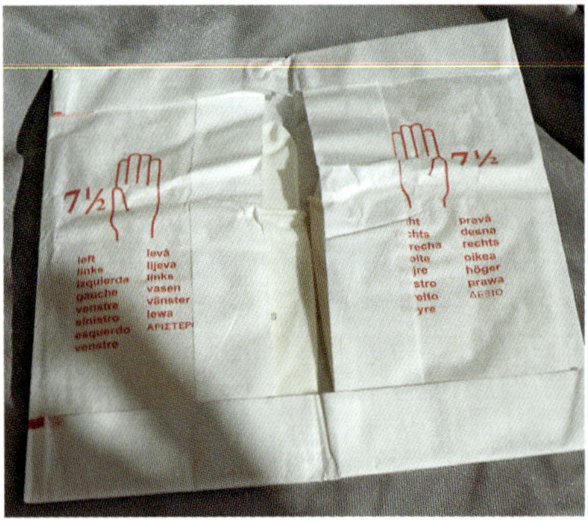

▶ OP-Handschuhe

Mir wurden bei Injektionen Kanüle in einer Größe von 0,45 x 12 mm (Farbcodierung: braun) empfohlen.

OP-Handschuhe haben eine bessere Passform als gängige medizinische Handschuhe. Sie sind durch eine spezielle Verpackung gegenüber den anderen Handschuhmodellen leichter zu entnehmen, ohne die Handschuhe dabei mit Keimen zu kontaminieren. Das medizinisch korrekte Anziehen der sterilen Handschuhe muss unbedingt zur Reduzierung des Verunreinigungsrisikos mit Keimen geübt werden. Hierfür gibt es eine spezielle Methode, die ich weiter hinten im Kapitel „Erweiterte Erste Hilfe" (→ S. 209–224) beschrieben habe.

Optionales Zubehör

Die Erste-Hilfe-Sets können außerdem mit folgendem Zubehör ergänzt werden, das nicht viel Platz im Gepäck beansprucht und kaum ins Gewicht fällt:

Medikamente: Für die Behandlung von Krankheiten, Verletzungen und zur Linderung von Schmerzen in einer Krise ist im Gepäck eine Grundausstattung von Antibiotika, starken Schmerzmitteln, Durchfallhemmern, Desinfektionslösungen sowie Kaliumjodid notwendig. Etliche dieser Medikamente sind aber verschreibungspflichtig und können „nicht einfach so" in der Apotheke erworben werden. Reden Sie deshalb mit einem Apotheker oder Arzt Ihres Vertrauens, was hier möglich ist und was nicht.

In den Notfallrucksack gehören weiter Ihre regelmäßig benötigten Medikamente, falls Sie chronisch krank sind (zum Beispiel Allergietabletten zur Vorbeugung, falls sie Allergiker sind). Auch die sollten in einer Menge mitgeführt bzw. im Krisengepäck verstaut werden, die für einige Zeit reicht. Auf allen Medikamenten finden Sie ein gesetzlich vorgeschriebenes Verfallsdatum. Oft liest man, dass man diese Präparate wegwerfen kann, in den meisten Fällen sind sie aber viel länger haltbar und büßen an Wirksamkeit nur geringfügig ein.

Verpacken Sie, wenn möglich, keine angebrochenen Medikamente im Notgepäck und lassen Sie Ihre Medikamente vakuumverschweißt, damit diese vor Nässe geschützt sind. Mit Blick auf die Medikamente sollten Sie weiter Folgendes beachten:

Verschreibungspflichtige Breitspektrumantibiotika wie zum Beispiel Ciprofloxacin oder Doxycyclin haben einen großen Anwendungsbereich. Bei Vorhandensein eines entsprechend empfindlichen Erregers (zum Beispiel bei Infektionen der Gallenwege, Atemwege, der Bauchhöhle und auch bei vielen anderen Infektionskrankheiten) können diese Breitspektrumantibiotika eingesetzt werden. Sie sind auch gegen Milzbrand (Anthrax) geeignet und sollten nicht zuletzt aufgrund der Gefahr terroristischer Anschläge berücksichtigt werden.

Manche Antibiotika können die **Wirksamkeit der empfängnisverhütenden Pille abschwächen**, daher sollten die Beipackzettel mit den **Neben- und Wechselwirkungen** intensiv studiert und mitgeführt werden. Mehrere Beipackzettel sollten auf ein DIN-A4-Blatt kopiert und dann mitgeführt werden. Beachten Sie, dass Antibiotika über den vorgeschriebenen Zeitraum zu sich genommen werden müssen, damit sie ihre volle Wirkung entfalten können.

Natürlich gehören auch Ihre **eigenen Medikamente des täglichen Bedarfs** in das Fluchtgepäck. Hier sollte eine ausreichende Menge mitgeführt werden. Schreiben Sie unbedingt die von Ihrem Arzt verschriebene Dosierung auf die Packung. Primäre Medikamente haben Vorrang.

Das im Nebennierenmark gebildete **Adrenalin** bewirkt unter anderem eine Steigerung der Herzfrequenz, Anstieg des Blutdrucks und Erweiterung der Bronchiolen. Es wird als Notfallmedikament bei Herzstillstand oder bei einem anaphylaktischen Schock eingesetzt. Diese Symptome müssen allerdings zuverlässig und fachgerecht diagnostiziert werden, bevor die Autoinjektion ausgeführt wird. Am besten wird es in einem Autoinjektor (zum Beispiel „Fastjekt“ oder „Jext“) mitgeführt. Somit kann das Adrenalin auch von ungeschulten Personen in richtiger Dosierung in einen Muskel gespritzt werden. Autoinjektoren sind in Deutschland rezeptpflichtig.

Für die Schmerzbekämpfung bei Sonnenstich, Zahnschmerzen, Kopfschmerzen oder bei Verletzungen sind **Schmerzmittel** wichtig. Hier sollten Präparate mit verschiedenen Wirkstoffen mitgeführt werden. Weitere wichtige Informationen zu Schmerzmitteln und ihrer Anwendung finden Sie im Kapitel „Erweiterte Erste-Hilfe“ unter „Schmerzmanagement“ (→ S. 224).

Kaliumiodid (Jodtabletten) wird in Tablettenform bei kerntechnischen Unfällen oder sonst, wenn Radioaktivität freigesetzt wird, spätestens 1–2 Stunden nach dem Unglück

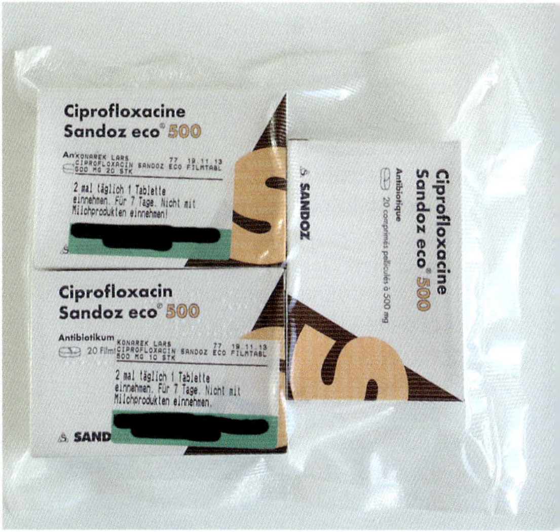

▶ Vakuumverschweißte Medikamente

eingenommen. Die durch das Kaliumiodid bewirkte Jodblockade führt zu einer Verminderung der Aufnahme radioaktiven Jods (131 I) in der Schilddrüse. Die Tabletten schützen nicht gegen andere radioaktive Substanzen und nicht gegen direkte Strahlung. Von Zivilschutzgruppen werden 65 mg-Tabletten Kaliumjodid („Lannacher“) bevorzugt. **Zur Warnung:** Die Tabletten stellen eine Belastung des Organismus dar und sollten deshalb ausschließlich bei radioaktivem Jod in der Luft oder in der Nahrung eingenommen werden. **Eine Einnahme ohne Gefahr einer Strahlenbelastung ist sinnlos und sogar schädlich!**

In Deutschland sind diese Medikamente in einer Apotheke nicht erhältlich; Sie können deshalb davon ausgehen, dass die Jodtabletten, die Ihnen angeboten werden, unterdosiert sind. Die notwendigen „Lannacher" Tabletten enthalten etwa die 1000-fache Dosis an Jod! Mögliche Bezugsquellen sind Schweizer oder österreichische Apotheken.

Elektrolyte: Bei Entgleisung des Wasser- und Mineralstoffhaushaltes in Folge von Durchfall oder extremster körperlicher Belastung werden die verlorenen Mineralstoffe mit einer Elektrolytlösung wieder zugeführt. So wird der Körper wieder mit Wasser versorgt und die Durchfalldauer verkürzt. Auch bei typischen Katastrophenkrankheiten, wie zum Beispiel Cholera, ist diese Lösung zur Wiederherstellung des Elektrolythaushaltes empfehlenswert.

Desinfektionslösung: Zur Wundbehandlung oder zur Desinfektion von Verletzungen und anderem mehr ist das Mitführen einer Desinfektionslösung empfehlenswert. Sie sollten ein Präparat mit Povidion-Jod, wie zum Beispiel Mercuchrom®-Jod-Lösung oder Betadine, wählen (außer Sie leiden an einer Jodallergie). Diese Lösung wirkt gegenüber alkoholischer Desinfektionslösung bakterizid, fungizid, sporizid und viruzid. Alkoholische Desinfektionslösungen dagegen töten Sporen und Viren nur teilweise ab. Die Jod-Lösung können Sie auch auf Schleimhäuten anwenden, Alkohol nicht.

Zeckenzange: Dieses Hilfsmittel unterstützt den Anwender zuverlässig beim Entfernen von Zecken. Die Zange ist ultraleicht und nimmt kaum Platz weg, so kann auch der Laie eine Zecke vollständig und sicher entfernen.

Atemschutzmasken

Halbmaske: Eine Atemschutzhalbmaske gemäß der Schutzklasse FFP3, Europäischer Norm EN 149, schützt vor dem Einatmen von schädlichen Mikroorganismen (Bakterien, Viren, Sporen, Pilze, radioaktivem Staub). So sind diese Masken bei Pandemiefällen (Grippe, SARS usw.), wo eine Ansteckungsgefahr durch Tröpfcheninfektion besteht, eine gute Wahl. Ein großer Nachteil

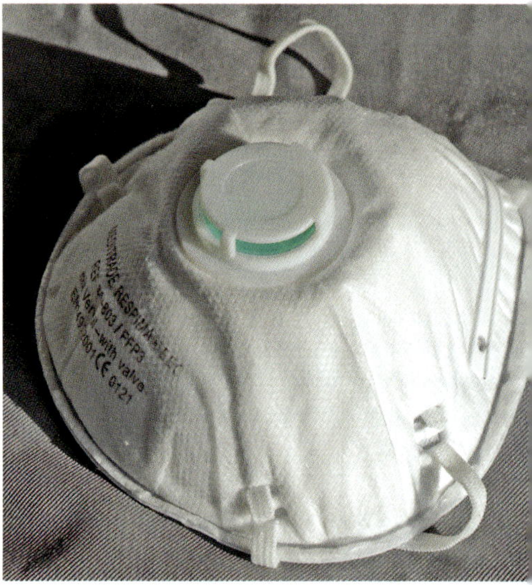

▸ FFP3-Halbmaske

dieser Masken ist die offene, ungeschützte Augenpartie.

Vollmaske: Diese Maskenart bedeckt das Gesicht vollständig und schützt gegenüber der Halbmaske auch die Augen. Meistens sind bei militärischen Masken zwei Gläser und bei zivilen Vollmasken ein Glas im Einsatz, durch die der Träger blickt. Masken mit zwei Gläsern sind stabiler, weil sich die Bruchfläche aufgrund der kleinen Glasgröße verringert. Ein großer Nachteil im Vergleich zu Masken mit einem großen Glas ist natürlich das eingeschränktere Sichtfeld.

Vollmasken filtern die eingeatmete Luft durch einen aufgeschraubten Filter, der sich bei Bedarf immer wieder durch einen neuen austauschen lässt. Die Nutzungsdauer der Filter ist abhängig vom Grad der Kontamination und davon, wie häufig der Träger atmet; natürlich spielt auch die Qualität des Filters eine Rolle. Vollmasken können ebenso wenig wie Halbmasken in Umgebungen verwendet werden, in denen kein Sauerstoff vorhanden ist. Sie filtern lediglich die Schadstoffe aus der Luft. Bei modernen militärischen Atemschutzvollmasken ist sogar eine Vorrichtung zum Anbringen eines Trinkschlauches vorhanden, womit selbst beim Tragen der Maske aus einer Feldflasche sicher getrunken werden kann, ohne sich zu kontaminieren.

Vollmasken haben beim längeren Tragen den Nachteil, das sich der Gesichtsschweiß aufgrund der Dichtheit der Maske am Kinn sammelt und sich so je nach Tragedauer einiges an Flüssigkeit in der Maske bilden kann. Das ist unangenehm, wenn man sich zum Beispiel nach vorn beugt oder mit der Maske hinlegt. Der Schweiß läuft dann in die Augen und brennt.

Dokumente und Verzeichnisse

Bei dem Inhalt des INCH-Gepäcks dürfen auf keinen Fall wichtige Dokumente und Verzeichnisse fehlen. Hier sollten Sie bei der Vorbereitung sehr sorgfältig sein. Diese Papiere sollten im Notfallgepäck unbedingt vor Feuchtigkeit oder anderen Einwirkungen geschützt sein.

Wasserfeste Dokumentenmappe

Um Ansprüche auf den eigenen Besitz oder sonstige Güter nach einer Katastrophe bei der Rückkehr abzusichern (Ihr Haus könnte zum Beispiel eingestürzt oder abgebrannt sein) oder um nachzuweisen, wer man ist, gehören unbedingt gute Farbkopien wichtiger Dokumente ins Gepäck. Nur so können Sie glaubhaft darstellen, was Ihnen gehört hat und welche Kompetenzen Sie besitzen. Seien Sie bitte bei Kopien von Urkunden vorsichtig, denn streng genommen begehen Sie dabei schon Urkundenfälschung (§ 267 StGB), wenn Sie diese vervielfältigen. Manche Kopien sind ohne amtliche Beglaubigung überdies nicht rechtssicher. Erkundigen Sie sich hier bei einem Anwalt.

Das sollte Ihre Dokumentenmappe beinhalten

- Geburtsurkunden
- Sparbücher
- Zeugnisse (Meisterbrief usw.)
- Inventarverzeichnis Haus/Wohnung
- Zahlungsbelege der Renten- und Wohngebäudeversicherung
- Rentenbescheide
- Wertpapiere
- Testament
- Den Personalausweis/Reisepass (gerade die Bewohner an der Schweizer Grenze, denn vielleicht müssen Sie durch die Schweiz) sollten Sie im Original zur Legitimation mitführen.

Adressverzeichnis

Verfassen Sie auf einem Blatt (zum Beispiel in DIN-A-5-Größe) eine Adressliste. Dort sollten Ihre Bekannten, Verwandten und Freunde mit Rufnummer, vollständiger Adresse usw. aufgeführt werden. Tragen Sie in diese Liste alle Personen ein, die Ihnen unter Umständen eine Zuflucht gewähren könnten, wenn Sie nicht mehr zu Ihrem Wohnort zurückkehren können. Viele Adressen hat man nicht im Kopf und sollten deshalb notiert werden. Eine Garantie ist das im Ernstfall natürlich nicht, aber dennoch sollten Sie sich die Arbeit machen. Haben Sie auch im benachbarten Ausland Kontakte? Dann gehören die auch auf die Liste. Vermerken Sie auf jeden Fall auch die jeweiligen Rufnummern darauf.

Bargeld

Grundsätzlich gilt im Katastrophenfall: Nur Bares ist Wahres! Dieser oft salopp dahingesagte Spruch dürfte sich in einer Krise als schonungslose Wahrheit herausstellen. In allen Kriegen und Katastrophen hat sich immer wieder gezeigt, dass Bargeld als **Tauschmittel** in vielen Fällen immer gut funktioniert. Daher sollten Sie immer eine gewisse Menge an Bargeld im Fluchtgepäck mitführen. Machen Sie aber nicht den Fehler, alles an einer Stelle (zum Beispiel in einer Seitentasche am Rucksack) aufzubewahren, sondern tragen Sie einen Teil des Geldes direkt am Körper und verstecken Sie den anderen Teil im Gepäck. Auf Münzgeld sollte dabei verzichtet werden, hat dieses doch eine eher geringe Wertschätzung. Scheine hingegen haben ein besseres „Image“; selbst dann, wenn der gleiche Wert in Münzen die gleiche Kaufkraft hätte. Verzichten Sie also auf Kleingeld und deponieren Sie etwa 500 Euro an Bargeld in Ihrem Fluchtgepäck. Wichtig ist dabei, das Geld nicht nur in großen Scheinen mitzuführen (also zum Beispiel 5 x 100 Euro), da Ihnen darauf kaum jemand etwas „rausgeben“ dürfte. Wohnen Sie in einer Grenzregion und das Nachbarland hat eine andere Währung, dann führen Sie auch noch einen Teil Bargeld in dieser Währung mit.

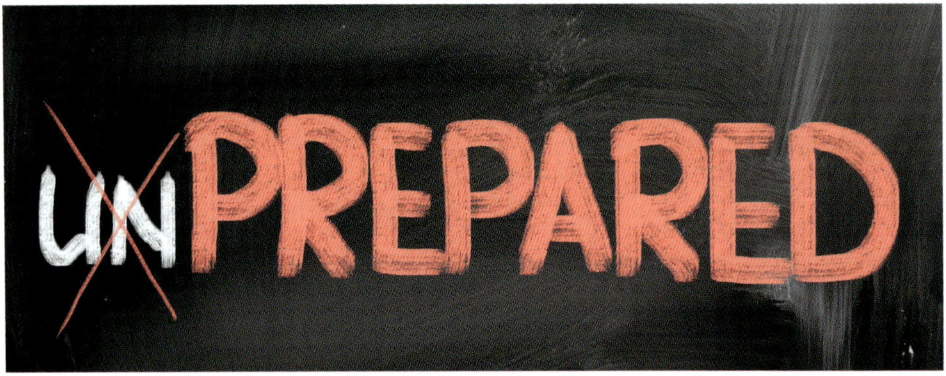

DAS SOLLTEN SIE BEACHTEN

- Es ist eigentlich selbstverständlich, kann aber nicht oft genug erwähnt werden: Hantieren Sie niemals mit Geld herum, wenn jemand zuschaut. Das kann Sie in große Gefahr bringen.

Mittel zur Selbstverteidigung

Schon im normalen Leben trifft man nicht nur auf gute, sondern mitunter auch auf Menschen, die Übles im Sinn haben. Das gilt erst recht in einer Katastrophensituation, in der gewisse zivilisatorische Hemmungen recht schnell fallen. Neid, Gier, Habsucht und destruktive Schübe können zu Gewaltausbrüchen führen. Dann benötigen Sie unter Umständen Hilfsmittel, die Ihre eigene Sicherheit verbessern oder sogar erst gewährleisten. Es gilt, Ihr Leben, Ihre Gesundheit und Ihre Ausrüstung (oder auch das Leben Mitbetroffener an Ihrer Seite) samt Proviant zu schützen. **Es können dabei Situationen auftreten, in denen bloße Händen nicht mehr ausreichen.** Sie müssen dann zur Waffe greifen. Die jetzt folgenden Erörterungen darüber, welche Waffen hier am effizientesten sind, sind **ausschließlich vor dem Hintergrund eines möglichen Ausnahmezustandes zu sehen.**

Messer

Der wohl effektivste Ausrüstungsgegenstand für die Selbstverteidigung in der Nahdistanz ist das Messer, dass Sie bei sich tragen. Das Messer ist die gefährlichste Nahkampfwaffe, da Angriffe mit dieser Waffe äußerst schwierig abzublocken sind. Zudem kann das Messer verdeckt getragen (gehalten) werden, ohne dass es dem Gegenüber auffällt. Das von mir beschriebene Messer im Kapitel „Werkzeuge“ ist ein für Messerkampfzwecke sehr gut geeignetes Messer. Es erweckt auch nicht den Anschein eines Kampfmessers, ist aber genauso effektiv. Wie man sich selbst verteidigt, erfahren Sie im Kapitel „Selbstverteidigung", → S. 170–184.

Spaten

Vgl. Sie hierzu das Kapitel „Selbstverteidigung", → S. 170–184.

Taschenlampe

Mit einer Taschenlampe können Sie bei den meisten Modellen hervorragend mit dem Endstück schlagen. Taktische Lampen verfügen am Lampenboden über eine Riffellung, die die Taschenlampe als effektives Schlagwerkzeug verstärkt. Ein Treffer auf den Schädel verursacht schwere Verletzungen der Schädeldecke.

Schusswaffen

Eine Verbesserung Ihrer Selbstverteidigungsfähigkeiten erreichen Sie mit einer Schusswaffe, die Sie auch unter Stress beherrschen sollten. Folgende Optionen stehen Ihnen zur Verfügung:

Schreckschusswaffen, die zum Verschießen von Kartuschen- oder Reizgasmunition verwendet werden, sehen täuschend echt aus. Schreckschussmunition erzeugt einen lauten Knall, hat sonst jedoch keine Wirkung. Wird Reizgasmunition abgefeuert, kann ein Gegner eine Zeitlang kampfunfähig gemacht werden. In manchen Fällen kann es zu schweren Verletzungen bis hin zum Tod des Gegners kommen; so wenn zum Beispiel die Mündung direkt auf dem Kopf oder Hals aufgesetzt wird. Durch die austretenden Gase werden das Gewebe und in manchen Fällen sogar Knochen durchdrungen, es entstehen zum Teil **schwere Verbrennungen** und die Wunden heilen sehr schlecht. Wird aus nächster Nähe (bis 3 m Entfernung) Reizgas auf die Augen abgefeuert, führt das in der Regel zur Erblindung des Gegners. Schreckschusswaffen können in Deutschland ab 18 Jahren frei erworben werden; für das Führen dieser Waffen benötigt man allerdings eine behördliche Erlaubnis. Ich persönlich rate von Schreckschusswaffen ab (vgl. hierzu Literaturhinweis 12, → S. 231).

Scharfe Waffen gehören zu den stärksten Selbstverteidigungswaffen. Wenn Sie legal eine Waffe besitzen, führen Sie diese zum Selbstschutz auch mit. Ich empfehle, die Waffe immer verdeckt zu tragen, um Sie nicht unnötig in Gefahr zu bringen. Berücksichtigen Sie beim Packen des Notgepäcks Ersatzmunition und Waffenpflegemittel.

Da in Deutschland spezielle Kurse für defensives Verteidigungsschießen verboten sind, bietet sich zum Beispiel ein **Schützenverein** an, in dem Sie praktische Erfahrungen sammeln können. Hier erlernen Sie allerdings nur das Schießen auf statische Ziele. Eine Ausnahme ist das „praktische" oder „dynamische Bewegungsschießen" nach den IPSC-Richtlinien (International Practical Shooting Confederation). Näheres hierzu erfahren Sie beim Bund Deutscher Sportschützen (BDS). Viele Sportschützen haben im Übrigen eine gute Waffenkenntnis und beherrschen die Grundlagen des Schießens gut. Hiervon können Sie profitieren.

Nochmals zur Deutlichkeit: Derartige Waffen sollten immer nur zur Selbstverteidigung in Extremsituationen, wie sie bei Katastrophen auftreten können, eingesetzt werden.

Armbrust und Bogen

Bögen und Armbrüste können legal erworben werden und sind nach dem deutschen Waffengesetz (noch) nicht erwerbsscheinpflichtig. Ich persönlich würde keinen Bogen oder eine Armbrust mitführen; letztlich muss das aber jeder für sich selbst entscheiden. Wer sich einen Bogen zulegen möchte, sollte wissen, dass das Bogenschießen nicht leicht ist und regelmäßig trainiert werden sollte, um die richtige Technik zu erlernen. Es gibt in manchen Bogenschulen interessante 3D-Parcours, wo man mit Pfeilen auf Tierattrappen aus Gummi schießen kann.

Armbrüste taugen im Ernstfall erst ab der Preisklasse 500 Euro etwas, bei den

Billigausführungen darunter können die Wurfarme brechen oder die Sehne kann reißen. Mit einer Armbrust kann, wenn man ein Zielfernrohr darauf montiert, auf eine Entfernung von bis zu 100 m oder mehr gezielt geschossen werden. Da Armbrüste aber sperrig und schwer sind und immer Werkzeug zum Nachstellen der eingebauten Schrauben benötigt wird, weil sich diese nach einigen Schüssen immer wieder lösen, muss man sich ernsthaft fragen, ob das Mitführen einer derartigen Waffe Sinn ergibt.

Kubotan

Mittlerweile wird dieser kleine Stab, in der Regel aus Alu oder Holz gefertigt, am Schlüsselanhänger befestigt mitgetragen. Er wird als Schlagwaffe genutzt und darf in Deutschland frei erworben und geführt werden. Der Kubotan eignet sich meiner Meinung nach nur sehr begrenzt zur Selbstverteidigung; ein stabiler Kugelschreiber würde diese Zweck ebenso erfüllen.

Pfefferspray

Ein gutes Mittel zur Selbstverteidigung ist zweifelsohne der Pfefferspray, den Sie im Notgepäck mitführen sollten. Es wirkt gegen Menschen und Hunde und kann problemlos erworben werden. Der Chilliextrakt **Oleoresin capsicum** (OC) wirkt effektiv und macht den Gegner zeitweise kampfunfähig, da die Augenlider anschwellen und geschlossen bleiben, das Einatmen zu Atemnot führt

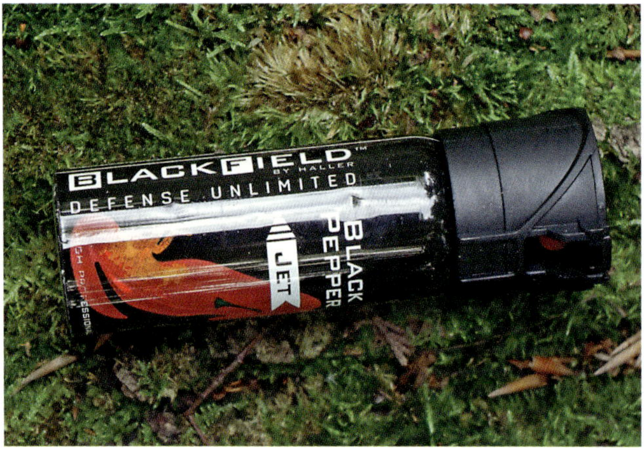

▶ Pfefferspray zur Selbstverteidigung

und die kontaminierte Haut „brennt". Das Spray wird mit einer Sprühdose als Sprühnebel versprüht oder als Strahl verspritzt. Die Reichweite beträgt etwa 1–5 m. Für die Anwendung gilt: Pfefferspray lebt von der Überraschung. Es sollte also auf keinen Fall vor einem Konflikt für den Gegner sichtbar sein!

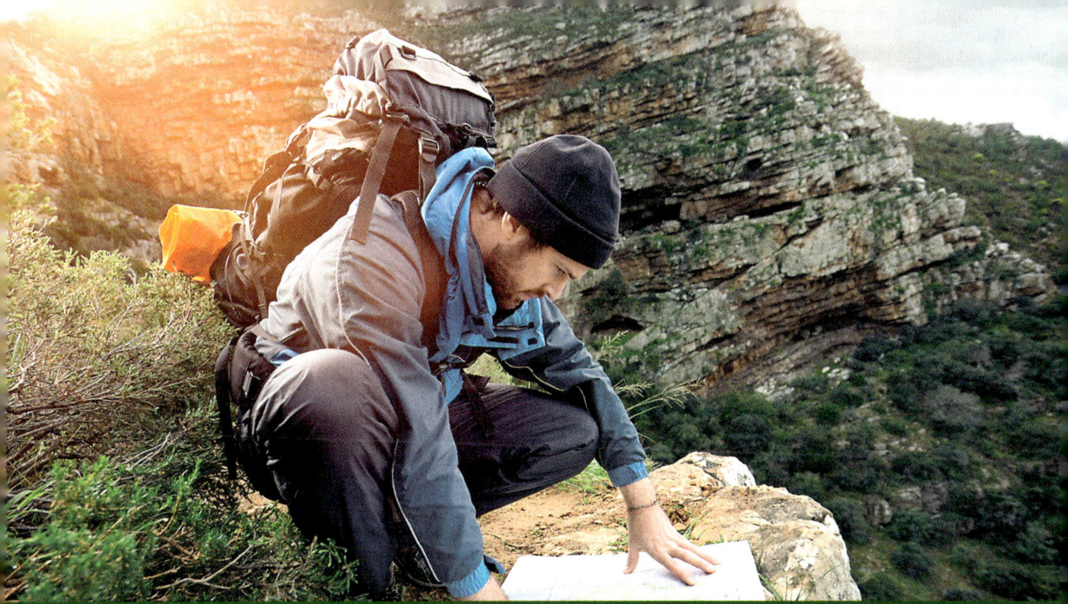

Teil 2: Überleben im Freien

Der erste Teil dieses Buches drehte sich um die Ausrüstung, im zweiten Teil sollen die Tipps und Tricks im Blickpunkt stehen, mit denen Sie überleben können, wenn ein Teil Ihrer Ausrüstung verloren gegangen ist oder beschädigt wurde. Dabei wird auch auf die **Tricks der Spezialeinheiten** eingegangen und wie Sie mit Zivilisationsmüll einen Ausrüstungsgegenstand improvisieren können.

Die Kälte als Hauptproblem

Eines der größten Probleme beim Überleben im Freien ist zweifelsohne die Kälte. Sie kann an Ihrem Körper schwere Verletzungen verursachen oder auch zum Tod führen, wenn Sie sich nicht davor schützen. In Deutschland gibt es grob gesprochen nur drei Monate, in denen es nachts so warm ist, dass man ohne Ausrüstung keinen gesundheitlichen Schaden nimmt. Das ist der Juni, Juli und der August. Fällt in diese Periode aber eine Schlechtwetterfront, bei der es nicht wärmer als 15 °C wird oder fällt die Temperatur vereinzelt (das kommt im Sommer immer wieder vor) sogar auf unter 10 °C, wird es womöglich lebensbedrohlich für Sie, wenn Sie sich draußen befinden und Ausrüstungsteile verloren haben. Niedrige Temperaturen bedeuten höchste Lebensgefahr, wenn der Körper auskühlt und dem nicht entgegengewirkt wird. Wenn man sich die restlichen Monate des Jahres aus temperaturseitiger Sicht im Kopf ausmalt, wird man verstehen, wie schwer es ist, im Herbst, Winter und Frühling draußen zu bestehen. Es ist also äußerst wichtig, dass Ihr Körper immer warm bleibt. **Kälte ist** nämlich **eine sehr große, latente Gefahr, die oft unterschätzt wird.** Wenn Sie mit Ihrem Gepäck unterwegs sind und eine angenehme „Betriebstemperatur" erreicht haben, empfinden Sie die Kälte nicht unbedingt als unangenehm. Legen Sie dann jedoch eine kurze Pause ein, merken Sie schnell, wie die Kälte in jede Ritze Ihrer Bekleidung kriecht und Sie zu frösteln beginnen. Häufig merkt man die Kälte am Abend, vor allem nach langen Tagen. Wenn Sie müde sind, spüren Sie sie noch mehr und noch schneller. Problematisch wird die Kälte weiter, wenn die Faktoren Wind und Nässe dazukommen. Diese beiden Einflüsse können die Isolierfähigkeit Ihrer Bekleidung enorm herabsetzen.

Unterkühlung (Hypothermie)

Jedes Jahr kommen in Deutschland Menschen durch Unterkühlung ums Leben. Bei einer Unterkühlung verringert sich die Körpertemperatur durch äußere Einflüsse (Witterung, Nässe, Wind usw.) bei nicht ausreichender oder trockener Bekleidung im schlimmsten Fall so stark, dass der Mensch nicht mehr handlungsfähig ist. Nach dem Zittern vor Kälte kommt dann die berüchtigte „Kälteidiotie" (Wahnvorstellungen) ins Spiel, die für Sie schlagartig lebensbedrohlich werden kann. Reaktion und Bewusstsein werden so stark eingeschränkt, dass Sie nicht mehr imstande sind, vernünftige Entscheidungen zu treffen. **Die „Kälteidiotie" gaukelt einem Wärme vor; man fühlt sich wohl, obwohl man stark am frieren ist.** Das kann soweit führen, dass man die Bekleidung auszieht („paradoxes Entkleiden"). Dagegen kann man sich nicht wehren, weil man quasi willenlos wie unter Drogen handelt. Auch Halluzinationen können auftreten oder **Kurzschlusshandlungen** mit fatalen Folgen durchgeführt werden. Die Folge ist Bewusstlosigkeit, die ohne Hilfe bis zum Tod führen kann. Die Unterkühlungsstadien gehen oft nahtlos ineinander über; es gibt nicht immer eine klare Abgrenzung. Sie sollten auf die Signale des Körpers achten und spätestens im ersten Stadium (Zittern) umgehend Abhilfe, zum Beispiel in Form von Aufwärmübungen, schaffen.

Erfrierungen

In Verbindung mit der Unterkühlung können Erfrierungen auftreten. Hierbei wird das Hautgewebe durch Kälteeinwirkung punktuell geschädigt. Die Unterkühlung geht den Erfrierungen meistens voran und begünstigt sie. Typische Körperteile für Erfrierungen sind die Extremitäten, also Nase, Ohren, Lippen, Zehen und Finger. Die Haut verfärbt sich an der betroffenen Stelle schwarz und das Gewebe stirbt ab (Nekrose). Je nach Auftreten der Nekrose muss der betroffene Körperteil unter Umständen amputiert werden, was im Freien der denkbar schlechteste Fall für Sie wäre. Sobald man die Symptome für das erste Erfrierungsstadium feststellt, muss unmittelbar mit der Aufwärmung des betroffenen Körperteils begonnen werden. Rauchen und Diabetes fördern im Übrigen das Erfrierungsrisiko.

Die Symptome und die Behandlungsmöglichkeiten der Unterkühlung und Erfrierungen finden Sie im Kapitel „Erweiterte Erste-Hilfe-Maßnahmen", → S. 209–224.

Die Kleidung aufwerten

Wenn die Bekleidung aus wärmeisoliertechnischer Sicht an ihr Limit kommt, müssen Sie nachhelfen und diese aufwerten. Das kann zum Beispiel der Fall sein, wenn die Bekleidung nass geworden ist oder die Temperaturen tiefer fallen, als es für die Bekleidung ausgelegt ist. Im Übrigen kann auch Hungern Frieren begünstigen, weil der Körper keine Energie zugeführt bekommt, die er verbrennen kann. Folgende Maßnahmen sind möglich:

Bekleidung befüllen: Ein effektives „Upgrade" der Bekleidung erreichen Sie, indem Sie zusätzliches Füllmaterial zwischen Ihrem Körper und der Bekleidung bringen. Somit wird die Isolierwirkung des Textils deutlich verbessert. Schneiden Sie aus Zivilisationsmüll, den Sie im Wald finden (Tüten, Plastikplanen usw.), oder aus Ihrem mitgeführten Müllsack mit dem Messer dünne Streifen und polstern Sie damit Ihre Kleidung aus. Das führt zu der Bildung von isolierenden Luftschichten und verbessert die Isolierwirkung. Das Verfahren ist jedoch aufwändig; planen Sie also entsprechend Zeit ein.

Füllmaterialien können Sie auch aus der Natur beziehen (zum Beispiel trockenes Laub usw.): Diese und andere Methoden,

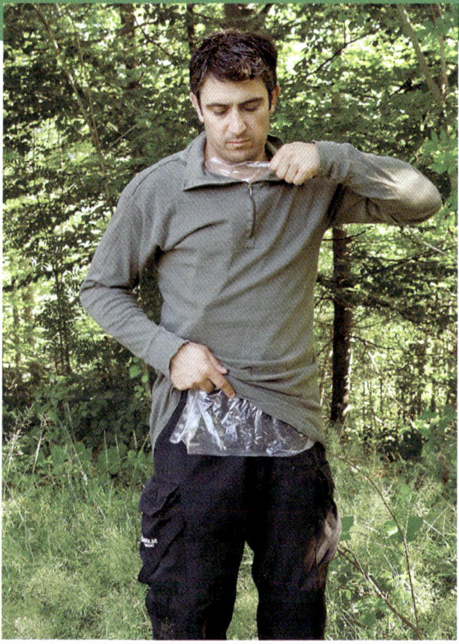

▶ Windstopper aus Resten einer Folie

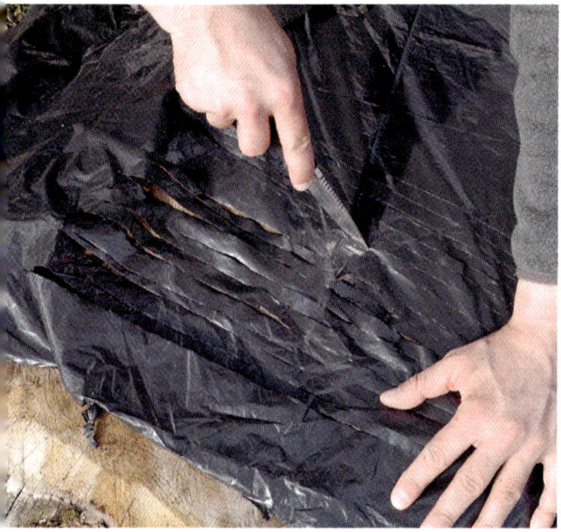

▶ Streifen aus einem Müllsack, mit denen die Bekleidung ausgepolstert wird

bei denen ausschließlich natürliche Materialien zur Anwendung kommen, werden im Survival-Ratgeber „**Überleben in der Natur**" (Graz 2013, 2. Auflage 2014) ausführlich beschrieben.

Windstopper: Ein improvisierter Windstopper kann ebenfalls aus Zivilisationsmüll hergestellt werden. Dazu nimmt man Teile von Tüten, Folien oder Planen und steckt diese flach und am Stück zwischen die Ober- und Mittelschicht der Bekleidung.

Fertigung eines Netzhemdes: Wenn Sie ein etwa 3–5 mm dickes Kernmantelseil wie zum Beispiel Paracord (→ Kapitel „Werkzeuge", S. 79–83) mitführen, können Sie hieraus bei Bedarf ein Netzhemd fertigen. Dieses Produkt schafft zusätzliche Luftpolster zwischen dem Träger und der ersten Bekleidungsschicht, in denen sich die warme Luft halten kann, da das Textil nicht direkt auf der Haut aufliegt. Für die Herstellung braucht man ca. 2–3 Stunden; eine geübte Person schafft es in 1–2 Stunden. Das Netzhemd kann mit 30 m Paracord am Stück (1 Packung, 100 ft [Feet]) und einem Messer zum Zerschneiden hergestellt werden. Mit einem Feuerzeug können dann noch die abstehenden Fransen an den Schnurenden weggeflammt werden.

Wenn man das Netzhemd nicht mehr braucht, kann es, indem Sie zum Beispiel Äste oder anderes hineinstecken, auch gut zu Tarnzwecken verwendet werden.

Die Notheizung

Diese simple, aber effektive Methode zum Aufwärmen des Körpers ist einfach herzustellen und erfordert kaum Rohstoffe. Ihr Funktionsprinzip ist denkbar einfach: Eine entzündete Wärmequelle erzeugt unter Ihnen die notwendige Hitze und eine Schutzabdeckung hält die dadurch entstehende warme Umgebungsluft um Ihren Körper herum, sodass sich diese nicht verflüchtigen kann. Für die Anwendung der Notheizung hockt man sich auf den Boden oder auf einen Stein, entzündet die Wärmequelle und legt sie unmittelbar vor sich. Als Wärmequelle kann eine brennende Kerze, ein Teelicht, eine Esbit-Brenntablette, ein Stück Glut oder ein glimmender Zunderschwammpilz (der wärmt für mehrere Stunden, da er langsam verglimmt) verwendet werden. Dann wirft man ein Poncho oder eine Folie mit einem ausgeschnittenen Loch

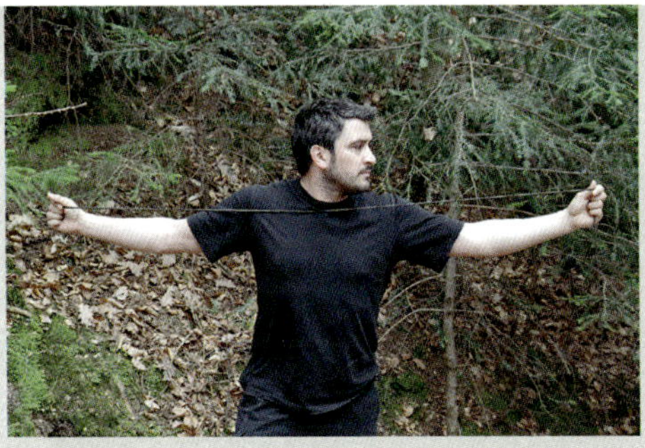

▶ **Fertigung eines Netzhemdes:** Paracord auf mehrere gleich lange Stücke schneiden

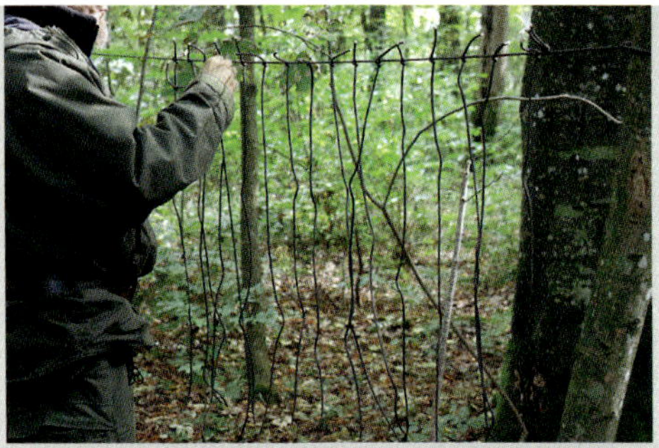

▶ Abgelängte Stücke an einer Leine aufhängen

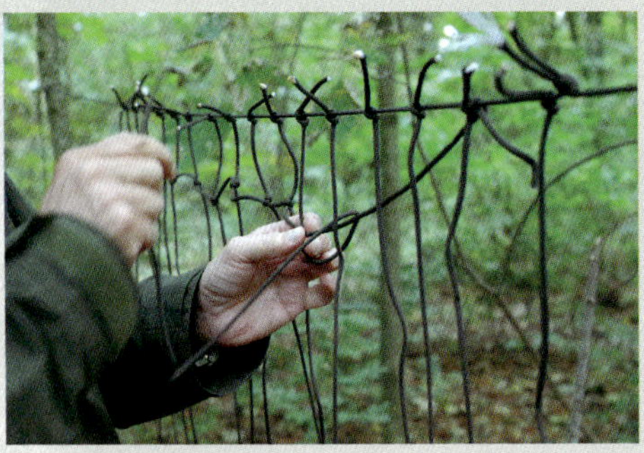

▶ Querseile einarbeiten, damit eine Gittermusterstruktur entsteht

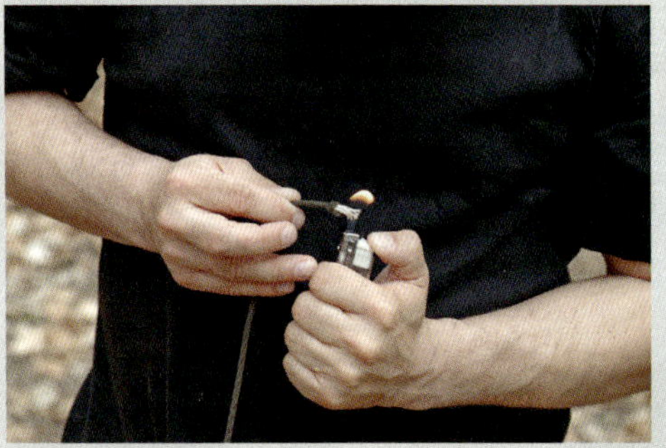

▶ Abflämmen der Franseln mit einem Feuerzeug

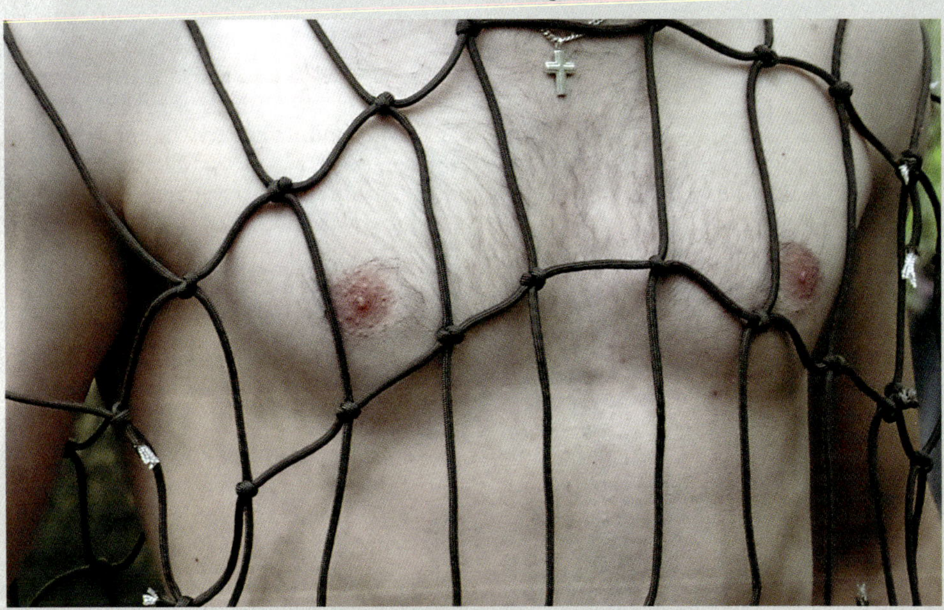

▶ Fertiges Netzhemd zum direkten Tragen auf der Haut

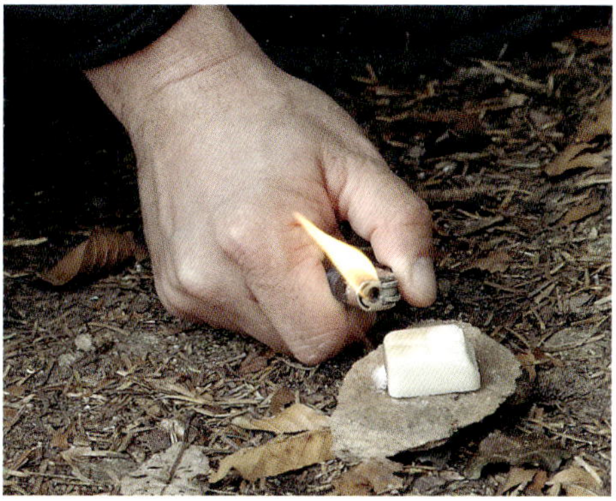

▶ **Notheizung:** Brenntablette mit einem Feuerzeug entzünden und auf Unterlage legen

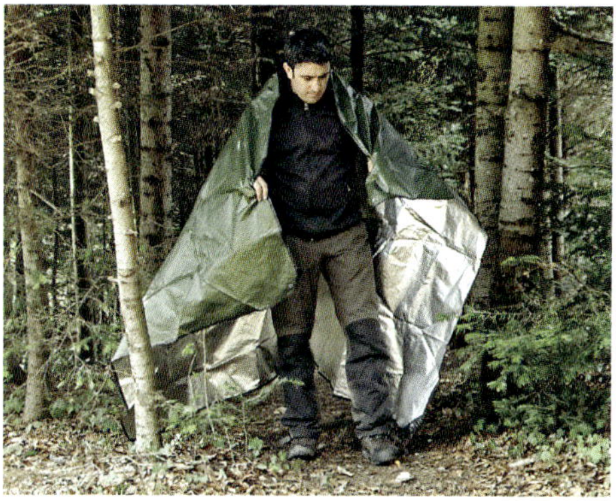

▶ Decke oder Poncho überwerfen

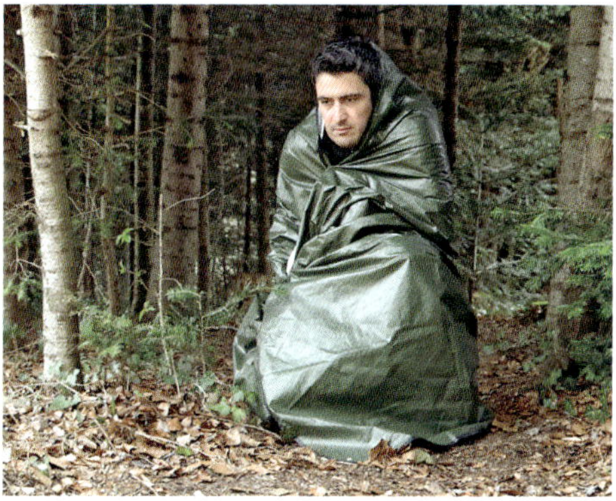

▶ Über das Brennmedium hocken und die Rettungsdecke fest verschließen

für den Kopf über sich und achtet darauf, dass es nicht anbrennt.

Schon nach kurzer Zeit macht sich eine angenehme Wärme bemerkbar. Für die Zeit der Brenndauer der Wärmequelle kann man an dieser Stelle verbleiben. Auch an sehr kalten Tagen im zweistelligen Minusbereich erfüllt die Notheizung ihre Funktion und spendet lebensnotwendige Wärme.

DAS SOLLTEN SIE BEACHTEN

▶ Achten Sie unbedingt darauf, dass Ihre Ausrüstung durch ein Übergreifen der Wärmequelle nicht verbrennt. Weiter ist wichtig, dass der Kopf immer aus der Umhüllung herausschaut; ansonsten droht eine **lebensbedrohliche Kohlenmonoxidvergiftung!**

Die Kälteschutzhaltung

Die Kälteschutzhaltung ist eine Schutzhaltung, bei der Sie die Körperwärme so lange wie möglich zum Überleben in Ihrem Körper speichern.

Dazu hockt man sich auf den Boden und presst beide Knie fest aneinander, sodass beide Oberschenkel sich durchgehend berühren. Nun nimmt man das Kinn auf die Brust, zieht die Schultern hoch, legt die Unterarme übereinander parallel auf den Oberkörper und legt die Hände in die Achseln. Alle 20 Sekunden etwa spannt man alle Muskeln kurz und kräftig an (vom Kaumuskel bis zum kleinen Zeh) und lässt dann wieder locker. Mit dieser Muskelkontraktion wird im Körper Wärme erzeugt.

Die Kälteschutzhaltung schützt je nach Kältegrad nur begrenzte Zeit und **verzögert die Unterkühlung lediglich**. Sie ist nur für den absoluten Notfall gedacht, wenn keine anderen Möglichkeiten der Wärmehaltung oder Wärmequellen zur Verfügung stehen. Bei der Kälteschutzhaltung in der Hocke muss man auch nach 10–15 Minuten immer wieder aufstehen, da sonst die Gelenke „einrosten" und man nicht mehr hochkommt.

Eine Variante ist die Kälteschutzhaltung im Liegen. Diese kann auf einer isolierenden Unterlage auf dem Boden im Liegen durchgeführt werden. Hierbei nimmt man die gleiche Haltung an, liegt aber auf der Seite.

Auch dabei werden die Muskeln alle 20 Sekunden angespannt. Diese Haltung ist auch empfehlenswert im Schlafsack, wenn dieser nicht ausreichend Körperwärme isoliert.

Bitte berücksichtigen Sie, dass die Kälteschutzhaltung natürlich auch irgendwann an Ihre Grenzen kommt. Es ist immer sinnvoll, verschiedene Maßnahmen zum Schutz vor Kälte zu treffen.

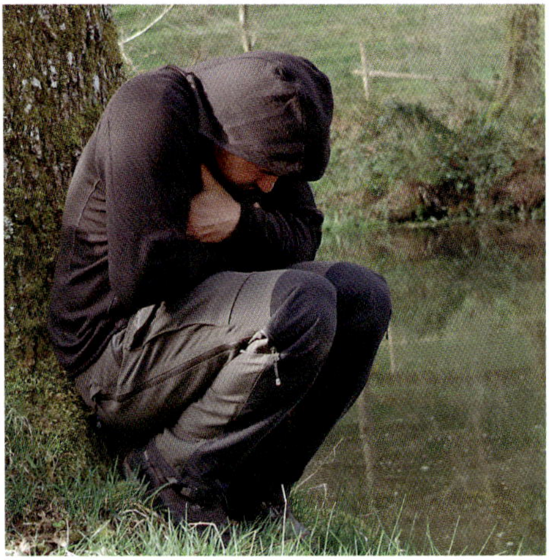

▶ Kälteschutzhaltung

Eine Wärmflasche improvisieren

Wenn es um das nackte Überleben geht, müssen Sie improvisieren, um Dinge, die Ihnen nicht zur Verfügung stehen, zu ersetzen. Eine Wärmflasche zum Beispiel kann man mit einer Trinkflasche aus dem INCH-Gepäck improvisieren, indem man heißes Wasser einfüllt und diese dann in einen Pullover oder einen Stoff, den man nicht benötigt, einwickelt. Somit bleibt die Wärme länger erhalten. Das kann auch eine Schlafsackhülle, gefüllt mit trockenem Laub sein. Trockenes Laub finden Sie auf dem Waldboden oder im Winter an jungen Trieben von Buche oder Eiche.

Die improvisierte Bettflasche kann auch in den Schlafsack gelegt werden, um diesen vorzuwärmen oder um das Frieren in be-

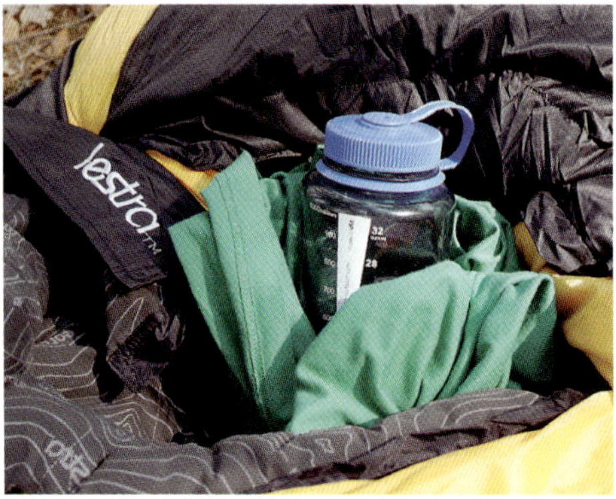

▶ Improvisierte Bettflasche mit Schlafsackhülle und mit heißem Wasser gefüllte Trinkflasche

sonders kalten Nächten zu vermindern, falls der Schlafsack nicht genügend isoliert ist.

Ein Feuer entfachen

Selbst mit der besten High-Tech-Ausrüstung werden Sie irgendwann an den Punkt kommen, am dem Sie ein Feuer benötigen. Das kann der Fall sein, wenn Ihre Brennstoffreserven für Kocher und Co. zur Neige gegangen sind oder Ihre Kochmöglichkeit beschädigt wird. Es kann aber auch sein, dass Sie das Feuer aufgrund des Verlustes von wichtigen, überlebensnotwendigen Ausrüstungsgegenständen entfachen müssen, um zu überleben.

In Ihrer Ausrüstung finden sich vielerlei Hilfsmittel, die Ihnen das Anzünden eines Feuers erleichtern oder erst möglich machen. Anzündmaterialien sind leicht entflammbare Gegenstände, die eine kurze Zeit brennen, um damit ein Feuer entfachen zu können. Je besser Ihre Anzündmaterialien sind, desto größer ist die Chance, dass Sie ein Feuer entfachen können. Das brennende Anzündmaterial wird nun unter das Zundermaterial (dünne, trockene Äste usw.) gelegt, sodass es dieses entzünden kann. Folgende Materialien eignen sich als Anzündmaterial:

Tampons oder Wattepads: Diese gepressten Wattebäusche haben sich als Anzünd-

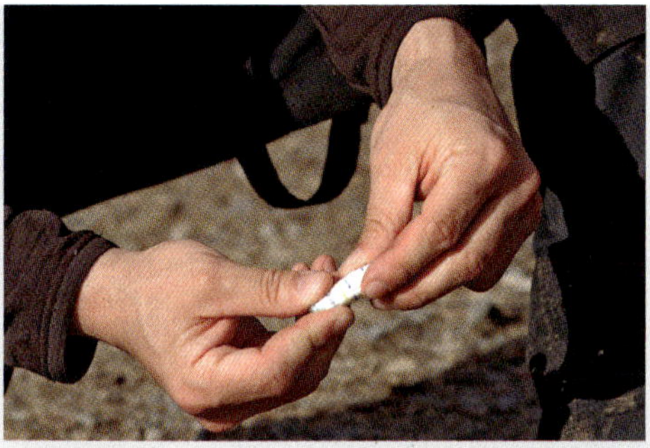

▶ Tampon aus der Verpackung entfernen

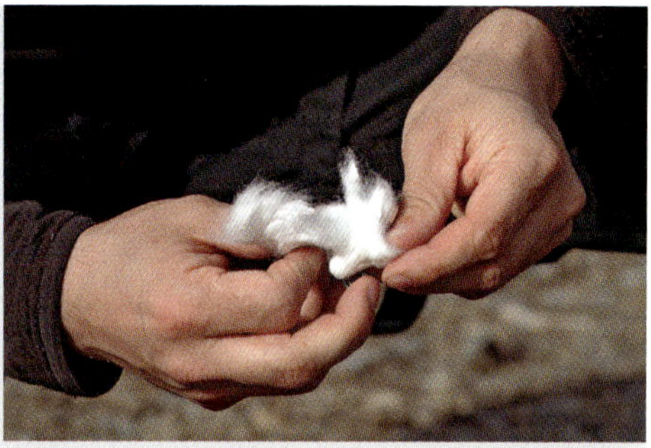

▶ Tampon zerflusen

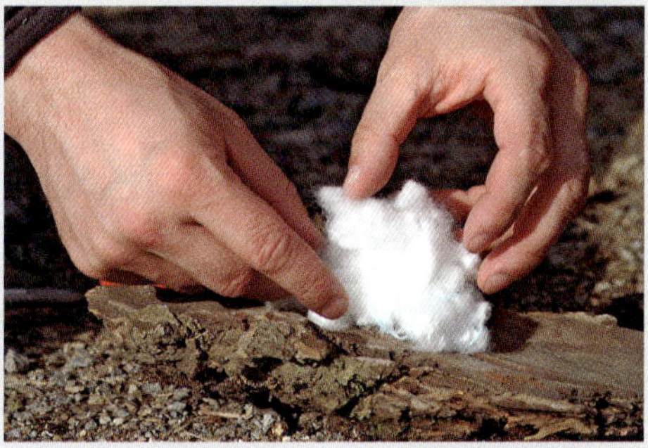

▶ Tampon auf trockene Unterlage legen

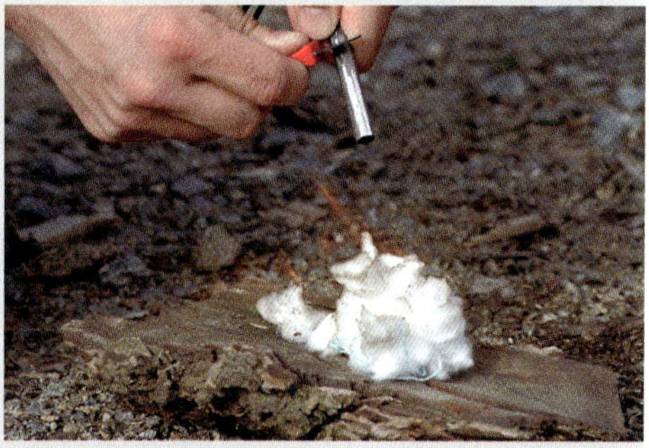

▶ Tampon entzünden

material bewährt. Der Einsatz ist denkbar einfach: Entnehmen Sie den Tampon aus der Verpackung und zerrupfen Sie diesen dann mit Ihren Fingern in einem Wattebausch. Es ist wichtig, dass in diesem Bausch kaum mehr verdichtete Stellen vorhanden sind. Geben Sie sich Mühe, denn je besser Sie den Tampon zerrupfen, desto leichter fängt dieser einen Funken auf oder lässt sich besser entzünden und brennt. Vermeiden Sie es, den Tampon ohne trockene Unterlage auf den Boden zu legen, da er die Feuchtigkeit sofort aufsaugt und dann so lange unbrauchbar ist, bis er wieder trocken ist. Nun können Sie mit Ihrem Feuerstarter oder einem Feuerzeug den Tampon entzünden.

Das gleiche Verfahren funktioniert mit Wattepads, die auch zu einem Wattebausch zerrupft werden können.

Möchten Sie einen wasserfesten Tamponanzünder herstellen, müssen Sie einfach die mitgeführte Vaseline aus Ihrem Necessaire auf den Tampon schmieren (eine kleine Menge genügt). Hiermit kann der Tampon auch im feuchten/nassen Zustand entzündet werden.

Knicklichter (Leuchtstäbe): Diese Notleuchtmittel eignen sich ideal als Anzündmaterial. Gießen Sie dazu die Flüssigkeit auf ein Trägermaterial (Tempotaschentuch, wollige Samen von abgestorbenen Pflanzen usw.) und entzünden Sie es. Das Trägermaterial sollte auch brennbar sein, muss aber nicht die Charakteristik eines Anzündmaterials erfüllen. Wenn Sie ein Knicklicht nach dem Gebrauch aufsägen, können Sie die Flüssigkeit auf einem Anzündmaterial verteilen. Wenn Sie das dann anzünden, brennt das Material 3–5 Mal so lange, als wenn sie es so entzündet hätten.

Seien Sie vorsichtig, denn manche Knicklichter verursachen Hautreizungen, wenn die Flüssigkeit auf die Haut gelangt. Keine Sorge: Die Flüssigkeit ist nicht, wie so oft

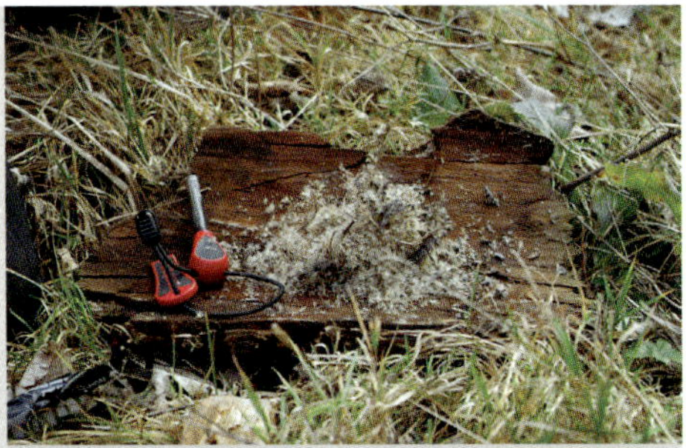

Knicklichter als Anzünder: Trägermaterial auf trockener Unterlage auslegen

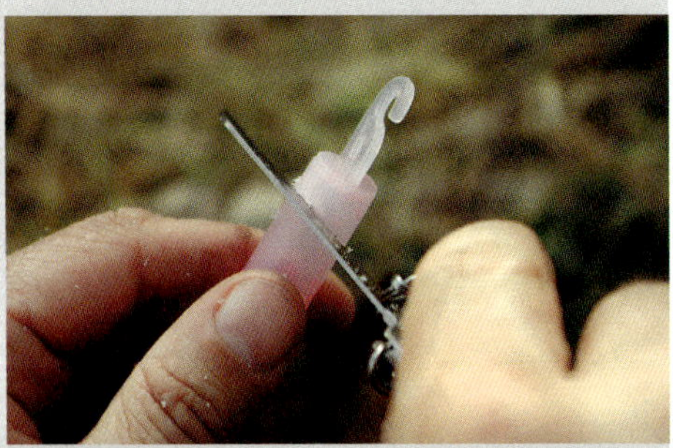

Leuchtstab aufsägen

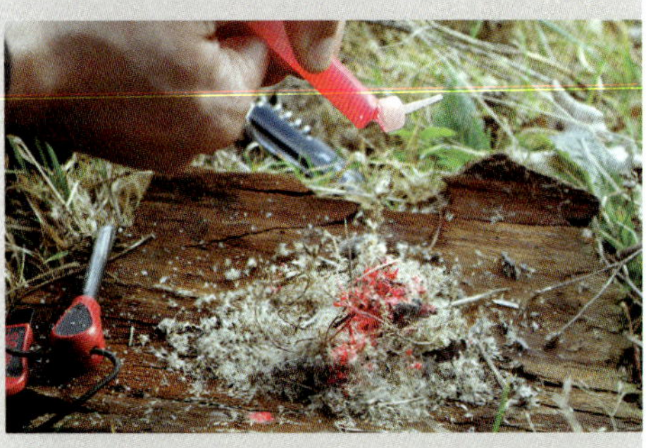

Flüssigkeit über Anzündmaterial entleeren

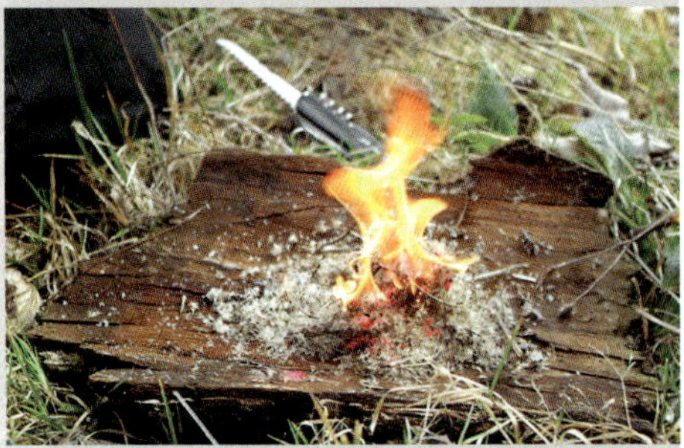

Material entzünden

angenommen, radioaktiv, sondern funktioniert auf der Basis eines Chemolumineszens.

Treibladung von Munition: Das Pulver, also die Treibladung von Handfeuerwaffen, kann auch zum Feuerentfachen verwendet werden. Nehmen Sie die Patrone und schlagen Sie das eingewürgte* Geschoss mit

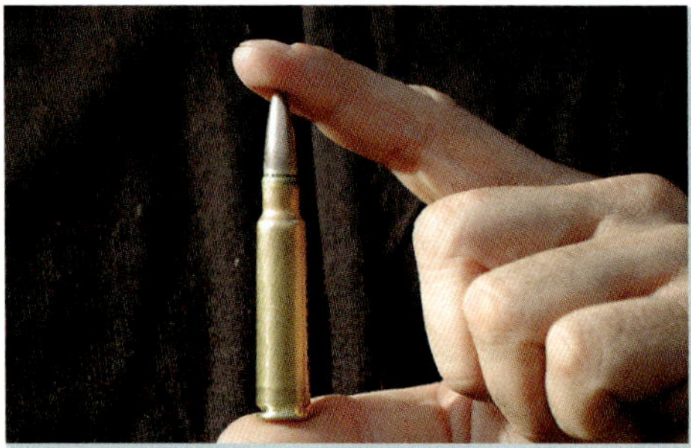

Gewehrpatrone

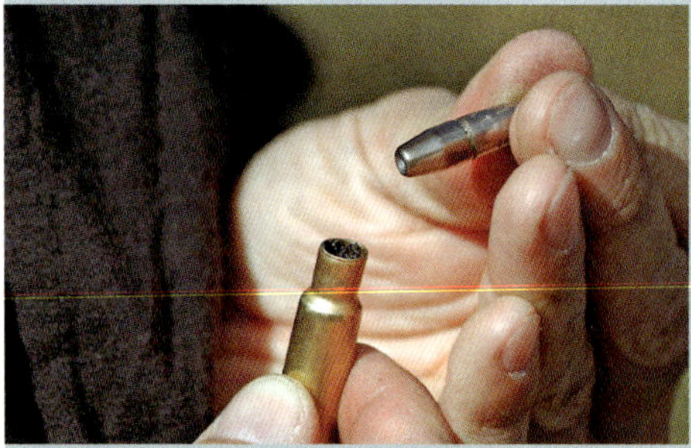

Entfernen Sie das Geschoss aus der Hülse.

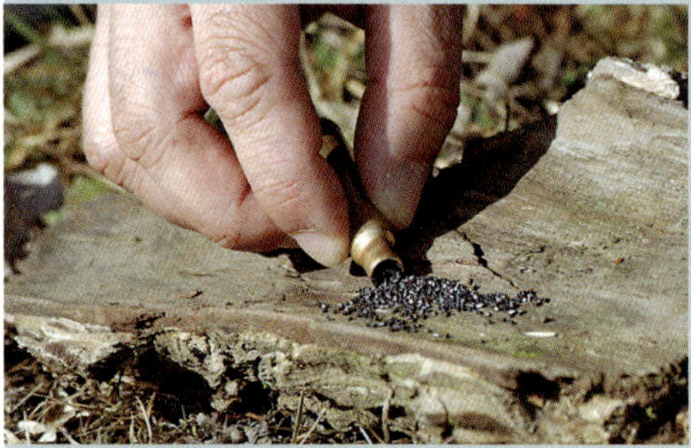

Entleeren Sie nun das Pulver auf eine trockene Unterlage.

* eingewürgt: Das Geschoss wird bei der Herstellung in die Hülse eingesetzt. Die Hülse wird wiederum festgedrückt, damit sie das Geschoss selbstständig hält.

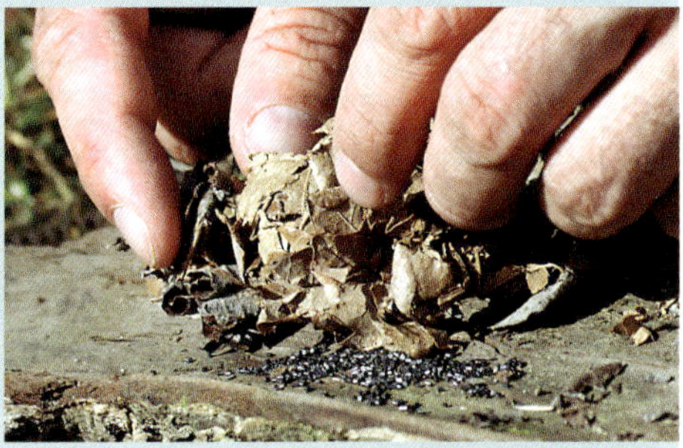

▶ Legen Sie trockenes, brennbares Material darauf.

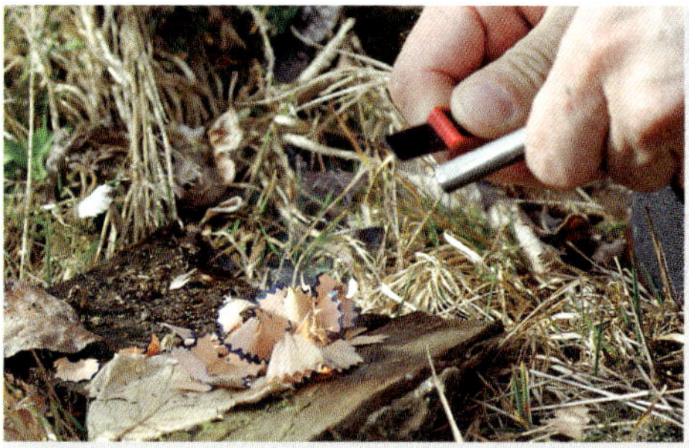

▶ Holzhaut vom Anspitzen eines Bleistifts als Anzündmaterial

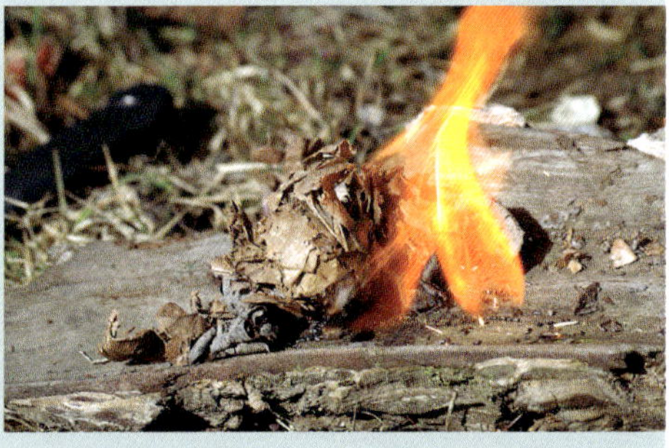

▶ Die entzündete Treibladung brennt.

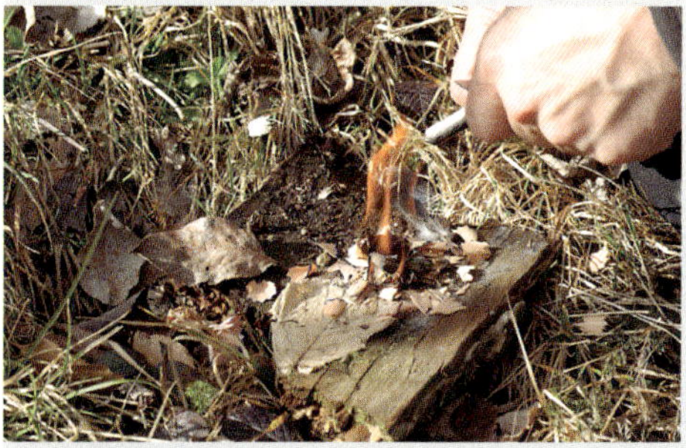

▶ Spitzgut lässt sich leicht entzünden.

dem Messerrücken (nicht mit der Klinge!) so lange auf eine feste Unterlage, bis Sie es mit etwas Kraftaufwand aus der Hülse ziehen können. Seien Sie unbesorgt, die Patrone entzündet sich nicht von selbst. Dafür bedarf es schon großer punktueller Schlagenergie auf das Anzündhütchen. Nun entleeren Sie die Treibladung der Hülse etwa bis zur Hälfte auf eine trockene Unterlage. Das Pulver kann nun entzündet werden.

Spitzgut eines Bleistiftspitzers: Die Holzhaut eines angespitzten Bleistifts fängt gut Funken auf und eignet sich somit als Anzündmaterial. Heben Sie daher das Spitzgut von Ihrem Bleistift immer auf, denn es ist sehr trocken und sehr feuerfreudig. Sie müssen das Material einfach nur auf eine

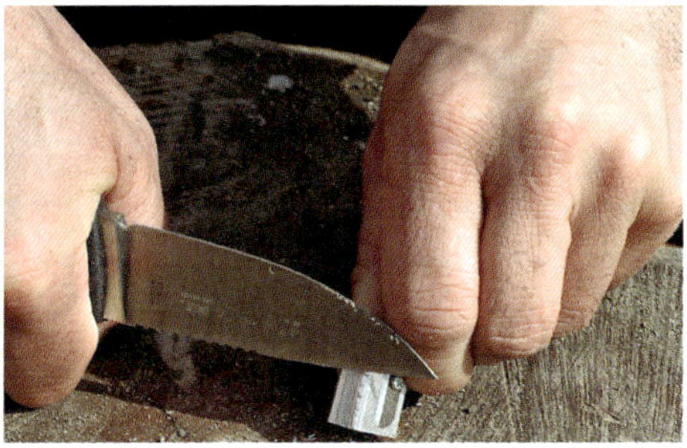

▶ Magnesium als Anspitzer: Späne mit dem Messerrücken vom Spitzer abschaben

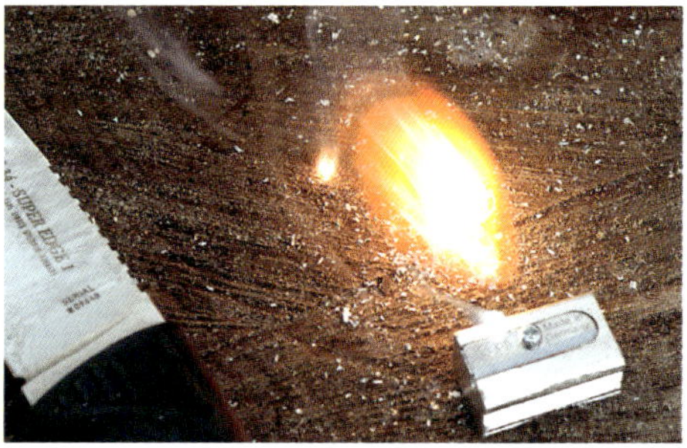

▶ Die Magnesiumspäne brennen lichterloh.

trockene Unterlage legen und dann mit einem Feuerstab entzünden.

Magnesium eines Anspitzers: Wenn Sie glücklicher Besitzer eines hochwertigen Anspitzers aus dem deutschen Hause KUM sind, können Sie damit auch ein Feuer entfachen. Bei diesem Spitzer ist nämlich das Gehäuse aus Magnesium gefertigt. Von dem Gehäuse lassen sich Magnesiumspäne mit dem Messerrücken abschaben. Wenn Sie die Späne mit den Fingern zu einem Häufchen zusammendrücken, können Sie mit einem Feuerstahl oder einem Feuerzeug das Häufchen zum Brennen bringen und damit ein Feuer entfachen. Die entstehende Flamme entwickelt eine hohe Temperatur und die Methode kann auch an feuchten Tagen angewandt werden. Das Feuer brennt nur für ein paar Sekunden – bereiten Sie daher gut brennbares Material vor.

MRE-Heater: Der in dem „Meal, Ready-to-Eat“ (MRE) enthaltene Beutel zum Erhitzen von Speisen und Getränken kann ebenfalls als Anzündmaterial verwendet werden. Das enthaltene Eisenpulver und Magnesium ist sehr feuerfreudig und brennt schon beim ersten Funken. Dafür öffnen Sie den Beutel und leeren das Pulver darin auf eine trockene Oberfläche. Sobald ein Funke oder Feuer auf den Heater-Inhalt auftrifft, beginnt es zu brennen. Da das Gemisch auch relativ schnell abbrennt, sollten Sie weitere Materialien bereithalten, um das Feuer zu sichern.

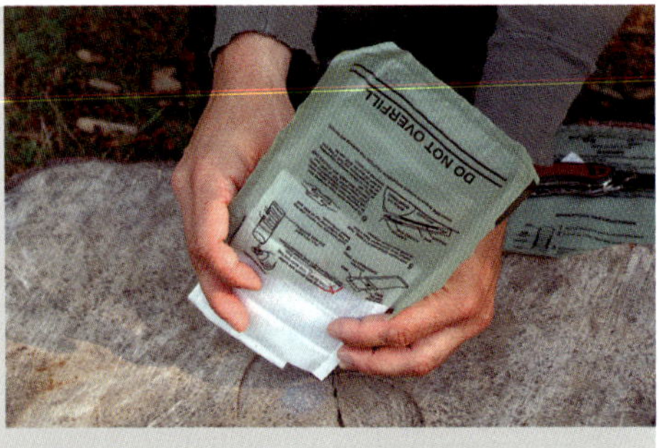

▶ Inhalt des MRE-Heater auskippen

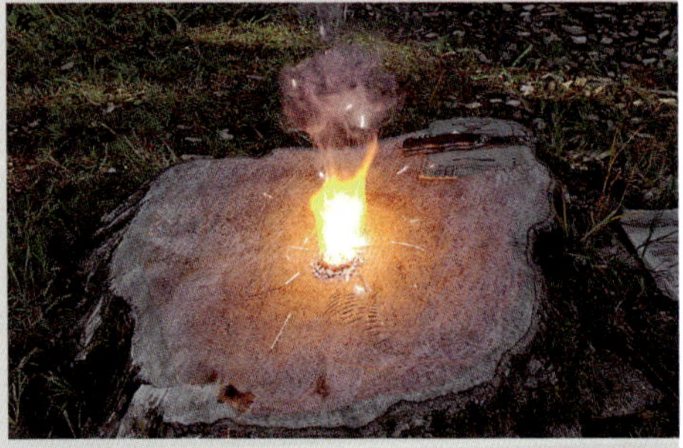

▶ Das Pulver entzünden

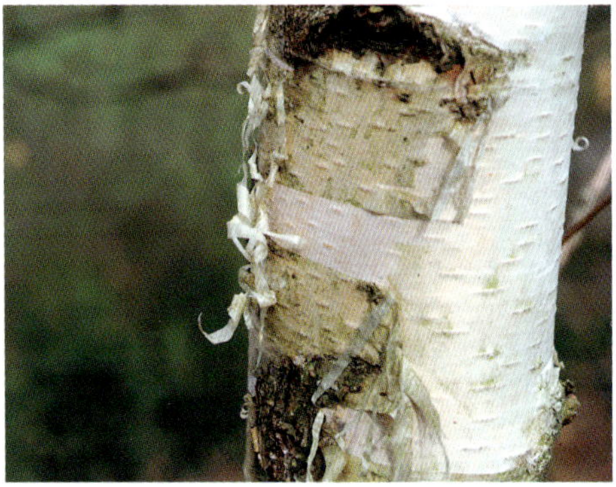

▶ Anzündmaterialien aus der Natur, hier: die Haut der Birkenborke

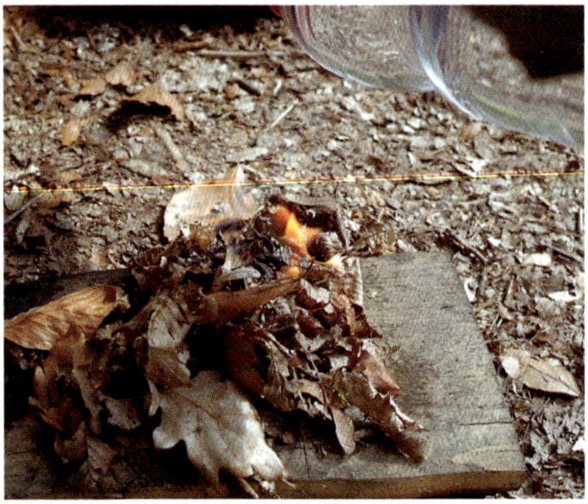

▶ Mit einer PET-Flasche ein Feuer entzünden

Naturmaterialien: Einige Naturmaterialien lassen sich auch hervorragend als Anzündmaterial verwenden. Dazu zählen unter anderem der Klassiker Birke, Baumharz, mit trockenen Blättern vermischt, oder die Samen von einigen Disteln. Hier genügen oft schon ein paar Funken, um diese zu entzünden.

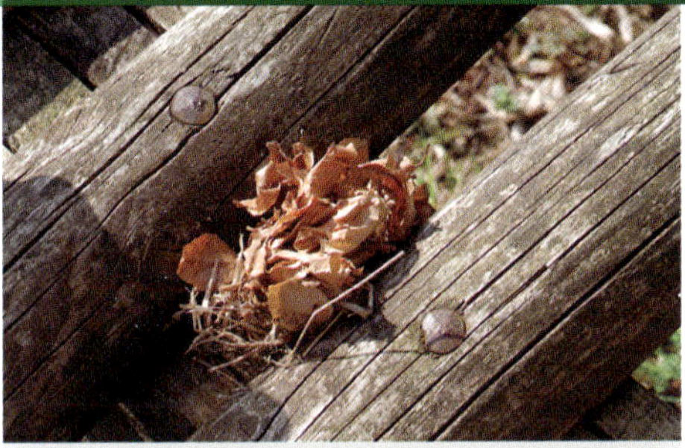

▶ Anzündmaterial vorbereiten

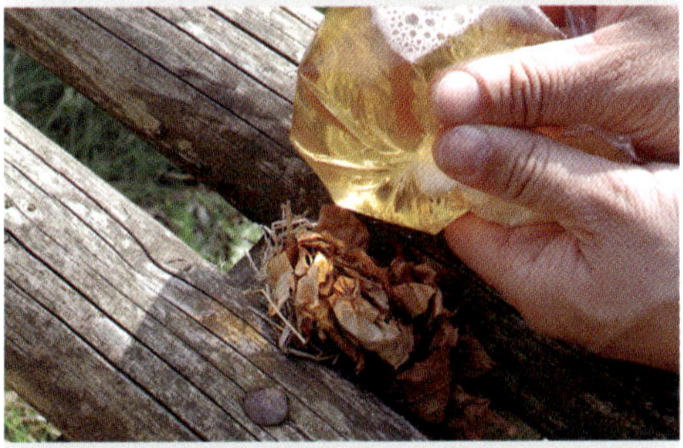

▶ Brennpunktfokussierung verändern

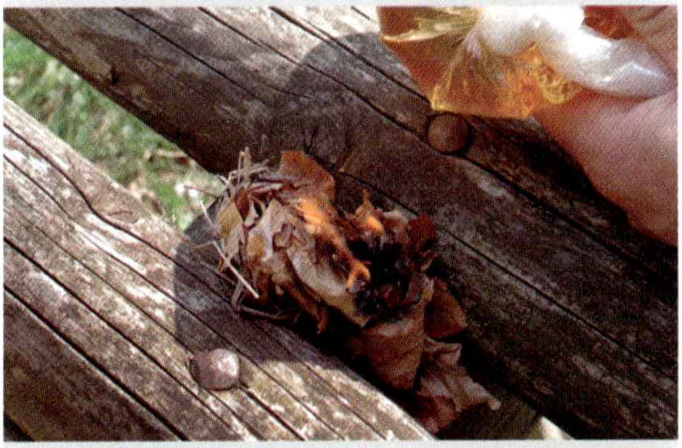

▶ Das Anzündmaterial entzündet sich nach einiger Zeit.

PET-Flasche: Ein Feuer kann an heißen und sonnigen Tagen behelfsmäßig mit einer PET-Flasche entzündet werden, wenn keine Anzündhilfsmittel (Feuerstarter) zur Verfügung stehen und die Sonne scheint. Sie benötigen dafür lediglich eine PET-Flasche (wenn möglich eine durchsichtige, ohne Färbung) und eine klare Flüssigkeit. Am besten funktioniert das Verfahren mit einer farblosen PET-Flasche. Entfernen Sie das Etikett von der Flasche und befreien Sie

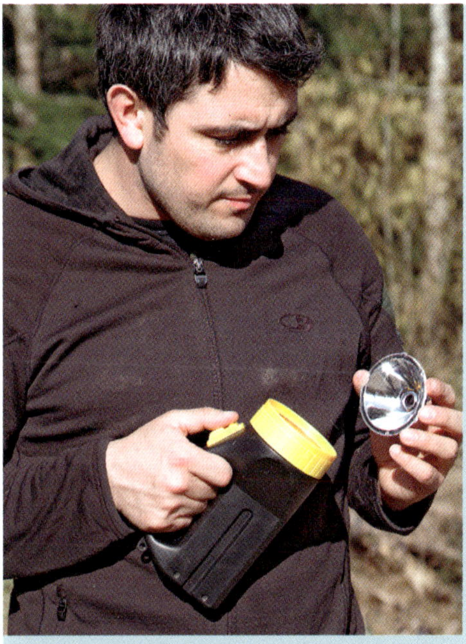

▶ Taschenlampenreflektor als Anzünder

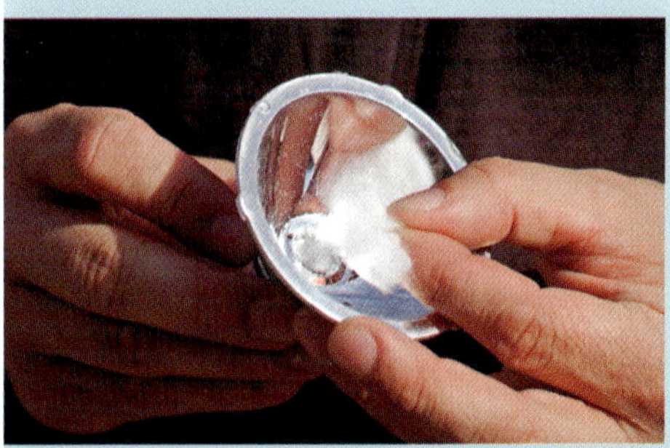

▶ Anzündmaterial in Reflektor stecken

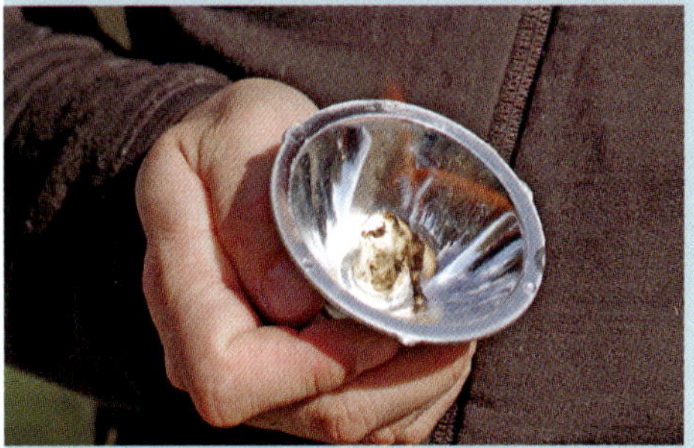

▶ Das Anzündmaterial fängt rasch Feuer.

diese von Schmutz. Wenn Ihnen Wasser zur Verfügung steht, füllen Sie die Flasche auf, ansonsten nehmen Sie Ihren Urin dafür. Anschließend halten Sie die Flasche mit dem Flaschenhals so, dass das schräg ansteigende Stück vor dem Flaschenhals und der Flasche die Sonne zentriert. Lenken Sie das gebündelte Licht auf Ihr Anzündmaterial. Halten Sie die Flasche so, dass der Lichtpunkt möglichst stark gebündelt wird, den Fokus bestimmen also Sie mit der Distanz zum Anzündmaterial. Nach kurzer Zeit wird sich dieses sofort entzünden und Sie haben die Basis für ein Feuer.

Durchsichtiger Plastikbeutel: Den gleichen Effekt wie mit der PET-Flasche erreichen Sie mit einem kleinen, klaren Plastikbeutel. Bei der Methode auf dem Bild habe ich Urin

Getränkedosenreflektor

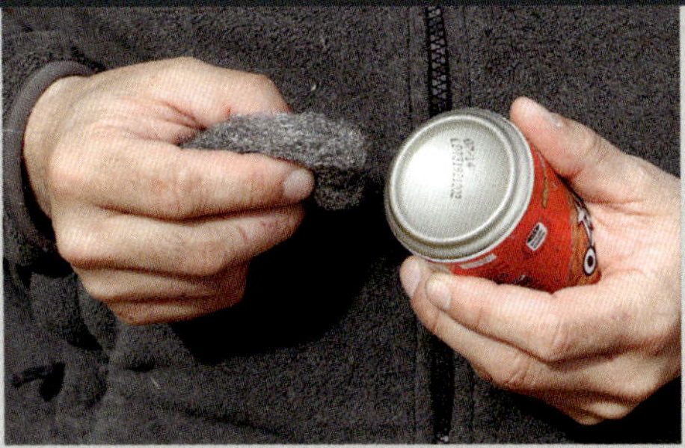

Kleines Stück Stahlwolle nehmen

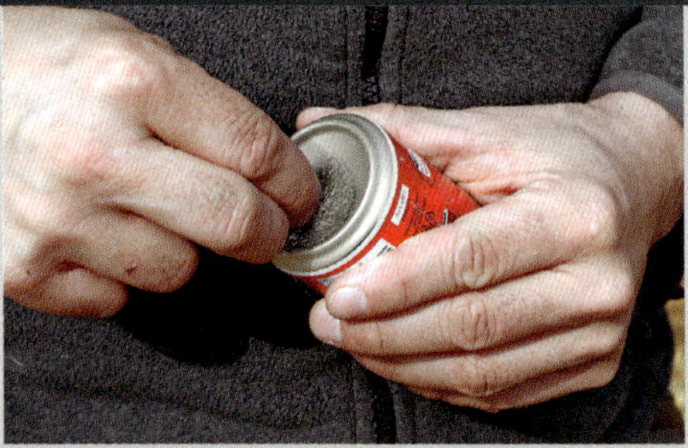

Den Dosenboden polieren

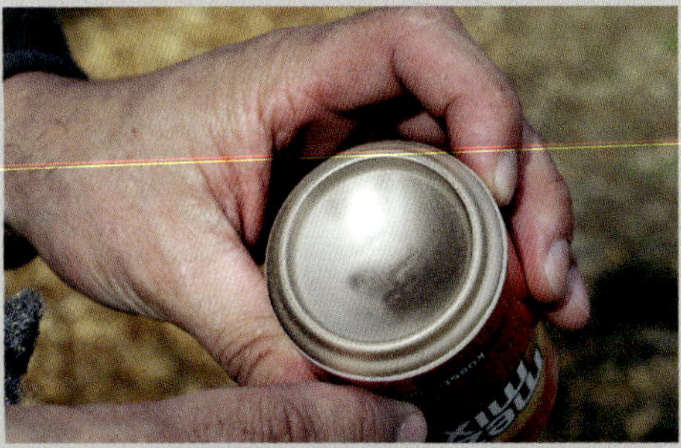

Dosenboden muss glänzen!

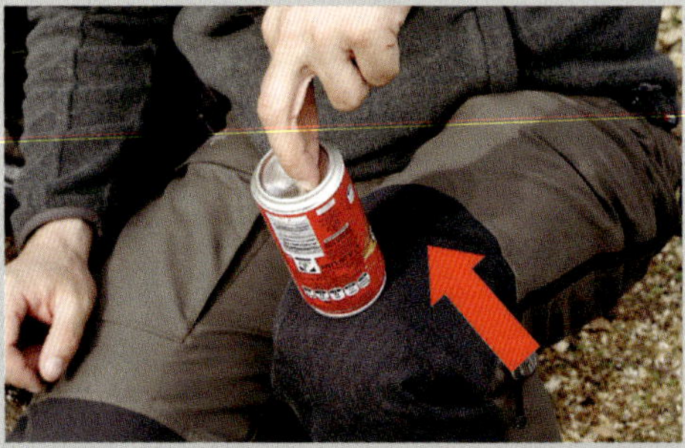

Es darf kein Schatten um die Dose zu sehen sein, also falsch!

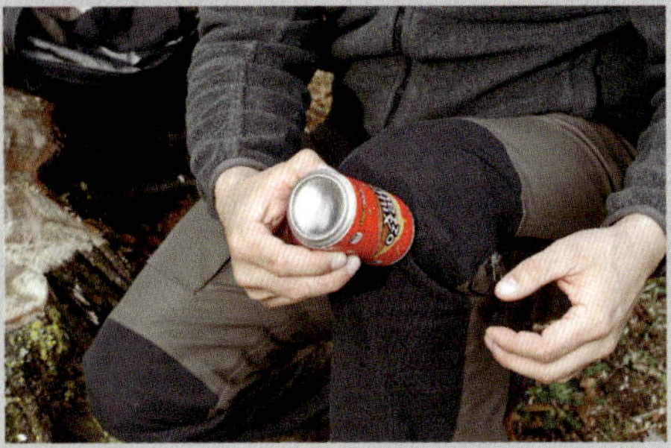

Die Dose steht senkrecht zur Sonne, richtig!

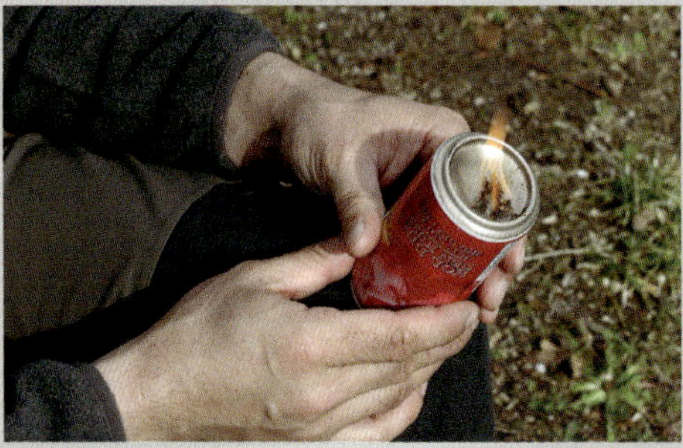

Anzündmaterial auflegen (hier Birkenrinde); es brennt bereits kurz darauf

verwendet, weil kein Wasser in der Nähe zu finden war. Das funktioniert zum Anzünden auch einwandfrei.

Taschenlampenreflektor: Wenn Sie den Reflektor einer Taschenlampe ausbauen und die Sonne draußen stark scheint, können Sie mit dem Reflektor auch binnen kürzester Zeit ein Feuer entfachen. Dazu muss der Reflektor zur Sonne hin gehalten werden, und zwar mit dem breiten offenen Ende. Die verjüngte Seite, in der sich das Leuchtmittel befunden hat, wird kurz vor das Anzündmaterial (Tampon, trockenes Gras, Papiertaschentuch o. Ä.) gehalten oder in die Reflektoröffnung, durch die das Leuchtmittel durchgesteckt wird.

Getränkedosenreflektor: Mit einer Getränkedose, Stahlwolle, Anzündmaterial, Sommersonne und etwas Vorbereitungszeit können Sie auch ein Feuer starten. Nehmen Sie die Getränkedose und polieren Sie den Boden mit der im INCH-Gepäck vorhandenen Stahlwolle in kreisförmigen Bewegungen und mit viel Druck glänzend. Alternativ dazu können Sie auch die Zahnpasta, mit Sand vermischt, zum Polieren verwenden – das dauert dann aber viel länger. Die feinen Partikel in der Zahnpasta schleifen auch den Boden glänzend. Wenn der Boden glänzend ist, halten Sie die Dose mit der oberen Seite, wo die Öffnung liegt, auf Ihr Bein, damit der Schatten der Sonne um die Dose herum auf allen Seiten gleich minimiert ist. Dann scheint die Sonne direkt auf den Dosenboden und bündelt das Licht zur Bodenmitte hin. Halten Sie nun mit einem dünnen Stöckchen Ihr Anzündmaterial (muss klein sein) vor das gebündelte Licht; es wird kurz darauf bereits brennen. Manches Anzündmaterial kann auch in kleinen Mengen in die Mitte der Dose gelegt werden. Das funktioniert dann auch.

Batterie: Um mit einer Batterie ein Feuer zu entfachen, müssen Sie einen Stromkreis zwischen den Polen herstellen. Nehmen Sie dazu die Stahlwolle aus Ihrem Gepäck und rollen Sie diese locker zu einer Leitung zusammen. Halten Sie dann die Stahlwolle mit dem einen Ende an den Pluspol und mit dem anderen Ende an den Minuspol der Batterie. Es fließt nun Strom und die Stahlwolle fängt unmittelbar an zu glimmen. Manche Batte-

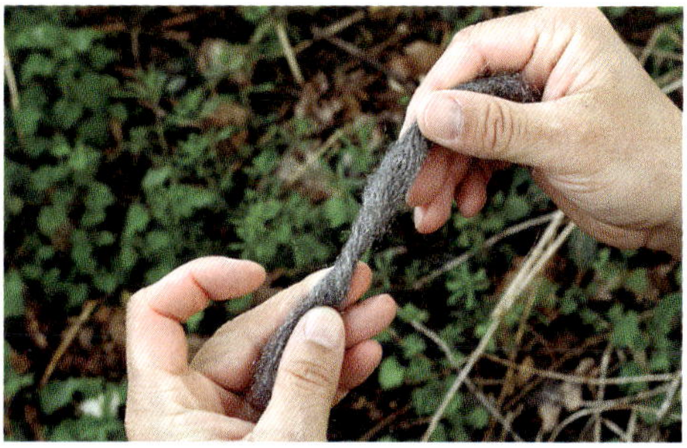

▶ Stahlwolle zu einem „Docht" formen

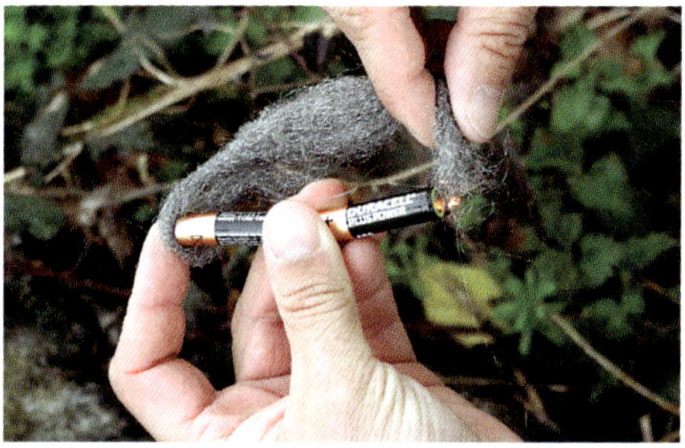

▶ Stahlwolle an beide Batteriepole halten

rien sind zu schwach oder bereits zu stark entladen, hier kann man sich behelfen, indem man zwei Batterien gleichen Typs hintereinander aneinanderhält und das gleiche Verfahren anwendet (wichtig ist die Polungleichheit, das heißt Plus auf Minus. Niemals Plus auf Plus, es besteht sonst **Explosionsgefahr!**).

Feuer entzünden mit einem Akku für Mobiltelefone: Führen Sie die gleiche Methode wie oben mit der Batterie beschrieben durch: Halten Sie die Pole des Akkus an die Stahlwolle, die sich umgehend entzündet.

Feuer entzünden mit leerem Feuerzeug: Wenn Ihr Feuerzeug den Geist aufgegeben hat, bedeutet das noch lange nicht, dass Sie kein Feuer haben werden. Die von mir hier beschriebene Methode funktioniert hervorragend mit Reibradfeuerzeugen. Das

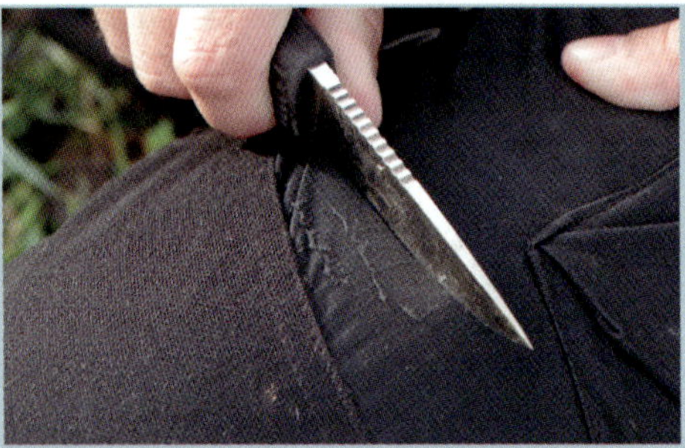

▶ Flusen mit einem Messer oder scharfkantigem Stein vom Gewebe abstreichen

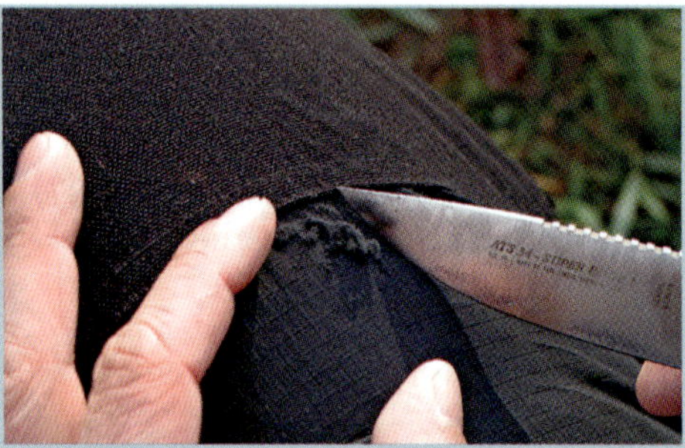

▶ Flusen zusammenschieben und dann zusammenrollen

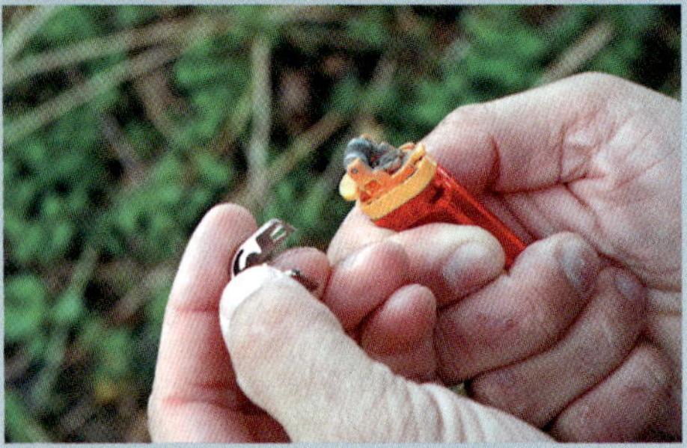

▶ Schutzrahmen am Feuerzeug abnehmen

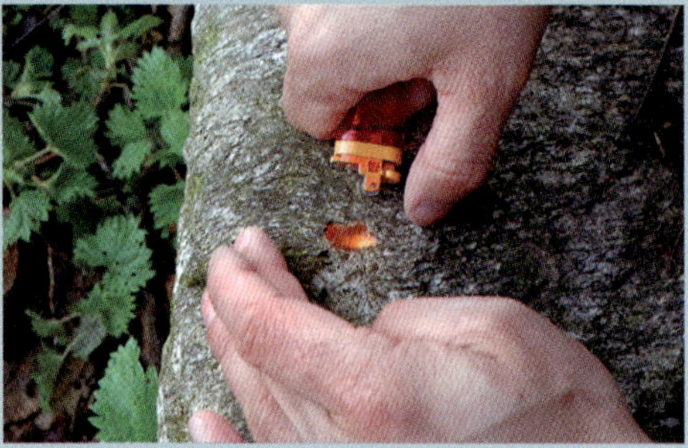

▶ Flusenbällchen auf trockene Unterlage legen und dann mit Reibrad entzünden

sind die klassischen Feuerzeuge, bei denen man mit dem Daumen das Reibrad betätigt, was dann in seiner Drehung auf einem eingebauten Funkenstein Funken entfacht. Wenn Sie nun irgendein Textil aus Baumwolle oder einem Baumwollmischgewebe nehmen (der Baumwollanteil muss höher sein), können Sie daraus brennbare Fasern gewinnen, indem Sie mit der Messerklinge mit etwas Druck und gleichmäßig über das Gewebe streichen. Am besten geht das auf dem Oberschenkel, wenn Sie zum Beispiel eine Hose mit Baumwollanteil tragen. Sobald Sie in die Hocke gehen, strafft sich der Stoff auf dem Oberschenkel und ist glatt. Das Abstreichen sollte in einem Winkel mit etwa 45° geschehen. Die Klinge wird dafür ganz auf das Textil aufgesetzt, sodass die größtmögliche Klingenfläche auf dem Stoff aufsitzt. Bei jeder Streichbewegung sieht man deutlich, wie sich vor der Klinge nach ein paar Zentimetern Fasern zusammenkräuseln. Diese Fasern rollen Sie locker ohne viel Druck zu einem Bällchen zusammen. Nehmen Sie dann vom Feuerzeug den metallenen Schutzrahmen an der Oberseite ab, damit Sie besser an das Reibrad kommen. Halten Sie es an das Flusenbällchen und entzünden Sie es mit den Funken durch die Betätigung des Reibrades.

Richtig und warm im Schlafsack schlafen

Der Winter ist die härteste Jahreszeit für Sie, wenn Sie längerfristig im Freien übernachten müssen. An manchen Tagen sinkt das Thermometer in bedrohliche zweistellige Minusbereiche. Der beste Schlafsack nutzt dann auch hier nur bedingt, wenn Sie grobe Anwenderfehler begehen. Die nachfolgenden Tipps helfen Ihnen, bei extremer Kälte warm und richtig im Schlafsack zu schlafen:

- **Schütteln Sie den Schlafsack vor Gebrauch aus**
  Das löst eventuell miteinander verklumpte Daunen und lockert diese insgesamt wieder auf. Somit kann die Schlafsackfüllung ihre wärmeisolierende Wirkung voll entfalten.
- **Gehen Sie warm zu Bett**
  Wenn Sie sich durchgefroren in den Schlafsack legen, wird dieser unter Umständen nicht oder erst nach sehr langer Zeit warm. Führen Sie vor dem Zu-Bett-Gehen ein paar Liegestützen oder „Hampelmänner" zum Sichaufwärmen durch – aber gerade so, dass Sie nicht schwitzen.
- **Tragen Sie eine Mütze beim Schlafen**
  Über den Kopf geht eine Menge Wärme verloren. Deshalb sollten Sie eine Mütze tragen, denn das dämmt den Wärmeverlust ein. Das werden Sie in der Nacht merken!
- **Bekleidung vor dem Schlafen wechseln**
  Wechseln Sie die Bekleidung, bevor Sie in den Schlafsack kriechen. Die Bekleidung hat über den Tag viel Feuchtigkeit aufgesogen und ist abends feucht und kühl. Sie muss im Schlafsack erst aufgewärmt werden – und deswegen ist Ihnen länger kalt.
- **Aus dem Schlafsack heraus atmen**
  Vermeiden Sie es, während des Schlafs mit Nase oder Mund in den Schlafsack zu atmen. Das können Sie während der ersten Minuten, um den Schlagsack innen schneller warm zu bekommen, danach müssen Sie aber unbedingt in die Luft atmen, sonst wird Ihr Schlafsack von innen feucht, isoliert die Körperwärme nicht mehr richtig und Sie frieren!
- **Bettflasche machen**
  Wickeln Sie sich eine Trinkflasche aus Ihrer Ausrüstung, mit heißem Wasser gefüllt, in ein Kleidungsstück und stecken Sie diese an das Fußende Ihres Schlafsacks. Die Flasche wird für ein paar Stunden angenehme Wärme erzeugen.
- **Socken anziehen**
  Tragen Sie Socken im Schlafsack. Gerade Frauen frieren an den Füßen oft sehr schnell. Sind die Füße kalt, friert der Rest des Körpers auch.
- **Für einen ausgeglichenen Flüssigkeitshaushalt sorgen**
  Schlafen Sie nicht durstig ein! Trinken Sie vor dem Schlafen, das ist besser für die Blutzirkulation. Wenn Sie nachts Wasser lassen müssen, tun Sie das und behalten Sie es nicht in Ihrer Blase, denn das fördert das Frieren.
- **Essen Sie vor dem Schlafen!**
  Nehmen Sie vor dem Schlaf hochwertige Kohlehydrate zu sich.

Wasser gewinnen und aufbereiten

Die (in den meisten Fällen) zweitwichtigste Priorität in unseren Breiten hat die ausreichende Flüssigkeitszufuhr. Da der Körper nur wenige Tage (bei großer Hitze und Anstrengung im Extremfall nur ein paar Stunden) ohne Flüssigkeit auskommt, müssen Sie immer Wasser zuführen und im Idealfall vorrätig haben. Nutzen Sie jede Chance zur Wassergewinnung, denn Sie wissen nie, wann Sie wieder Wasser finden. Sie haben folgende Optionen:

Bäume anzapfen: Einige Bäume, wie zum Beispiel Birken, Bergahorn oder Linden, können, wenn man ein Loch in die Borke bohrt, zur Wassergewinnung angezapft werden. Das funktioniert aber nur im Zeitraum März bis Mai, da die Bäume dann Blätter treiben und für die Wasserversorgung reichlich Wasser aus der Erde ziehen. Bei Birken erhält man eine leicht süßlich schmeckende Flüssigkeit, die aber nicht lange bei Temperaturen über 10 °C gelagert werden kann. Der große Vorteil dieses Baumes ist, dass bei vielen Birken in einem Zeitraum von 14 Tagen bis zu 55 Liter Flüssigkeit generiert werden können, die nicht aufbereitet werden muss und die Sie daher sofort bedenkenlos trinken können.

Für die Gewinnung von Flüssigkeit aus einer Birke gehen Sie wie folgt vor: Stechen Sie mit dem Korkenzieher des Taschenmessers oder vorsichtig mit der Messerspitze etwa 2 cm tief in die Borke des Baums. Wiederholen Sie den Vorgang mit einem weiteren Stich, sodass Sie eine Form gemäß einen „V" erhalten. Sie werden feststellen, dass aus der gestochenen Stelle sofort Flüssigkeit heraustritt. Vergrößern Sie die Stichlöcher etwas und stechen Sie bei Bedarf noch etwa 1 cm tiefer. Stecken Sie dann leicht zum Boden geneigt einen länglichen Gegenstand (zum Beispiel ein Hölzchen) in das Loch und befestigen Sie kurz darunter Ihre Trinkflasche oder ein anderes Auffanggefäß so, dass die Flüssigkeit, die über den länglichen Gegenstand rinnt, direkt in das Behältnis hineinläuft. Schon nach einiger Zeit füllt sich die Trinkflasche mit sofort trinkbarer Flüssigkeit. Das hier gewonnene Wasser ist nur kühl und begrenzt lagerbar und verdirbt nach ein paar Tagen.

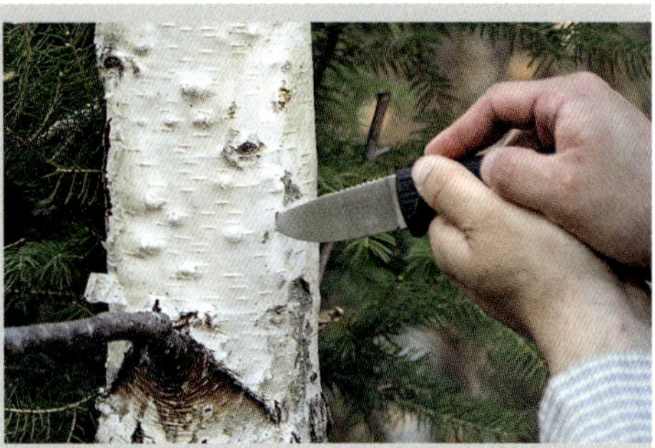

▶ Stich in Borke der Birke

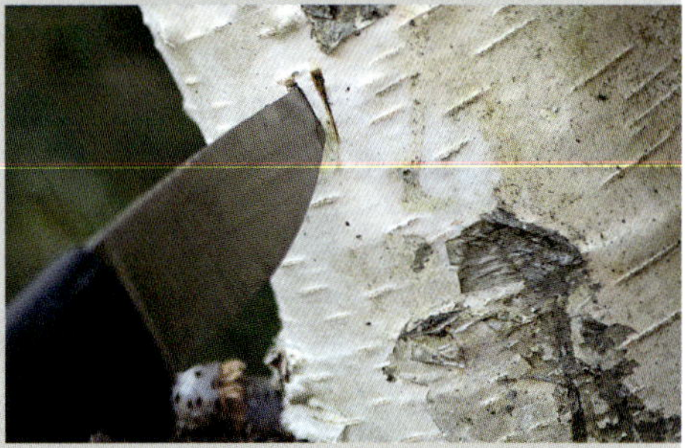

▶ Zweiten Stich gemäß einem „V" durchführen

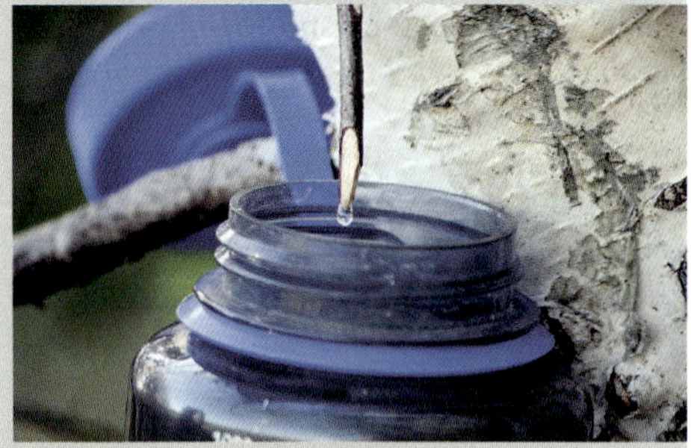

▶ Eintropfhilfe in das Loch stecken und ein Gefäß darunterstellen

Transpirationsbeutel: Steht Ihnen ein unbeschädigter Plastikbeutel zur Verfügung, können Sie diesen an warmen und sonnigen Tagen zur Wassergewinnung nutzen. Dazu müssen Sie den Beutel über einen beblätterten Ast stülpen und die offene Stelle fest mit einer Schnur oder einem Draht anbinden, damit keine Luft eindringen oder austreten kann. Scheint die Sonne darauf, verdunstet das Wasser aus den Blättern und steigt hoch an die Beutelwand. Dort sammelt es sich und es bilden sich Tropfen, die, wenn sie schwer genug sind, auf den Beutelboden tropfen und sich dann an der tiefsten Stelle (meist die Beutelecke) sammeln. Diese Methode ist nicht sehr ergiebig, denn sie liefert nur etwa 1–2 Mundvoll Wasser pro Tag. Das Wasser ist aber sofort trinkbar und muss nicht aufbereitet werden. Es funktioniert nur an Waldrändern oder bei freistehenden Bäumen oder Sträuchern.

Alternativ zu dieser Methode können auch größere Blätter verschiedener Pflanzen (Brennnessel, Sauerampfer, Klette usw.) in dem Beutel gesammelt und für mehrere Stunden in die Sonne gelegt werden. Auch hier kondensiert das Wasser durch Verdunstung. Achten Sie darauf, dass eine Ecke des Beutels tiefer als die restliche Ebene des Beutels liegt. Dort sammelt sich das Wasser, das Sie dann trinken können. Diese Methode ist zeitintensiver und noch weniger ergiebig als der Transpirationsbeutel an einem

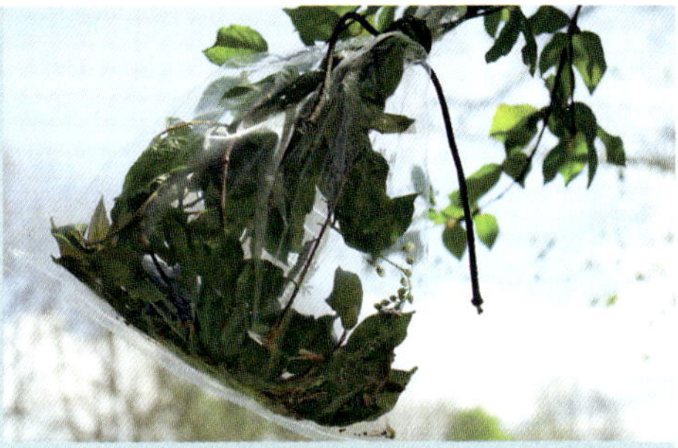

▶ Beutel über Baum stülpen

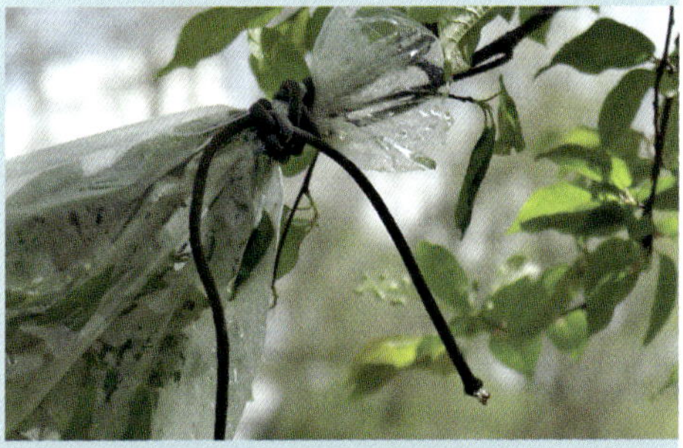

▶ Am Ende mit Schnur verschließen

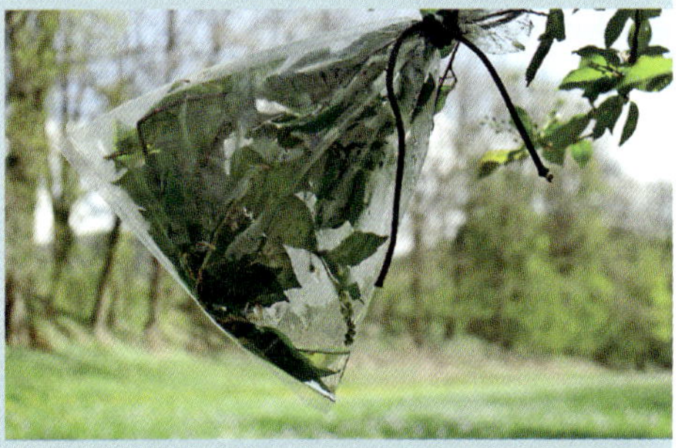

▶ Aus den Blättern verdunstet Wasser und sammelt sich im Beutel

Ast. Sie kann etwas verbessert werden, wenn man nach ein paar Stunden immer wieder die Blätter im Beutel durch saftige neue austauscht.

Regen auffangen: Niederschlag sollte, wann immer Sie die Möglichkeit dazu haben, aufgefangen werden. Er ist in der Regel hochwertiges Trinkwasser, das nicht aufbereitet werden muss. Sie sollten aber im Katastrophenfall, wie zum Beispiel bei einem atomaren Unglück, Chemieunfällen oder Kriegshandlungen mit B- und C-Waffenbedrohungen, nicht ohne Behandlung auf dieses Wasser zurückgreifen.

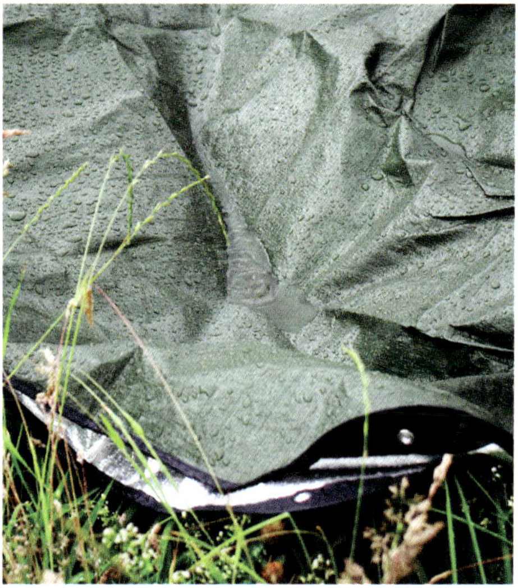

▶ Bei Niederschlag Regen auffangen

Legen Sie bei Niederschlag Folien, Planen oder Ihre Rettungsdecke in einer Mulde oder einem gegrabenen Loch aus, damit sich der niederprasselnde Regen darin sammeln kann. Je nach Größe des Trägermaterials kommen Sie rasch auf 30–50 Liter Wasser, mit dem Sie wieder einige Zeit überleben können.

Wasser aufbereiten

Die Aufbereitung von Wasser ist überlebenswichtig und muss entsprechend sorgfältig durchgeführt werden. Selbst Gewässer, die vermeintlich sauber erscheinen, können mit krankmachenden Mikroorganismen oder mit chemischen Rückständen kontaminiert sein, was für Sie im schlimmsten Fall tödlich enden könnte, wenn Sie dieses Wasser unbehandelt zu sich nehmen. In Krisen- oder Katastrophenfällen ist es sehr wahrscheinlich, dass selbst sauberes Wasser aus Quellbächen verunreinigt sein kann. Achten Sie also peinlich genau auf die sorgfältige Aufbereitung ihres gewonnenen Wassers, um

Durchfälle, Krankheiten usw. zu vermeiden. Ein Durchfall kann tödliche Folgen für Sie haben, wenn Sie allein sind!

Für das Aufbereiten stehen Ihnen Ausrüstungsgegenstände wie Wasserfilterpumpe oder chemische Mittel im INCH-Gepäck zur Verfügung. Falls diese ausfallen oder aufgebraucht sind, greifen Sie auf Hilfsmittel aus Zivilisationsmüll oder Materialien aus der Natur zurück. Sie haben folgende Optionen:

PET-Flaschen/Plastikbehältnisse: Eine PET-Flasche mit Verschluss (oder ein ähnliches Behältnis) kann mit mehreren Methoden zum Aufbereiten von Wasser verwendet werden. PET-Flaschen findet man fast auf der ganzen Welt in Wäldern oder als Treibgut an Ufern oder Stränden.

Wasser durch Erhitzen aufbereiten: Zu diesem Zweck lässt man das aufzubereitende Wasser vorher mehrfach durch ein Textil laufen. Damit werden grobe Schmutzpartikel herausgefiltert und das Wasser verliert durch die Schwebstoffe an Trübung. Nun

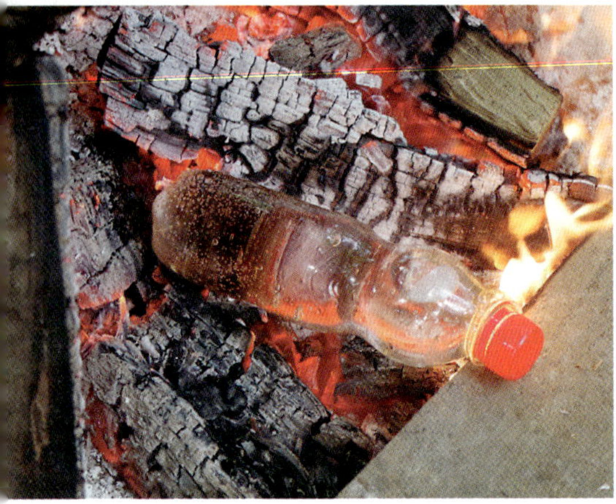

▶ PET-Flasche im Feuer zum Trinkbarmachen von Wasser

wird das Wasser randvoll in die PET-Flasche gefüllt und diese vorsichtig in die Glut eines brennenden Feuers gestellt oder gelegt. Die kritische Stelle dabei ist der Deckel; er kann sich bei ungeübten Personen, die diese Methode anwenden, etwas verformen oder abschmelzen. Deshalb sollte die Flasche immer randvoll gefüllt werden und der Deckel nicht direkt auf der Glut aufliegen. Das Wasser erhitzt sich relativ schnell und beginnt in der PET-Flasche zu kochen. Krankmachende Mikroorganismen werden in dieser Phase in den meisten Fällen vollständig abgetötet, wenn man die Flasche aus der Glut nimmt. Sobald man das feststellt, sollte die Flasche aus der Glut genommen werden. Bei großer Hitzeeinwirkung könnte bei manchen Flaschen Bisphenol A (ein Weichmacher mit schwacher Östrogenwirkung, der in vielen Kunststoffen verwendet wird), herausgeschwemmt bzw. freigesetzt werden. Deshalb sollten Sie dieses Verfahren nur über einen kurzen Zeitraum hinweg anwenden.

Beim Herausnehmen der Flasche aus der Glut sollten Sie vorsichtig sein, da diese sehr heiß wird und am Flaschenhals der überstehende Kragen mancher PET-Flaschen mit dem flüssigen Kunststoff abtropfen kann. Lassen Sie nun entweder das Wasser in der Flasche abkühlen und trinken dann direkt daraus oder gießen Sie es zum Verzehr in ein anderes Behältnis.

Das gleiche Verfahren kann natürlich auch mit einem Gas- oder Benzinkocher durchgeführt werden. Hierbei wird die Flasche senkrecht auf den Kocher gestellt und gewartet, bis das Wasser darin kocht. Diesen Vorgang sollten Sie vorher mindestens ein Mal ausprobiert haben. Auch Ihre Trinkflasche kann entweder in der Glut oder über dem Kocher verwendet werden, falls Ihr Kochgeschirr verloren geht oder beschädigt ist.

DAS SOLLTEN SIE BEACHTEN

- Das Erhitzen entfernt keine chemischen Rückstände aus dem Wasser. Es muss zusätzlich gefiltert werden!

Wie man Meerwasser durch einfache Destillation trinkbar machen kann: Die Flasche wird, mit dem aufzubereitenden Wasser zu etwa einem Viertel gefüllt, neben eine starke Wärmequelle gestellt (zum Beispiel Feuer). Der aufsteigende Wasserdampf, der durch das Erhitzen entsteht, wird über der Flaschenöffnung aufgefangen und in ein sauberes Gefäß abgeleitet. Das aufgefangene Wasser ist dann trinkbar. Bei besonders schwer verschmutzten Wasserarten (zum Beispiel an einem Fluss in der Nähe von Industrie usw.)

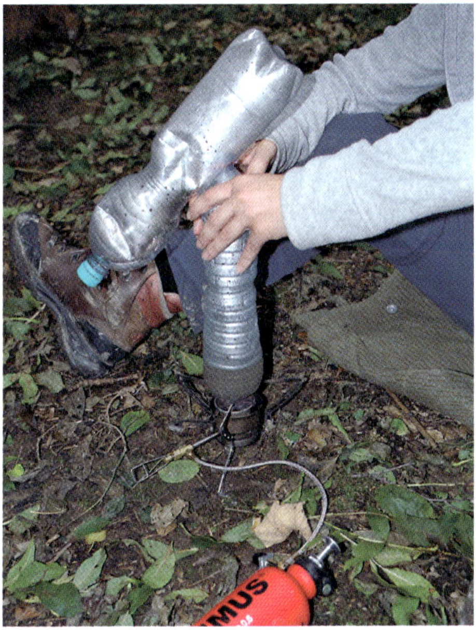

▶ Trinkwasser-Destille

sollte dieses Verfahren nicht angewendet werden, da das Wasser nicht wirklich sicher von chemischen Rückständen frei ist. Das ist der Nachteil der einfachen Destillation, denn nur in einem aufwändigeren Verfahren (das draußen nicht nachgebaut werden kann) ließe sich das Wasser zu 100 Prozent reinigen. Die Destillationsmethode ist die einzige Möglichkeit, behelfsmäßig Meerwasser in Trinkwasser umzuwandeln. Somit können Sie sich bei Aufenthalten an Küstenregionen über einen längeren Zeitraum hinweg mit Trinkwasser, das aus dem Meerwasser gewonnen wurde, versorgen.

Die Aufbereitung von Wasser mit der SODIS-Methode*: Ein weiteres Verfahren, Wasser mit einer PET-Flasche aufzubereiten, ist die SODIS-Methode. SODIS nutzt die Sonnenkraft, um krankmachende Mikroorganismen im Wasser abzutöten. Dabei tötet die UV-Strahlung der Sonne in Verbindung mit Hitze die Erreger ab. Um SODIS anzuwenden, benötigen Sie eine klare PET-Flasche, idealerweise ein farbloses Modell. Das Gehäuse der Flasche sollte nicht von Kratzern getrübt sein und muss von Schmutzresten befreit werden. Ist an der Flasche noch ein Etikett vorhanden, sollten Sie es auch entfernen. Nun filtern Sie die Schwebstoffe und Schmutzpartikel aus dem aufzubereitendem Wasser heraus, indem Sie es mehrfach durch ein Textil laufen lassen. Der NTU (Nephelometrischer Trübungswert) des Wassers muss vor dem Einsatz unter 30 liegen. Vereinfacht

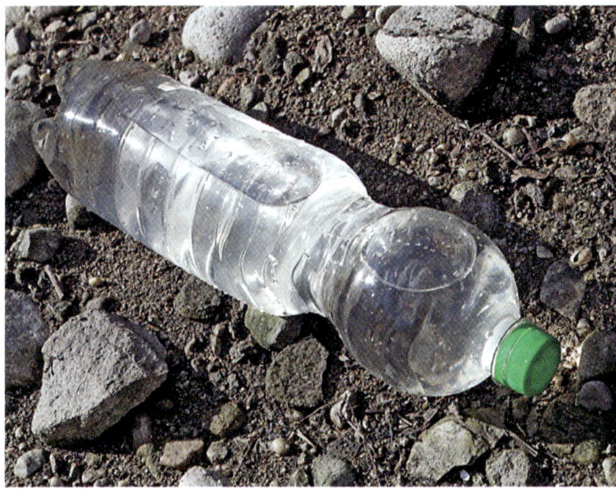

▶ Aufbereitung von Wasser mit der SODIS-Methode

gesagt muss das Etikett beim Durchschauen durch die Flasche sichtbar sein, sonst ist das Wasser zu trüb und das SODIS-Verfahren funktioniert nicht.

Gehen Sie wie folgt vor: Die Flasche wird zu Dreivierteln mit Flasche gefüllt und für 20 Sekunden kräftig geschüttelt (was in vollem Zustand nur schlecht ginge). Danach wird die Flasche randvoll gefüllt. Anschließend wird die Flasche verschlossen und für sechs Stunden in die pralle Sonne gelegt. Ist der Himmel etwas bewölkt, wiederholen Sie die Prozedur am nächsten Tag erneut für sechs Stunden. Das Wasser ist danach von den gängigsten schädlichen Mikroorganismen befreit und trinkbar!

Verstärkt werden kann der Effekt, wenn man die Flasche auf einen reflektierenden Untergrund legt; zum Beispiel auf die Rettungsdecke aus Ihrem Gepäck.

Die SODIS-Methode entfernt keine chemischen Rückstände aus dem Wasser. Sie sehr wetterabhängig und bei durchweg bewölktem Himmel oder schwachem Sonnenlicht kommt sie schnell an ihre Grenzen und kann nicht mehr angewendet werden. In unseren Breiten herrschen keine idealen SODIS-Bedingungen (hohe Luftfeuchtigkeit, geringere Sonneneinstrahlung usw.). Zur Sicherheit sollte man dieses Verfahren

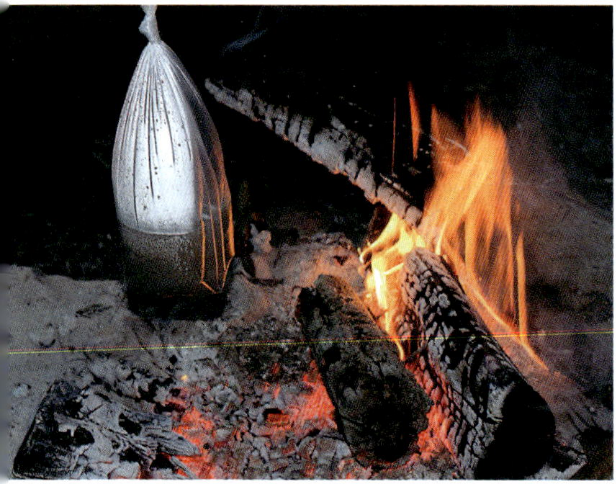

▶ Nutzen Sie Plastikbeutel, um Wasser trinkbar zu machen!

nur an extrem heißen Tagen und mehrere Tage hintereinander anwenden.

* Vgl. hierzu Literaturhinweis 1, → S. 231.

Wasseraufbereitung mit Plastiktüte: Mit einer Plastiktüte oder einem Müllsack kann Wasser über einem Feuer ebenfalls aufbereitet werden, wenn kein anderes Gefäß zur Verfügung steht. Dazu muss man die Tüte über einem Dreibein oder einem Ast über das Feuer gehängt werden. Hier aber ist Vorsicht geboten: Man muss darauf achten, dass die Tüte nicht zu tief hängt, da sich sonst der Plastiktragegriff deformiert, der nicht von schützendem Wasser umgeben ist. Es geschieht nicht selten, dass die Tüten dann ins Feuer fallen. Das gesammelte Wasser ist dann verloren und im ungünstigsten Fall ist dann auch das hart erarbeitete Feuer erloschen.

Aufbereitungsgrube: Sie benötigen für diese Methode der Aufbereitung von Wasser ein brennendes Feuer, einen faustgroßen Stein und ihre Rettungsdecke, eine Plane oder ein Poncho.

Legen Sie den Stein in die Glut des Feuers und lassen Sie ihn für etwa 15 min darin liegen. Nehmen Sie auf keinen Fall Steine von Ufern, da diese platzen können, weil sich das Wasser im Stein aufgrund der Hitze ausdehnt. Die Splitter fliegen dann wie Geschosse in der Gegend herum und könnten Sie erheblich verletzen.

Zwischenzeitlich graben Sie ein etwa 20 cm tiefes und im Durchmesser 30 cm breites Loch. Jetzt legen Sie die Plane im Loch aus. Kippen Sie das Schmutzwasser,

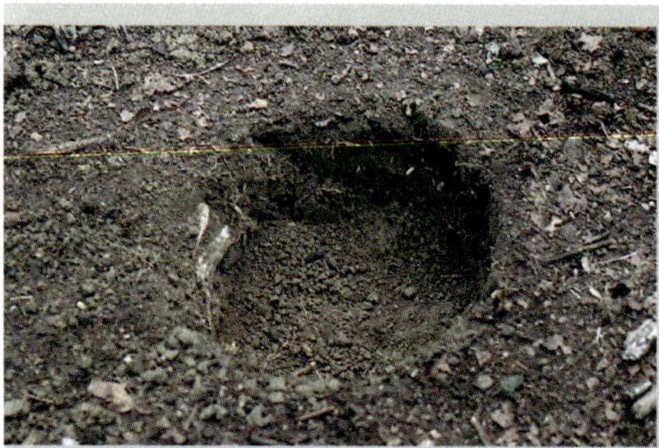

▶ Grube im Waldboden ausheben

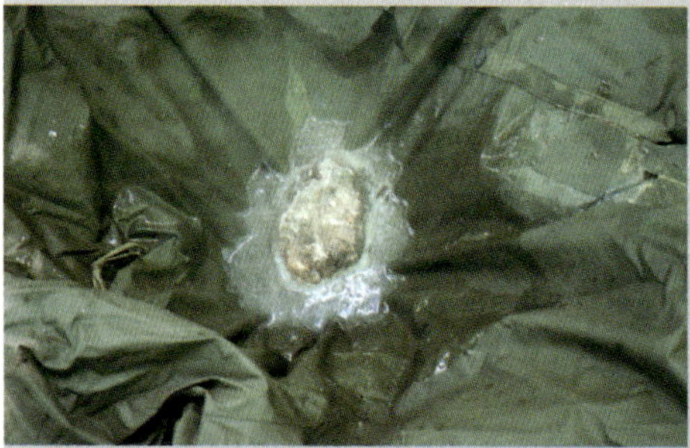

▶ Plane auslegen, Wasser einfüllen, den heißen Stein einlegen – fertig

das Sie, wenn möglich, vorher durch ein Textil gefiltert haben, um die Schwebstoffe zu eliminieren, vorsichtig auf die Plane im Loch. Dann entnehmen Sie mit zwei Stöcken (oder mit Ihrem Spaten) den heißen Stein aus der Glut und legen diesen vorsichtig in

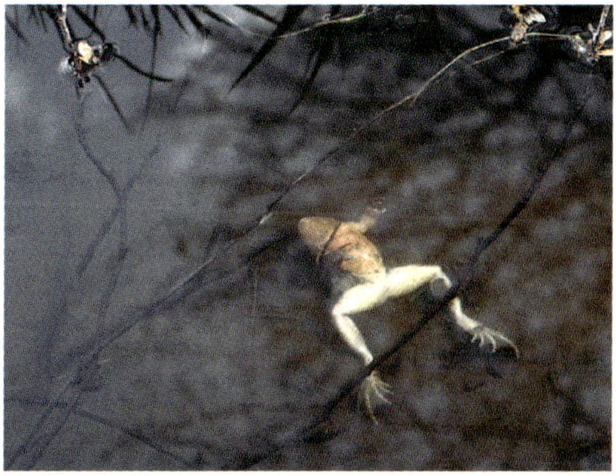

▶ Achtung: Verendete Tiere in größerer Anzahl deuten auf kontaminiertes Wasser hin!

den mit Wasser gefüllten Poncho. Wenn der Stein heiß genug ist und die Wasseroberfläche berührt, beginnt es umgehend zu zischen. Ist der Stein dann ganz abgetaucht, wird das Wasser im Poncho nach einiger Zeit brodeln. Warten Sie jetzt für etwa zehn Minuten. Wenn Sie beim Eintauchen Ihrer Fingerkuppe keine schmerzende Hitze verspüren, müssen sie den Vorgang noch einmal wiederholen, denn das Wasser ist noch nicht heiß genug, um darin die schädlichen Mikroorganismen abzutöten. Es muss nicht kochen, da bereits ab 50 °C die meisten Bakterien und Viren usw. absterben.

Seien Sie besonders vorsichtig, wenn Sie in einem Gebiet unverhältnismäßig viele tote Tiere entdecken. Hier muss das Wasser zusätzlich unbedingt sorgfältig mit **Aktivkohle** aufbereitet werden, denn es liegt der Verdacht nahe, dass das Wasser in der Umgebung kontaminiert ist.

Proviant

Obwohl Proviant erst an dritter Stelle der überlebenswichtigen Prioritäten steht und nicht sofort berücksichtigt werden muss, spielt es dennoch für das Wohlbefinden und die körperliche Leistungsfähigkeit eine große Rolle. Gerade in den Situationen, in denen Sie mit Ihrem INCH-Gepäck unterwegs sind, verbrauchen Sie ein Vielfaches mehr an Energie als im normalen Leben. Lange und oft harte Tage und Nächte erwarten Sie. Außerdem sind Sie eventuell noch extremer Witterung ausgesetzt, sprich, Regen, Kälte, Wind usw. Vergessen Sie nicht: Sie tragen Gepäck von etwa 40 kg auf dem Rücken, müssen unter Umständen große Distanzen überwinden oder werden womöglich noch verfolgt. Hier verbraucht der Körper eine Menge Kalorien. Deshalb muss immer Nahrung zugeführt werden. Was ich Ihnen versprechen kann – Sie werden draußen **immer** an Körpergewicht verlieren, vor allem im INCH-Fall!

DAS SOLLTEN SIE BEACHTEN

▶ Als grobe Faustregel gilt: Pro Tag benötigen Sie für eine vollwertige Ernährung, die ausreichend Kalorien liefert, etwa 800–1000 g Nahrungsmittel. Das bedeutet, Sie können theoretisch zehn Tage mit etwa 8–10 kg Proviant aus dem Notrucksack überleben. Wenn Sie etwas darunterbleiben, können Sie den Zeitraum etwa um ein Drittel mehr strecken. Das bedeutet zusätzlich ca. weitere drei Tage, in denen Sie autark sind.

Den Proviantverbauch senken

Der sorgfältig ausgewählte und mitgeführte Proviant im Notgepäck ist schwer und nimmt viel Platz weg. Aber er ist überlebenswichtig, vor allem dann, wenn Sie vollkommen autark bleiben müssen. Egal, wie viel Sie mitnehmen (also das, was man noch tragen kann), Sie werden, sofern die Krise oder Katastrophe länger andauert, bald feststellen, wie schnell Ihre Nahrungsreserven aufgebraucht sind.

Wie Nahrungsmittel gestreckt werden können

- Verbrauchen Sie nicht unnötig Energie und bewegen Sie sich nur, wenn Sie müssen.

- Ziehen Sie sich warm genug an! Wenn Sie frieren, benötigen Sie mehr Energie.
- Optimieren Sie Ihre Marschroute. Manchmal lohnt es sich, Hindernisse zu umgehen, um Energie zu sparen.
- Arbeiten Sie mit Köpfchen! Durch die Anwendung von Hebeln oder anderen kraftsparenden Techniken müssen Sie nur einen Bruchteil Ihrer Kraft einsetzen.
- Fügen Sie Ihrer Trekkingnahrung pflanzliche Komponenten aus der Natur zu. Somit verbessert sich der Nährwert und sie können Ihre Rationen damit strecken.
- Essen Sie zu einem Drittel unterkalorisch. Damit können Sie Ihren Proviant verlängern.

Pflanzen als Nahrungsmittellieferant

Das Zubereiten von pflanzlicher Nahrung aus der Natur setzt natürlich ein paar botanische Grundkenntnisse voraus. Pflanzliche Nahrung kann für einen mittelfristigen Zeitraum das Überleben unterstützen, jedoch sollte, wenn Sie es sich beschaffen können, auch Fleisch auf dem Speiseplan stehen.

Nahrhafte Pflanzen sind zum Beispiel Brennnesseln, Rohrkolben, Löwenzahn, Kletten usw. Einfache Wildfrüchte, wie zum Beispiel Hagebutten, Schlehen oder Sanddorn, sind nahrhaft und gesund zugleich. Zur Bestimmung dieser Pflanzen biete ich für Einsteiger und Fortgeschrittene die **App „Essbare Pflanzen"** für Android- oder iOS-Smartphones an. Aber auch mein Buch **„Überleben in der Natur"** (2. Auflage 2014) ist hier hilfreich.

Bei Nahrungsknappheit können Sie manchmal noch auf Äckern und Feldern Reste einer Ernte finden. Das sollte natürlich nur im Notfall geschehen und unter Berücksichtigung taktischer Fortbewegung. So ist es wahrscheinlich, dass Sie auf einem (Kartoffel-)Acker noch angebaute, von der Ernte übrig gebliebene Kartoffeln, finden. Ähnlich verhält es sich auch bei einigen anderen Gemüsesorten. Rosenkohl zum Beispiel ist winterhart, er wird normalerweise von November bis Dezember geerntet und kann auch in Winter gefunden werden.

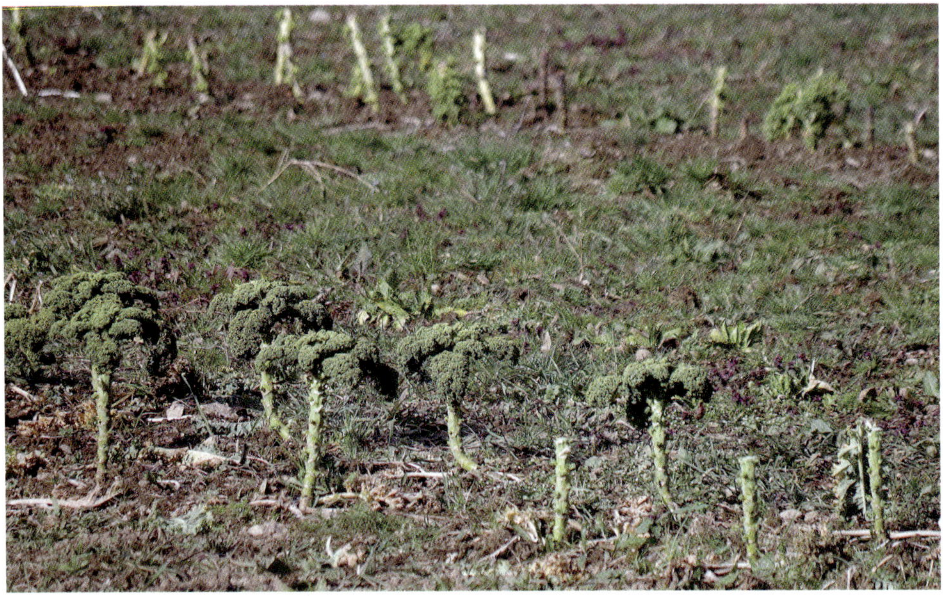

▸ Übriggebliebenes Gemüse auf einem Feld im Februar

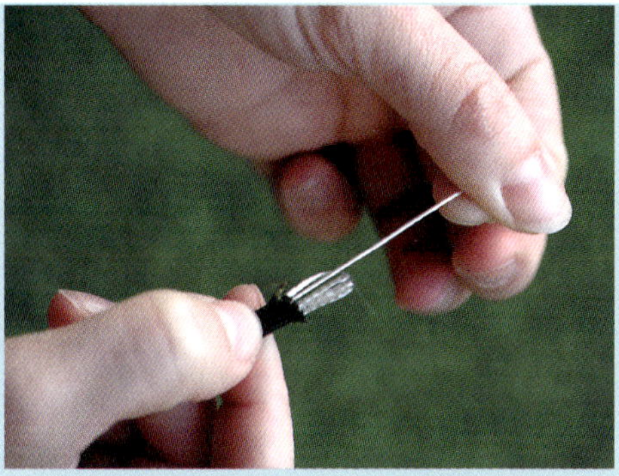

▶ **Fangnetz aus Paracord:** Kernseile aus Paracord herausziehen

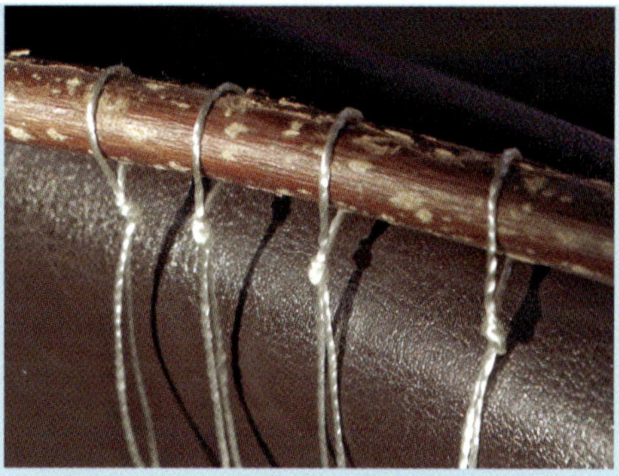

▶ Seile um einen Stab legen und mit einem Überhandknoten befestigen

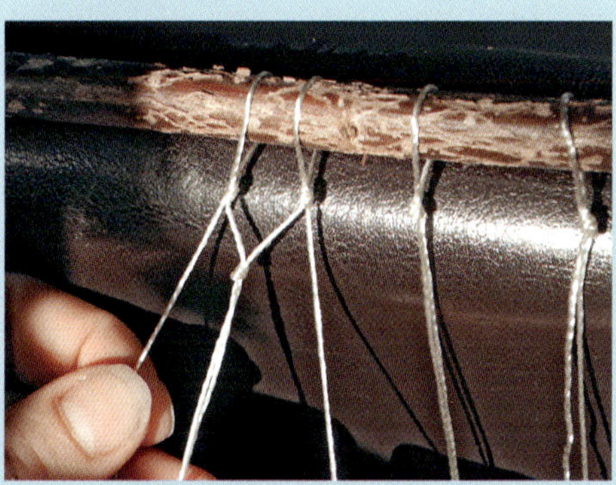

▶ Vom äußeren Doppelseilstrang den inneren nehmen und mit dem äußeren Nachbarn verbinden

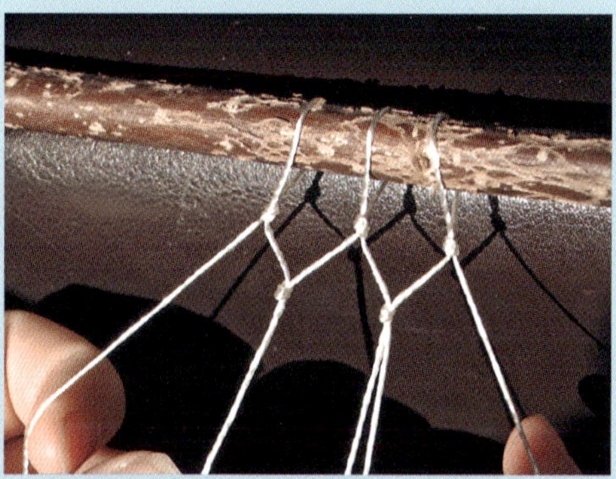

▶ Nach dem gleichen Prinzip das Nachbarseilstück verbinden

▶ Bild unten: Fertiges Netz in Verwendung

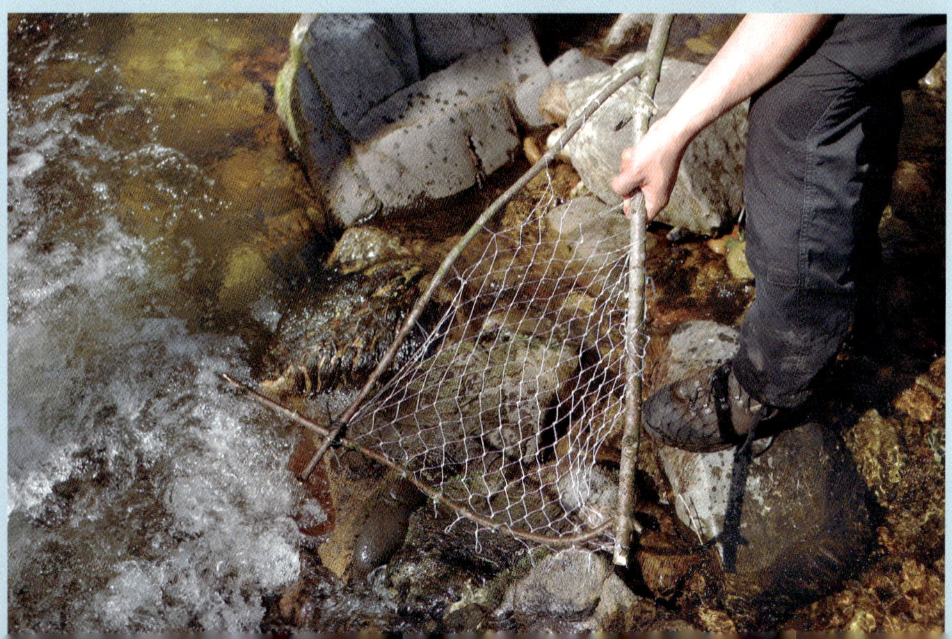

Selbst wenn das Feld brach liegt, finden Sie dort große Kolonien des Hirtentäschelkrauts, das sich an Äckern und Ackerrändern wohlfühlt und auch winterhart ist.

Tiere als Nahrungsmittellieferanten

Aus Zivilisationsmüll im Wald können Sie sich einen **behelfsmäßigen Angelhaken** basteln. Finden Sie zum Beispiel Bier- oder Konservendosendeckel auf dem Waldboden (in der Nähe weggeworfener Dosen suchen), kann der **Pull-Tab** (abziehbarer Verschluss der Dose) zu einem Angelhaken umfunktioniert werden. Dazu schneiden Sie mit Ihrem Multifunktionswerkzeug ein Stück des Haltestückes so heraus, dass an der Abschnittstelle eine Spitze hervorsteht. An der kleineren Öse, wo das Verbindungsstück zum Deckel angebracht ist, befestigen Sie Ihre Zahnseide oder eine andere dünne Schnur. Wenn Sie nun einen Köder aufspießen, kann das Angeln beginnen. Lassen Sie sich nicht von „Profis" irritieren – mit dieser Konstruktion können Sie zum Beispiel problemlos Forellen fangen. Zum Fangen dieser Fischart bedarf es nämlich keines professionellen Hakens.

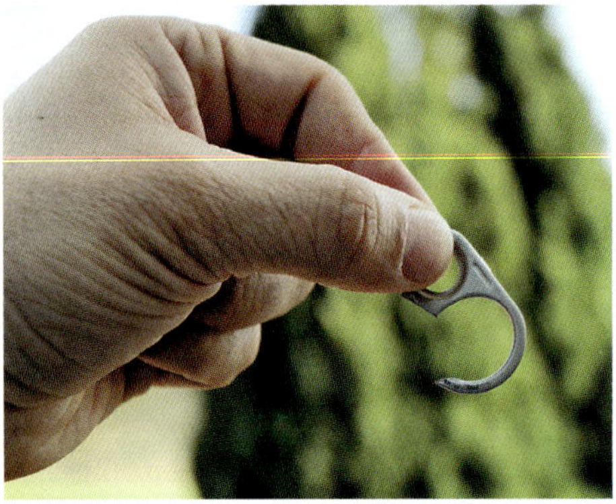

▸ Ein aus Zivilisationsmüll improvisierter Angelhaken

Mit Netzen lassen sich Fische oder Flusskrebse relativ einfach fangen. **Um ein Netz zu fertigen, benötigen Sie nur Paracord und einen geraden Stab bzw. einen Wanderstock.** Am besten befestigen Sie diesen quer zum Boden hin an einem Baum. Entnehmen Sie dazu aus dem Paracord die Kernseile, indem Sie diese nacheinander herausziehen. Dann schlagen Sie ein Seil halb um den Stab herum und verknoten die beiden parallel verlaufenden Seilenden mit einem einfachen Überhandknoten. Die herabhängenden Seilenden müssen gleich lang sein! Setzen Sie, je nach gewünschter Breite des Netzes so viele Seilstücke mit dem gleichen Knoten nebeneinander, bis es Ihren Vorstellungen entspricht. Jetzt haben Sie viele Startschlaufen mit herunterhängenden doppelten Seilen. Nun nehmen Sie von der linken (oder von der rechten Seite) den äußersten Doppelseilstrang, legen das innere Seil mit dem äußeren des Außenstranges des Nachbarseils zusammen und verknoten beide mit einem Überhandknoten wieder miteinander. Der Abstand zwischen den Knoten entspricht der Maschengröße des Netzes. Es sollte den im Gewässer vorkommenden Fischen entsprechen; sind die Maschen zu groß, wird der Fangerfolg wohl ausbleiben. Von dem von den letzten Knoten herabhängenden Seil nehmen Sie nun den äußeren Seilstrang und verbinden diesen mit dem gleichen Knoten mit dem inneren Seilstrang der ersten Schlaufe. So geht es nun weiter, bis das Netz fertig ist. Planen Sie für ein Netz von 1 x 1 m Größe etwa 2–4 Stunden ein, je nach Geschick und Maschengröße.

Finden Sie auf einem einsamen Bauernhof frisch gelegte **Eier,** können Sie diese sofort roh verzehren. Sie können aber auch im Kochgeschirr oder auf dem Blatt Ihres Spatens, über ein Feuer gehalten, gebraten werden.

Vogeleier hingegen dürfen **nur hartgekocht** zu sich genommen werden, da das Braten der Eier mögliche Krankheitserreger nicht abtötet!

Eine weitere Möglichkeit, an Nahrungsmittel zu gelangen, ist der **Bau einer Falle**. Fallen funktionieren aber nur, wenn man die Lebensgewohnheiten der zu bejagenden Tiere kennt. Das bedeutet, Sie sollten in etwa wissen, was die Tiere fressen, die Sie fangen wollen, und wo diese ihre Lebensräume haben. Achten Sie auf Zeichen, wie Losung, Fraßspuren usw., die Ihnen anzeigen, welche Tiere sich in der Gegend aufhalten.

Bedenken Sie, dass beim Fallenbau auch eine Geruchstarnung durchgeführt werden muss, da die Tiere sehr empfindlich auf ver-

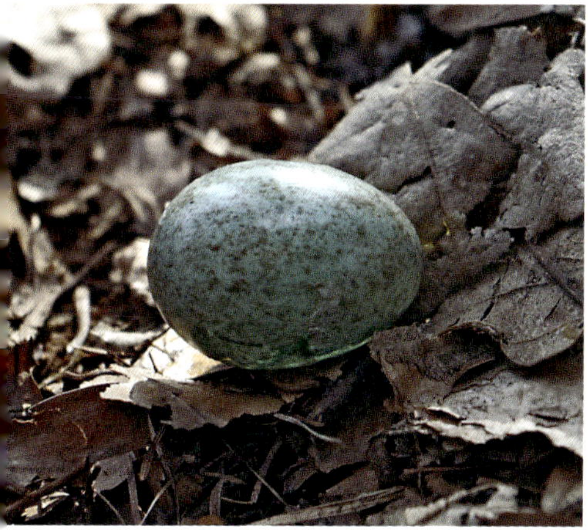

▶ Vogeleier immer nur hartgekocht verzehren!

änderte Gerüche – in diesem Fall durch Sie selbst – auf ihren gewohnten Pfaden reagieren. Irgendwo wahllos eine Falle zu errichten, wird immer mit Misserfolg gestraft und das hat zur Folge, dass Sie in einer krisenhaften Situation hungern müssen! Üben Sie den Fallenbau in „guten Zeiten“, damit die Herstellung und die Anwendung im „Ernstfall“ klappt. Einen wirklichen Fangerfolg kann man nur erreichen, wenn mehrere Fallen aufgestellt werden. Mit jeder errichteten Falle steigt die Chance, dass ein Tier in Ihre Falle hineinläuft.

Eine relativ simple Fallenkonstruktion, die wenig Zeit im Aufbau benötigt, ist die „**Paiute Deadfall Trap**“, benannt nach der indianischen Volksgruppe der Paiute. Sie eignet sich zum Erlegen von Kleingetier wie Siebenschläfer, Nutrias usw. Die „Paiute Deadfall Trap“ erschlägt mit einem Gewicht das Tier, wenn es den Auslöser berührt und damit den Fallenmechanismus auslöst. Ich beschreibe hier die einfachste Variante der Paiute, damit auch ein Laie in der Lage ist, die Konstruktion nachzubauen.

Die Materialien, die Sie für den Bau der Falle benötigen, sind der Totschläger (Baumstamm, Brett, Stein oder Ähnliches), zwei gerade Stöcke, etwa 1–3 cm im Durchmesser und 30 cm lang, einen geraden dünnen Stock, 0,3–1 cm und zwischen 30–40 cm lang, und ein Stöckchen mit etwa 2 mm im Durchmesser und etwa 8 cm Länge. Außerdem wird ein Paracord-Kernseil in der Länge von etwa 10 cm und natürlich ein Köder benötigt.

Als Erstes schnitzen Sie mit Ihrem Messer eine Spitze in einen der beiden gleichlangen Stöcke hinein, damit er leichter in den Boden getrieben werden kann. Das wird der „Träger“ der Fallenkonstruktion, er trägt die gesamte Falle mitsamt dem Totschlägergewicht. Das andere Ende schnitzen Sie schräg ab und im letzten Drittel unten bringen Sie auf einer Seite eine Kerbe ein. In den anderen Stock, den „Unterstützer“, schnitzen Sie eine rund um den Stock verlaufende Kerbe, die das Seil, das Sie daran befestigen, fixiert, damit es nicht verrutscht. Am anderen Ende des Seiles befestigen Sie das Stöckchen, die sogenannte Sicherung. Jetzt muss noch der „Auslöser“ vorbereitet werden.

Dann stecken Sie den Träger in die Erde, je nach Materialien senkrecht oder etwas schräg. Darauf den Unterstützer legen, der maximal mit dem ersten Drittel aufliegen soll, damit die Konstruktion beim Zusammenbau besser hält. Auf die Spitze des Unterstützers wird dann das Totschlägergewicht gelegt. Das Schlaggewicht darf nicht zu leicht und sollte etwa fünf Mal schwerer als das zu erlegende Tier sein. Hasen oder Nutrias zum Beispiel können durchaus 4–5 kg auf die Waage bringen.

Führen Sie nun die Sicherung mit dem Seil um den Träger herum und fixieren Sie diese mit dem einen Ende des Auslösers, der das Totschlägergewicht mit dem anderen Ende als Gegenlager nutzt. Der Auslöser muss auf der Seite angebracht werden, an

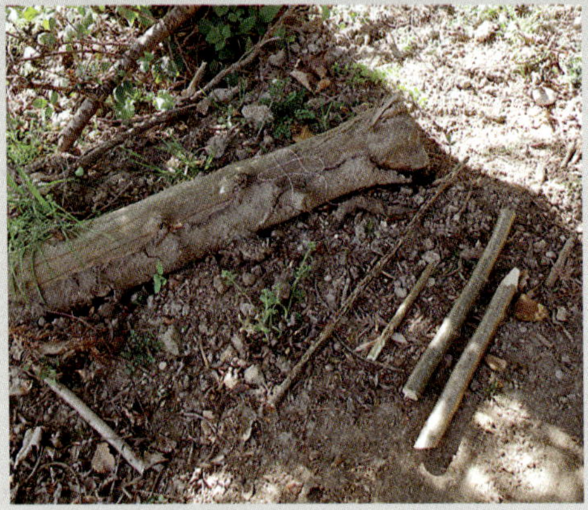

▸ Benötigte Materialien für den Fallenbau

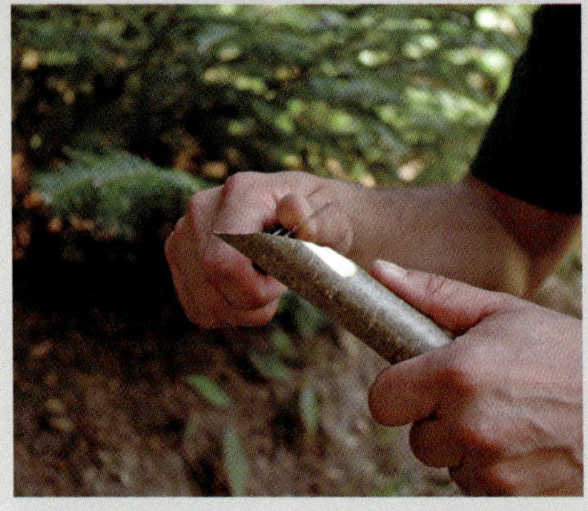

▸ Träger oben schräg flach und unten spitz anschnitzen

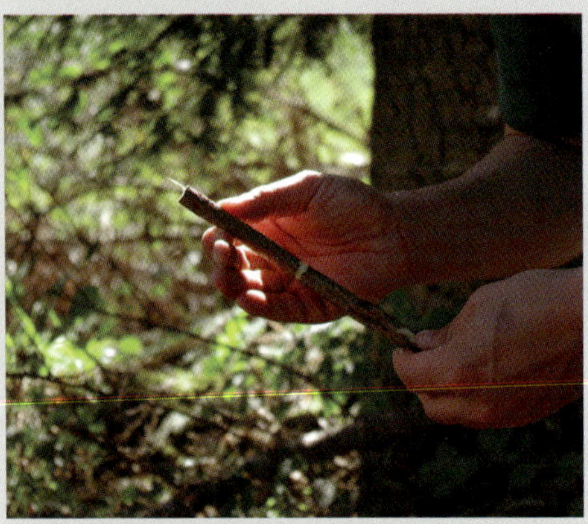

▸ Rundverlaufende Kerbemittig in dünnes Stöckchen schnitzen

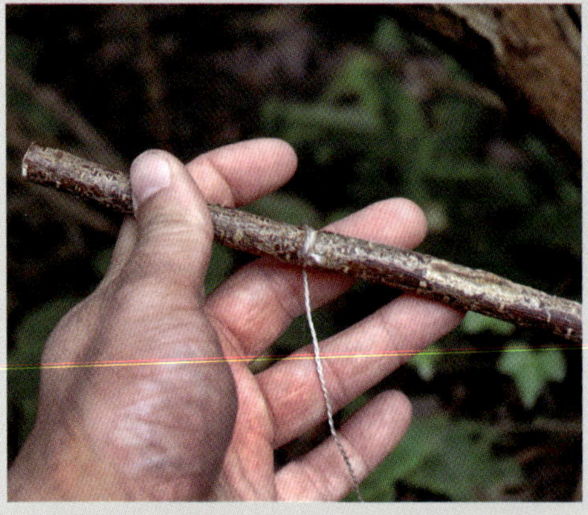

▸ Schnur um Stöcken und ans Ende des Unterstützers wickeln

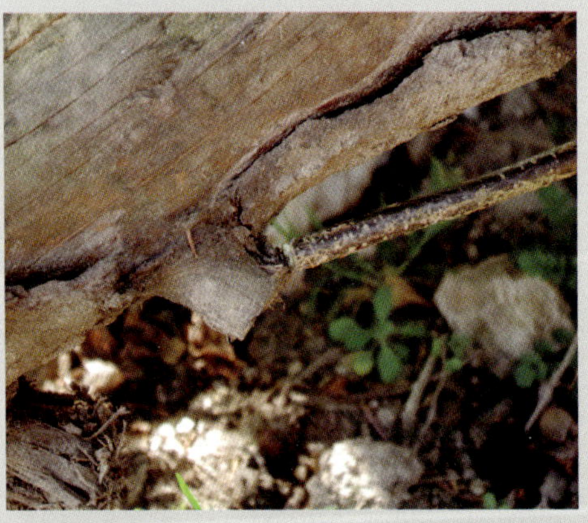

▸ Auslöser wird am Schlaggewicht angesetzt

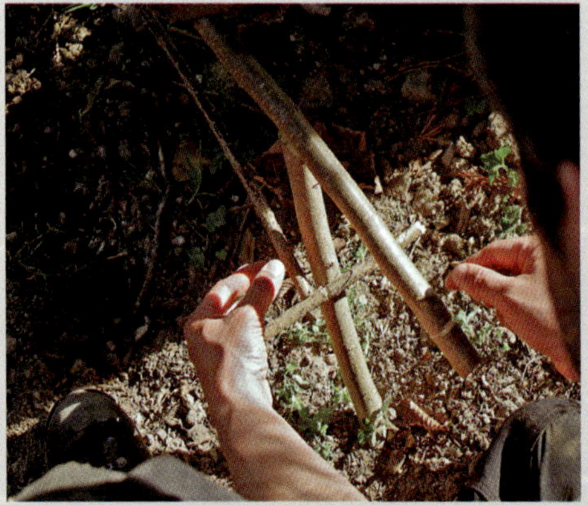

▸ Stöcken wird mit Schnur halb um Träger geschlagen und mit Auslöser fixiert

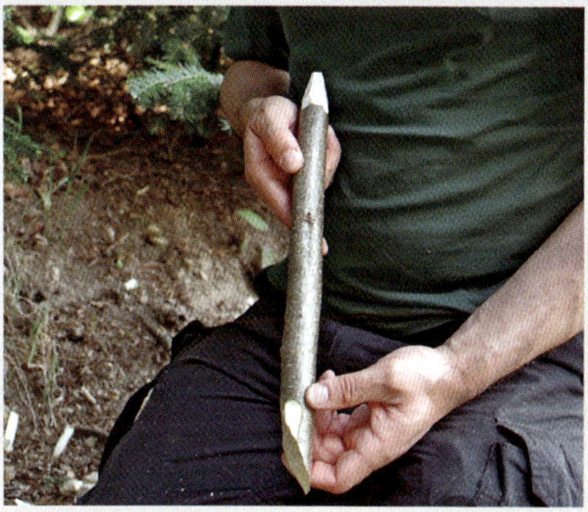

Fertiger Träger

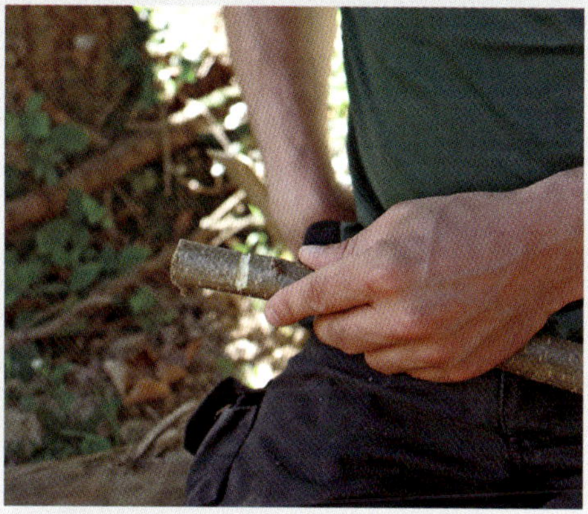

Rundverlaufende Kerbe in Unterstützer schnitzen

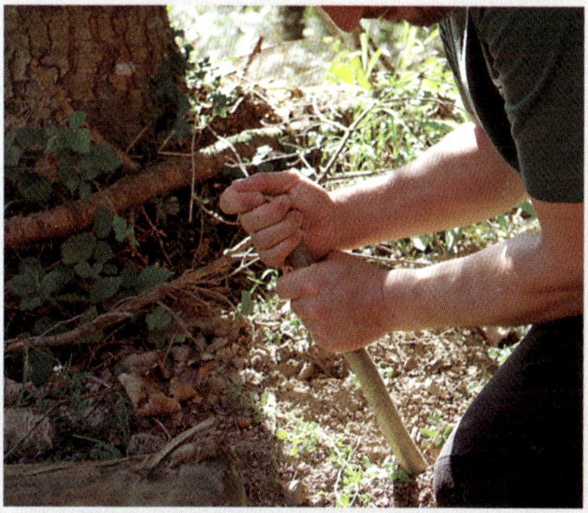

Träger fest in den Boden stecken

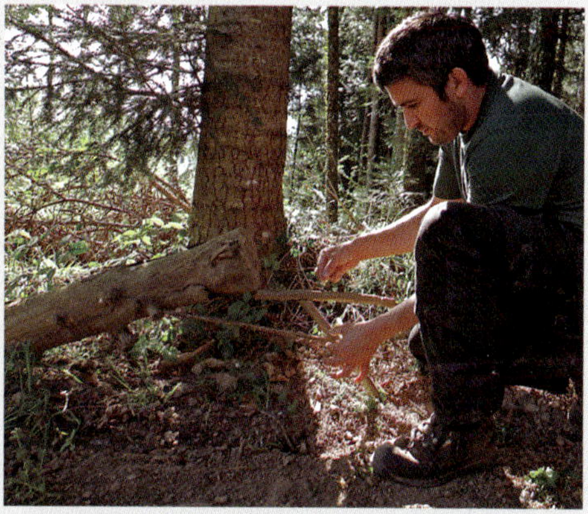

Unterstützer auf Träger, Schlaggewicht auf Unterstützer auflegen

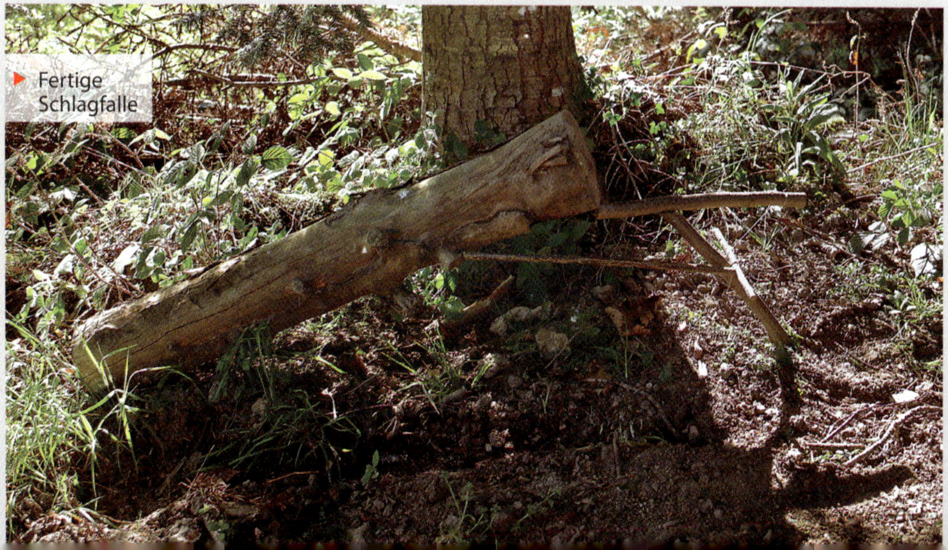

Fertige Schlagfalle

der das Seil der Sicherung endet. Der Auslöser sollte so konstruiert sein, dass er sich bei Wind nicht einfach selbst auslöst. Nicht vergessen, den Köder daran zu befestigen!

Wenn Sie das Prinzip der Falle verstanden haben, können bei künftigen Modellen, die Sie errichten, etliche Modifizierungen vorgenommen werden. So kann zum Beispiel in der Größe variiert oder der Auslöser feiner oder stärker gefertigt werden.

DAS SOLLTEN SIE BEACHTEN

- Manches Fleisch kann Trichinellose (durch Trichinen verursachte Krankheit) hervorrufen. Typische Kandidaten hierfür sind unter anderem der Marderhund, der Dachs und auch die Nutria – auch wenn Letztere damit relativ selten infiziert sind. Da Trichinellose tödlich enden kann, muss das Fleisch dieser Tiere zur Vorbeugung lange bei einer Temperatur von über 65 °C gekocht werden!

Orientierung im Gelände

Sie sollten sich (auch für das „normale" Leben) ein paar grundlegende Orientierungskenntnisse zulegen. Dazu gehört zum Beispiel, dass Sie in der Lage sind, ohne technische Hilfsmittel anhand der Gestirne die Himmelsrichtung zu bestimmen. Sie benötigen Orientierungskenntnisse naheliegenderweise deshalb, weil Sie wissen sollten, wohin sie laufen. Planloses Umherirren ist sicherlich nicht überlebensförderlich. Den Umgang mit Karte und Kompass sollten Sie deshalb beherrschen; es können nämlich Situationen auftreten, in denen die Sicht eingeschränkt ist und das bloße Auge zur Orientierung nicht mehr ausreicht. Gründe hierfür können Dunkelheit, Nebel, Rauch, chemischen Dämpfe und anderes mehr sein. In einem derartigen Fall hilft ihnen dann auch keine Karte, da sie keine Referenzpunkte im Gelände erkennen können, an denen sie sich orientieren können. Der Kompass zeigt aber immer eine Richtung an, der Sie folgen können. Im schlimmsten Fall kann es passieren, das Sie bereits beim Verlassen Ihres Hauses aufgrund stark eingeschränkter Sicht auf Orientierungshilfsmittel zurückgreifen müssen, um überhaupt wegzukommen.

Die Arbeit mit Karte und Kompass ist nicht schwer; mit ein paar Stunden Zeit kann diese wichtige Fähigkeit sogar von Autodidakten erlernt werden.

Bautechnische Orientierungshilfen nutzen

Bei manchen bautechnischen Einrichtungen oder Geräten müssen für deren Funktion bestimmte Himmelsrichtungen berücksichtigt werden. Das hat für Sie den Vorteil, dass Sie sich auf diese Weise in urbanem Gelände orientieren können, ohne ein technisches Hilfsmittel, wie zum Beispiel einen Kompass oder GPS, zu benötigen. So kann zum Beispiel aus sicherer Entfernung, wenn man vom Waldrand aus zu einer Ortschaft blickt, die Himmelsrichtung anhand unten genannter bautechnischer Hilfsmittel festge-

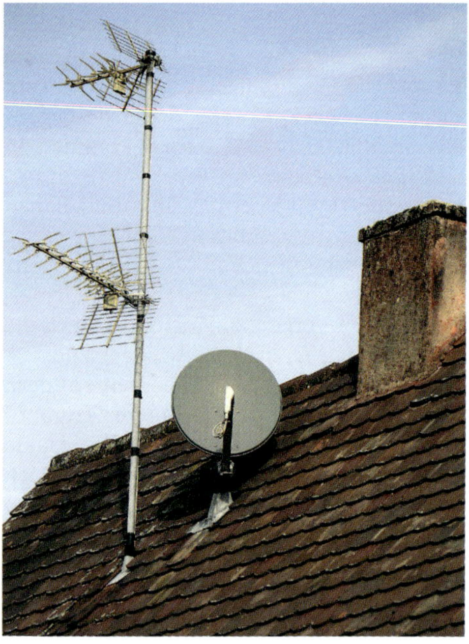

▶ Satellitenschüsseln zeigen in Deutschland in Richtung SSO oder SSW

stellt werden. Somit ist immer eine Groborientierung möglich. Ein großer Vorteil ist die Unabhängigkeit dieser Hilfsmittel im Vergleich zur Orientierung an den Gestirnen: Die Richtung lässt sich nämlich meist auch bei schlechtem Wetter (bewölktem Himmel) feststellen, bei dem man die Gestirne nicht zu sehen sind.

Folgende bautechnische Details sind für Ihre Orientierung hilfreich:

Parabolantennen (Satellitenschüsseln): Diese zum Rundfunkempfang an Häuserwänden oder Dächern angebrachten Geräte eignen sich zur Orientierung in urbanem Gelände oder in kleinen Ortschaften, da sie immer in zwei Richtungen aufgestellt sind. Parabolantennen zeigen in Deutschland zum Beispiel entweder nach Südsüdost oder Südsüdwest.

Kirchen: Bei alten Kirchen ist beim Bau oft eine Ostung berücksichtigt worden. Das bedeutet, dass der Altar im Chor der Kirche meist nach Osten ausgerichtet ist. Diese Eigenschaft können Sie sich im urbanen Gelände als Orientierungshilfe zunutze machen.

Trigonometrische Bodenpunkte: Diese beschrifteten Granitsteine, die senkrecht auf einer etwa 1 m unter der Erde liegenden Stahlplatte befestigt sind, kommen in Europa häufig vor. Sie sind Beobachtungspunkte der Landesvermessung und dienen als Hilfe für die Erstellung von Karten usw. Die Punkte lassen sich in Deutschland ganz einfach an dem auf der Oberseite eingemeißelten Kreuz erkennen. An der Nordseite sieht man ein Dreieck und an der Südseite die Beschriftung „TP". In anderen Ländern ist die Beschriftung eine andere. Trigonometrische Bodenpunkte zeigen die exakte geographische Himmelsrichtung an! Man findet Sie immer wieder auf Weiden und an Ackerrändern in freiem Gelände.

Windrichtungsgeber: Auf sehr vielen Kirchen oder Hausdächern im ländlichen Raum sind Wetterhähne als Windgeber angebracht. An diesen kann man die Himmelsrichtung abgelesen werden, weil die

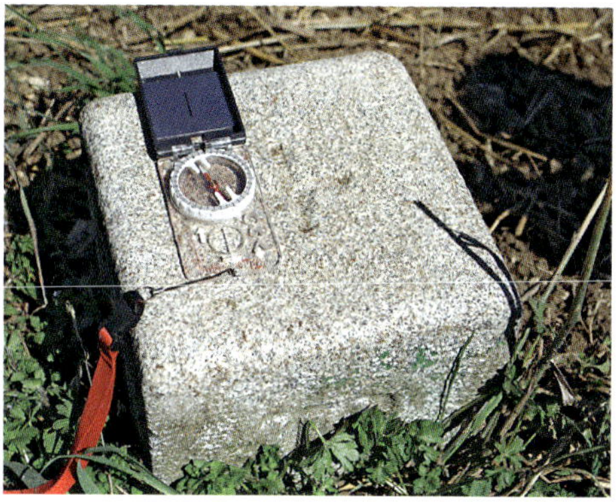

▸ Trigonometrischer Bodenpunkt als Orientierungshilfe

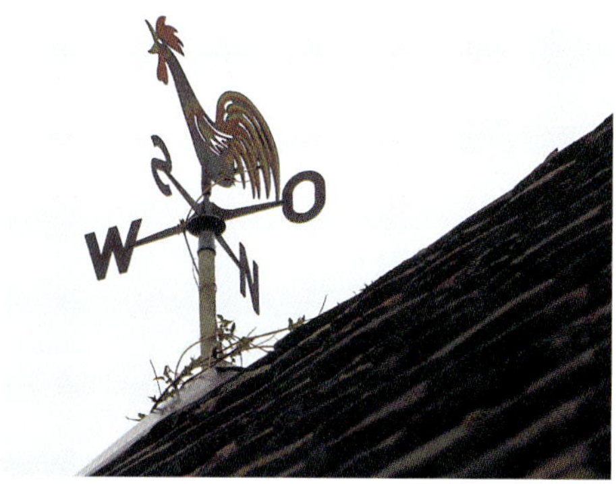

▸ Wetterhahn zur Bestimmung der Himmelsrichtung

Himmelsrichtungen dort an einem Metall mit den Buchstaben N, S, O und W angebracht sind.

Solarmodule: Solarmodule von Photovoltaikanlagen auf Häuserdächern oder in Solarparks sind in der Regel zur Südseite ausgerichtet, um möglichst viel Sonnenlicht einzufangen. Diese Tatsache kann natürlich auch für Orientierungszwecke genutzt werden.

Autobahnen: Ein Großteil der Autobahnen ist in Deutschland systematisch nummeriert. So verlaufen die Autobahnen, die mit gerader Nummer versehen sind, auf der West-Ost-Achse, Autobahnen mit ungerader Nummer auf der Nord-Süd-Achse. Einstellige Autobahnnummern sind die längs-

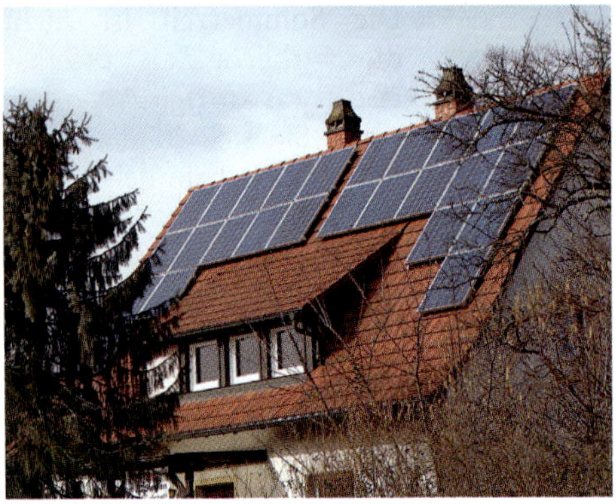

▶ Solarmodul auf einem Hausdach

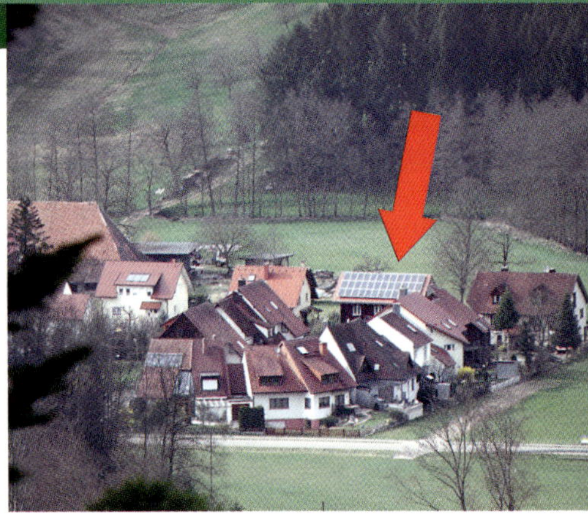

▶ Solarmodule sind aus sicherer Entfernung zur Ortschaft vom Waldrand her sichtbar.

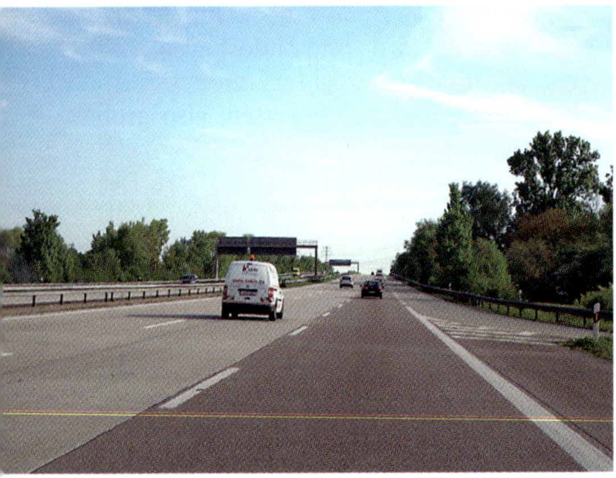

▶ Autobahnen können zur groben Bestimmung der Himmelsrichtung genutzt werden.

ten Autobahnen und grenzen im Ausland bei Beginn und Ende in zwei Drittel aller Fälle an das benachbarte Ausland.

Natürliche Orientierungshilfen nutzen

Die zuverlässigsten Orientierungshilfen sind Gestirne. Mit Sonne, Mond und Sternen finden Sie sicher die Richtung, wenn Sie sich Folgendes zunutze machen:

Richtungsbestimmung mit der Sonne: Steht Ihnen eine Zeigeruhr zur Verfügung, kann die Himmelsrichtung ganz einfach ermittelt werden, wenn man die Sonne am Himmel sieht und sie nicht von Wolken bedeckt ist. Nehmen Sie die Uhr vom Handgelenk und halten Sie diese vor sich. Richten Sie jetzt den kleinen Zeiger der Uhr so genau wie möglich auf die Sonne. Wenn Sie jetzt das Ziffernblatt betrachten und den kleinen Winkel zwischen dem kleinen Zeiger und der Zwölf halbieren, zeigt Ihnen die Uhr damit die Südrichtung an. Der große Zeiger (Minutenzeiger) hat keinerlei Bedeutung

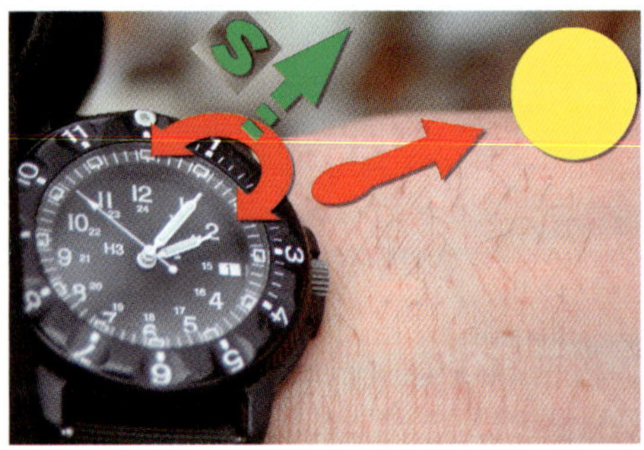

▶ Bestimmung der Himmelsrichtung mit einer Uhr

für die Bestimmung. Diese Methode ist nur zwischen 6.00 und 18.00 Uhr anwendbar, da Sie ansonsten die Nordrichtung erhalten. Beachten Sie auch, die Uhr im Sommer zur Verbesserung der Genauigkeit eine Stunde auf Winterzeit zurückzustellen.

Auch ohne Uhr lässt sich mit dem Schattenstabverfahren die Himmelsrichtung mit Hilfe der Sonne bestimmen. Verkleinern Sie einen Wanderstock und stecken Sie ihn

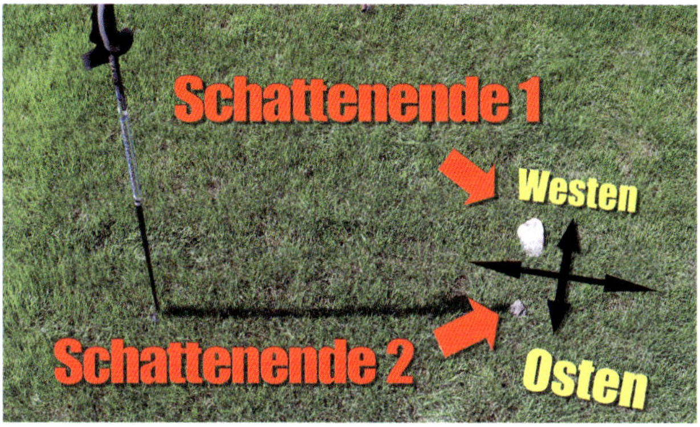

▶ Schattenstabmethode mit den Wanderstöcken

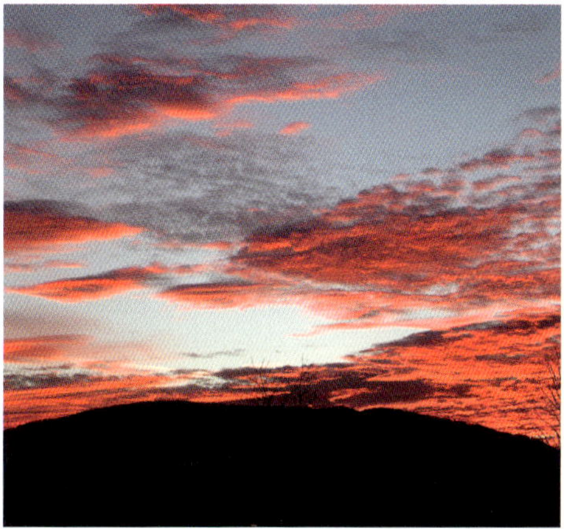

▶ Sonnenaufgang am Horizont

in den Boden. Nun markieren Sie das Ende des Schattens, den der Wanderstock wirft, mit einem Stein oder einem Stöckchen, das Sie in die Erde stecken. Anschließend warten Sie eine Stunde. Jetzt wandert der Schatten durch, weil sich auch die Sonne während dieser Zeit auf Ihrer Laufbahn weiterbewegt. Markieren Sie nun das Ende des neuen Schattens. Wenn Sie dann die beiden Markierungen in einer geraden Linie miteinander verbinden, erhalten Sie von links nach rechts die West-Ost-Achse, aus der Sie auch Norden und Süden herleiten können. Die erste Markierungsstelle ist dabei der Westen, die letzte Osten. Achten Sie bei der Bestimmung auf Sommer- und Winterzeit. Die Sommerzeit ist nicht die „wirkliche Zeit“, es muss also etwas korrigiert werden, wenn Sie sich in der Sommerzeitzone befinden.

Die Himmelsrichtung kann auch über den Sonnenstand bestimmt werden. Da die Sonne bei uns in Mitteleuropa gegen Mittag Ihren Höchststand im Süden einnimmt, kann man, selbst wenn man keine Uhr hat, die grobe Südrichtung schätzen. Morgens, wenn die Sonne aufgeht, befindet sich dort die Himmelsrichtung zwischen Nord- und Südost, also grob Osten. Wenn Sie untergeht, befindet sie sich zwischen Nord- und Südwesten, also grob West.

Richtungsbestimmung mit dem Mond: Der Mond steht in der Mondphase des Vollmondes um 00.00 Uhr im Süden. So kann er in Verbindung mit einer Uhr einfach zur Bestimmung der Himmelsrichtung einge-

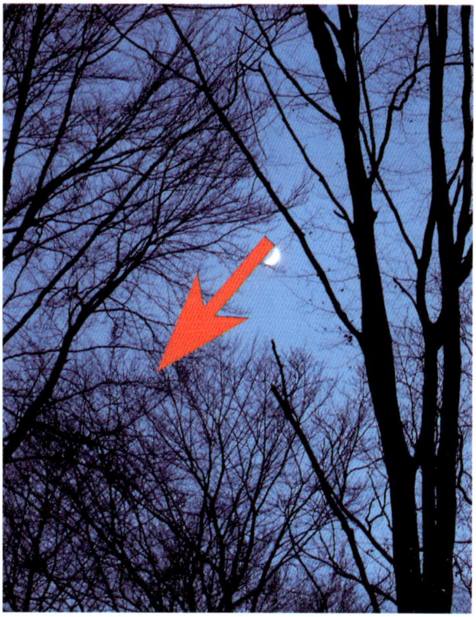

▶ Zunehmender Mond zur groben Bestimmung der Himmelsrichtung

setzt werden. In der Sommerzeit muss die Richtung dementsprechend um eine Stunde korrigiert werden. Entweder man misst den Mond um 1.00 Uhr oder denkt ihn sich um Mitternacht etwas weiter nach links zurück.

Ist der Mond zunehmend, kann man, wenn man die beiden Sichelenden mit einer gedachten Linie verbindet und diese dann zum Horizont hin zieht, die grobe Südrichtung bestimmen.

Ist der Mond hell genug, kann auch, wie oben im Absatz Sonne beschrieben, die Schattenstabmethode angewandt werden.

Polarstern: Den hellsten Stern, den man im Sternbild kleiner Wagen (Kleiner Bär) findet, ist der Polarstern. Wenn man vom Großen Wagen (Großer Bär) das Rückteil in etwa 5-facher Verlängerung nach oben

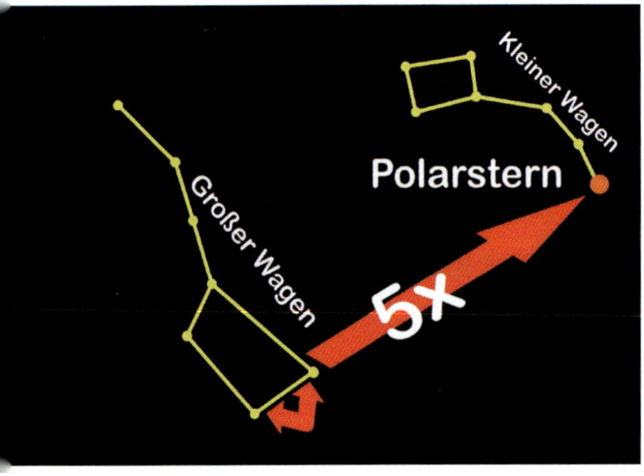

▶ Orientierung nach dem Polarstern

zieht, stößt man auf den Polarstern. Dieser liegt etwas neben der gedachten Linie. Der Stern kann auch nur auf der Nordhalbkugel zur Orientierung verwendet werden, auf der Südhalbkugel findet man das Sternbild Kleiner Bär nicht.

Orientierungshilfen improvisieren

Kleine, längliche, Metallkörper, wie zum Beispiel (Näh-)Nadeln, Pinzetten aus dem Taschenmesser oder Kanüle, sind oft schon während des Produktionsprozesses magnetisiert worden (je nach Verfahren der Herstellung und verwendeten Material). Legen Sie diese nun auf ein schwimmbares Trägermaterial (ein Stück Papier, ein Blatt usw.) und setzen es windgeschützt auf eine Wasseroberfläche, zeigt Ihnen der Gegenstand nach einiger Ausrichtungszeit die magnetische Nord-Süd-Richtung an. Das erlaubt ein Herleiten der restlichen Himmelsrichtungen, wenn man zum Beispiel die Sonne noch in den Prozess mit einbezieht. Je nach Stärke der Magnetisierung dreht sich die Nadel schnell oder langsam in Nordrichtung. Ist das Metall nicht eisenhaltig, kann überhaupt keine Richtung angezeigt werden.

Bei magnetisierten Metallgegenständen liegt ein Problem darin, dass man oft nicht weiß, ob die Nadel nach Norden oder Süden zeigt. Das Problem ist dann die Lokalisierung der Nordrichtung. Deshalb nimmt man als Referenz die Sonne zur Hilfe, diese kann nur im Osten, Westen und im Süden stehen, niemals in Nordrichtung. Wenn Sie also abends die Sonne in der vermeintlichen Nordrichtung untergehen sehen, müssen Sie das sofort bemerken, denn die Sonne steht auf der Nordhalbkugel nie im Norden.

Wenn Sie das Orientierungsverfahren, wie oben beschrieben, mit einer nicht magnetisierten Nadel ausprobieren, tut sich überhaupt nichts, wenn Sie diese auf die Wasseroberfläche legen. Wenn Sie dann, wie in manchen Büchern beschrieben, versuchen, die Nadel über die Haare oder Ihre Bekleidung magnetisch streichen zu wollen, werden Sie keinen Erfolg haben. Diese Methode funktioniert definitiv nicht.

Streichen Sie die Nadel immer über einen Lautsprecher (zum Beispiel bei Ihrem mitgeführten Radio) oder über einen Pluspol einer Batterie in eine Richtung zur Spitze hin, dann wird die Nadel magnetisch und zeigt mit der Spitze die magnetische Nordrichtung (physikalisch richtig: magnetisch Süd) an. Ist Ihre Nadel (oder ein anderer metallischer, länglicher Gegenstand) aus einem Material, das sich magnetisieren lässt, können Sie diese Methode nun einsetzen, da jeder Pol einer Batterie magnetisch ist.

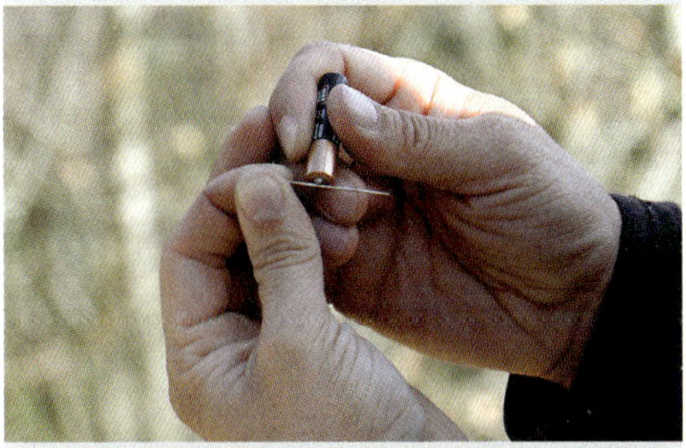

Magnetisieren einer Nadel mit dem Pluspol einer Batterie

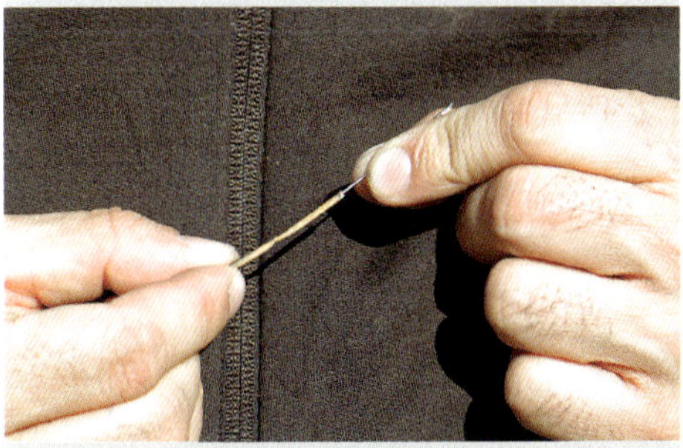

Nadel in den hohlen Pflanzenstängel stecken

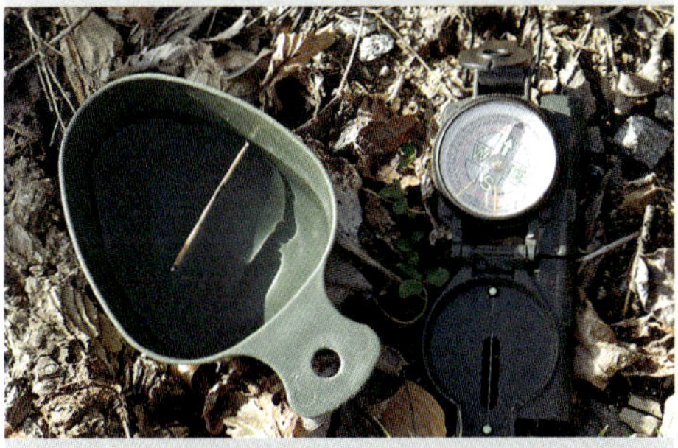

Den Stängel auf eine Wasseroberfläche legen – die Nadelspitze zeigt dann nach Norden

Equipment mehrfach nutzen

Zerstörte oder verloren gegangene Ausrüstungsteile lassen sich oft mit anderem Equipment ersetzen. Das trifft natürlich leider nicht für jeden Ausrüstungsgegenstand zu. Mit dem Improvisieren kommen manchmal erstaunlich gute Resultate heraus, ein paar Ideen und anderweitige Verwendungsmöglichkeiten Ihrer Ausrüstungsgegenstände habe ich hier aufgeführt.

Der Spaten als Universalwerkzeug

Klingenersatz: Mit dem von mir empfohlenen Spaten, dessen Spatenblatt an beiden Seiten scharf angeschliffen ist, können problemlos Seile zerschnitten werden. Selbst nach mehrmaligem Benutzen des Spatens ist das Spatenblatt noch so scharf, dass es schneidet. Selbst Wurst lässt sich mit dem Spaten hervorragend in Scheiben schneiden.

Axtersatz: Auch eine Axt kann mit dem Spaten bis zu einem gewissen Grad ersetzt werden. So lassen sich zum Beispiel problemlos Bäume bis zu einer Dicke eines Unterschenkels mit dem Spaten fällen, ohne

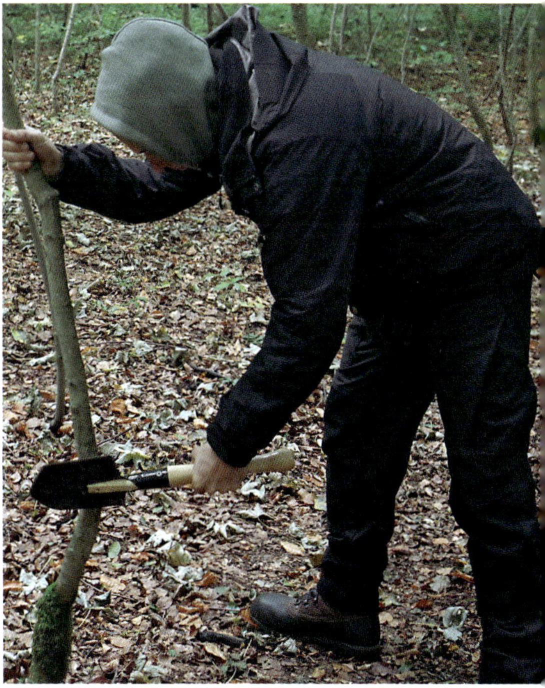

Einen Baum fällen mit dem Spaten

dass das Spatenblatt dabei beschädigt wird. Auch Holzstücke können damit gespalten und somit besser zum Brennen gebracht werden.

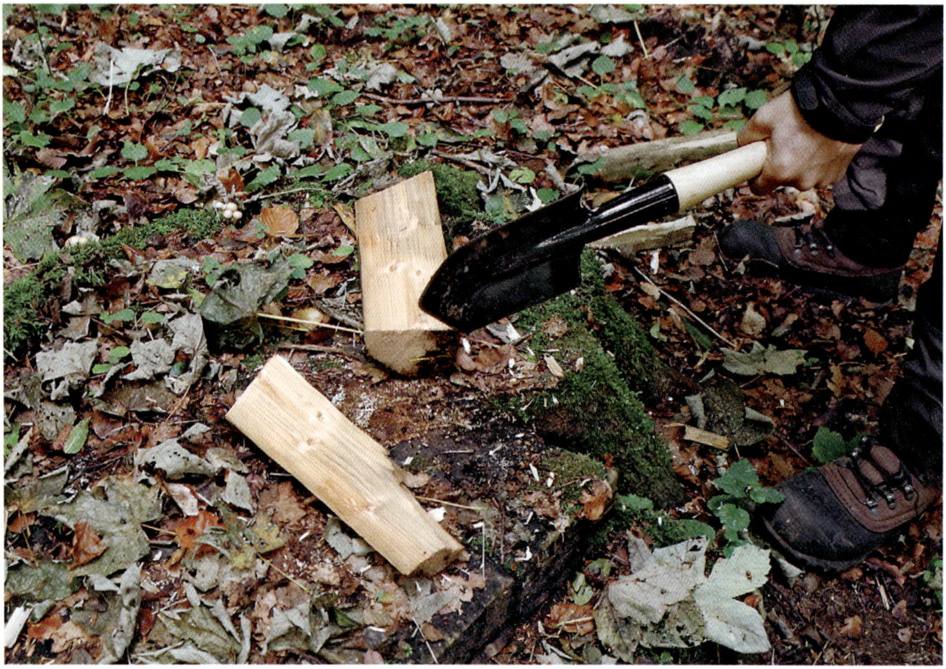

▶ Holz spalten mit dem Spaten

Bratfläche: Das Spatenblatt kann auch als improvisierte Bratfläche dienen. So können zum Beispiel Fisch oder andere Fleischstücke auf das Blatt aufgelegt und dann mit dem Blatt ans Feuer gehalten oder, wenn Sie etwas fortgeschrittener sind, an den Rand des Feuers in die Glut gelegt werden.

Improvisieren mit … Zahnseide

Zahnseide ist relativ zugfest und lässt sich gut handhaben. Es lässt sich deshalb auch gut für andere Zwecke nutzen:

Schnürsenkelersatz: Sollte Ihr Schnürsenkel so stark beschädigt werden, dass er in Ihren Schuhen nicht mehr genutzt werden kann, ist Zahnseide der ideale Ersatz für den Schnürsenkel. Flechten oder drehen Sie etwa drei 1,50 m lange Stränge der Zahnseide zusammen und fädeln Sie diesen als Schnürsenkelersatz in die Ösen des Schuhs ein.

Ersatznähgarn: Da Zahnseide im Durchmesser sehr schmal ist, jedoch sehr stabil, kann diese auch als Ersatz für Nähgarn genutzt werden. Somit können Sie eingerissene Teile der Bekleidung wieder zusammennähen oder abgerissene Knöpfe wieder annähen.

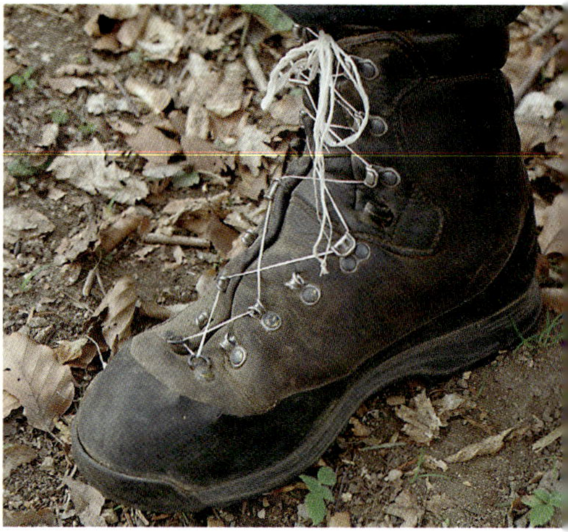

▶ Zahnseide als Schnürsenkelersatz

Angelschnurersatz: Aufgrund der relativ hohen Belastbarkeit von Zahnseide kann

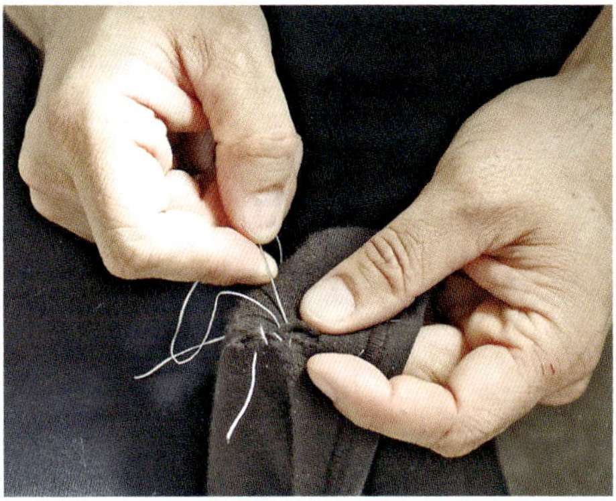

▶ Zahnseide als Nähgarn

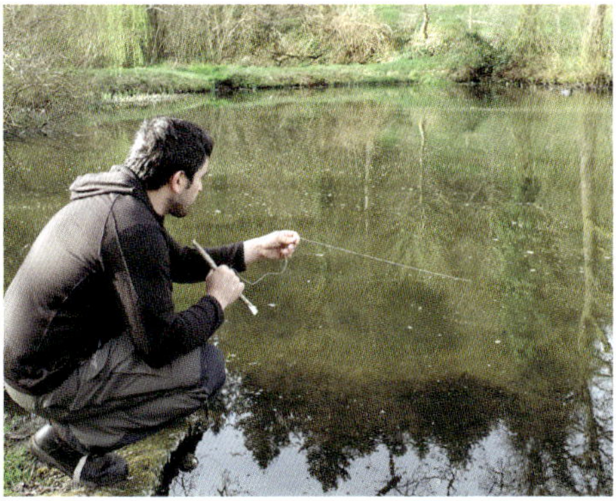

▶ Angelschnur aus Zahnseide

sie natürlich auch als Ersatz für Angelschnur eingesetzt werden. Binden Sie dazu die behelfsmäßige Angelschnur an einen im Durchmesser 3 cm dicken und etwa 15 cm langen (Holz-)Stab und das Ende der Zahnseide an einen Angelhaken (oder einen improvisierten Angelhaken). Der Stab schützt davor, dass die Zahnseide beim Halten in die Haut einschneidet.

Alarmierungsschnur: Siehe Kapitel „Campabsicherung", → S. 153–159.

… Müllbeuteln

Müllbeutel sind vielfältig verwendbar. Ich habe für das INCH-Gepäck einen besonders reißfesten Müllbeutel empfohlen. Generell kann man sagen, dass je reißfester der Beutel ist, desto mehr Einsatzzwecke möglich sind.

Notponcho: Der Müllbeutel hat aufgrund seiner schlanken Form und wegen des Materials gute Regenschutzeigenschaften, wenn man ihn als Notponcho benutzt. Schneiden Sie vorsichtig mit Ihrem Messer ein Loch in den Boden des Ponchos, und zwar gerade so, dass der Kopf hindurchpasst.

Am besten straffen Sie mit einem gestreckten Arm und den Sack unter dem Kinn eingeklemmt das Material, damit Sie gerader und einfacher schneiden können.

Dann schneiden Sie direkt von Ihrer Kopföffnung auf beiden Seiten die Armöffnungen hinein. Wenn Sie das Konstrukt nun überziehen, kann noch ein Seil (zum Beispiel Paracord) als Taillierung umgebunden werden, damit der Poncho nicht am Körper flattert.

Packsack: Um im Notgepäck Ausrüstungsgegenstände wasserdicht verpacken zu können, kann der Müllbeutel als Packsack verwendet werden. Die zu schützenden Ausrüstungsgegenstände werden in den Beutel gepackt und dieser wird dann mit einer Schnur oder einem Knoten verschlossen. Lassen Sie unbedingt die Luft entweichen, bevor Sie ihn verschließen, damit Sie Packvolumen sparen.

Nottarp: Unter einem Müllsack kann auch geschlafen werden. Um den Sack als Nottarp zu verwenden, schneidet man mit einem Messer vorsichtig die Nähte auf, sodass man eine rechteckige Fläche erhält. An den vier Ecken schlägt man dann etwa die Plane 2–3 cm um und stößt mit der Messerspitze ein kleines Loch durch das Material. Das schützt den Sack etwas vor dem Einreißen, wenn er dort mit einem Seil befestigt wird.

Notschlafsack: Wenn zwei Müllsäcke miteinander verbunden werden, können sie als Notschlafsack verwendet werden. Dafür müssen Sie bei dem einen Beutel den Boden abschneiden und Ihn ein paar Zentimeter wie eine Hülse über den anderen Sack stülpen. Wenn Sie die Müllsäcke jetzt noch mit Isoliermaterial wie zum Beispiel trockenem Laub oder Nadeln von Fichte, Erle & Co.

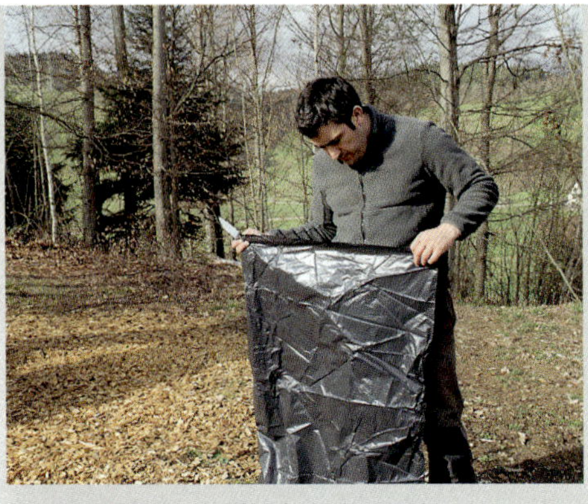

▶ **Notponcho:** Müllsack ausbreiten …

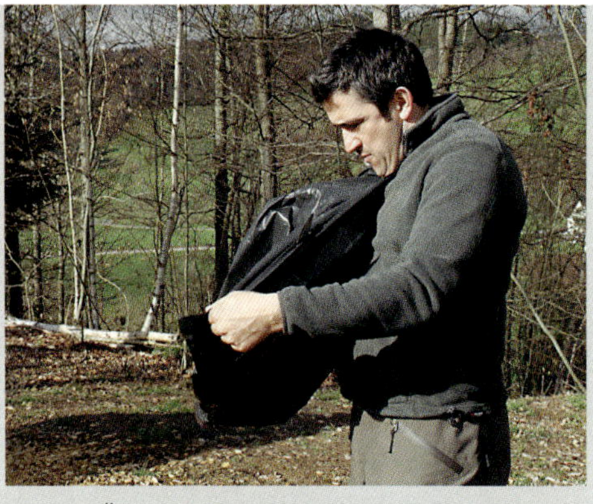

▶ eine Öffnung für den Kopf einschneiden …

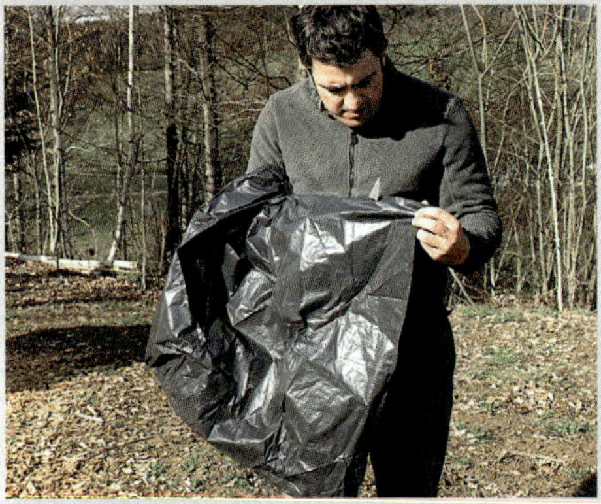

▶ auf beiden Seiten Armöffnungen einschneiden …

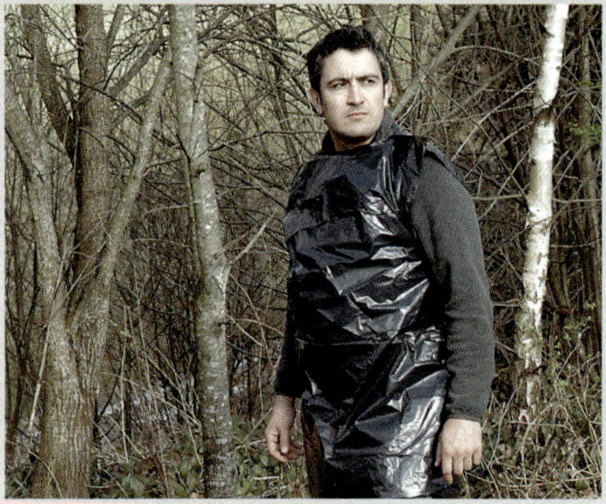

▶ und fertig ist der Notponcho!

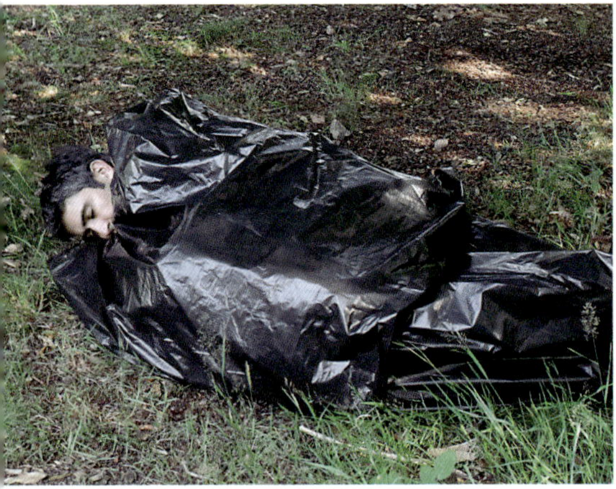

▶ Notschlafsack aus zwei Müllsäcken

(findet man auf dem Boden) versehen, können Sie hierin übernachten.

Wassergewinnung: Siehe Kapitel „Wassergewinnung", → S. 109–111.

Schwimmkörper: Siehe Kapitel „Überqueren eines Gewässers", → S. 184–186.

… Paracord

Auch Paracord kann vielfältig eingesetzt werden, so zum Beispiel als **Angelschnurersatz** Dafür entnimmt man einen Kernfaden, den man aus dem Mantelseil zieht (vgl. hierzu auch im Abschnitt „Zahnseide" → S. 128 f.). Weitere Verwendungsmöglichkeiten sind:

Wäscheleine: Um den Schlafsack nach dem Aufstehen oder feucht gewordene oder gewaschene Bekleidung zu trocknen, kann Paracord wie ein Wäscheseil aufgehangen werden. Die zu trocknenden Bekleidungs- oder Ausrüstungsstücke werden einfach darüber gehangen und können so an der Luft trocknen. Im Übrigen: Die Wäsche trocknet auch bei Minusgraden!

Verlängerung von Zippern: Da sich Reißverschlüsse an kalten Tagen mit Handschu-

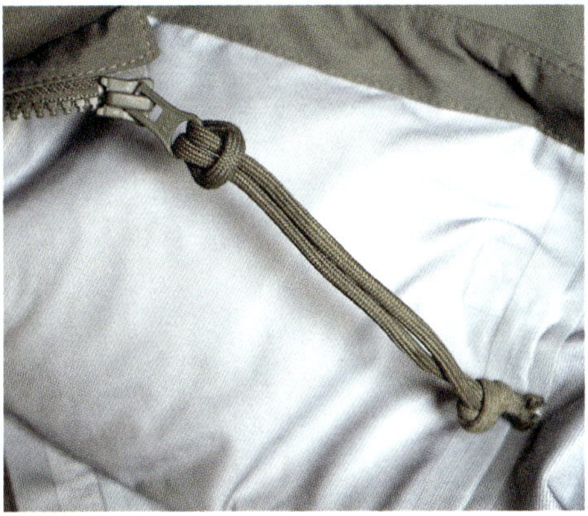

▸ Zipperverlängerung

hen oft schlecht öffnen lassen, können diese mit einem kleinen Stück Paracord verbessert werden. Binden Sie einfach ein Stück an den Zipper. Somit kann auch mit Handschuhen die Bekleidung leicht geöffnet werden und der Zipper wird auch bei Dunkelheit ohne Licht besser gefunden.

Ersatzschnürsenkel: Paracord kann auch wie Zahnseide als Schnürsenkelersatz verwendet werden. Da Paracord jedoch um ein Vielfaches belastbarer ist, sollte er der Zahnseide vorgezogen werden.

Gürtelersatz: Paracord ist ideal, um einen Gürtel zu improvisieren. Dazu ziehen Sie das Seil durch die Gürtelschlaufen durch und binden Sie es vorne an Ihrem Bauch so zusammen, dass die Hose nicht mehr rutscht. Empfehlenswert sind Knoten, die sich nicht selbstständig lösen, aber leicht wieder öffnen lassen. Auf dem Bild habe ich einen einfachen Kreuzknoten verwendet.

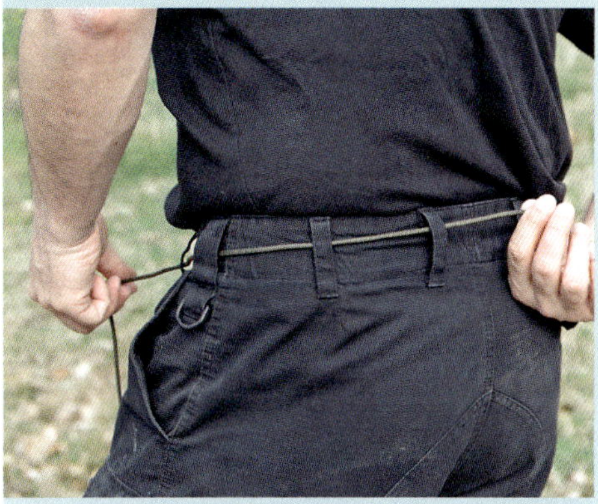

▸ Paracord durch die Gürtelschlaufen ziehen

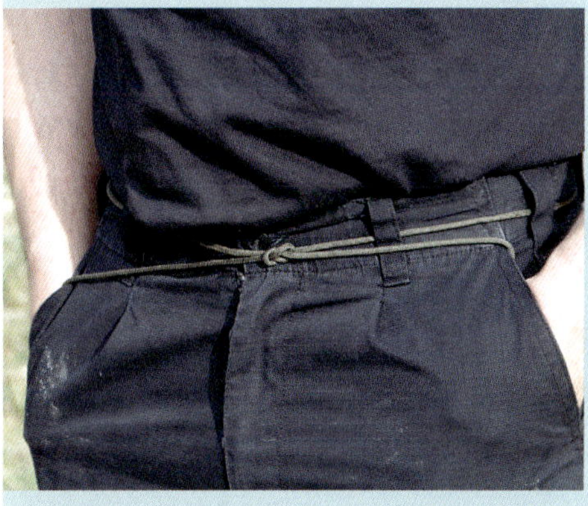

▸ Paracord mit Knoten fixieren – fertig ist der Gürtelersatz

Steighilfe: Sieht im Kapitel „Überwinden von Hindernissen", → S. 184–198.

Ersatznähgarn: Paracord kann als ultrastarkes Nähgarn verwendet werden, das textile Gewebe oder Leder auch bei großer Belastung sicher zusammenhält. Verwendet werden dafür die Kernseile im Inneren. Ist der gewählte Paracord für den Nähzweck zu dick, verwenden Sie einfach Zahnseide aus Ihrem Gepäck.

Netzhemd zur Aufwertung von Bekleidung: Siehe Kapitel „Kleidung aufwerten", → S. 96 f.

Paracord als Zug- und Treibhilfsmittel: Soll eine gerader Holzstab effektiv in die Erde getrieben werden, zum Beispiel für die Campabsicherung usw., kann Paracord in Verbindung mit einem Prusikknoten dabei

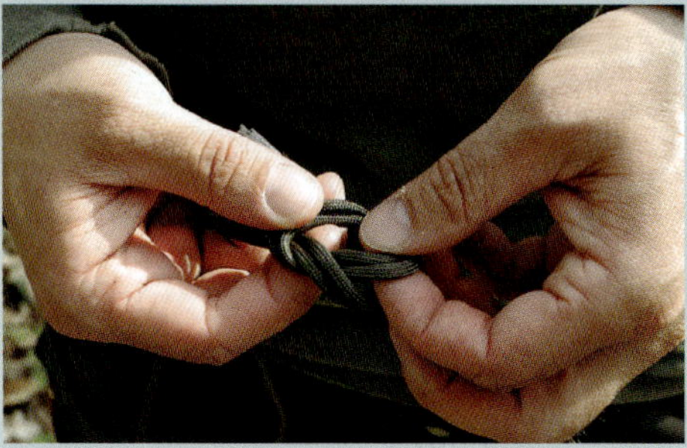

▶ Stab anspitzen

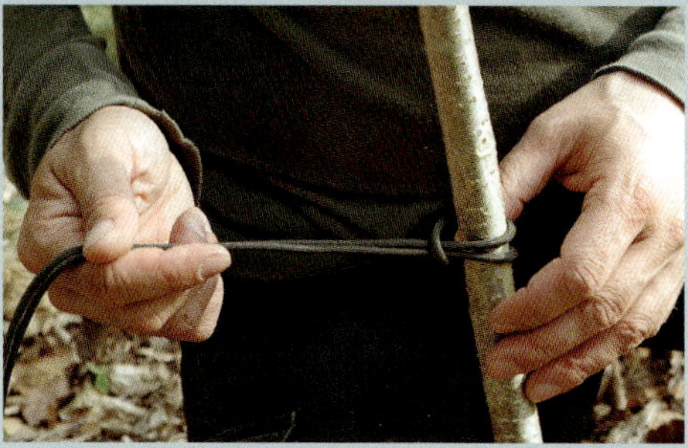

▶ Seilenden mit Achtknoten verbinden

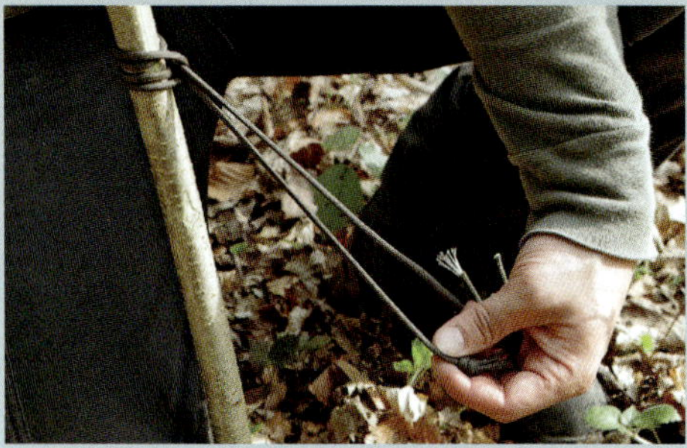

▶ Seil mit Prusikknoten am Stab befestigen

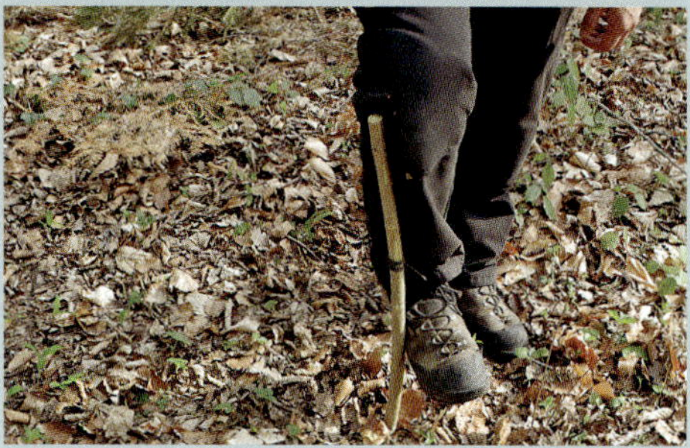

▶ In die Trittschlaufe hereintreten und den Stab in Erde treiben

helfen: Spitzen Sie den Stab vorn an der Spitze an. Verbinden Sie die Enden eines etwa 1 m langen Paracordseils mit einem Doppelachtknoten. Binden Sie jetzt das Seil mit einem Prusikknoten um die gerade Stange. Sie steigen nun senkrecht von oben langsam in die herunterhängende Schlinge hinein. Mit Ihrem eigenen Körpergewicht treiben Sie nun den Stab effektiv und kräftesparend in den Boden hinein. Diese Methode eignet sich besonders für lange Stäbe, da man hier ohne Hilfsmittel schnell an seine Grenzen kommt, wenn der Stab partout nicht in die Erde will.

Das gleiche Prinzip kann umgekehrt angewandt werden, so zum Beispiel wenn ein Zelthering oder ein gerader Stab so fest im Boden steckt, dass Sie ihn nicht mehr herausgezogen bekommen. Wenden Sie die gleiche Methode wie oben beschrieben an. Sie müssen jetzt jedoch noch eine „Schaukel" konstruieren, bei der ein stabiler Balken auf einem Stein oder einem dicken Stück Holz liegt. Wenn Sie nun um die Spitze des Balkens Ihre Trittschlinge legen und auf das anderen Ende des Balkens mit dem Fuß treten, zieht sich der Prusikknoten zu und durch die Hebelwirkung wird der Stab aus der Erde gezogen.

Fischnetz: Vgl. Sie hierzu das Kapitel „Proviant", → S. 115–122.

Notpflaster bei Schnittwunden: Wenn Sie eine Schnittwunde am Finger behelfsmäßig verarzten müssen, können Sie auch Paracord verwenden. Die Methode, auf die jetzt eingegangen wird, funktioniert durch die Bindetechnik aufgrund des Saugvermögens von Paracord und des auf die Wunde wirkenden Drucks. Die meisten Blutungen hören binnen kurzer Zeit auf.

Legen Sie hierfür ein etwa armgroßes Stück (mit der Hand eingerechnet) mit dem Ende der Schnur für etwa eine Dreiviertel-Fingerlänge zweilagig auf die Wunde. Wickeln Sie dann den Rest des Seils vorsichtig um den verletzten Finger herum. Achten Sie

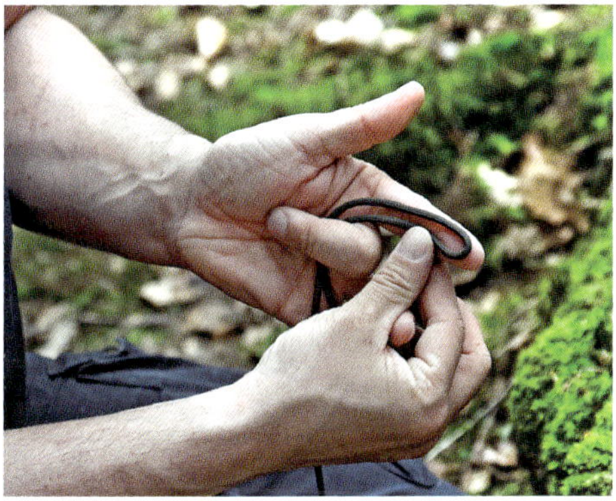

▶ **Notpflaster aus Paracord:** Schlag auf die Wunde legen

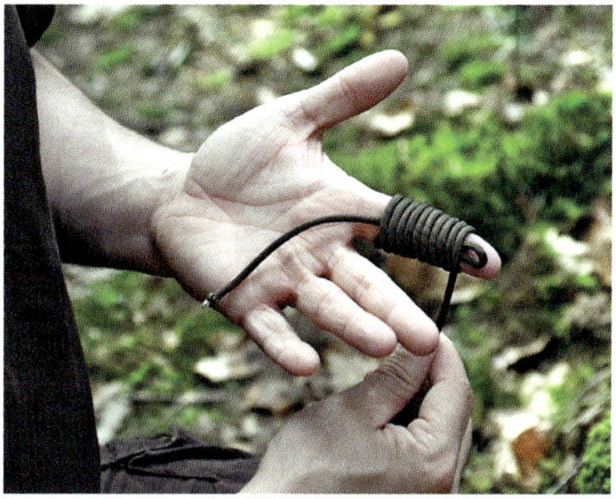

▶ Finger gleichmäßig umwickeln

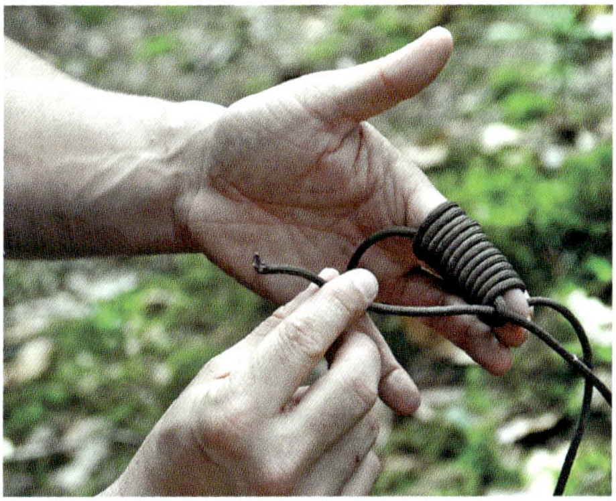

▶ Seilende durch Schlaufe ziehen

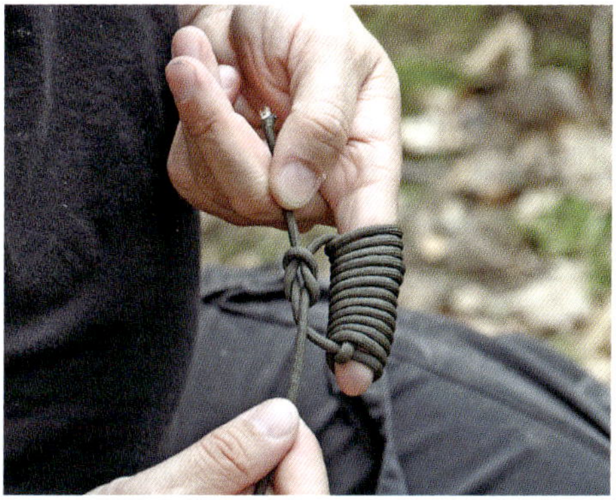

▶ Beide Seilenden mit Kreuzknoten befestigen

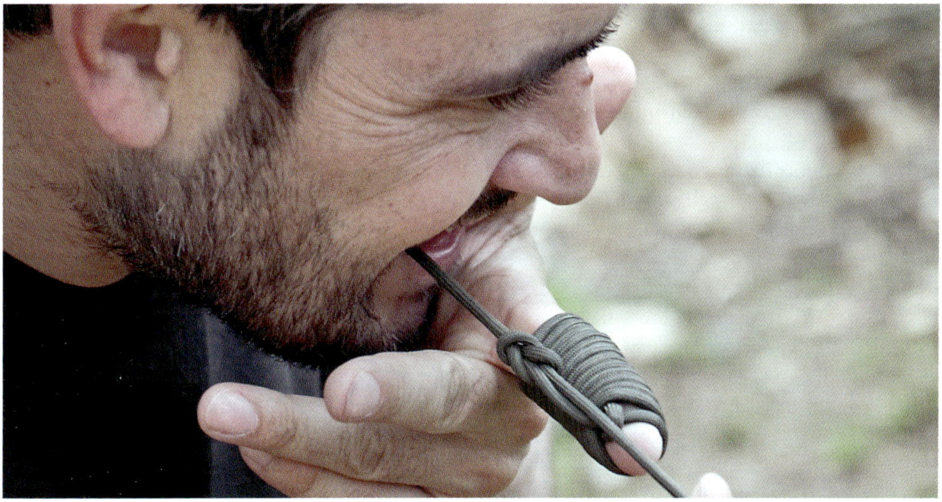

▶ Knoten mit freier Hand und Zähnen festziehen

darauf, dass die Wicklungen ohne Abstände ordentlich nebeneinanderliegen. Ziehen Sie nicht zu fest, da Sie ansonsten die Blutzufuhr des Fingers einschränken. Etwas Druck jedoch darf ausgeübt werden, die Wunde soll schließlich zu bluten aufhören. Die Enden werden nun mit einem Überhandknoten verbunden.

Fesseln: Siehe Kapitel „Selbstverteidigung", → S. 170–184.

… Gürteln

Der Textilgürtel, wie für das Notgepäck empfohlen, kann ebenfalls universell eingesetzt werden. Durch seine Gewebestruktur hält er auch extremsten Belastungen stand, was seinen Anwendungsbereich vervielfacht.

Der Gürtel als Gilchrist-Verband: Bei Verletzungen des Oberarm- oder Schulterbereiches kann mit einem Gürtel die betroffene Partie ruhiggestellt werden, indem man den Gürtel verschließt und ihn um den Hals legt. Der Arm der verletzten Seite wird in den Gürtel hineingelegt und liegt somit ruhig am Körper an.

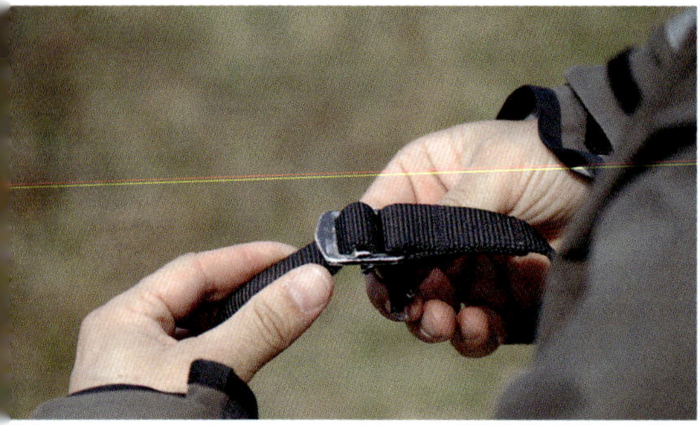

▶ Gürtel verschließen

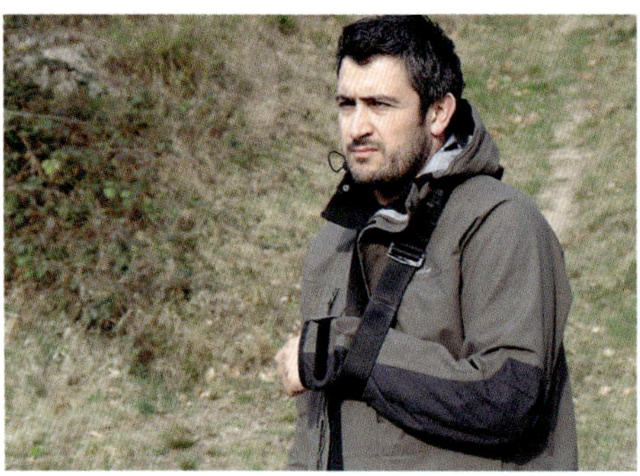

▶ Improvisierter Gilchrist-Verband mit Gürtel

Gürtel als Transporthilfe: Wenn man den Gürtel zusammenrollt, kann er mit einer weiteren Person zum Transport fußkranker

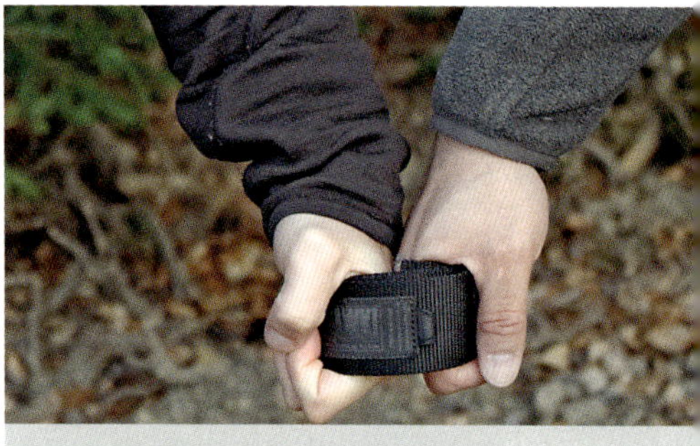

▶ Gürtel zusammenrollen

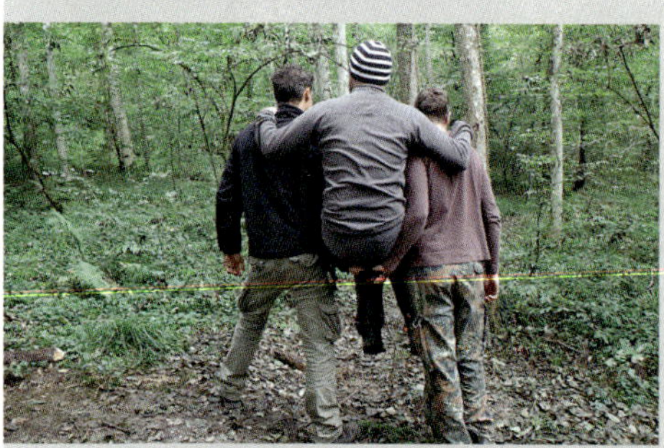

▶ Transport einer verletzten Person

Personen genutzt werden. Hierzu greift eine Person mit der Hand in das Innere der Gürtelrolle und die andere Person greift von der anderen Seite. Beide halten nun von den Seiten die Gürtelrolle fest, sodass sich die verletzte Person sich in die Gürtelrolle setzen kann. Nun kann die Person über mittlere Distanzen einfach und kraftschonend transportiert werden. Voraussetzung ist, dass die Person bei Bewusstsein ist und sich selbst an den Trägern festhalten kann.

Gürtel als Behelfsschlagwaffe: Wenn Sie den Gürtel verschließen und ihn so greifen, dass die Schließe nach unten hängt, haben Sie eine effektive Schlagwaffe. Treffen Sie

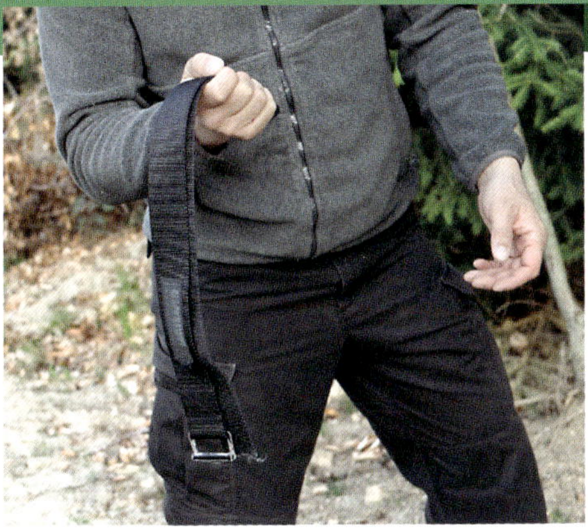

▶ Gürtel als Schlagwaffe

den Gegner mit der Schließe am Kopf, können Sie schwere Verletzungen verursachen. Weil der Gürtel geschlossen ist, werden Totpunkte minimiert, die entstehen, wenn man zum Schlag ausholt.

... Taschenlampen

Stülpt man eine weiße Plastiktüte über Ihre Spottaschenlampe, erhalten Sie ein angenehmes, nicht blendendes Rundumlicht wie bei einer Zeltleuchte. Zwischen Ausrüstungsgegenstände geklemmt oder in einen Schuh gesteckt, hält Sie sicher und leuchtet das nähere Umfeld ausreichend aus. Sie haben somit die Hände frei für andere Dinge. Es gibt aber auch noch andere Verwendungsmöglichkeiten für die Taschenlampe:

Feueranzünder: Siehe Kapitel „Feuerentfacher", → S. 38–41.

Schlagwaffe: Siehe Kapitel „Selbstverteidigung", → S. 170–184.

... Wanderstöcken

Die Wanderstöcke können wegen Ihrer Spitze und der geraden Form auch für vielerlei Anwendungen nutzen (siehe auch Kapitel „Rucksackzubehör", → S. 25–28):

Gestänge für Tarp-Aufbau: Mit der Stockspitze passen Wanderstöcke genau in die Ösen von Planen, Tarps und Ihrer Rettungsdecke. Das erlaubt ein Abspannen des Tarps in verschiedenen Variationen. Drehen Sie

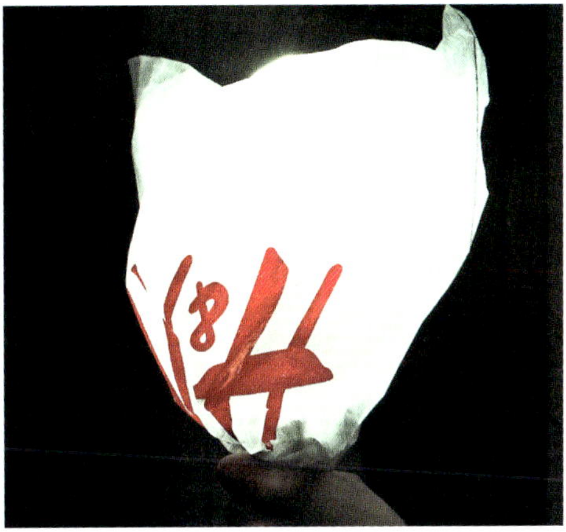

▶ Taschenlampe wird zur Laterne

dafür einfach den Wanderstock um und stellen Sie ihn senkrecht mit dem Griff auf den Boden. Die Stockspitze führen Sie in die Öse ein und spannen den Rest des Tarps mit Paracord oder Ihren Expandern ab.

Wanderstock zur Orientierung mit der Sonne: Siehe Kapitel „Orientierung", → S. 122–127.

... Rettungsdecken

Die Rettungsecke hat gegenüber anderen improvisierten Planen einen entscheidenden Vorteil: Sie hat Ösen an den Ecken und kann somit einfacher befestigt werden. Die Ösen sind verstärkt und reißen somit nicht so leicht aus. Außerdem ist das Gewebe der Rettungsdecke um ein Vielfaches belastbarer als das anderer Planen. Folgende Verwendungsmöglichkeiten der Rettungsdecke sind möglich:

Notponcho: Die Rettungsdecke kann bei Regengüssen als Notponcho verwendet werden. Man legt sie dazu über den Kopf und schnürt die Taille mit Paracord zu. Streng genommen wäre es richtig, ein Loch für den Kopf in die Plane zu schneiden. Letztlich weiß man aber nicht, wofür man sie noch brauchen könnte. Zum Notponcho siehe auch Kapitel „Equipment mehrfach nutzen", → S. 127–144.

Tarp-Ersatz/Sonnenschutzsegel: Aufgrund der Ösen kann eine Rettungsdecke schnell mit Seil oder Expandern zu einem vor der Witterung schützenden Tarp aufgespannt werden, und zwar entweder als Schrägdach/Sonnenschutzsegel oder über einen quer über dem Boden aufgestellten Stab wie ein Firstzelt.

Zeltunterlage: Die Rettungsdecke eignet sich aufgrund der robusten Materialstruktur ideal als Zeltunterlage und schützt den Zeltboden vor Beschädigungen.

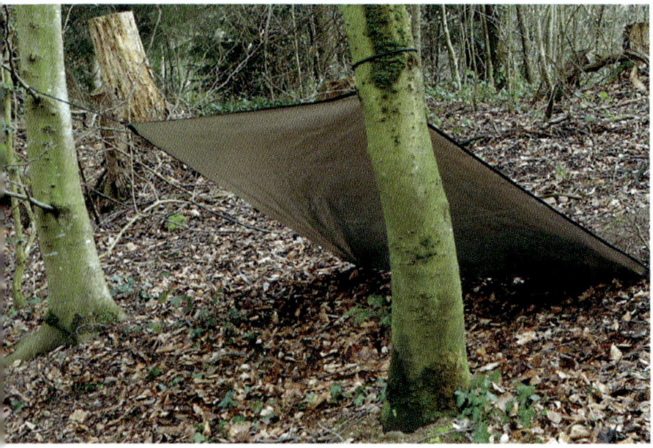

▶ Rettungsdecke als Tarp-Ersatz

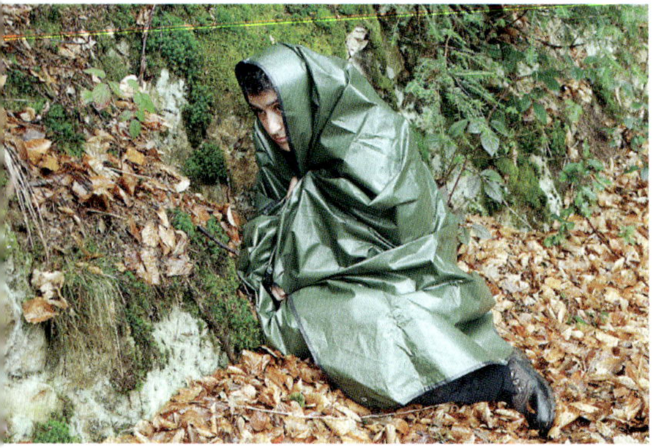

▶ Rettungsdecke zum Schutz vor Unterkühlung

Siehe zum Thema Zeltunterlagen das Kapitel „Schutz vor Witterung", → S. 28–34.

Unterkühlungsschutz: Der eigentliche Sinn einer Rettungsdecke besteht darin, eine Person so lange wie es geht warm zu halten. Dazu reflektiert sie einen großen Teil der ei-

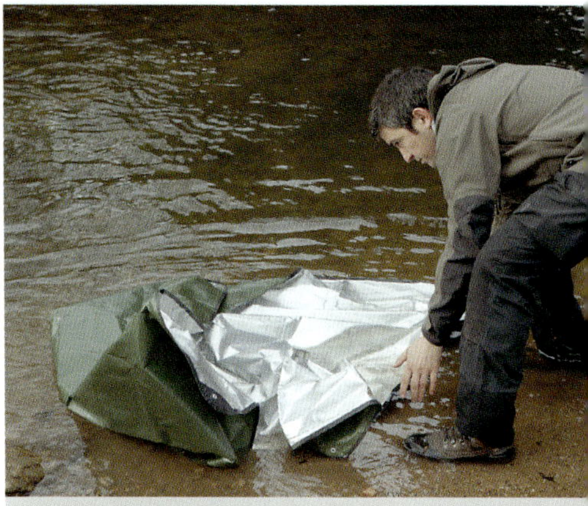

▶ **Wassertransport:** Rettungsdecke vollständig ins Wasser eintauchen

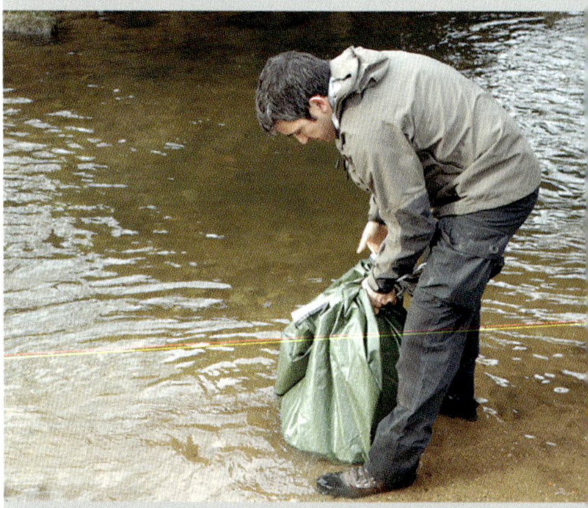

▶ Ecken hochklappen und bündeln

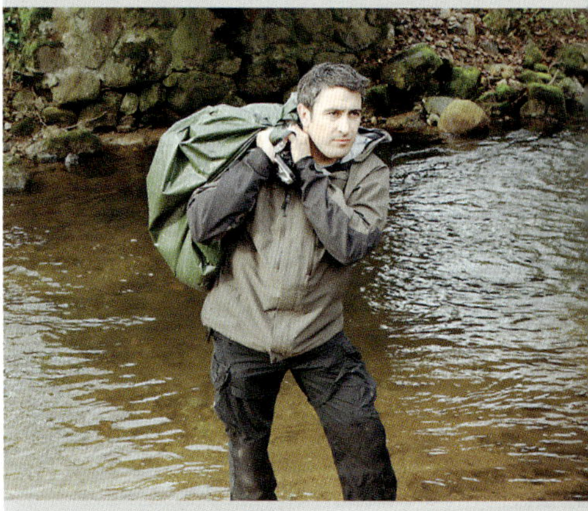

▶ Wasser transportieren

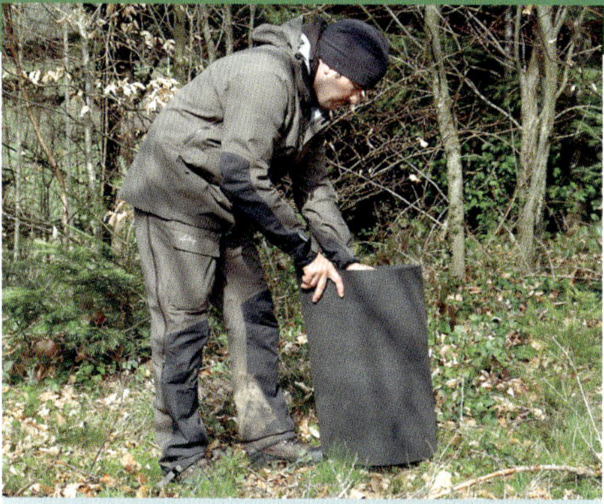

▶ **Windschutz:** Isomatte ausrollen

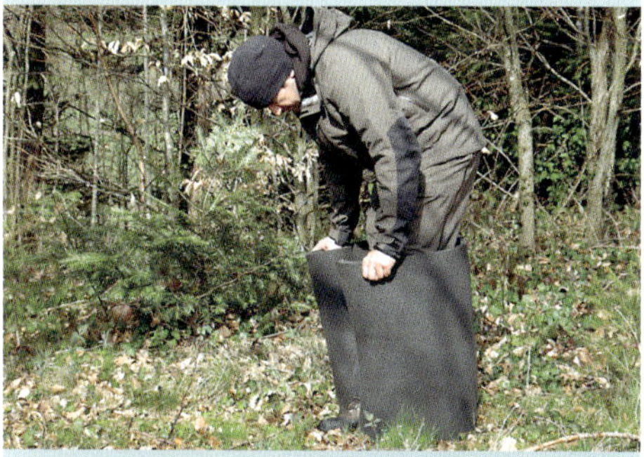

▶ Isomatte auf dem Boden aufstellen

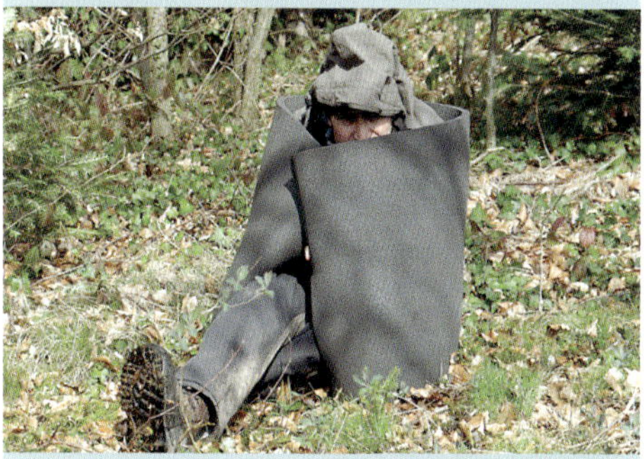

▶ Zwischen die Isomatte hocken

genen Körperwärme und Unterkühlungen können somit deutlich verzögert werden. Sie schützt zugleich vor Wind und Nässe. Manche Rettungsdecken haben eine silberne und eine goldene Seite.

Die Silberseite wird genutzt, wenn man die Körperwärme erhalten will. Dann dreht man diese Seite zu sich oder zum Verletzten hin.

Abschirmen von Sonneneinstrahlung: Dafür spannt man die Rettungsdecke wie ein Segel oder Tarp auf und dreht die silberne Seite zur Sonne hin.

Rucksackfloß: Siehe Kapitel „Überwinden von Hindernissen", → S. 184–198.

Aufbereitung von Wasser: Siehe hierzu ausführlich das Kapitel „Wasseraufbereitung", → S. 52–56. Hier kann anstelle eines Ponchos auch die Rettungsdecke verwendet werden.

Schutz vor Wärmebildkameras: Siehe Kapitel „Tarnung", → S. 153–159.

Wassertransportbehältnis: Mit der Rettungsdecke, die ich Ihnen empfohlen habe, können Sie große Mengen Wasser transportieren. Dazu greifen Sie einfach jede Ecke und formen die Rettungsdecke zu einem Beutel. Diese dann zum Befüllen ins Wasser (zum Beispiel einen Bach) tauchen und das Wasser von A nach B transportieren. Auf diese Weise kann Wasser zum Waschen oder zur Aufbereitung an den gewünschten Ort gebracht werden.

... Isomatten

Wenn Sie meinem Rat befolgt haben und sich eine Isomatte aus Hartschaum zugelegt haben, können Sie diese für mehrere Einsatzzwecke nutzen.

Windschutz: Rollen Sie die Isomatte auf und stellen Sie sie auf Ihren Rand. Die Matte steht dann zumeist selbstständig. Setzen Sie sich in die Mitte der halben Rolle. Die Isomatte schirmt den Wind ab und Sie sitzen geschützt dazwischen. Das Auskühlen des Körpers wird damit verzögert.

Sichtschutz/Tarnmedium: Die Isomatte kann auch für eine schnelle Tarnung eingesetzt werden. Nach diesem Kriterium sollten Sie deshalb auch Ihre Isomatten auswählen.

... Trinkflaschen

Die Nalgene-Trinkflasche ist meiner Meinung nach eine der besten Flaschen, die auf dem Markt für den Outdoor-Einsatz erhältlich sind. Sie ist bruchfest, mit einer Skala versehen und multifunktionell, sodass Sie folgende Verwendungsmöglichkeiten haben:

Schwimmer: Bei einer Flussüberquerung können Sie zur Absicherung des Gepäcks oder anderer Ausrüstungsgegenstände eine Trinkflasche als Schwimmer einsetzen. Somit wird zum Beispiel die Lage des Gepäckstücks auf dem Gewässergrund angezeigt oder wo es hingetrieben wird. Das kann eine Bergung sehr vereinfachen, da der Gegenstand lokalisierbar ist.

Vorgehen: Verbinden Sie die Trinkflasche am Deckel mit Paracord mit Ihrem Gepäck. Das Paracord zwischen Trinkflasche und Gepäck möglichst lang belassen, damit der Schwimmer beim Verlust der Ausrüstung nicht unter die Wasseroberfläche gezogen wird und womöglich nicht mehr aufgefunden werden kann.

Wasserdichtes Behältnis: In der Trinkflasche können aufgrund der Weithalskonstruktion Gegenstände wasserdicht und bruchfest verstaut werden. Das Gehäuse der Trinkflasche dient somit als harte und schützende Schale. Anwendungsbeispiele

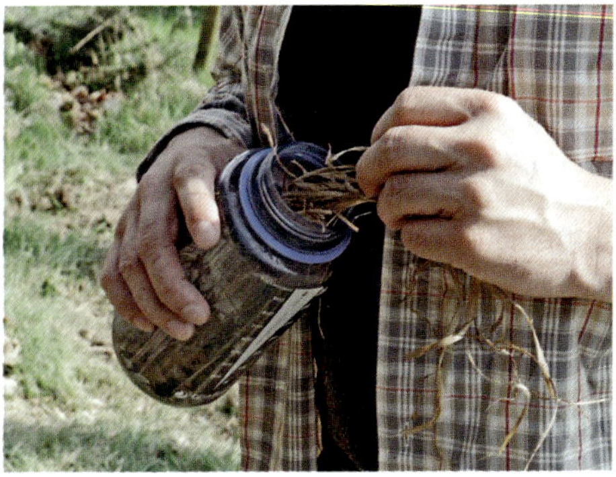

▶ Anzündmaterial, trocken in der Trinkflasche verstaut

sind zum Beispiel das Verstauen von Dokumenten (vorher zusammenrollen), Bekleidungsteile (Socken, Unterhosen usw.) oder Anzündmaterial.

Wasseraufbereitungshilfsmittel: Siehe Kapitel „Wasseraufbereitung“, → S. 52–56.

Messbecher: Für die Zubereitung Ihres Trekking-Proviants benötigen Sie häufig ein Maß, wie viel Wasser Sie in die Beutel einfüllen müssen. Dafür ist, diese Erfahrung habe ich gemacht, zum Beispiel eine Nalgene-Trinkflasche mit ihrer Messskala ideal.

... Tassen

Die empfohlene Plastiktasse kann aufgrund ihrer Form und des stabilen Kunststoffes zweckentfremdet werden – zum Beispiel für folgende Zwecke:

Kompassgehäuse: Für die Herstellung eines Notkompasses siehe Kapitel „Orientierung“, → S. 122–127.

Schaufelersatz: Auf lockerem Boden kann die Tasse als Schaufelersatz zum Graben von Löchern und Gräben verwendet werden.

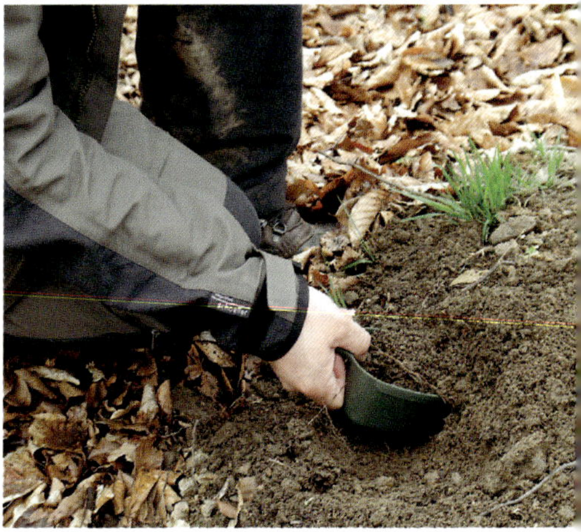

▶ Tasse als Schaufelersatz

Das schont die Hände vor starker mechanischer Abnutzung und beugt einem Abbrechen der Fingernägel vor. Sie werden staunen, wie viel Erdreich Sie in kurzer Zeit mit einer Tasse bewegen können.

... Leuchtstäben

In der Not ist der Leuchtstab ein brauchbarer Helfer. Mit ihm erschließen sich nochmals weitere Anwendungsmöglichkeiten:

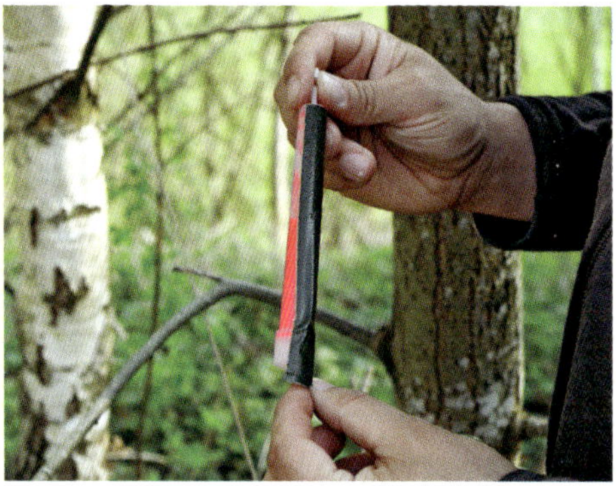

▶ Abkleben eines Leuchtstabes zur Lenkung des Lichtes in eine Richtung für Markierungszwecke

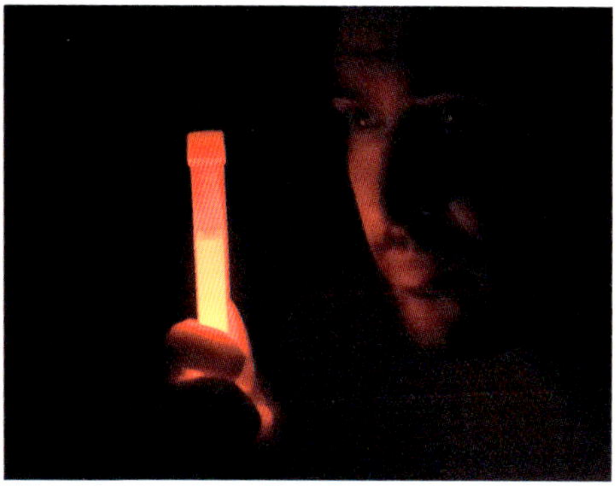

▶ Leuchtstab als Notleuchtmittel

Markierungshilfe: Leuchtstäbe können zur Markierung von Gefahrenbereichen eingesetzt werden. So wäre ein denkbares Anwendungsbeispiel das Heraussstehen eines gefährlich herausstehenden Felsstücks oder ein Abgrund bei einem Campzugang, die bei schlechter Sicht oder Dunkelheit nicht sicher wahrgenommen werden. Ein Leuchtstab kann auch in eine Richtung ausgerichtet werden, indem man den diesen mit dem Ducktape eine Hälfte in der Länge abklebt. Der Lichtkegel wird damit verkleinert und kann einen nicht mehr so schnell verraten.

Signalmittel: Der Leuchtstab kann auch als Signalmittel zur Erregung von Aufmerksamkeit verwendet werden. Somit können Personen angelockt werden.

Kommunikationsmittel: Leuchtstäbe können auch zur Verständigung eingesetzt werden. Vereinbarte Lichtzeichen, ausgeführt in Schwenkbewegungen, vermitteln dem Gegenüber auf der anderen Seite eines Tales Informationen.

Auch Morsen mit dem Morse-Code mittels einem entsprechenden Auf- und Abdecken des Leuchtstabes – anstelle der Verwendung von Tönen – schafft Kommunikationsmöglichkeiten.

Notleuchtmittel: Wenn in Ihrer Ausrüstung die Lampen beschädigt werden oder die Batterien leer sind, können Sie einen Leuchtstab auch als Ersatzlichtquelle zur Orientierung verwenden. Er spendet ein schwaches Rundumlicht, was aber zum Zurechtfinden völlig ausreicht. Der Leuchtstab kann so über mehrere Stunden eingesetzt werden, bevor die Leuchtwirkung allmählich nachlässt.

Anzündmaterial: Der Leuchtstab kann auch als Anzündmaterial verwendet werden. Mehr dazu finden Sie im Kapitel „Feuerentfacher", → S. 38–41.

... Kompass

Hüten Sie Ihren Kompass daher wie Ihren Augapfel! Der Spiegel an Ihrem Kompass ermöglicht und erschließt Ihnen Anwendungsgebiete, die sonst nicht genutzt werden könnten:

Spiegel für Hygienemaßnahmen: Ob zur Rasur, für die Kontrolle der Zähne oder zum Entfernen einer Zecke am Rücken: Der Kompassspiegel hilft hierbei und ermöglicht es, auf jene Stellen des Körpers zu schauen, die man sonst nicht sieht. Einfach den Kompass aufklappen und den Spiegel an die gewünschte Stelle halten und ausrichten.

Signalspiegel: Der Kompassspiegel kann eingesetzt werden, um Aufmerksamkeit zu erregen oder um sich bemerkbar zu machen. Man hält den Spiegel in die Sonne und lenkt den Lichtstrahl dann durch den Peilschlitz auf das Ziel, indem man den Spiegel abwinkelt.

Um die Ecke schauen: Manches taktische Vorgehen erfordert die Möglichkeit, um die Ecke zu schauen, ohne sich zu verraten. Das können Sie mit dem Kompass sehr gut. Schieben Sie diesen vorsichtig aus Ihrer Deckung in etwa 45°-Winkel heraus, bis Sie das Geschehen um die Ecke beobachten können. Achten Sie darauf, dass Sie nicht zu weit mit Ihrem Arm aus der Deckung heraussehen und sich somit verraten. Das ist sehr wichtig, wenn man zum Beispiel beschossen wird. Jeder Zentimeter Ihres Körpers, den Sie zeigen, erhöht die Gefahr eines Treffers!

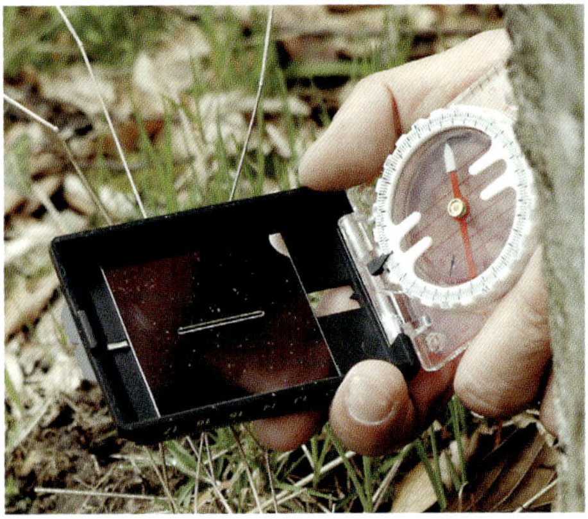

▶ Taktische Sichthilfe: Mit dem Kompass um die Ecke schauen

... Messern

Das Messer kann, vorausgesetzt, man beherrscht die richtigen Techniken, das ein oder andere Werkzeug ersetzen:

Axtersatz: Mit Batoning-Techniken kann Holz mit einem Outdoor-Messer effektiv gespalten werden. Setzen Sie dazu die Messerklinge auf das zu spaltende Holzstück auf, sodass die Spitze für mindestens 5 cm am über den Rand des Holzstücks hinaussteht. Halten Sie das Messer jetzt fest und schlagen Sie mit einem anderen Holzstück so auf das hinausstehende Klingenstück, dass das Messer durch das Holz getrieben wird. Wichtig dabei ist, dass der Griff im Abstand zum Boden immer möglichst parallel zu der Klingenspitze liegt. Schon nach ein paar Schlägen wird das Holzstück an der Stelle, an der Sie das Messer aufgesetzt haben, auseinanderbrechen.

Einen Baum bis zur Dicke eines Handgelenks können Sie in unter 20 Sekunden mit einem Messer fällen. Biegen Sie hierzu den Baum, indem Sie ihn unter die Achsel klemmen oder mit der Hand herunterdrücken,

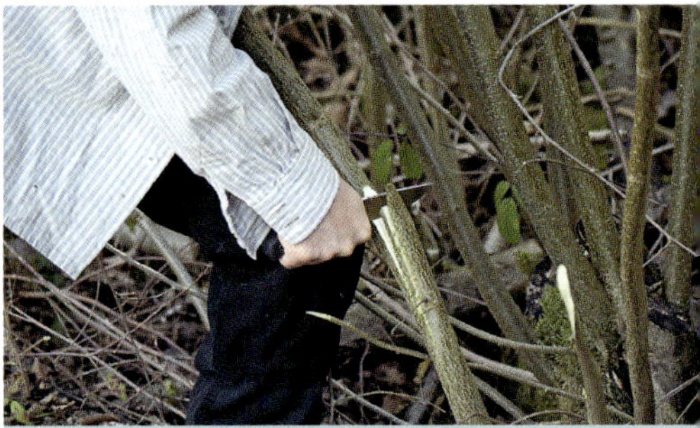

▶ Baum unter die Achsel klemmen

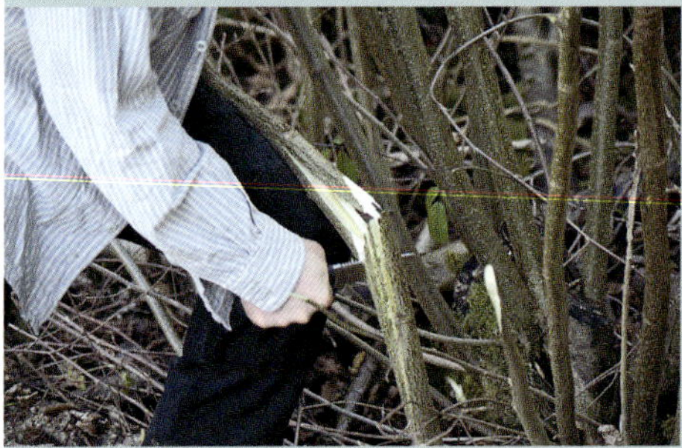

▶ An der Biegestelle mit dem Messer mehrfach einschneiden

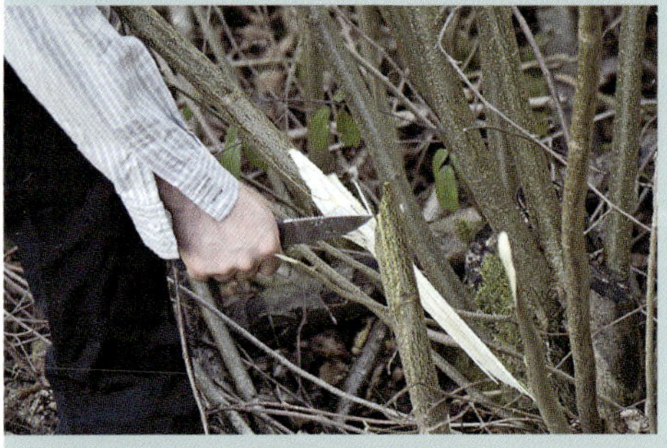

▶ So schnell ist der Baum gefällt

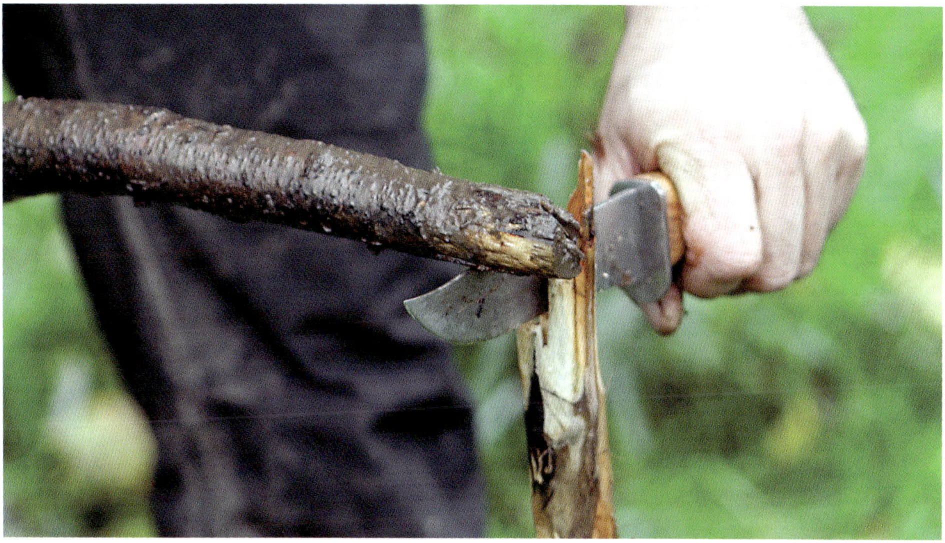

▸ Holzspalten mit Batoning-Techniken

und setzen Sie an der Stelle mit der stärksten Biegung das Messer mit der Messerklinge an. Schaben Sie in einem Winkel von etwa 45° Grad mit mehrfachen Wiederholungen von Ihrem Körper weg ein paar feste Schnitte in die Biegung. Schon bald vernimmt man dann knackende Geräusche. Der Baum wird an der Stelle abbrechen.

Um die Ecke schauen: Wie mit dem Kompass beim Spiegel kann auch mit einem Taschenmesser um die Ecke geschaut werden. Dafür wird die Klinge ausgeklappt und über die Klinge mit dem Auge anvisiert.

… Rucksack

Ihr Rucksack kann viel mehr als nur Ihre Ausrüstung transportieren. Sie können ihn auch für einige andere Bereiche einsetzen:

Wasserspeicher: Der Rucksack kann zum großen Wasserspeicher umfunktioniert werden, wenn man sich stationär niedergelassen hat. Nehmen Sie dafür den Müllsack (oder eine Plane, Notfalldecke usw.) und stecken Sie diese so in den Sack, dass die Öffnung mit der Rucksacköffnung abschließt. Gehen Sie an das nächste Gewässer und füllen Sie den Beutel im Rucksack mit Wasser aus einem See, Bach usw. Machen Sie jetzt einen Knoten auf den Müllsack und verschließen Sie den Rucksackdeckel. Dann nehmen Sie den Rucksack auf und bringen ihn an den gewünschten Ort. Bei dieser Methode werden der Rucksack und das Gewebe nass und feuchten Ihre Bekleidung beim Transport an. Wenn das nicht gewünscht ist, führen Sie die gleiche Methode bis zum Hineinstecken des Sackes durch und befüllen den Rucksack dann mit Ihren Wasserflaschen.

Sind Sie angekommen, wird der Rucksack senkrecht auf den Boden an einen Ort gestellt (zum Beispiel in die Apside des Zeltes), wo er nicht umgeworfen wird und vor Witterung geschützt ist. Dann wird er mit zwei in die Erde gesteckten geraden Stöcken gestützt, um ein Umfallen zu verhindern. Das darin gespeicherte Wasser muss vor dem Trinken natürlich aufbereitet werden.

Mit diesem Trick zur Wasserspeicherung können Sie bei dem von mir beschriebenen Rucksackmodell über einen Monat überleben.

Lastenkraxe: Wenn Sie das Rucksackgehäuse vom Metallgestell trennen, erhalten Sie eine perfekte Lastenkraxe, mit der Sie Holz, Wasser, Kleinkinder usw. transpor-

Rucksack als Tragekraxe

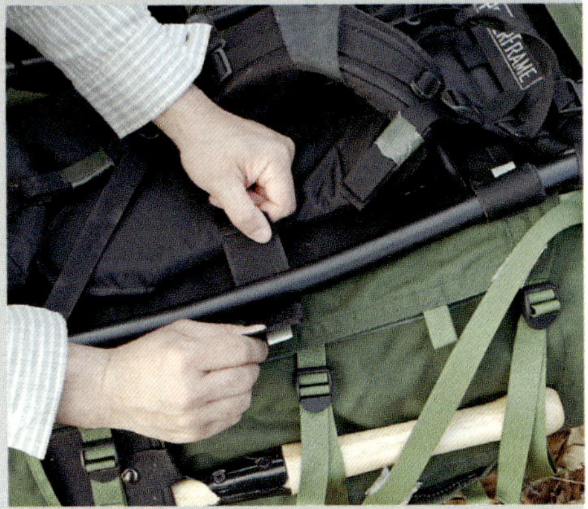

Rucksackbeutel vom Tragegestell trennen

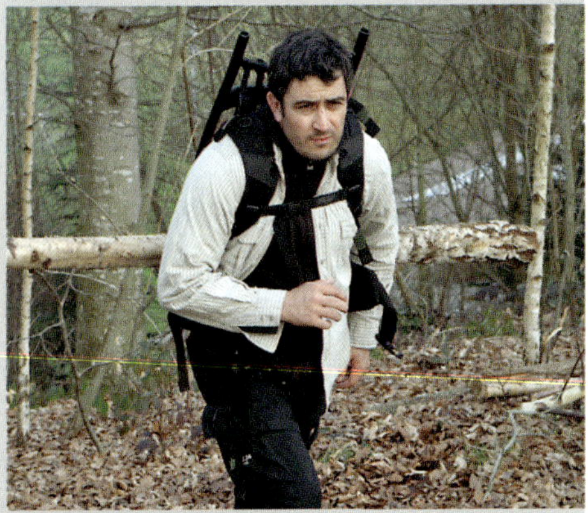

Lastenkraxe zum Holztransport

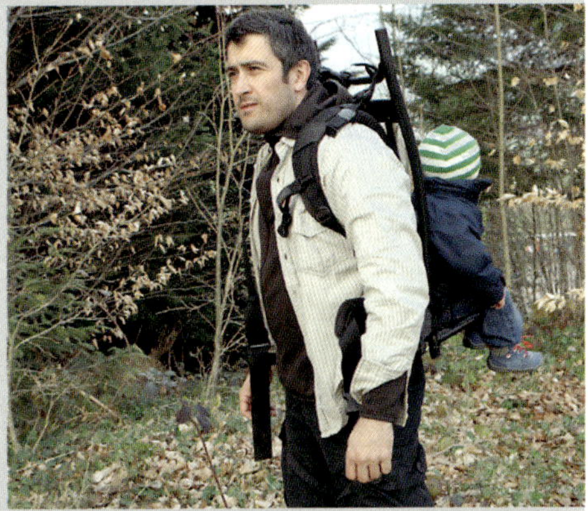

Lastenkraxe zum Transport von Kindern

„Daypack“

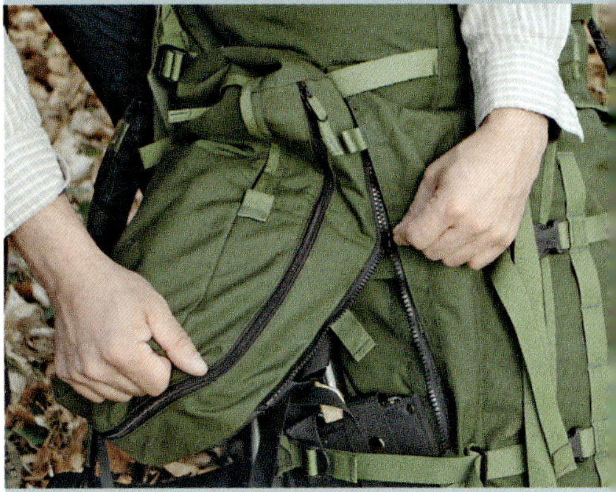

Seitentaschen am Reißverschluss lösen

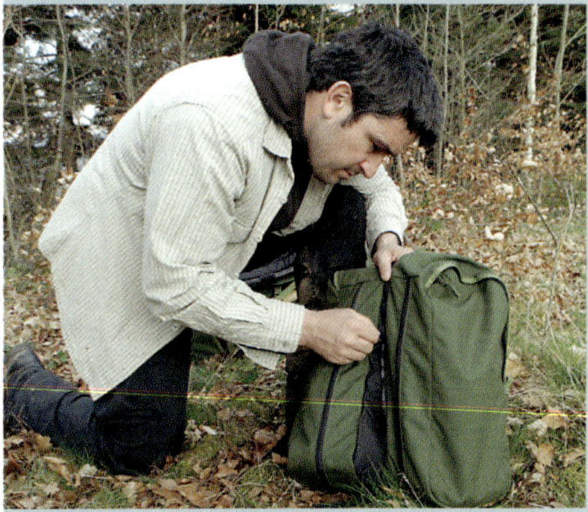

Seitentaschen gegenseitig zusammenfügen

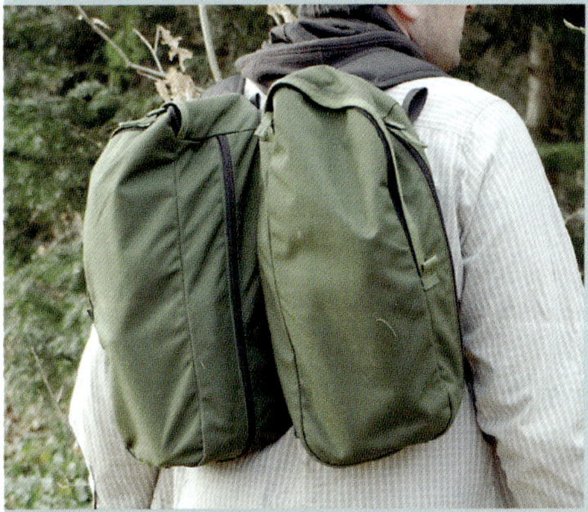

Fertiger „Daypack“

Rucksack als Wasserspeicher

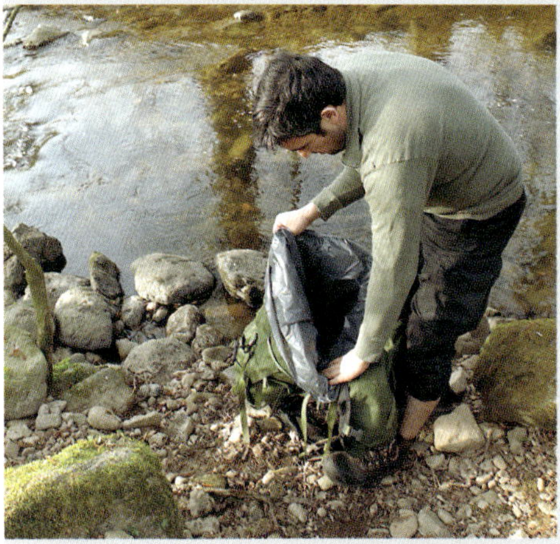

Müllsack in leerem Rucksack ausbreiten

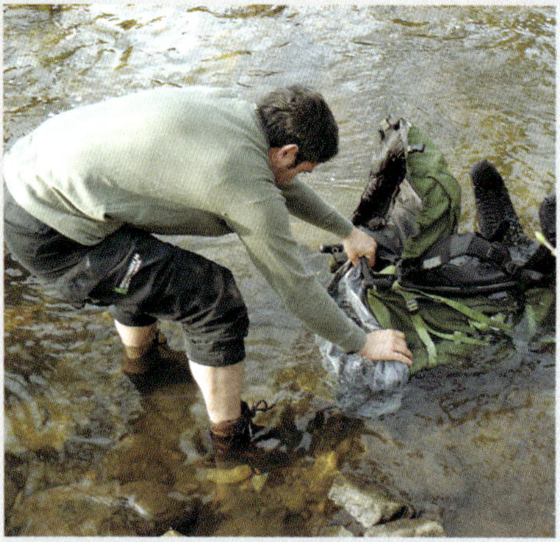

Wasser in Rucksack einfüllen

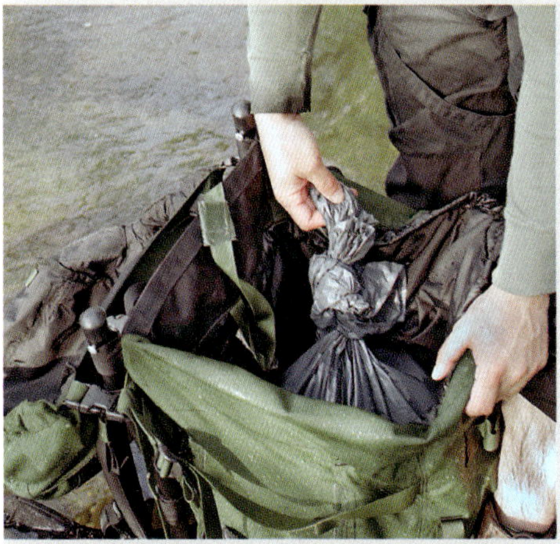

Müllsack verknoten

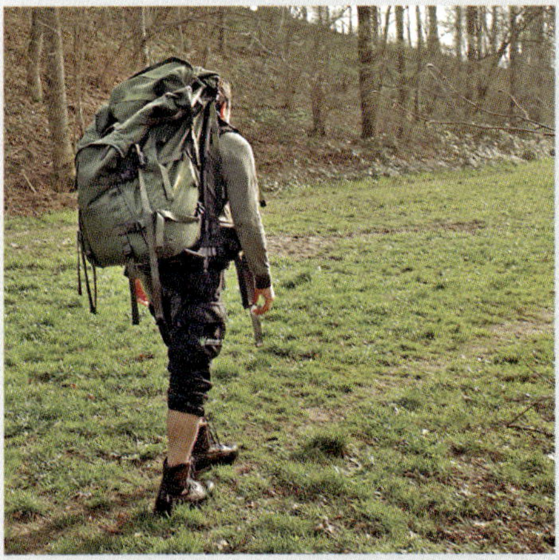

Rucksack aufsetzen und abtransportieren

tieren können. Die Hüft- und Schultergurte stehen Ihnen nämlich hierbei weiterhin zur Verfügung. Somit können auch etwas schwerere Lasten bequem auf dem Rücken transportiert werden.

„Daypack": Wenn Sie die beiden Seitentaschen beim Rucksack abtrennen und miteinander mit dem Reißverschluss verbinden, erhalten Sie ein „Daypack", womit Sie kleinere Tagestouren zur Erkundung, Nahrungsbeschaffung usw. durchführen können. Die zwei Taschen bieten genug Stauraum für Proviant, Kocher, Wasserflasche und Ähnliches.

Schwimmhilfe: Der Rucksack kann auch zum Überqueren von Gewässern mit mäßiger Wassertemperatur verwendet werden. Blasen Sie dazu einen Ihrer Müllsäcke im Rucksack auf und verknoten Sie ihn so, dass keine Luft mehr entweichen kann. Entleeren Sie Ihre Wasserflaschen und schließen Sie den Deckel wieder. Packen Sie in jede der

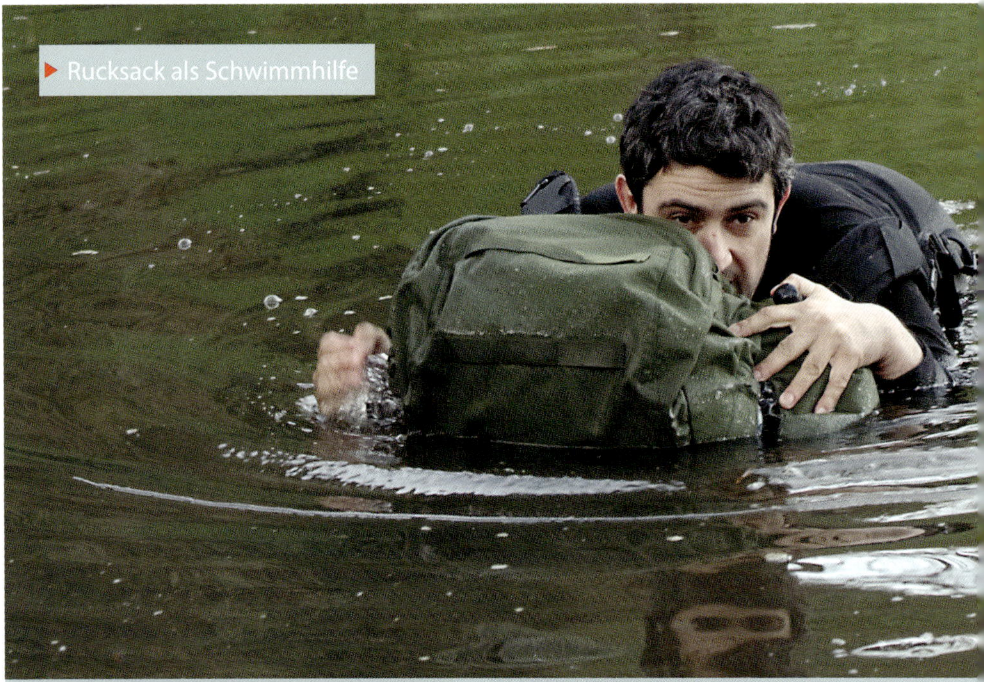

▶ Rucksack als Schwimmhilfe

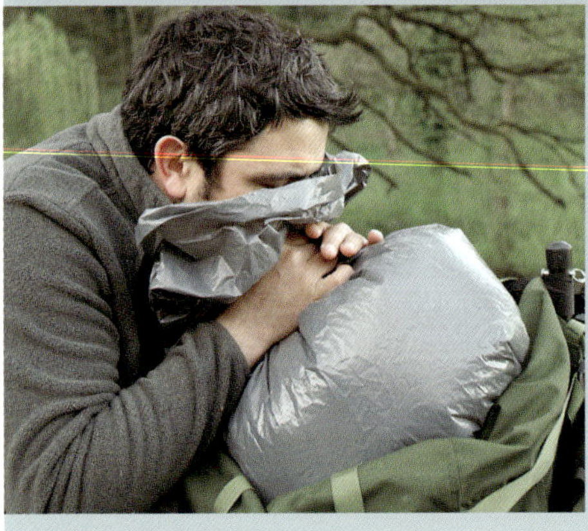

▶ Müllsack aufblasen und verknoten

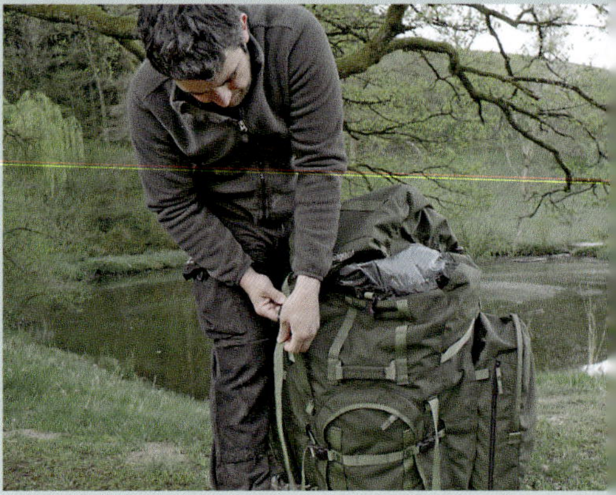

▶ Rucksack verschließen

beiden Außentaschen jeweils ein Exemplar. Dann den Rucksack von vorn (über den Bauch) schultern und ins Wasser steigen. Wenn Sie sich langsam auf den Bauch sinken lassen, können Sie so mit den Händen und gleichzeitigen Beinschlagbewegungen über einen längeren Zeitraum hinweg auch größere Strecken schwimmen.

Long-Range-Trekking

Ich bin in meinem Leben schon sehr viel gegangen und gelaufen. Während meines Militärdienstes habe ich zum Beispiel als Läufer Extremdistanzen im Bereich 60–80 km absolviert. 2010 habe ich mit einem österreichischem Event-Fernsehsender ein etwas

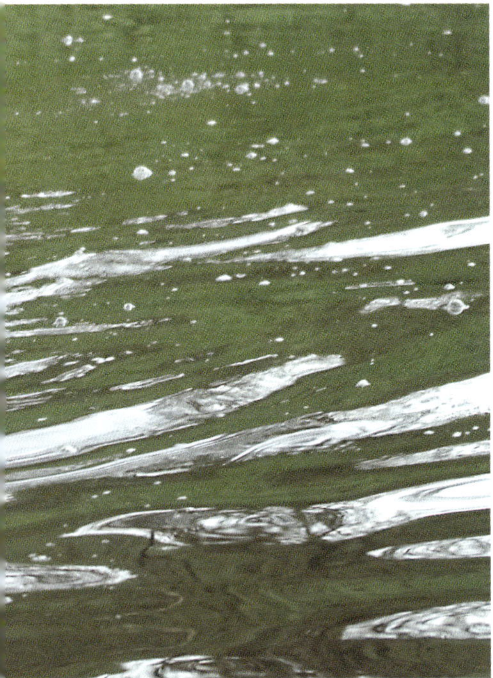

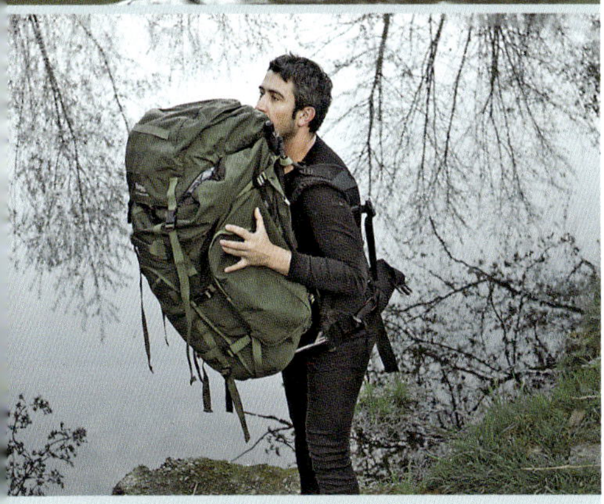

▶ Rucksatz auf der Brust anziehen

ungewöhnliches Experiment gestartet: In unter 24 Stunden wollte ich mit dem Kamerateam im Schlepptau im Eilmarsch 120 km ohne mitgeführten Proviant gehen und alles das, was ich an Nährstoffen und Flüssigkeit brauchen würde, aus der Natur beziehen. Das Experiment habe ich erfolgreich beendet, natürlich mit einem grenzwertigen Muskelkater in den Oberschenkeln und den Waden.

Auch sonst habe ich zu Testzwecken mit verschiedensten Gepäckstücken und -gewichten tagelange und anspruchsvolle Märsche hinter mich gebracht und einen großen Erfahrungsschatz aufgebaut. Ich kenne die meisten Zipperlein, die bei solch langen Distanzen auftreten können und bin auch schon mit starken Krämpfen und blutigen Füßen in ein Ziel eingelaufen.

In diesem Kapitel möchte ich Ihnen meine Erfahrungen weitergeben und Sie vor unnötigen Schmerzen und Problemen bewahren, denn die Folgen könnten in einer Krisen- und Katastrophensituation für Sie bedrohlich werden.

Eine große Aufgabe ist zum Beispiel das Long-Range-Trekking. Aufgrund der weiten Distanzen stellt es schwere Herausforderungen an den Körper, die Kondition, die Ausrüstung und die Psyche dar. Das Ganze wird in Krisen- oder Katastrophenfällen noch gesteigert, wo Sie unter Umständen mit weniger bis keiner Nahrung klarkommen müssen und das schwere Gepäck auf dem Rücken tragen.

Stellen Sie sich weiter vor, Sie müssen binnen kürzester Zeit ein zerstörtes Gebiet passieren, in dem Raub, Mord und Plünderung aufgrund der Katastrophe an der Tagesordnung sind. Um eine derartige Herausforderung zu bestehen, bedarf es reichlich Erfahrung, einer entsprechenden Geschwindigkeit und vor allem des Willens, durchzuhalten!

Was an Ausrüstung gebraucht wird

Eines der wichtigsten Ausrüstungsgegenstände für das Zurücklegen von großen Distanzen ist das **Schuhwerk**. Im vorherigen Kapitel habe ich beschrieben, worauf sie beim Einkauf achten müssen (→ S. 48–52). Ohne die richtigen Schuhe werden Sie niemals größere Distanzen zurücklegen können, und wenn doch, dann nur mit langwierigen Verletzungen!

Große Bedeutung kommen auch den **Wanderstöcken** zu: sie entlasten den Körper und das Rucksackgewicht wird besser verteilt. In Gebirgsregionen helfen diese außerdem, Stabilität für den Körper zu schaffen, da man mit den Stöcken quasi „4 Beine" hat. Das ist wichtig zum Schutz vor Stürzen, da die Stöcke das Gewicht besser abfedern können. Gerade bei Auf- und Abstiegen lernt man die Vorzüge dieser Stöcke zu schätzen. Da man mit den Stöcken beim Aufsteigen eine aufrechtere Haltung hat, macht sich das natürlich in der gesteigerten Kondition bemerkbar, da Sie aufrecht gehend besser atmen können.

Bei Wanderstöcken bestehen die Griffe meist aus Schaumstoff, Kork oder einem griffigen Kunststoff und sind für die Handergonomie geformt, liegen deshalb gut in der Hand. Bei hochwertigen Wanderstöcken verrutschen die einzelnen, längenverstellbaren Elemente nicht ineinander, da die Längenverstellung besser greift. Seit einigen Jahren sind Flicklockverschlüsse im Handel erhältlich, die bei Kälte nicht einfrieren. Die meisten Wanderstöcke sind aus Carbon gefertigt, sind dadurch sehr leicht und stark belastbar. Ein typisches Merkmal bei Wanderstöcken sind die Stockspitzen, die in einen Teller eingelassen sind, der ein Eindringen der Spitze in Schnee oder nassen Boden erschwert. Somit können die Stöcke auch in nachgebendem Untergrund gut genutzt werden. Die Teller sind an den Rändern gezahnt, was verhindert, dass der Stock sich beim Aufsetzen und Einsinken in weichen Untergrund dreht.

Am Stock müssen Handschlaufen vorhanden sein, die sich stufenlos einstellen lassen. Gedämpfte Wanderstöcke können Sie sich im Übrigen sparen, so etwas braucht man nicht.

Sich richtig auf den Marsch vorbereiten

Es bedarf einiger Maßnahmen, um sich auf längere Märsche vorzubereiten. Die folgenden Tipps und Tricks schützen Ihren Körper vor Verletzungen und steigern die Erfolgschancen für den Marsch.

Hautabschürfungen vorbeugen: Immer wieder kann man bei Marathonläufen beobachten, wie die Läufer mit schweren Hautabschürfungen im Schritt oder unter den Armen ins Ziel einlaufen. Bei einem Marathon ist das nicht schlimm, denn nach dem Lauf können die Läufer ihre Wunden kurieren. In der Krise können Sie sich das nicht leisten, denn hier sind Sie eventuell auf der Flucht und müssen rasch weiter. Das ist mit Hautabschürfungen aber wirklich schwer bis unmöglich, weil es heftige Schmerzen verursachen kann.

Kleben Sie deshalb problematische Stellen am Körper ab, die zu Abschürfungen oder Blasen an den Füßen neigen. Dafür gibt es spezielles Hautpflaster. Menschen mit einem größeren Oberschenkelumfang (ich bin so ein Kandidat) empfehle ich das Aufkleben eines breiten Pflasters an die Oberschenkelinnenseiten, damit die gegenseitige Reibung der Oberschenkel reduziert wird und sich keine schmerzhaften Abschürfungen bilden.

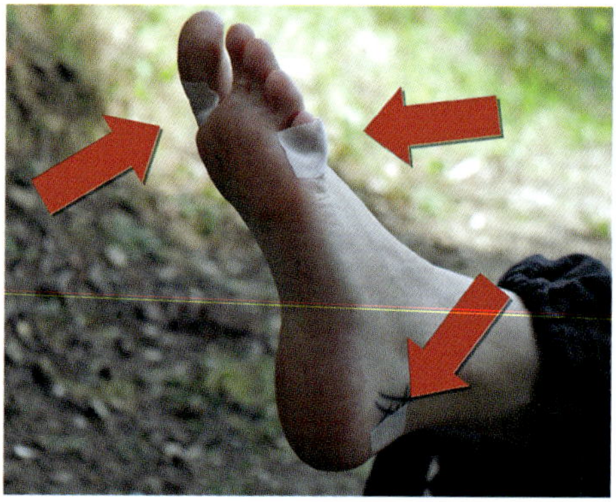

▸ Diese Stellen am Fuß sollten zum Schutz vor Blasen abgeklebt werden.

Blasen an den Füßen vermeiden: Die Gefahr für schmerzhafte Blasen können Sie reduzieren, wenn Sie sich die Füße abkleben. Am Fuß gibt es drei hauptempfindliche Stellen (unter dem großen Zeh, im Bereich der Ferse, an der Knöchelseite des kleinen

Zehs), an denen als Erstes Blasen auftreten. Diese Stellen sollten Sie mit dem mitgeführten Leukoplast abkleben. Das Pflaster sollte plan auf der Haut aufliegen und keine Falten schlagen. Streichen Sie mit dem Finger und einigem Druck zur Sicherheit nochmal über die Pflasterränder, wenn Sie das Pflaster aufgeklebt haben, damit die auch festkleben.

Wärmestauung reduzieren: Um keinen Wärmestau in der Kleidung zu verursachen, ist es wichtig, dass man sich nicht zu warm anzieht; weiter sollten Sie darauf achten, dass die Luftzirkulation zwischen den Textilien und dem Körper gewährleistet ist. Das verhindert, dass es unter der Bekleidung zu warm wird und man zu schnell und zu stark schwitzt. Schwitzen kann bei tiefen Temperaturen lebensgefährlich sein, weil Ihre Bekleidung dadurch feucht wird und dann nicht mehr richtig wärmt. Bereits bei Temperaturen unter 15 °C in Verbindung mit Wind kann das schon nach einiger Zeit zu einer schweren Unterkühlung führen. Grundsätzlich befreit man sich vor dem Marsch von dicken Jacken oder einer Oberschicht, die zu sehr isoliert. Die Problematik besteht darin, dass der Körper, während man geht, mehr Wärme erzeugt und man das bereits nach kurzer Zeit spürt. Die gestaute Wärme bewirkt einen Leistungsabfall und übermäßiges Schwitzen. Dem sollten Sie unbedingt vorbeugen. Überflüssige Bekleidungsstücke sollten deshalb ausgezogen werden. Als grobe Faustregel gilt daher: Solange man im Torsobereich während des Marsches nicht friert, macht man alles richtig! Sobald man eine Pause einlegt, zieht man sich wieder wärmer an, um während der Ruhezeit nicht auszukühlen. Auch wenn das anfangs lästig erscheint: es ist die einzig sinnvolle Vorgehensweise.

An qualitativen Outdoor-Jacken und -Hosen befinden sich Klettverschlüsse oder Verstellbänder zum Regulieren der Ärmel- oder Beinbundgröße. Diese müssen (falls die Textilien anbehalten werden) weit geöffnet werden, damit die Luft in den Textilien zirkulieren kann und der Schweiß so gut wie möglich nach außen transportiert wird. Auch die Ventilationsöffnungen unter den Armen sollten dazu ganz geöffnet werden. Ich manchen Fällen kann man auch mit offenem Hauptreißverschluss der Jacke problemlos marschieren, ohne zu frieren.

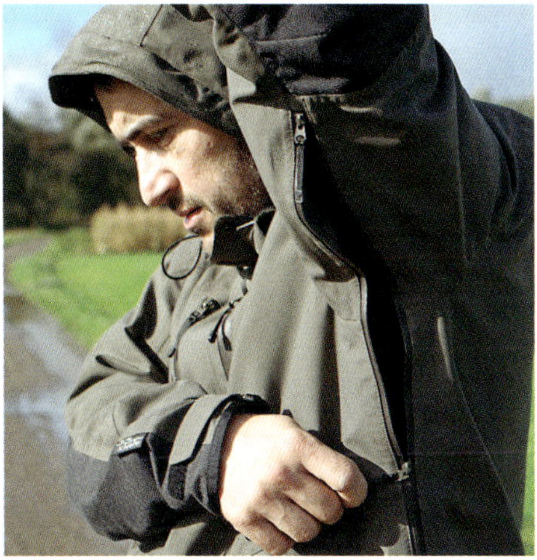

▶ Öffnen der Ventilationsöffnungen unter den Armen

Auch die Mütze sollte, falls die Temperaturen es zulassen, hin und wieder einmal abgezogen werden, da sich über dem Kopf viel Wärme und Feuchtigkeit ansammelt, was das Schwitzen am Körper begünstigt.

Schuhschnürung: Binden Sie sich Ihre Schuhe richtig. Damit meine ich, dass Sie die Schnürsenkel fest genug zusammenziehen sollten. Wenn sich diese bereits nach wenigen Metern wieder selbstständig öffnen, müssen Sie zwangsläufig eine Pause einlegen, die nicht notwendig wäre. Ein nicht richtig gebundener Schuh verursacht außerdem Schmerzen im Schienbein, Knie, Wade etc., da der Fuß dann fehlbelastet wird. Die Folge aus den Schmerzen kann dann eine absolute Marschunfähigkeit für Wochen sein. Dieses Phänomen kann man bei unerfahrenen Marschierern häufig beobachten. Die falsche Schuhwahl oder das falsche Schnüren bedeutet oft eine wochenlange Zwangspause.

Sind Sie in Gebieten unterwegs, wo dichter oder dorniger Bodenbewuchs vorkommt, lösen sich häufig die Knoten der Schnürsenkel. Das ist lästig und der Schuh muss immer wieder neu gebunden werden. Bei einer niederländischen Spezialeinheit, die ich vor Jahren im Nahkampf ausgebildet habe, hat man mir eine Knotentechnik gezeigt, bei der der Schnürsenkel nicht mehr von selbst aufgeht, und zwar auch dann nicht, wenn man mit dem Schnürsenkel an einem Ast hängenbleibt. Dennoch lässt er sich kinderleicht wieder lösen, wenn man die Wanderstiefel ausziehen möchte.

Die Technik beginnt wie bei der herkömmlichen Methode zum Binden von Schuhen: Die losen Enden werden mit einem halben Schlag versehen. Die Enden werden nun übereinandergelegt und mit dem einen Schnürsenkelende eine Bucht von unten nach oben zur Seite hinweg herausgezogen. Analog dazu müssen Sie das Gleiche mit dem anderen Schnürsenkelende wiederholen. Ziehen Sie nun die Knoten gleichmäßig und zu den jeweils gegenüberliegenden Seiten weg und dann fest zu. Fertig ist die nicht selbstlösende Schuhschnürung.

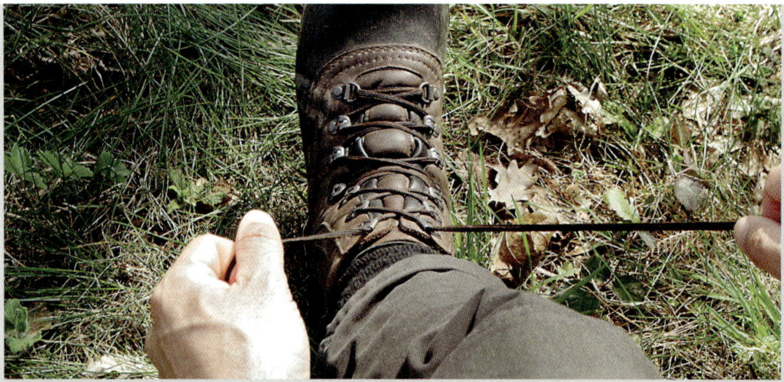

▶ Ausgangsposition für die Schuhschnürung

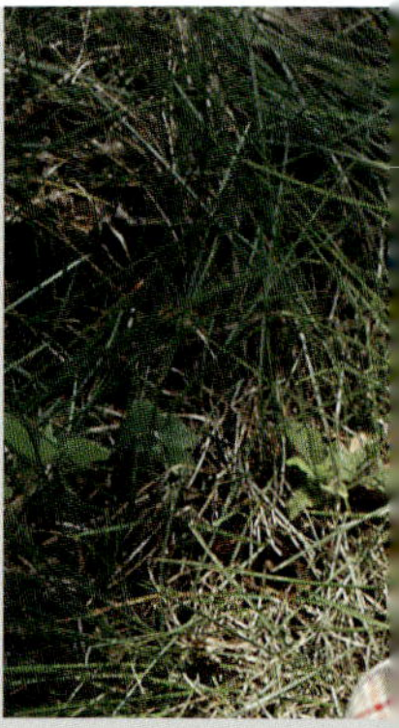

▶ Halber Schlag wie beim „normalen" Binden

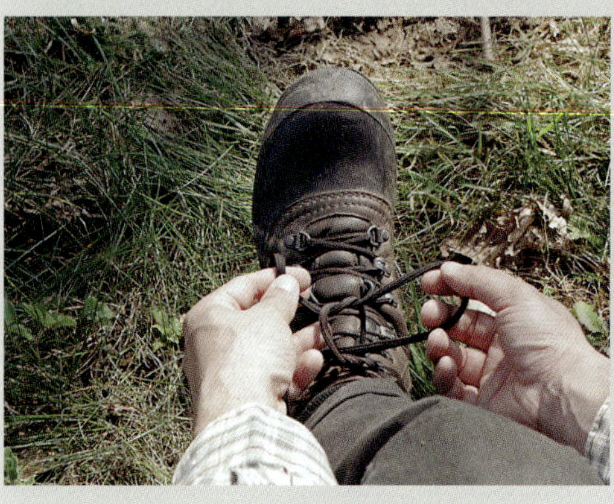

▶ Eine Bucht von unten nach oben hinweg unter der Verkreuzungsstelle nach rechts durchziehen

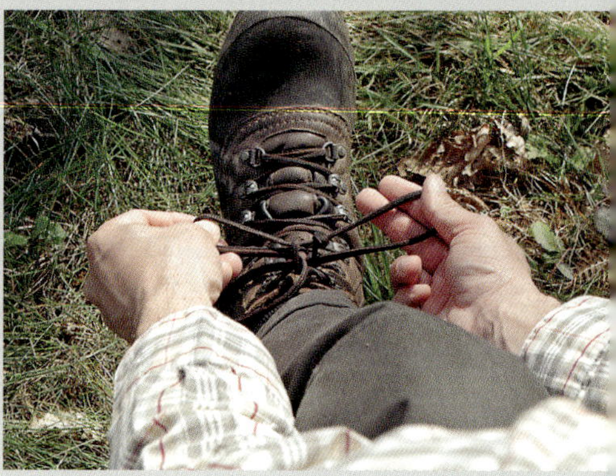

▶ Auf der anderen Seite auch eine Bucht wie im Punkt davor beschrieben durchziehen

Gepäck richtig packen: Eines der lästigsten Phänomene beim Tragen eines Rucksacks ist, wenn Sie nach kurzer Tragezeit feststellen müssen, dass Ihnen ein schlecht verstauter Ausrüstungsgegenstand durch die Rucksackwand auf eine Stelle am Rücken drückt. Um das zu beseitigen, muss der Rucksack wieder abgesetzt werden und eventuell zum Teil neu gepackt werden. Beim Packen des Gepäcks sollten die schweren Ausrüstungsgegenstände (Zelt, Nahrung usw.) im unteren Teil deponiert werden; sind Sie im Gebirge unterwegs, lässt sich die Balance so besser halten, da der Schwerpunkt tiefer sitzt. Flache Gegenstände (zum Beispiel Spaten) sollten flach an das Rückenteil und unförmige Ausrüstungsgegenstande davor

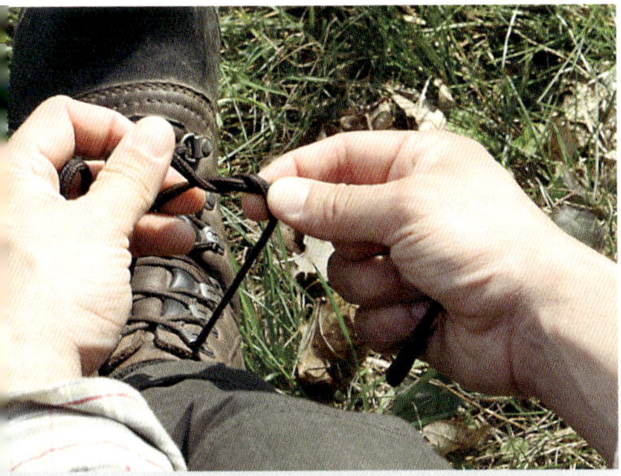

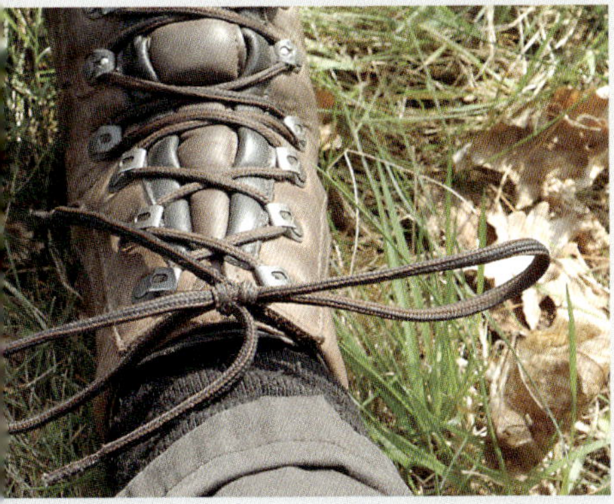

▸ Beide Knoten gleichmäßig festziehen – fertig!

gepackt werden, damit diese von den flachen Teilen gestoppt werden und nicht in den Rücken drücken.

Gepäck richtig schultern: Um den Rücken beim Aufsetzen von schwerem Gepäck zu schonen, gibt es eine effiziente Methode, die bei militärischen Spezialeinheiten angewen-

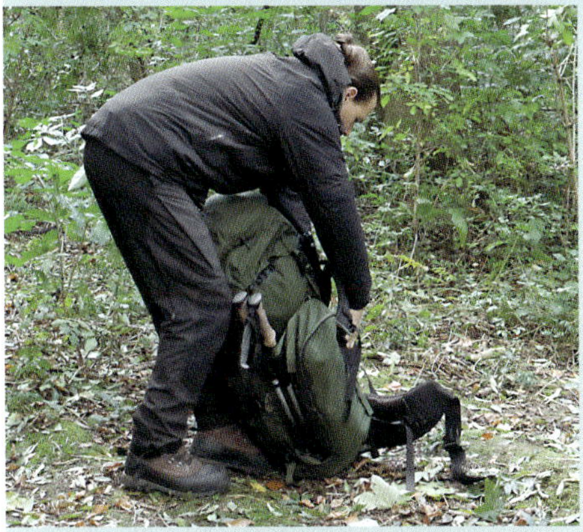

▸ Rucksack umgedreht ans Knie stellen und Tragegurte greifen

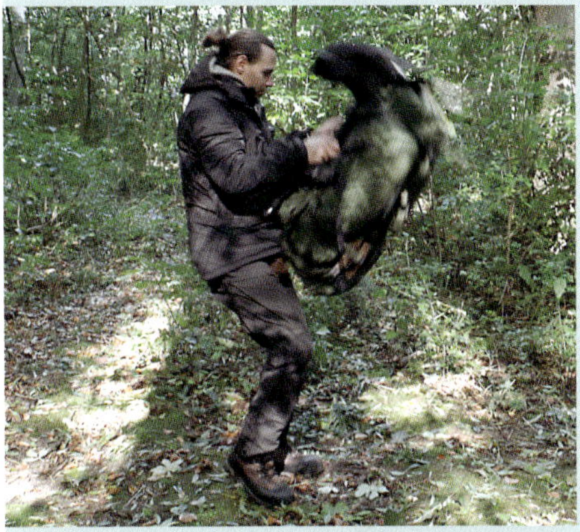

▸ Mit ruckartiger und kreisförmiger Bewegung an sich heranziehen

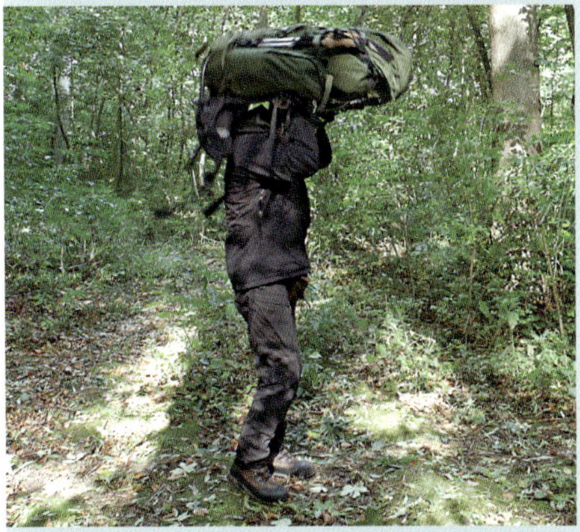

▸ Gepäck über den Kopf ziehen

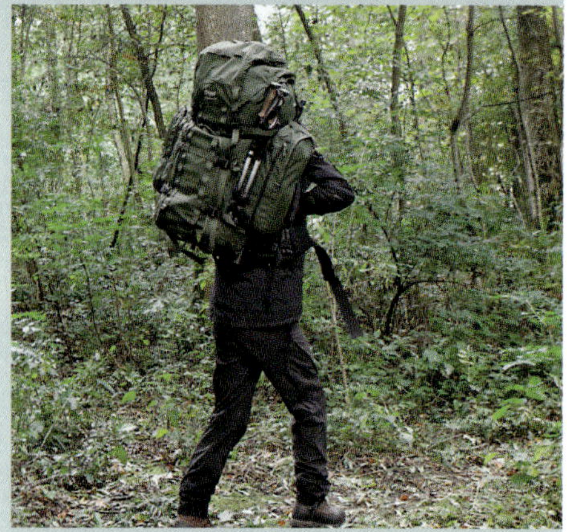

Rucksack absinken lassen

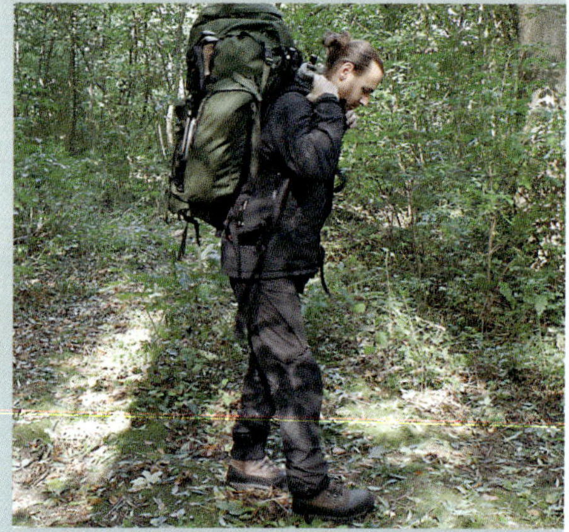

Gurte richten

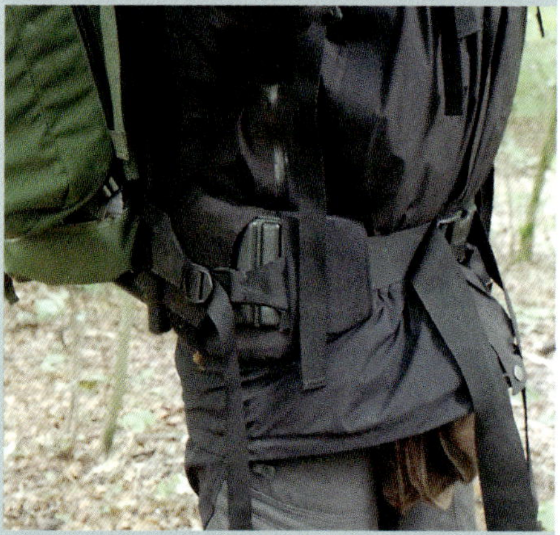

Hüftgurt verschließen

det wird: Stellen Sie den Rucksack mit der Rückseite an Ihr Knie gelehnt aufrecht vor sich. Greifen Sie von oben mit einem festen Griff in die Tragegurte herein. Ziehen Sie nun mit geradem Rücken (wie beim Heben einer Bierkiste zur Rückenschonung!) den Rucksack mit Schwung und einer leichten kreisförmigen Bewegung über ihren Kopf. Der Rucksack rotiert dabei um die Längsachse. Lassen Sie ihn dann hinter Ihrem Rücken herunterrutschen und schlüpfen Sie mit Ihren Armen vollständig in die Tragegurte herein. Wenn der Rucksack dann richtig sitzt, stoßen Sie aus den Knien heraus Ihre Hüfte ruckartig nach oben und schließen im gleichen Moment die Schnalle der Hüftflosse. Somit liegt (wenn die Schnalle der Hüftflosse richtig eingestellt ist) der Rucksack dann mit der Hüftflosse auf Ihrem Becken auf. Der Rucksack sitzt, wenn Sie den Brustgurt und die oberen Verstellgurte der Tragegurte eingestellt haben, ideal auf Ihrem Rücken.

Das Gepäck muss richtig sitzen. Wenn Sie den Rucksack schnell und leichtfertig aufziehen und die Verstellgurte nicht straff ziehen oder die Hüftflosse nicht richtig aufliegt, werden Sie schon nach einer kurzen Strecke mit Druckstellen oder Schmerz „bestraft“.

Die Marschleistung steigern

Wenn Sie unterwegs sind, gibt es ein paar Maßnahmen, die sich auf die Marschleistung auswirken.

Pausen sind enorm wichtig für das Durchhalten und werden oft unterschätzt. Auch unter Zeitdruck ist es wichtig, dass man dem Körper immer wieder die Möglichkeit gibt, sich zu regenerieren. Als grobe Faustregel kann man sagen, dass nach jeder Stunde Marsch eine 10-minütige Pause eingelegt werden sollte und alle zwei Stunden eine halbe Stunde Pause. Verzichten Sie darauf, ist es sicher, dass Sie keine großen Distanzen bewältigen können. Damit man etwas Zeitgefühl für Distanzen bekommt, gebe ich folgende Grobregel mit auf den Weg: Auf geradem Boden schafft man mit dem INCH-Gepäck auf befestigtem Untergrund (Wege, Straßen usw.) mit etwas Übung etwa 3–5 km in der Stunde, trainierte Personen mit Wanderstöcken etwa 4–6 km. Auf schwierigem Untergrund (zum Beispiel, wenn Sie quer durch den Wald jenseits befestigter Wege gehen) schaffen Sie ungefähr 1–3 km pro Stunde.

An kalten Tagen sollte in den Pausen wieder die vor dem Marsch abgelegte Oberbekleidung angezogen werden, damit Sie nicht auskühlen. Sobald sie losmarschieren, packen Sie diese wie beschrieben wieder ein.

Legen Sie in jeder Pause unbedingt Ihr Gepäck ab. Ich habe es so oft beim Militär und meinen Kursen gesehen: Aus Bequemlichkeit wurde in den Kurzpausen das Marschgepäck nicht ausgezogen. Das hat sich immer wieder böse gerächt; die meisten meiner Kameraden mussten die Märsche dann abbrechen. Ihr Rücken und die Muskulatur dankt es Ihnen, wenn Sie das Gepäck ablegen. Außerdem regenerieren Sie sich besser, wenn Sie Ihren Körper entlasten.

Stehen Sie langsam auf, falls Sie sich in einer längeren Pause zum Ausruhen hingelegt haben. Gelegentlich braucht der Kreislauf eine Weile, bis er wieder auf Touren kommt. Das ist vor allem nach großen Belastungen so – und Ihr Marsch ist eine große Belastung! Es könnte Ihnen sonst passieren, dass der Kreislauf zusammenbricht und Sie sich beim Hinfallen auf dem Boden verletzen.

Die **Schuhe** sollten, wenn möglich, in den Pausen immer komplett ausgezogen werden. Da sich durch das Schwitzen der Füße während des Marsches und im Laufe des Tages viel Feuchtigkeit in den Schuhen und den Socken ansammelt, begünstigt das Fußpilz, Geruchsbildung und Blasen. Bei Blasen müssen Sie wegen der Entzündungsgefahr aufpassen, vor allem, wenn Sie sich im Krisen- oder Katastrophenfall befinden und keine medizinische Versorgung gewährleistet ist. Fußpilz kann unbehandelt zu einem Erysipel (Wundrose) führen. Das kann starkes Fieber und Schüttelfrost zur Folge haben – Sie sind also dann ein Fall für die stationäre Aufnahme in einem Krankenhaus.

Die Einlegesohle ist aus den Schuhen herauszunehmen und während der Pause auch an der frischen Luft zu trocknen. Hierunter sammelt sich auch viel Feuchtigkeit.

Die Socken sollten aufgehangen werden, damit diese auch etwas trocknen. Sorgen um kalte Füße braucht man sich während den kurzen Pausen nicht zu machen, da die Füße vom Marschieren meistens dermaßen warm

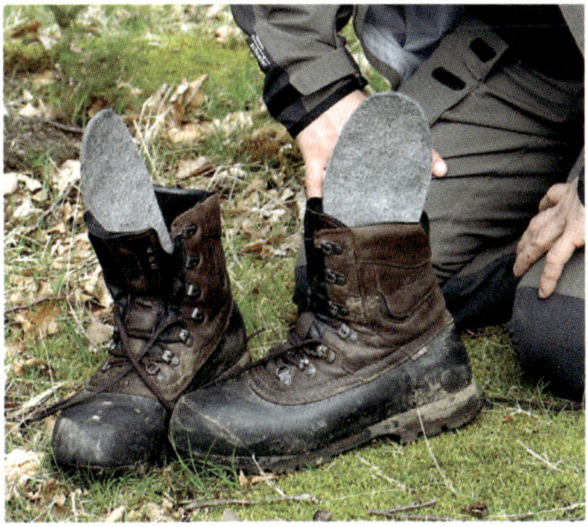

▸ Ziehen Sie in den Pausen die Schuhe aus und lüften Sie diese!

sind, das sie selbst bei 0 °C nicht so schnell auskühlen. Meistens ist es noch witzig anzusehen, wenn man die „dampfenden" Füße bei kaltem Wetter in die Luft hält.

An heißen Sommertagen ist es empfehlenswert, die **Füße** für ein paar Minuten in die pralle Sonne zu halten. Die UV-Strahlen der Sonne töten nämlich Eiterbakterien ab und die Haut trocknet schneller. Achten Sie darauf, dass Sie nicht zu lange mit den Füßen in der Sonne bleiben; mit einem Sonnenbrand auf der Haut marschiert es sich nur äußerst schmerzvoll.

Für Personen, die sehr stark an den Füßen schwitzen, eignet sich Fußpuder mit fungiziden Zusätzen, was eine Pilzbildung verhindert. Das muss aber wegen der Verklumpungsgefahr mäßig dosiert aufgetragen werden.

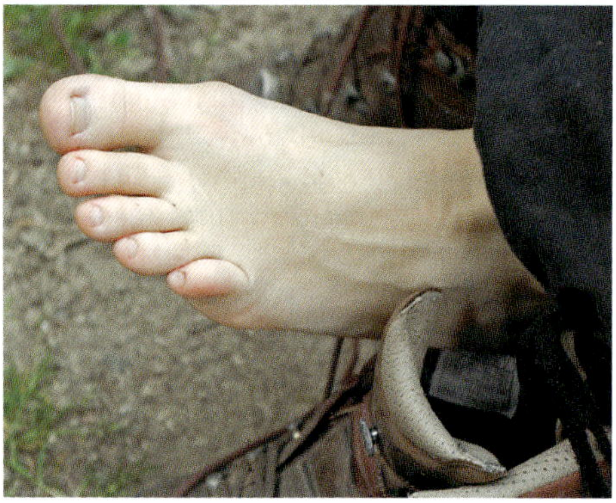

▶ Füße an der Luft trocknen

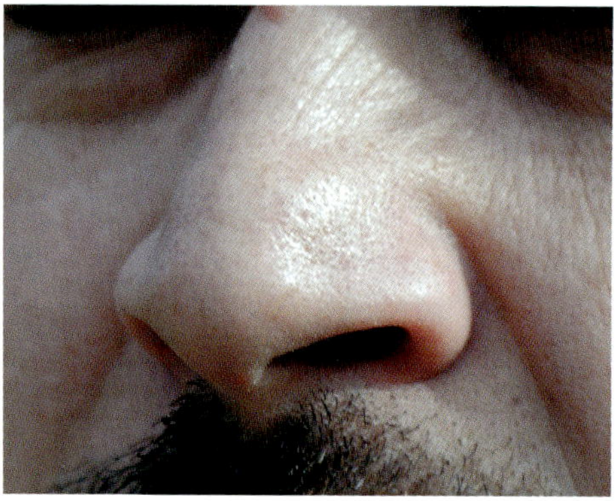

▶ Durch die Nase zu atmen spart Flüssigkeit

Müssen Sie in tagelangem Dauerregen marschieren, wechseln Sie immer wieder die Socken, auch wenn das Ersatzpaar noch nicht vollständig getrocknet ist. Somit vermeiden Sie Hautkrankheiten.

DAS SOLLTEN SIE BEACHTEN

- Sind Ihre Füße verletzt oder haben Sie Blasen, sind Sie in Ihrer Mobilität eingeschränkt. Das könnte Sie – je nach Situation – in größte Lebensgefahr bringen, da somit eine Flucht oder ein Weiterkommen unmöglich wäre.

Zuführen von Flüssigkeit: Trinken Sie in den Pausen langsam, aber ausreichend, auch wenn Sie keinen Durst verspüren. Gönnen Sie sich auch (falls es mit Ihrem Rationierungsplan vereinbar ist) einen Energieschub und führen Sie Nahrungsmittel zu. Sie müssen unbedingt leistungsfähig bleiben, um an Ihr Ziel zu kommen.

Eine gute Methode, um Wasser bei längeren Märschen zu sparen, ist, wenn Sie überwiegend durch die Nase atmen. Dadurch geht weniger Feuchtigkeit durch das Ausatmen verloren, als wenn Sie das mit dem Mund tun würden.

Maßnahmen nach dem Marsch

Sind Sie an Ihrem Ziel angekommen, müssen noch ein paar Nachbereitungsmaßnahmen durchgeführt werden. Einige Ausrüstungsgegenstände haben ebenso wie Ihr Körper eine große Belastung hinter sich.

Instandsetzung der Ausrüstung: Trocknen Sie verschwitzte Ausrüstungsgegenstände und vor allem die getragene Kleidung. Nasse Kleidung hält Ihren Körper nur minderwertig warm. Führen Sie auch die gleichen Maßnahmen mit den Schuhen und Socken durch. Fetten Sie unbedingt Ihre Schuhe wieder ein, damit sie die wasserabweisenden Eigenschaften wieder erlangen.

Selbst wenn Sie ein Camp errichten und mehrere Tage dort verbleiben wollen, ist es empfehlenswert, die Ausrüstung wieder auf Vordermann zu bringen. Sie wissen nie, was Sie erwartet oder was noch kommt. Vielleicht sind Sie ja schon nach kurzer Zeit gezwungen, unfreiwillig weiterzumarschieren …

Pflegemaßnahmen am Körper: Gönnen Sie Ihrem Körper Ruhe! Sie befinden sich in einer schwierigen Zeit und haben bereits Höchstleistungen vollbracht. Die Lebensumstände für Sie sind schlechter als im normalen Leben. Versorgen Sie Blasen oder etwaige Verletzungen, wie zum Beispiel Intertrigo (auch Wolf genannt), sofort (siehe Kapitel „Erste Hilfe“, → S. 212).

Stechen Sie, wenn möglich, Blasen am Fuß nicht auf, es sei denn, Sie verfügen über die notwendigen medizinischen Kenntnisse. Ich hatte im Laufe meines Lebens etwa sechs Blasen, trotz ewiger Märsche und vieler Läufe. Das war aber auch nur deshalb so, weil ich immer sofort auf Signale am Fuß reagierte. Sobald es brannte oder zwickte, habe ich den Füßen eine Pause gegönnt, die Socken neu gerichtet und die Falten entfernt. Problematische Stellen habe ich abgeklebt und mir somit viele Blasen erspart.

Sind sie zu zweit unterwegs, massieren Sie sich bei Verspannungen des Rückens gegenseitig. Die Wichtigkeit dieser Maßnahme sollte nicht unterschätzt werden, denn mit entspannter Muskulatur geht es sich einfach besser. Bedenken Sie, dass Sie bei Schmerzen nur mit Mühe imstande sind, Fluchtgepäck über einen längeren Zeitraum hinweg zu transportieren!

DAS SOLLTEN SIE BEACHTEN

- Eine Schnelltrocknung verschwitzter Füße ist im Übrigen mit kalter Holzasche möglich, indem Sie damit mehrfach die Füße einpudern und die Asche dann immer wieder entfernen.

Den Standort des Camps auswählen

Aufgrund der in Deutschland und auch in den angrenzenden Ländern herrschenden hohen Bevölkerungsdichte und den eher seltenen großen, zusammenhängenden Waldgebieten, müssen Camps unter taktischen Gesichtspunkten errichtet werden, um eine Entdeckung so schwer wie möglich zu machen. Da Sie über eine hochwertige Ausrüstung verfügen, die vollkommen autark macht und daher auch für andere zum Überleben sehr nützlich sein könnte, ist es notwendig, dass Sie unauffällig bleiben und ihr Rückzugsort sicher vor Fremdeinsicht und plötzlichen Übergriffen ist. Nach der sinnvollen Auswahl des Standortes folgt dann die Absicherung, das bedeutet die Eigensicherung des Camps mit Alarmdraht, Fallgruben und Alarmposten.

Mit der Lage Ihres Camps steht und fällt Ihre Rückzugsmöglichkeit. Die Auswahl des Standorts für einen kurz- bis längerfristigen Verbleib kann einige Stunden bis Tage in Anspruch nehmen. Bei der Auswahl des Campplatzes sollten taktische Aspekte ausschlaggebend sein. Vermeiden Sie freie Plätze oder den Campaufbau direkt an Waldwegen, Flussufern, Schutzhütten, Lichtungen usw. Hier besteht ein größeres Risiko, entdeckt zu werden. Gehen Sie sorgfältig bei der Wahl des Campplatzes vor, denn die eigene Sicherheit steht im Vordergrund. Das Camp sollte weit genug von (akuten) Gefahrenher-

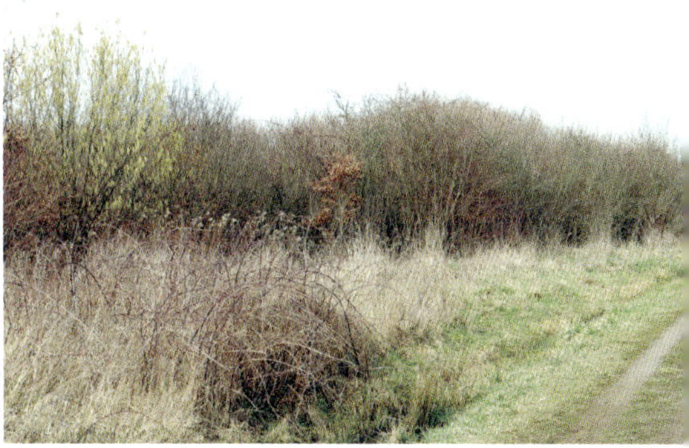

▶ Dickicht zur Campauswahl – jedoch ohne sichtschützende Baumkronen

den entfernt sein. Sie sollten, wenn Sie Berge in der Nähe haben, das gebirgige Gebiet vorziehen. Ideal sind zerklüftete Landschaften.

Errichten Sie das Camp im Unterholz und Dickicht. Am besten dort, wo Sie im normalen Leben niemals durchgehen würden, weil alles zu dicht bewachsen ist. Genau das ist jetzt der richtige Standort für Sie.

DAS SOLLTEN SIE BEACHTEN

- Das sollten Sie als Faustregel beachten: Je unangenehmer der Weg zu Ihrem Camp ist, desto sicherer ist es für Sie.

Tarnung des Camps

Die Tarnung des Camps ist von elementarer Wichtigkeit und hat die höchste Priorität, wenn das Camp aufgebaut wird. Wenn Sie allein unterwegs sind, kann es Tage dauern, bis Ihr Camp den benötigten Tarnanforderungen entspricht. In diesem Zusammenhang sollten Sie Folgendes beachten:

Lufttarnung: Der Standort ist am besten so zu wählen, dass ihr Camp von oben aus der Luft nicht sofort vom nächsten Flieger entdeckt wird. Eine gute Lufttarnung erzielt man schon durch die Auswahl von dichten Nadelwäldern, weil die Baumkrone der Bäume schon von Natur aus eine gut sichtgeschützte Decke bildet und Nadelbäume auch im Winter ihre Nadeln nicht verlieren. Während Sie im Sommer auch in einem

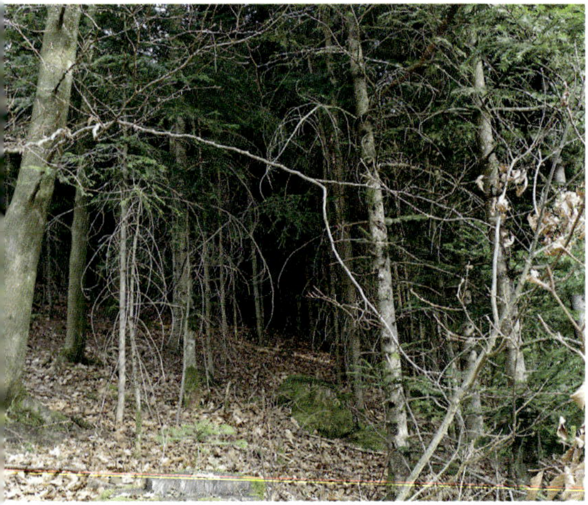

▶ Nadelwälder bieten eine dichte Kronendecke

Laubwald von oben sichtgeschützt sind, haben Sie dort im Winter wegen der fehlenden Blätter ein Problem. Nadelwälder sind also daher ganzjahrestauglich für den Campaufbau. Beachten Sie aber, dass im Nadelwald eine hohe Feuergefahr besteht! Seien Sie also behutsam mit offenem Licht oder Feuer und treffen Sie die notwendigen Schutzmaßnahmen.

Den gleichen Sichtschutzeffekt können Sie erwirken, wenn das Camp unter einem Felsvorsprung oder Ähnlichem errichtet wird. Wägen Sie hier das Risiko des Steinschlags ab und achten Sie auf **Fluchtoptionen**. Es ergibt keinen Sinn, ein Lager in einer Sackgasse aufzubauen und bei einem Überfall keine Fluchtoption zu haben. Im Sommer kann ein Laubwald von Vorteil sein, weil sich dort am Waldboden auch höhere Gewächse niederlassen, die vor Sicht schützen.

Beachten Sie aber auch Folgendes: Im Nadelwald ist, wenn er zu dicht ist, nicht ausreichend Licht vorhanden und es wachsen nur wenige Pflanzen am Waldboden.

Seitentarnung: Ist das Camp an den Seiten nicht ausreichend getarnt, müssen Sie dort unbedingt mit Tarnmaterial nachhelfen. Ein Camp vollständig zu tarnen, erfordert viel Zeit und Rohstoffe, aber es ist wichtig. Die

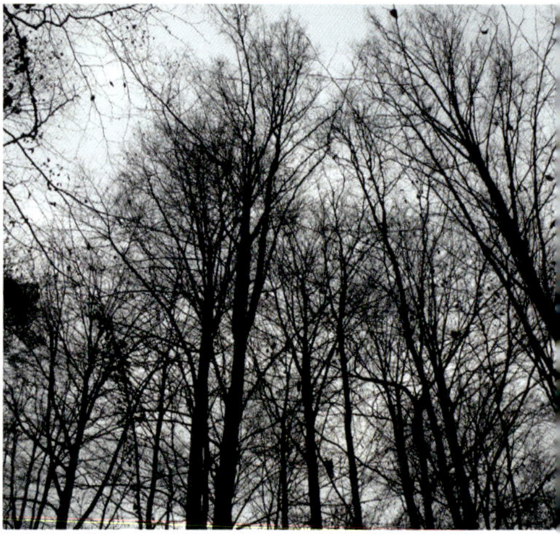

▶ Laubwald ist im Winter die schlechteste Wahl für einen Campstandort, da Laubbäume in dieser Zeit keine Blätter tragen.

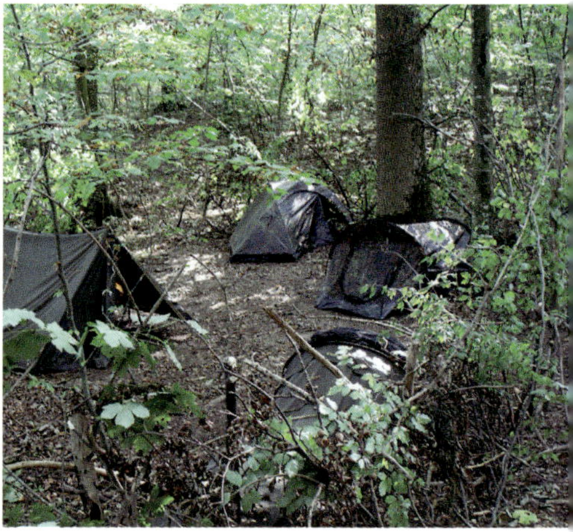

▶ Camp mit schneller Tarnumzäunung

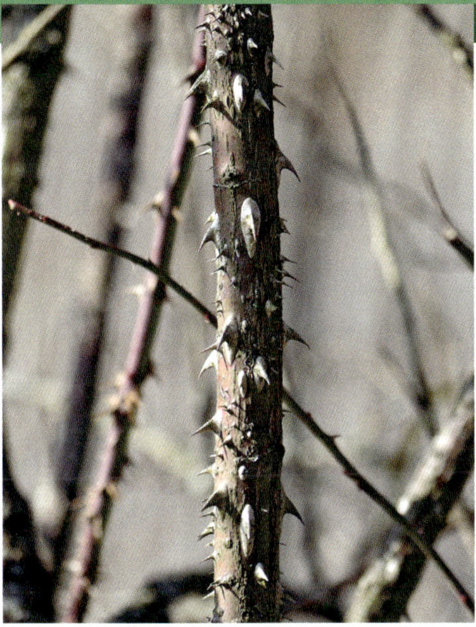

▶ Äste von Rosengewächsen ersetzen Stacheldraht

Tarnung soll immer natürlich wirken. Wenn Sie mit Naturmaterialien einen Zaun um das Camp herum aufbauen, sollten Sie darauf achten, dass die Materialien aus der Campnähe bezogen werden und zur Vegetation um das Camp herum passen, sonst fallen Sie sofort auf. Verwenden Sie zur Tarnung nur Materialien, die auch in Bodennähe bis maximal Mannshöhe wachsen. Die Tarnung sollte so angebracht werden, dass sie auch witterungsbeständig ist. Sie muss Wind und Regen einigermaßen standhalten.

Absicherung des Camps: Ihr mühsam errichtetes Camp mit Ihren wertvollen Ressourcen, Ihrer Ausrüstung und vielleicht auch anderen Gruppenmitgliedern darf niemals leicht zu betreten sein. Sie müssen es schützen und aus den Materialien, die Ihnen mit der Natur und der eigenen Ausrüstung zur Absicherung des Camps zur Verfügung stehen, das Beste herausholen.

Bei der Absicherung des Camps ist Hinterlist und Kreativität gefordert. Eventuelle Eindringlinge müssen mit **physischen oder technischen Barrieren** zu kämpfen haben, um in Ihr Camp zu gelangen. So kann zum Beispiel ein vermeintlicher Zugangspfad zu Ihrem Camp nur eine Attrappe sein und den Gegner über eine getarnte Falle führen, an der er sich schwer verletzt.

Viele Rosengewächse (zum Beispiel die Hundsrose, auch im Volksmund als Hagebutte bekannt) oder Weißdorn kann als Stacheldrahtersatz dienen und zur Campabsicherung nützlich sein. Verwindet man diese miteinander, entsteht eine physische Barriere. Planen Sie für eine vernünftige Sperrmaßnahme reichlich Zeit ein!

Geräuschtarnung: Es wäre auf kurz oder lang gesehen für die Katz, wenn Sie die besten Tarnmaßnahmen ergreifen, sich aber durch Ihre Lautstärke verraten. Das bedeutet für Sie: Vermeiden Sie unnötigen Lärm in Ihrem Camp. Unterlassen Sie es, mit Ihrem Kochgeschirr herumzuklappern und vermeiden Sie laute Gespräche und lautes Gelächter, wenn Sie zum Beispiel mit einer Gruppe unterwegs sind. Auch das Kleinmachen von Holz, verursacht beim Zerbrechen oder Holzhacken, kann Hunderte Meter entfernt gehört werden und sollte deshalb vermieden werden.

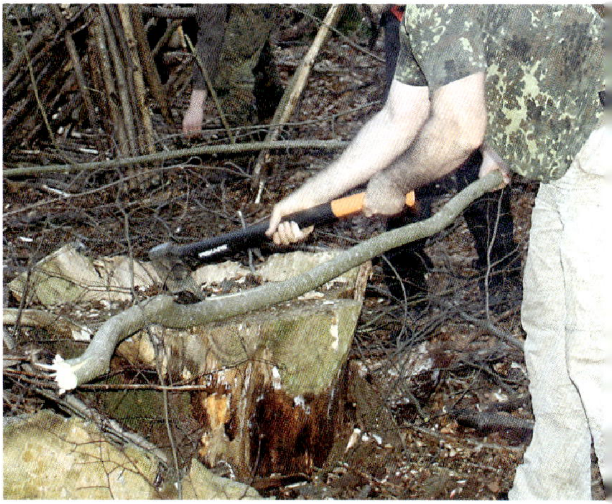

▶ Vermeiden Sie laute Geräusche im Wald!

DAS SOLLTEN SIE BEACHTEN

- Tarnung ist die beste Prophylaxe gegen eine ungewollte Entdeckung Ihres Camps!

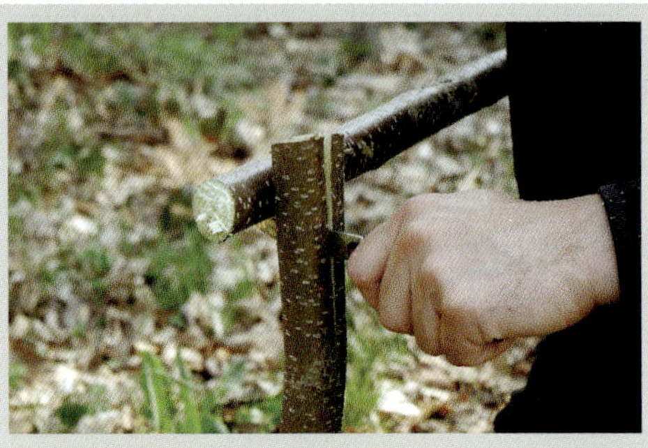

▶ Hauptholz mittig spalten

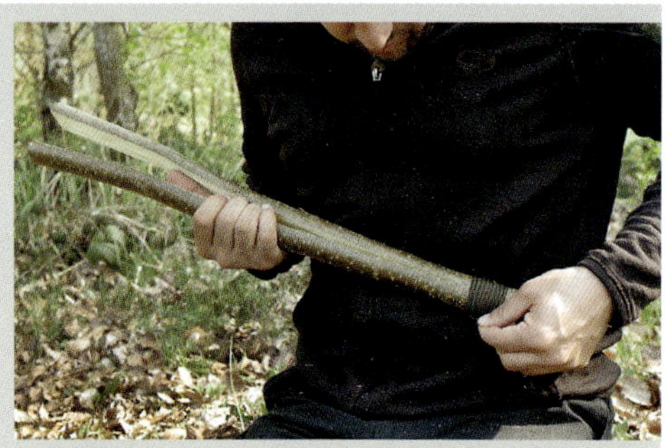

▶ Ende stramm mit Paracord umwickeln

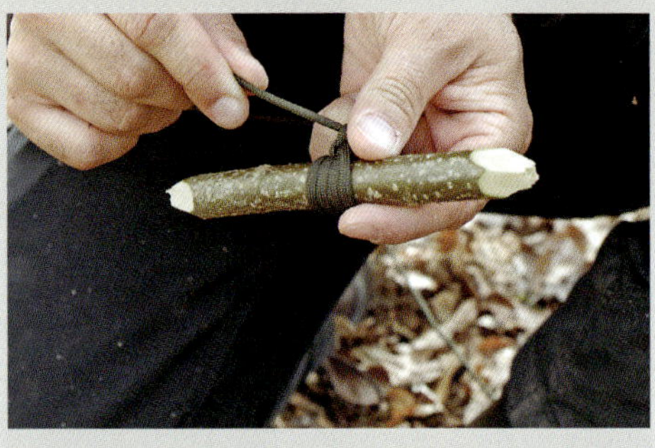

▶ Auslöseseil am Fallenspanner anbringen

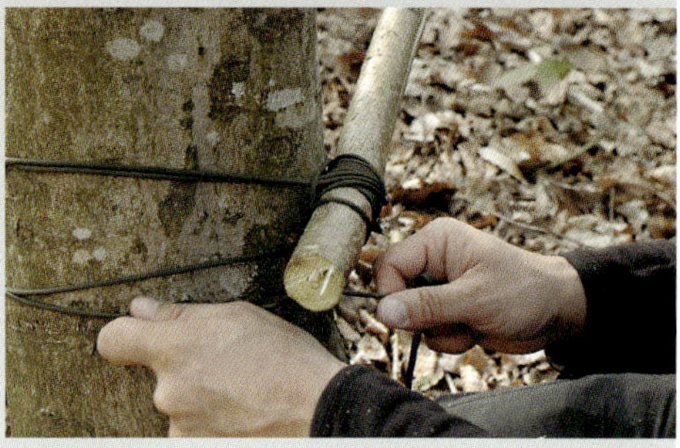

▶ Hauptholz quer an einem Baum befestigen

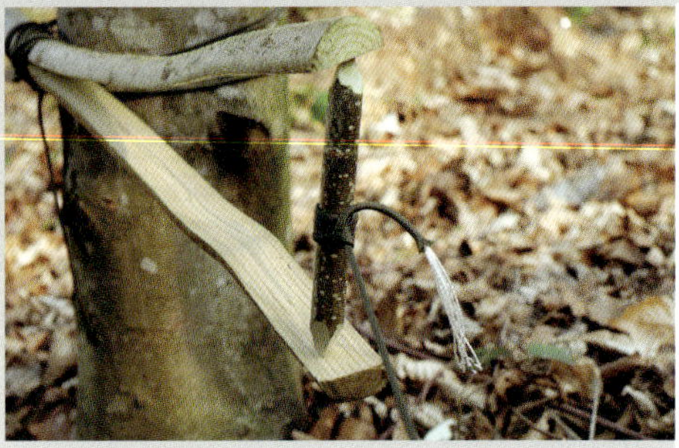

▶ Fallenspanner zwischen aufgebogenes Hauptholz klemmen

Alarmierungsmittel

Mit verschiedenen Methoden lassen sich wahlweise lautlose Alarmierungen oder eine Alarmierung mit Geräuscherzeugung herstellen. Lautlose Alarmierungsmethoden vermeiden, dass die Personen, die sich Ihrem Camp nähern, bemerken, dass Sie alarmiert worden sind. Somit können Sie sich unbemerkt auf einen Übergriff vorbereiten, in dem Sie Ihre Waffen richten, sich mental vorbereiten oder einfach nur frühzeitig flüchten. Die lautlosen Varianten sind leider im Bau oft sehr ressourcenintensiv. Ihre selbstgebauten Sicherungssysteme taugen aber nur so gut, wie Sie diese für Personen, die sich auf Ihr Camp zubewegen, unsichtbar gestalten. Auffällige Fäden bewirken, dass man sich verrät und das Alarmierungssystem umgangen werden kann. Folgende Alarmierungsmittel haben sich bewährt:

Auf Tierlaute achten: Auch Tiere machen auf eventuelle Eindringlinge aufmerksam. So können Sie diese, wenn Sie sich etwas Wissen über den Eichelhäher, Amseln usw. aneignen, als „Alarmanlage“ verwenden. Ein Eichelhäher verrät durch sein typisches und deutlich hörbares „Rätschen“ sofort, wenn sich Menschen oder größere Tiere nähern. Sitzen Sie zum Beispiel gerade entspannt beim Essen in Ihrem Camp, kann der Ruf dieses Vogels bedeuten, dass sich jemand Ihrem Camp nähert. Achten Sie auf diese Signale!

Künstliche Alarmierungsmaßnahmen: Das Krokodilmaul macht seinem Namen alle Ehre, denn es klappt so schnell wie ein Krokodilmaul zusammen. Durch den Zusammenschlag entsteht ein peitschendes,

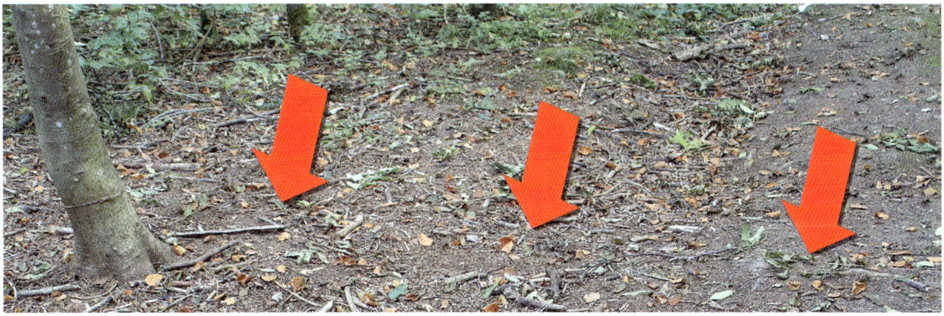

▶ Sehen Sie die Alarmierungsschnur? Links am Baum erkennt man, dass sie dort angebunden ist.

gut hörbares Geräusch. Materialien für die Anfertigung sind Holz aus dem Wald und Paracord.

Für die Fertigung dieser Alarmierungsmethode benötigen Sie ein frisches, gerade gewachsenes Aststück mit einer Länge von etwa 1 m und einem Durchmesser von etwa 5–8 cm. Dazu suchen Sie sich einen geraden Stock, der ungefähr ¼ so lang ist wie das Hauptstück und einen Durchmesser von etwa ein- bis eineinhalb Finger hat. Spalten Sie das dickere Aststück (mit der im Kapitel „Equipment mehrfach verwenden“ und im Absatz „Messer“ beschriebenen Batoningtechnik, → S. 140 f.) bis zur Mitte hin. Binden Sie ein paar eng und fest gebundene Wicklungen direkt hinter den Anfang der Spaltstelle, damit sich beim Auseinanderziehen des Aststücks der Spalt nicht fortsetzt und das Stück somit komplett spaltet. Befestigen Sie den gespaltenen Stock nun parallel zum Boden an einem Baum. Ziehen Sie die gespaltenen Enden auseinander und stecken Sie den anderen Stock dazwischen, damit diese unter Spannung auseinandergehalten werden. Bringen Sie jetzt den Paracord an dem Stock an und ziehen Sie ihn quer zur Richtung, aus der Sie mit der Annäherung von Personen rechnen können. Befestigen Sie diese mit etwas Spannung (nicht zu viel, sonst reißt es den Haltestock zwischen den Spaltungen raus) in Schienbeinhöhe an einem anderen Baum. Läuft nun eine Person in das Seil, wird der Stock durch die Zugbewegung, die entsteht, wenn ein Bein oder Fuß das Seil berührt, zwischen dem gespaltenen Aststück herausgezogen und die beiden Stücke schlagen peitschenartig aufeinander.

Eine lautlose Alarmierungsmethode fertigt man, indem man um das Camp herum Kernseile aus Paracord spannt. Das Ende des Seiles legt man zu sich ins Zelt und befestigt es mit einem einfachen Knoten am Körper (zum Beispiel Finger) oder an einem Gegenstand, der in der Kopfgegend liegt und bei dessen Bewegung Sie wach werden würden. Nähert sich nun einer Person und läuft in das Alarmseil hinein, werden Sie durch den Zug des an Ihrem Körper befestigten Seiles alarmiert.

Taktisches Feuer: Ein Feuer, das zu 100 Prozent unsichtbar ist, und keinen verräterischen Rauch oder Lichtschein von sich gibt, gibt es nicht! Jedoch können Sie die genannten Faktoren und damit das Risiko, entdeckt zu werden, minimieren. Um aus der Weite weniger sichtbar zu sein, ist es wichtig, bei Tag ein Feuer unter hohen Bäumen anzulegen, bei denen die Krone dicht bewachsen ist. Das sorgt für eine bessere Verteilung des aufsteigenden Rauches. Auch die Größe des Feuers sollte die Notwendigkeit nicht überschreiten, da ein zu großes

Feuer Sie wegen des Lichtscheins verraten kann, vor allem nachts! Daher sollte immer nur Feuer entfacht werden, die eingegraben oder verdeckt sind.

Bei einer Variante des taktischen Feuers, dem Feuerloch mit Durchzug, wird ein Loch (mindestens 1 Fuß tief und etwa 1 Fuß breit in den Boden) gegraben. Den Boden des Loches sollten Sie etwas breiter ausgraben, damit auch größere Holzstücke zum Verbrennen genutzt werden können. Wenn Sie das Loch im Querschnitt betrachten könnten, sollte es wie ein umgedrehter Trichter geformt sein. Anschließend graben Sie in etwa einem Fuß Entfernung von Ihrem Loch den Kanal für die Luftzufuhr. Dafür müssen Sie schräg nach unten zum Loch graben, oft kann man auch mit einem armdicken und vorne angespitzten Holz den Kanal zum Loch durchstechen. Jetzt müssen die Zunder- und Anzündmaterialien in das Loch gelegt und so vorbereitet werden, dass Sie es noch entzünden können. Fertig ist Ihr taktisches Feuerloch mit Durchzug!

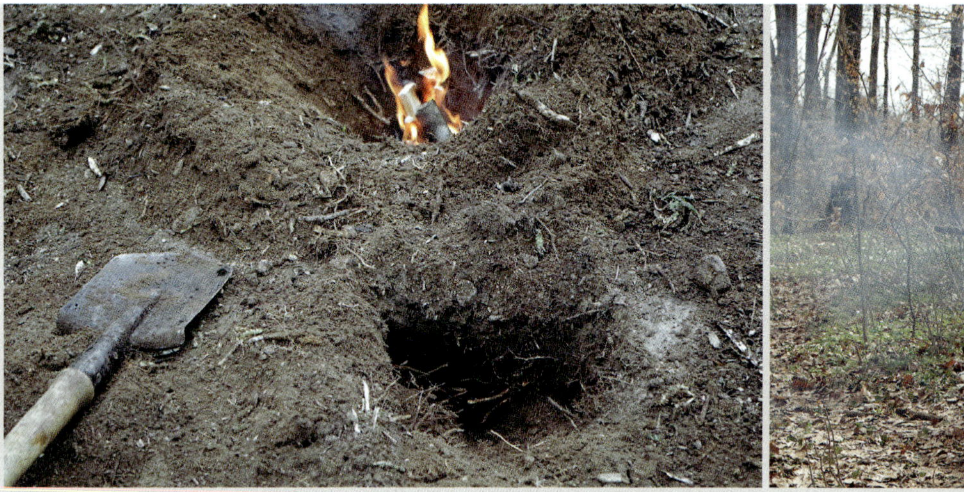

Feuerloch mit Durchzug: ein taktisches Feuer, um nicht entdeckt zu werden

Die Vorteile des taktischen Feuers:

- es wird weniger Holz benötigt
- es entsteht mehr Hitze
- der Lichtschein des Feuers wird minimiert
- das Feuer ist relativ wettergeschützt (Wind und Niederschlag)
- es entsteht weniger verräterischer Rauch

Eine weitere Möglichkeit ist das abgedeckte Feuer. Hierbei graben Sie ein Loch, welches dann mit einem Sichtschutz und gleichzeitig am Rauchdiffusor, der in etwa 70 cm Höhe über dem Feuer angebracht wird, versehen wird. Stecken Sie dazu vier gerade gewachsene Hölzer quadratisch um das Feuerloch herum senkrecht in den Boden. Nun verbinden Sie die vier Hölzer mit weiteren Hölzer, die nicht unbedingt gerade sein müssen. Jetzt legen Sie darüber noch ein diagonal verlaufendes Holz und können dann mit dem Abdecken des gefertigten Rahmens beginnen. Verwenden Sie dafür Äste mit Laub oder Nadeln. Wichtig ist, dass die Äste nicht akkurat am Rahmenende enden, sie müssen sogar darüberhängen, damit die Form ungleichmäßig wird. Die Abdeckung sollte etwa 1/3 über jede Seite des Feuerloches überstehen, damit der Sichtwinkel verkleinert wird. Das Feuer muss natürlich klein gehalten werden, sonst kann die Abdeckung abbrennen. Dann bauen Sie Ihr Feuernest im Loch auf und die Materialien können dann angezündet werden.

Körperpflegemaßnahmen

Im Camp müssen Sie große Abstriche bezüglich der Hygienemaßnahmen in Kauf nehmen. Sie sind ständig Schmutz, Staub, dem Rauch Ihres Feuers usw. ausgesetzt

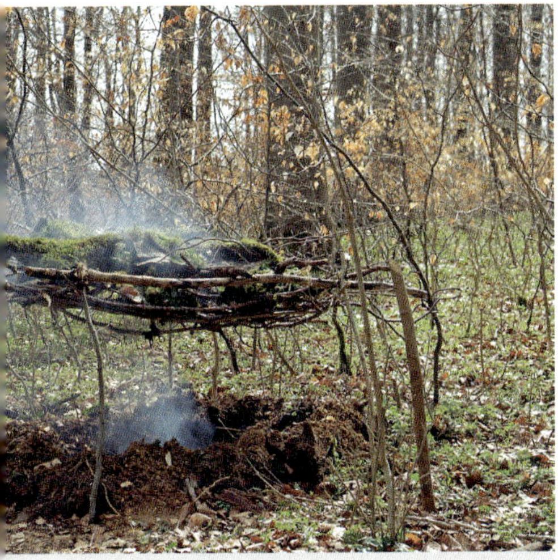

Auch das abgedeckte Feuer ist ein taktisches Feuer.

und bewegen sich nicht in einer vertrauten Umgebung. Längerfristige krisen- oder katastrophenbedingte Aufenthalte im Freien bieten ein größeres Risiko von Krankheiten oder Infektionen. Gerade bei stärkerer körperlicher Beanspruchung müssen intensivere Reinigungsmaßnahmen am Körper durchgeführt werden, denn Schweiß, Reibung usw. vermindert die Abwehrkraft der Haut.

Wundern Sie sich bitte nicht, wenn ich in diesem Kapitel „Körperpflegemaßnahmen“ Maßnahmen beschreibe, auf die Sie verzichten können, im Kapitel „Ernstfallpsychologie“ (→ S. 199–208) aber Gegensätzliches zu finden ist. Überleben bedeutet häufig, dass Maßnahmen im Widerspruch zueinander stehen können. Sie machen eine Sache richtig, im gleichen Moment aber eine andere falsch.

Kopf

Haarpflege: Wenn Sie sich längere Zeit im Freien aufhalten, bedarf es eigentlich keiner Haarpflege. Die Haare muss man entgegen landläufiger Meinung nicht waschen, auch wenn sich diese fettig anfühlen oder schlecht riechen. Längere Aussetzer bei der Haarhygiene bewirken zwar fettige Haare, aber sie werden dadurch nicht krank. Lediglich ein Verfilzen der Haare kann ab einer bestimmten Haarlänge ab einem Zeitraum von etwa vier Monaten auftreten. Das lässt sich dann nur noch durch Abschneiden der Haare an den betroffenen Stellen beheben. Vorbeugen kann man dem Verfilzen, indem man die Haare gelegentlich kämmt. Sollten Sie sich die Haare waschen wollen, dann verwenden Sie die mitgeführte Seife.

Augenpflege: Die Augen benötigen in der Regel keine Pflege, solange sich kein Fremdkörper darin befindet. Beachten Sie beim Entfernen von Fremdkörpern oder des morgendlichen „Sandmännchens“ (die verkrustete Augenflüssigkeit, die sich beim Schlaf bildet) darauf, dass Sie sich nicht mit den schmutzigen Fingern in die Augen greifen oder die Lider reiben, da das zu schweren Augenentzündungen führen kann, weil die Handhaut fast immer voller Keime ist. Waschen Sie sich die Hände vor jedem Griff in die Augen oder verwenden Sie ein wenig flusendes Textil, wie einen sauberen Stoffzipfel Ihres T-Shirts, um den Schmutz aus dem Auge zu entfernen. Hilfreich ist der im Notgepäck beschriebene Spiegelkompass, dessen Spiegel sich ideal zur Augenkontrolle eignet und bei Hygienemaßnahmen unterstützen kann.

Ohrenpflege: Die Ohren bedürfen auch keiner Pflege. Die gelbbraune Absonderung, die sich in den Ohren bildet, auch Ohrenschmalz oder Cerumen genannt, muss nicht entfernt werden. Sie schützt das Ohr vor Eindringen von Keimen. Viele Menschen entfernen das wichtige Cerumen regelmäßig mit Wattestäbchen aus dem Ohr, was schmerzhafte Entzündungen des Ohrinneren zur Folge haben kann.

Zahn- und Mundpflege: Wenn Sie sich mittel- bis längerfristig im Freien aufhalten, ist es wichtig, dass Sie Ihre Zähne pflegen. Für die Zahnpflege eignen sich die mitgeführte Zahnseide und natürlich die Zahnbürste mit Zahnpaste. Wenn Sie nur wenig Wasser zur Verfügung haben, kann die Zahnpflege auch mit Urin als Wasserersatz erfolgen. Berücksichtigen Sie die Zahnpflege unbedingt, da Sie mit Ihrem Trekking-Proviant ständig niedermolekulare Kohlenhydratnahrung zu sich nehmen, was in Verbindung mit ausbleibender Zahnpflege in relativ kurzem Zeitraum zu Zahnkaries führt. Denken Sie bitte immer daran, dass Sie sich Zahnschmerzen draußen nicht leisten können! Ein schmerzender Zahn kann auch den stärksten Mann vollkommen „außer Betrieb" setzen und Ihr Überleben ernsthaft gefährden.

Gesicht: Nach einigen Tagen draußen im Freien werden Sie feststellen, dass die Gesichtshaut fettig wird. Der Rauch von Ihrem Lagerfeuer reizt die Haut und Ihr Gesicht wird durch die Witterung (aufgewirbelter Staub vom Wind usw.) schmutzig. Das fühlt sich nicht angenehm an. Waschen ist aber nicht unbedingt notwendig, da die Gesichtshaut nicht empfindlich auf den Schmutz reagiert. Den einen oder anderen Pickel werden Sie beim Sprießen zwar bemerken, mehr aber auch nicht. Drücken Sie die Pickel aber nie aus, sie können sich draußen sehr schnell schwer entzünden.

Rasur: Nicht rasieren bedeutet nicht zwangsläufig, dass Sie Gefahr laufen, dass sich Ungeziefer in Ihrem Vollbart ansiedelt. Jedoch kann es gerade für Nicht-Bartträger in den ersten Wochen sehr ungewohnt sein, einen Vollbart zu haben. Frisch rasiert zu sein vermittelt nicht nur Vitalität; man entdeckt auch Zecken, die sich im Gesicht festgebissen haben könnten, besser.

Hals: Den Hals kann man bei seinen Waschmaßnahmen vernachlässigen. Aufgrund seiner Beschaffenheit bietet er wenig Angriffsfläche oder Winkel, an der sich Schmutz bedenklich festsetzen kann. Lediglich im Nacken kann es zu Reizungen der Haare im Nackenbereich kommen, abhängig davon, welche Oberbekleidung man trägt. Diese reibt im Nacken und im Falle einer Entzündung der Haarwurzeln kann der Schmutz die Entzündung begünstigen.

Arme

Eine Reinigung der Arme ist nicht notwendig.

Hände

Die Hände als Greiforgane kommen aufgrund ihrer Funktion immer wieder in Berührung mit krankmachenden Keimen. Das ist auch unvermeidbar, denn Sie sammeln mit den Händen Holz, verrichten Ihre Notdurft usw. Immer wieder fassen Sie etwas anderes an.

Da die Hautbeschaffenheit der Hand ideale Lebensbedingungen für Mikroorganismen bietet, ist das regelmäßige Waschen der Hände mit Seife, vor allem vor einer Mahlzeit, empfehlenswert. Da der Mund die „Schleuse" für krankmachende Mikroorganismen ist und Sie diese mit den Händen überwinden, ist er auch eine Eintrittspforte für diese Organismen. Ist keine Seife vorhanden, improvisieren Sie das Waschen mit Holzasche, die Sie zwischen Ihren Händen verreiben.

Fingernägelpflege: Fingernägel müssen geschnitten werden. Eine unzureichende Nagelpflege kann zu Nagelverletzungen führen, die sich entzünden können. Gerade an den Händen sammeln sich im Freien schnell Schmutz oder krankmachende Keime. Zu lang gewachsene Fingernägel können abbrechen und dabei einen großen Teil des Nagels mitreißen. Im Schweizer Taschenmesser Ihres INCH-Gepäcks befindet sich eine eingebaute Schere, mit der eine Nagelpflege hervorragend durchgeführt werden kann.

Torso

Achseln: Die Achseln unter den Armen müssen bei den meisten Menschen regelmäßig beim Waschen bedacht werden. Es geht hier weniger um die (mitunter sehr penetrante) Geruchsbildung, sondern um die Entzündungsanfälligkeit bei längerer Nichtpflege in Verbindung mit der Reibung der Pendelbewegung der Arme beim Gehen. Bei jedem Schritt reibt die Oberbekleidung zwischen den Achseln und kann, je nach Intensität, Temperatur usw., schlimme Hautabschürfungen verursachen, die zudem noch schmerzhaft sind.

Brust: Im Brustbereich brauchen Männer keine Reinigungsmaßnahmen durchzuführen, es sei denn, Sie sind stark adipös (übergewichtig).

Hängt die Brust beim Mann, muss diese hin und wieder angehoben und darunter gereinigt werden, da diese Stelle ein ideales Keimmilieu bieten.

Das gleiche Problem besteht bei Frauen mit einem großen Busen. Auch hier muss immer wieder unter der Brust gereinigt werden, um Entzündungen weitestgehend zu vermeiden.

Rücken: Der Rücken ist absolut „wartungsfrei". Hier hat uns die Natur genialerweise mit empfindlichen Stellen verschont. Seien Sie froh darüber, denn die Rückenpflege würde sich außerdem ohne Hilfsmittel sowieso sehr schwierig gestalten.

Bauchnabel: Im Torsobereich sollten gerade die Männer auf Ihren Bauchnabel achten. Durch den senkrechten Haarwuchs zum Bauchnabel hoch bilden sich oft sogenannte Pillings, das sind kleine textile Kügelchen, die sich bei der Reibung von Textilien an der Körperbehaarung bilden. Diese wandern dann beim Tragen in den Bauchnabel hinein. Deshalb sollten Sie gelegentlich den Bauchnabel reinigen, da er durch die Behaarung den Flusenabrieb an Unterhemden begünstigt und sich dadurch der Bauchnabel (begünstigt auch durch Schwitzen) entzünden kann.

Intimbereich

Geschlechtsteile: Das Waschen des Intimbereiches sollte natürlich auch in Krisen- oder Katastrophenfällen beherzigt werden. Nach längeren Märschen sollte unbedingt eine kurzfristige Reinigung des Intimbereichs durchgeführt werden, da die mechanische Beanspruchung der Haut in Verbindung mit Schweiß, Reibungshitze an Textilien usw. größer ist und sich somit Hautstellen bilden, an denen das Eindringen von Mikroorganismen leichter ist. Reste von Urin oder anderer Ausscheidungen sollen immer gründlich entfernt werden.

Frauen müssen sich (aus medizinischer Sicht) viel seltener im Intimbereich waschen als angenommen. Die Kosmetikindustrie suggeriert den Frauen Gegenteiliges, obwohl das für das vaginale Säuremilieu eigentlich sehr nachteilig ist. Diese Informationen stammen im Übrigen von Urologen und Frauenärzten, die meine Kurse besuchten.

Gesäß: Das Gesäß muss nach jedem Toilettengang intensiv gereinigt werden. Die Gesäßfalten reiben bei jedem Schritt aneinander, eventuell nicht beseitigte Reste des Stuhlganges verhärten sich und begünstigen die Reibung. Das führt nach einiger Zeit zu offenen Hautstellen, dem sogenannten „Wolf" oder medizinisch „Intertrigo", der sehr schmerzhaft ist und lange braucht, bis er in der Gesäßfalte wieder vollständig abgeheilt ist.

Da Sie immer wieder Ihre Notdurft verrichten müssen, ist im Falle einer Intertrigo eine noch gründlichere Reinigung notwendig, die Sie sehr viel Zeit und Ressourcen kostet (Sie benötigen Hautdesinfektionsmittel usw., was Sie möglicherweise für wichtigere Verletzungen brauchen könnten). Der „Wolf" kann so schmerzhaft sein, dass Sie nicht mehr in der Lage sind, sich fortzubewegen. Das bedeutet dann absolute Immobilität für Sie, obwohl Sie eigentlich auf der Flucht sind und weiter müssten. Lassen Sie es nicht so weit kommen und waschen Sie sich gründlich!

Notdurft

Eigentlich etwas ganz „Normales", da wir es alle tun müssen. Jedoch wird immer gerne darüber geschwiegen oder das Thema wird in der Überlebensliteratur dezent verdrängt: die tägliche Verrichtung der Notdurft. Hier möchte ich Sie auf einige wichtige Dinge hinweisen, die Sie draußen in der Natur beachten sollten. Bei einigen Lesern zaubere ich mit meinen Sätzen sicherlich ein Schmunzeln ins Gesicht; da ich im Freien mit Teilnehmern meiner Kurse und bei Outdoor-Events aber schon viel „erlebt" habe und aufgrund der Vielzahl meiner Kurse die seltsamsten Dinge mitbekomme, weiß ich aus eigener Praxiserfahrung, dass es nicht für jeden Menschen leicht ist, draußen den großen Toilettengang zu erledigen. Die einfachsten Dinge werden auf ein Mal schwierig ... Deshalb an dieser Stelle einige „Tipps":

DAS SOLLTEN SIE BEACHTEN

- Achten Sie – vor allem im Winter, wenn Sie dicke Bekleidung tragen – darauf, dass Sie sich beim Verrichten der Notdurft nicht selbst mit Ihren eigenen Exkrementen oder dem, was der Vorgänger hinterlassen hat, kontaminieren.
- Reinigen Sie danach die Gesäßfalte und den Anus gründlich.
- Waschen Sie sich danach die Hände.
- Decken Sie die Notdurft mit Erde/Laub oder Ähnlichem sorgfältig ab.

Um bei einem dauerhaften Aufenthalt im selben Camp Krankheiten zu vermeiden, sollten Sie in etwa 50 m Entfernung zu Ihrem Camp eine Abortgrube ausheben, in die Sie Ihre Notdurft verrichten. Diese Grube kann etwa 30 cm tief und auch 30 cm im Durchmesser sein. Den Aushub der Grube nutzen Sie, um Ihre Hinterlassenschaft nach jeden Toilettengang abzudecken. Somit vermeiden Sie Geruchsbildung und tragen zur Hygiene bei. Schauen Sie sich Ihren Stuhlgang nach dem Verrichten im Krisen- oder Katastrophenfall immer genau an. Es könnte sein, dass Sie aufgrund der verminderten hygienischen Bedingungen krank werden oder es schon sind. Die ein oder andere Krankheit können Sie an einem blutigen und schleimigen Stuhlgang erkennen, so zum Beispiel auch die typische Katastrophenkrankheit, die Cholera. Der Stuhlgang ist hier dünnflüssig, weiß gefärbt und mit Schleimflocken vermischt (auch „Reiswasserstuhl" genannt). Dieses schwere Krankheitsbild hat natürlich auch noch andere Symptome.

Wenn es geschneit hat, kann die Notdurft auch in schnell ausgehobenen Schneelöchern verrichtet werden. Bitte bedenken Sie, dass dann, wenn der Schnee abtaut und Sie noch in der Nähe sind, Exkremente zum Vorschein kommen können. Diese müssen dann nachträglich vergraben werden. Das „Geschäft" sollte deshalb auch nicht in der Nähe Ihrer eventuell vorhandenen Wasserquelle verrichtet werden.

Wenn Sie auf einem Marsch von A nach B sind, können Sie sich natürlich den Bau der Grube sparen, da Sie höchstwahrscheinlich nicht wieder an denselben Ort zurückkehren werden.

Nach jedem Toilettengang ist es erforderlich, dass die Hände gründlich gereinigt werden. Waschen Sie sich, wenn ausreichend Wasser zur Verfügung steht, die Hände oder betreiben Sie Ersatzmaßnahmen, wie zum Beispiel das Einreiben der Hände mit Holzasche aus Ihrem Feuer, oder ziehen Sie die Hände mehrmals durch Schnee, Sand usw.

Wasserlassen

Beim Urinieren müssen Sie nicht so einen Aufwand betreiben. Generell gilt, dass Sie auch das Wasserlassen ein paar Meter vom Camp weg durchführen, am besten an einer festen Stelle, wo das dann regelmäßig erfolgt. In warmen Zeiträumen kann der getrocknete Urin sehr penetrant stinken; suchen Sie sich deswegen eine Stelle, wo der Wind den Geruch von Ihrem Camp wegträgt. Wenn es stärker regnet, können Sie praktisch überall außerhalb ums Camp herum Ihre „Duftmarke" setzen; der Regen verdünnt den Urin und er sickert geruchsfrei ins Erdreich ab.

Beine

Ihre Beine bedürfen keiner Waschmaßnahmen, sie sind nicht anfällig für Schmutz usw. Auch die Kniekehlen können Sie sich sparen.

Füße

Da die Füße Ihr gesamtes Körpergewicht inklusive Ausrüstung tragen, sollten sie Ihnen schon mal etwas mehr Beachtung schenken, außerdem spielen sie eine große Rolle für Ihre Mobilität. Fußpflege und -reinigung sollte deshalb Ihre absolute Aufmerksamkeit beanspruchen. Reinigen Sie die Füße immer wieder. Mehr wichtige Informationen dazu gibt es im Kapitel „Long-Range-Trekking" (→ S. 144–151).

Zehen: Ungeschnittene Zehennägel führen häutig zu einem eitrigen und schmerzhaften Einwachsen der Nägel in die Zehen. Der große Zeh ist am Schlimmsten betroffen, da er als Erstes vorn im Schuh anstößt. Wenn Sie unter einer Nagelentzündung leiden, sind Sie in vielen Fällen in Ihrer Mobilität eingeschränkt, da jeder Schritt Schmerzen verursacht. Deshalb immer Nägel schneiden!

Tarnmaßnahmen bei der taktischen Fortbewegung

Wenn Sie sich im Krisen- oder Katastrophenfall durch das Gelände schlagen, sollten Sie das möglichst verdeckt tun. Wie im vorherigen Kapitel beschrieben, tragen Sie eine wertvolle Ausrüstung mit sich, die Sie für das Überleben benötigen. Nicht jeder Mensch hat diese guten Voraussetzungen wie Sie und es könnte so weit kommen, dass jemand sich Ihrer Ausrüstung mit Gewalt ermächtigen will. Meiden Sie daher so gut wie möglich Menschen und bewegen Sie sich taktisch fort. Im Idealfall sollte die Art Ihrer Fortbewegung kräftesparend und schnell sein. Sollten Sie Personen wahrnehmen oder Lichter von Scheinwerfern oder Taschenlampen sehen, werfen Sie sich sofort auf den Boden und verharren Sie in dieser Position mucksmäuschenstill und starr, um nicht entdeckt zu werden.

Um das Erscheinungsbild zu verschleiern und das Risiko zu minimieren, entdeckt zu werden, brauchen Sie eine **Tarnung von Körper und Ausrüstung**. Sie werden sich nie so gut wie ein Elitesoldat tarnen können, weil Ihnen oft die Zeit, das Material, das Wissen und vor allem die Übung fehlt. Dennoch verfügen Sie mit den hier gezeigten Tipps über eine Chance, dass man Sie nicht erwischt. Diese Chance steigt im Verhältnis mit der Mühe, die Sie sich beim Tarnen geben. Sie können sich noch so sehr taktisch verhalten – wenn sie nicht getarnt sind, werden Sie gesehen! Erst das Zusammenspiel dieser beiden Komponenten ist sinnvoll.

Die beste Tarnung nützt Ihnen allerdings nichts, wenn diese unnatürlich wirkt. Wenn Sie sich in einem Nadelwald fortbewegen und sich mit Laubzweigen getarnt haben, ist das natürlich ein gelungener „Eyecatcher" für Personen, die Sie nicht finden sollten. Passen Sie dazu immer die Tarnung an die Umgebung an, in der Sie sich bewegen. Vermeiden Sie künstlich wirkende Tarnmittel.

DAS SOLLTEN SIE BEACHTEN

- Es ist nicht zielführend, sich nur mit den Blättern eines Baumes oder einer Pflanze zu tarnen. Verwenden Sie verschiedene Pflanzen, genauso wie in der Natur. Aber gerade so, dass es noch zu dem Erscheinungsbild passt und nicht unnatürlich wirkt.

Konturen verschleiern

Eine menschliche Silhouette wird natürlich gut erkannt. Verschleiern Sie daher Ihre Silhouette, indem Sie die Tarnung nicht genau an die Umrisse Ihres Körpers anpassen. So können zum Beispiel auch mal Zweige mit

Laub von Ihrem Körper abstehen; nicht alles, was Sie als Tarnmaterial verwenden, sollte akkurat bei Ihnen am Körper anliegen. Sie haben folgende Tarnmöglichkeiten:

Hauttarnung: Gerade die Hände und das Gesicht verraten Sie schnell, wenn Sie hier keine Tarnmaßnahmen durchführen. Bereits nach wenigen Tagen Aufenthalt in der Natur wird die Haut fettig und glänzt. Das

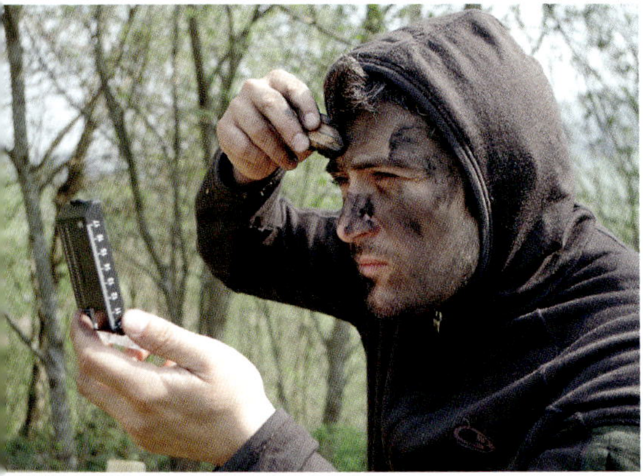

▶ Fleckentarnung

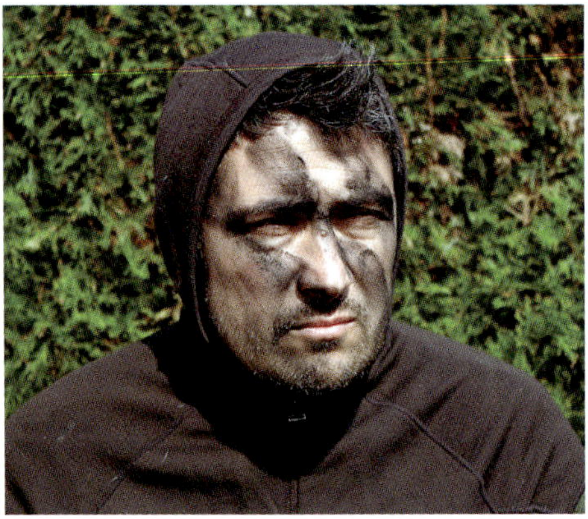

▶ Strichtarnung

fällt auf! Tarnen Sie daher Ihre Hände mit Holzkohle Ihres letzten Feuers oder tragen Sie dunkle Handschuhe. Schwärzen Sie Ihr Gesicht oder bringen Sie Matsch so darauf auf, dass die Konturen verwischt werden. Das Gesicht komplett zu schwärzen, ist nur in Hollywoodfilmen Praxis. Halten Sie sich im Nadelwald auf, führen Sie eine Strichtarnung durch und ziehen sich von oben nach unten schräge Streifen durchs Gesicht. Im Laubwald verwendet man die Flecktarnung;

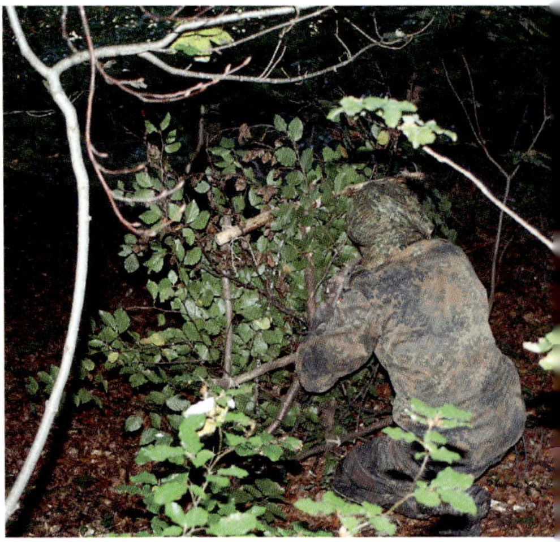

▶ „Unsichtbarkeit" durch einen Tarnrahmen

d. h., Sie bringen eine fleckige Tarnung mit unregelmäßig verlaufenden und ungleich großen Flecken im Gesicht auf. Vergessen Sie Ohren und Hals auch bei der Tarnung nicht. Wenn Sie empfindliche Haut haben, sollten Sie die Tarnung mit Matsch vermeiden, da das zu schlimmen Entzündungen auf der Gesichtshaut führen kann. Die Tarnung muss immer wieder nachgebessert werden, da durch das Schwitzen der Haut die Tarnung verläuft bzw. abfällt. Denken Sie daran und schaffen Sie sofort Abhilfe.

Mit einem Tarnrahmen, einem mobilen Tarngestell mit angebrachtem Tarnmaterial, kann man sich sehr gut verstecken bzw. langsam unsichtbar fortbewegen. Für die Fertigung eines Tarnrahmens werden vier gleich lange Hölzer mit Paracord verbunden, sodass eine rechteckige Rahmenkonstruktion entsteht. Nun bringen Sie daran noch zwei diagonal verlaufende Querstreben zur Verbesserung der Stabilität und für den Transport an. Zwischen die Hölzer und an den Rahmen wird unregelmäßig und der Umgebung entsprechend Tarnmaterial, so

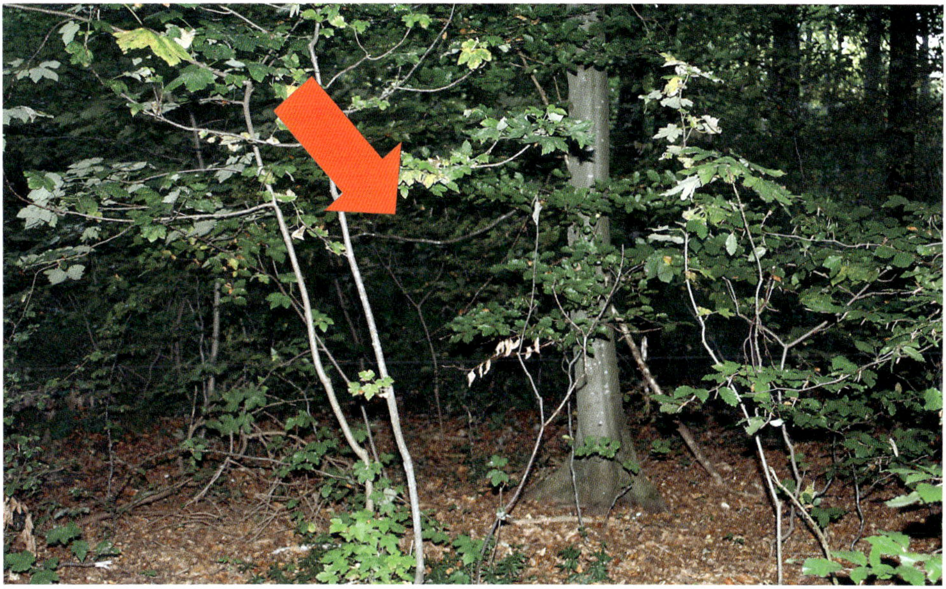

▶ Erkennen Sie die getarnte Person auf diesem Bild?

wie oben beschrieben, angebracht. Fertig ist der Tarnrahmen.

Lichttarnung: Setzen Sie Lichtquellen nur mit Bedacht ein. Der Lichtkegel Ihrer Taschenlampe kann Sie kilometerweit verraten! Verwenden Sie zum Lesen Ihrer Karte oder zur Orientierung Rotlicht. Lichttarnung gilt insbesondere auch für die Raucher. Bei dem Rauchenden wird beim Ziehen an der Zigarette das gesamte Gesicht erhellt. Das kann über mehrere hundert Meter wahrgenommen werden. Verstärkt wird dieser negative Effekt noch, wenn man Hüte oder Mütze mit Krempe trägt, da die Krempe das Licht der Glut reflektiert und damit das Gesicht noch deutlicher zu sehen ist.

Geruchstarnung: Wenn das Risiko besteht, in unsicherem Gebiet entdeckt zu werden, sollten Sie Körperpflegemaßnahmen mit stark duftenden Seife- oder anderen Hygieneartikel besser vermeiden. Auch Zigarettenqualm kann über Hunderte Meter mit der Nase wahrgenommen werden. Stellen Sie also das Rauchen ein und verkneifen Sie es sich, bis Sie wieder in sicherem Gebiet sind. Ein Feuer darf in einer derartigen Situation natürlich auch nicht entfacht werden!

Geräuschtarnung: Ausrüstungsgegenstände oder Bekleidungsteile, die beim Fortbewegen zu laute Geräusche erzeugen, müssen gesichert werden. Oft genügt ein Einwickeln der Ausrüstungsgegenstände in ein Textil oder das Verstauen in einer anderen Ecke des Rucksacks. Wenn das Kochgeschirr oder anderes Equipment im Rucksack klappert,

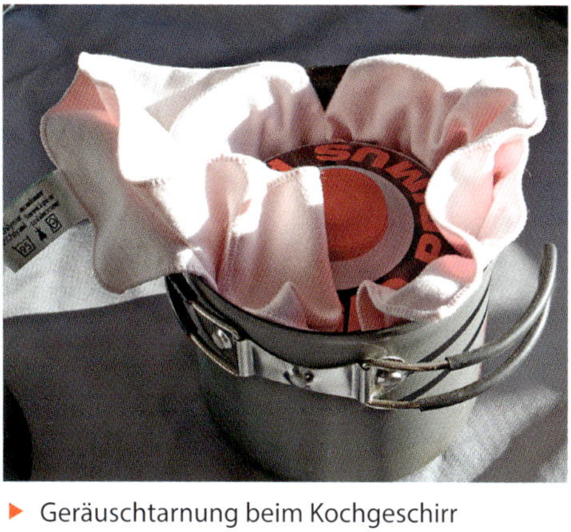

▶ Geräuschtarnung beim Kochgeschirr

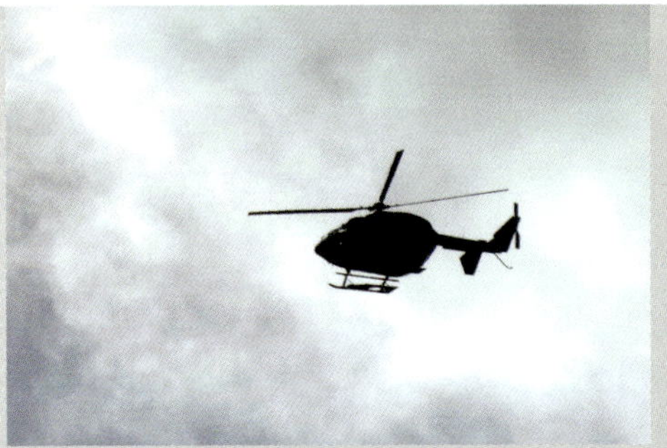

▶ **Tarnung vor Wärmebildkameras:** Bei Hubschraubergeräuschen zur Rettungsdecke greifen

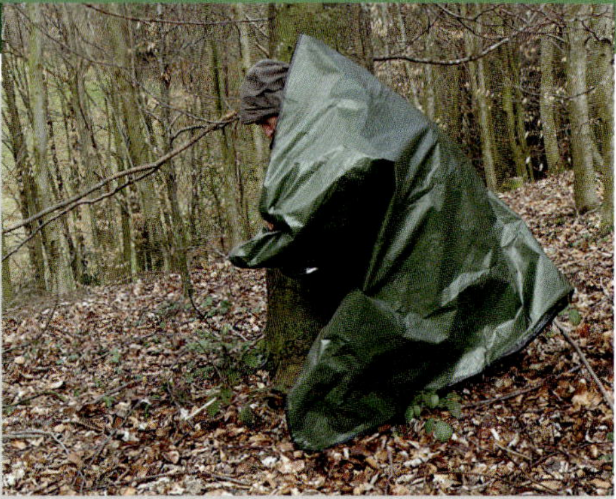

▶ Wenn möglich, den Sichtschutz hinter einem Baum verstärken

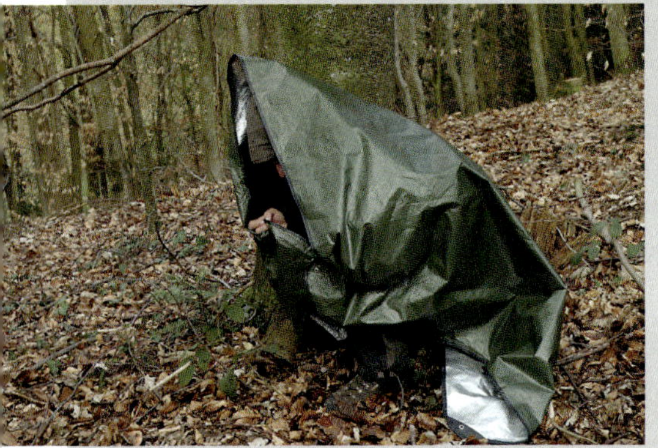

▶ Rasch die Rettungsdecke überwerfen

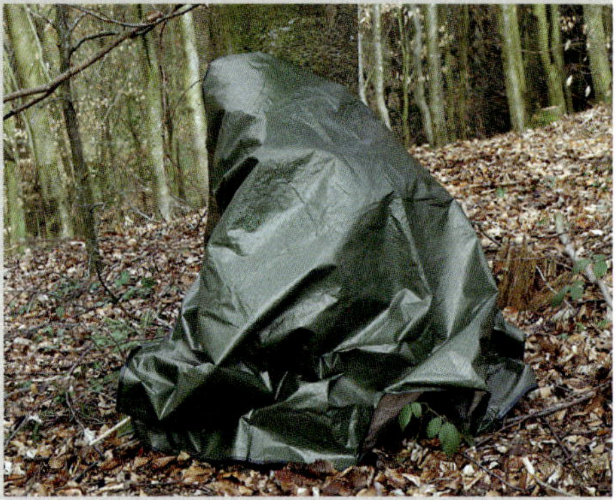

▶ Sämtliche offenen Stellen mit den Händen verschließen und geschlossen halten!

kann das Ihre ganze Tarnung verraten. Verstauen Sie daher Ihre Ausrüstung im Gepäck so, dass keine Geräusche beim Marschieren entstehen, wenn Sie Ihren INCH auf dem Rücken tragen.

Tarnung vor Thermographiekameras (Wärmebildkameras): Wärmebildkameras (auch als FLIR = Forward looking infrared bezeichnet) werden bei Polizei, Rettungsdiensten und Militär zur Personensuche eingesetzt. Das erfolgt entweder aus einem Fahrzeug oder aus einem Hubschrauber oder Flugzeug aus der Luft. Einer Wärmebildkamera zu entkommen, ist eine große Herausforderung und äußerst schwierig, jedoch nicht unmöglich. Das Problem bei der Flucht vor der Erfassung durch die Wärmekamera besteht darin, dass das Gerät selbst Lagerstätten, an denen man sich kurz vorher aufgehalten hat, noch aus der Ferne erkennen kann. Dichte Baumkronen oder sogar völlige Dunkelheit bieten überhaupt keinen Schutz gegen Erfassung. Tragen Sie jedoch Ihre Rettungsdecke mit sich, können Sie bei schnellem Überwerfen über Ihren Körper, wenn Sie zum Beispiel ein Rotorgeräusch eines Hubschraubers vernehmen, diese als improvisierten „Tarnumhang“ verwenden. Alle offenen Stellen, aus denen die Körperwärme entweichen kann, müssen mit den Händen und Füßen zugehalten werden. Die Sichtbarkeit Ihres Körpers reduziert sich im Idealfall auf bis zu 80 Prozent. Das funktioniert auch mit einer normalen Rettungsdecke aus dem Verbandskasten. Die Schutzwirkung können Sie noch verstärken, indem Sie Ihre Konturen verschleiern. Gehen Sie tief in die Hocke und legen Sie die Arme dicht an den

Geräuschminimierung

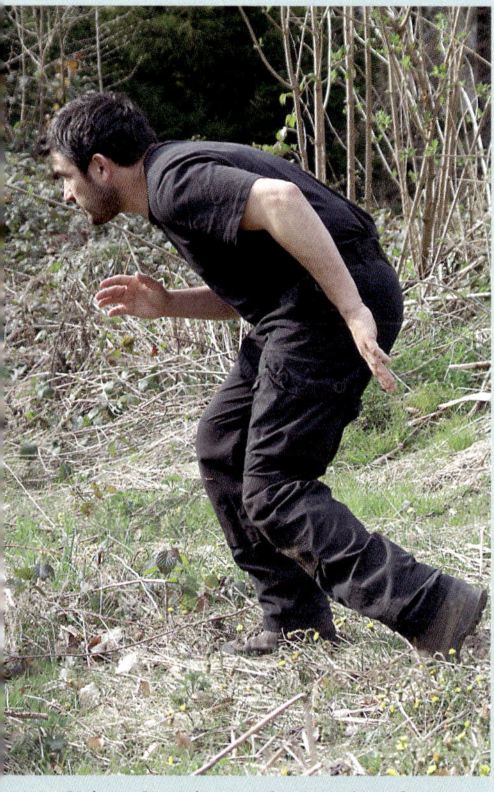

Richten Sie sich mental immer darauf ein, entdeckt zu werden und machen Sie vorab ein paar mögliche Fluchtwege aus.

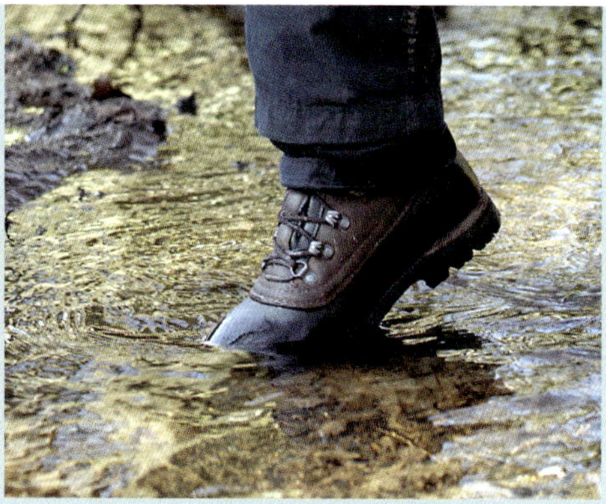

Ins Wasser immer erst mit der Fußspitze eintauchen

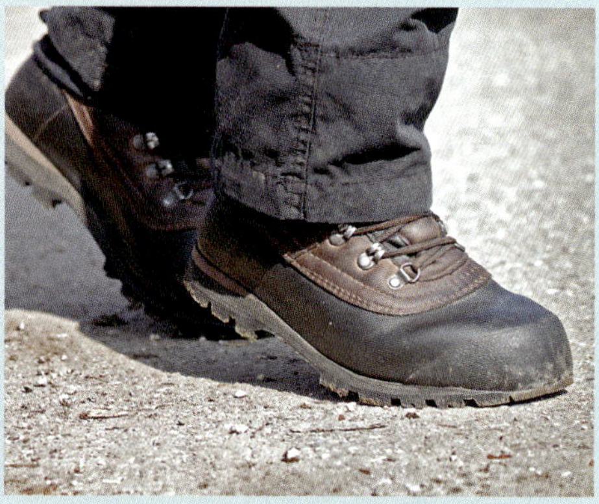

Harter Boden wird mit der Fußspitze zuerst begangen

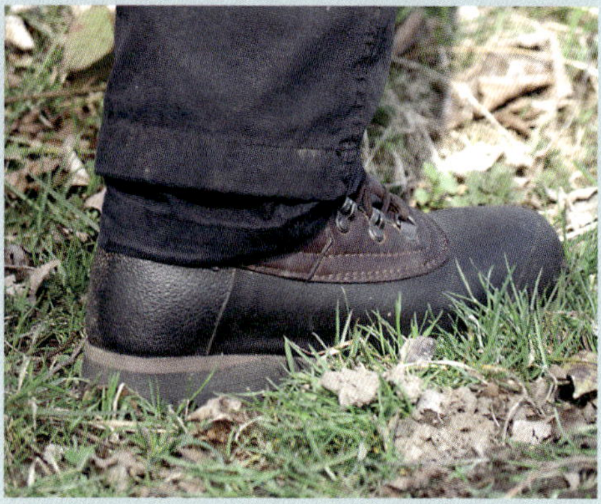

Grasflächen immer mit dem ganzen Fuß betreten

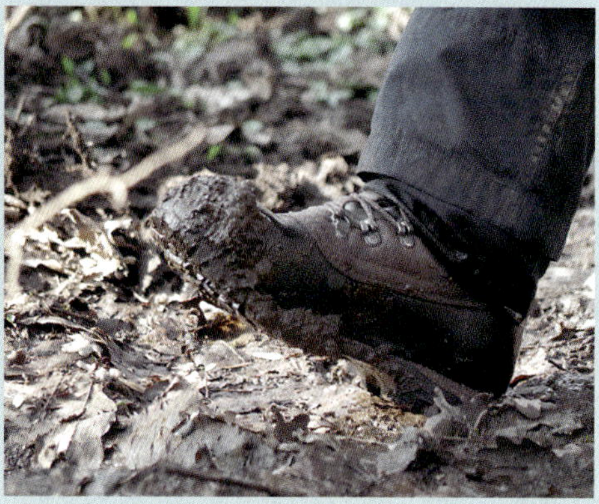

Weicher Boden wird mit dem Absatz zuerst berührt

Körper. Suchen Sie sich zu der zu dem Luftfahrzeug abgewandten Seite eines Baumes Schutz, das verbessert die Unsichtbarkeit nochmals.

DAS SOLLTEN SIE BEACHTEN:

- Einen hundertprozentigen Schutz gegen eine Wärmebildkamera gibt es im Freien nicht! Normale Ponchos oder der Aufenthalt im Zelt schützen bei Wärmebildkameras neuer Generation nicht; am besten eignen sich Folien aus **Mylar** (biaxial orientierte Polyesterfolie, wie sie zum Beispiel in Rettungsdecken verwendet wird).

Aufsetzen der Füße auf verschiedenen Böden: Befinden Sie sich in unmittelbarer Nähe zu Personen mit dem Risiko, entdeckt zu werden, ist es von großer Bedeutung, beim Fortbewegen die eigens verursachten Geräusche, die beim Aufsetzen des Fußes auf dem Boden entstehen, absolut zu minimieren. Schnelle Bewegungen erzeugen immer mehr Geräusche als langsame. Wenn Sie sich also langsam bewegen, reduzieren Sie die Wahrscheinlichkeit, entdeckt zu werden. Treten Sie im Wald auf einen am Boden liegenden, trockenen Ast, kann Sie das Knackgeräusch im schlimmsten Fall auf hundert Meter und mehr verraten.

Ein Weg, um diese Geräusche zu minimieren, ist das Umwickeln der Füße mit einem Textil. Das reduziert die Geräuschbildung, schränkt aber die Beweglichkeit ein. So können zum Beispiel die Mullbinden aus dem Erste-Hilfe-Set um die Füße gewickelt werden, nachdem Sie durch Matsch gezogen wurden, damit die weiße Farbe der Binden durch den Schmutz verdeckt wird. Bedenken Sie aber hierbei, dass es sein kann, dass die Binden danach unbrauchbar sind und nicht mehr den hygienischen Anforderungen zum Verbinden einer Verletzung genügen können.

Machen Sie möglichst kleine Schritte, um im Falle, dass Sie irgendwo an einer Baumwurzel oder Ähnlichem hängenbleiben, Ihren Körper samt Gepäck noch abfangen können.

Generell gilt, dass Sie auf weichem Boden immer zuerst mit der Ferse aufsetzen sollten; bei hartem Boden mit dem Vorderfuß bzw. den Zehen. Bewegen Sie sich auf Waldboden, schieben Sie mit der Fußspitze herumliegende Äste oder Steine langsam und leise beiseite. Auf sämtlichen Grasböden wird immer der ganze Fuß langsam aufgesetzt. Vereiste Böden betreten Sie ebenfalls mit dem ganzen Fuß, langsam Schritt für Schritt. Müssen Sie durch eine Pfütze oder durch stark durchnässten Waldboden oder Matsch, dann tauchen Sie zuerst die Fußspitze ins Wasser und rollen diese dann langsam zum Absatz ab, bis Sie fest stehen. Harten Boden begehen Sie auch mit der Fußspitze. Müssen Sie über einen Schotterweg, kann es auch je nach Größe der Steine sein, dass Sie nur mit der Absatzspitzen auftreten können und sich so fortbewegen müssen.

Ein Spezialfall ist Schnee, der auf der Oberfläche gefroren ist. Hier lassen sich

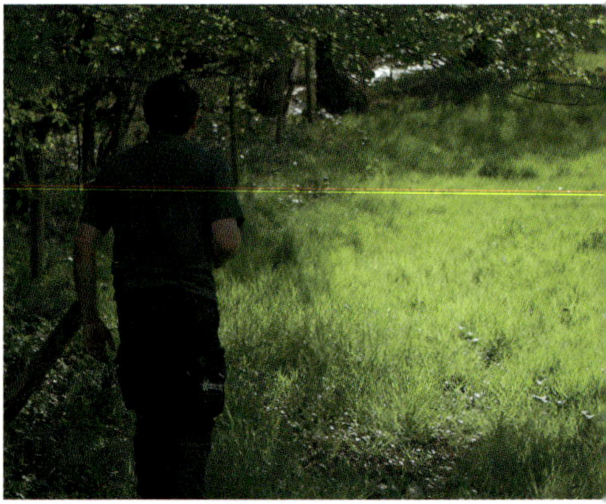

▶ Gehen im Schatten der Bäume

Geräusche kaum vermeiden. Versuchen Sie dann, in eventuell vorhandenen Trittspuren voranzukommen.

Sie können Ihre Geräusche vermindern, wenn Sie sich mit Ihren Wanderstöcken aus dem INCH fortbewegen.

Zu welcher Tageszeit Sie marschieren sollten: Am sichersten können Sie sich nachts fortbewegen. Die Dunkelheit verringert das Risiko, entdeckt zu werden, enorm.

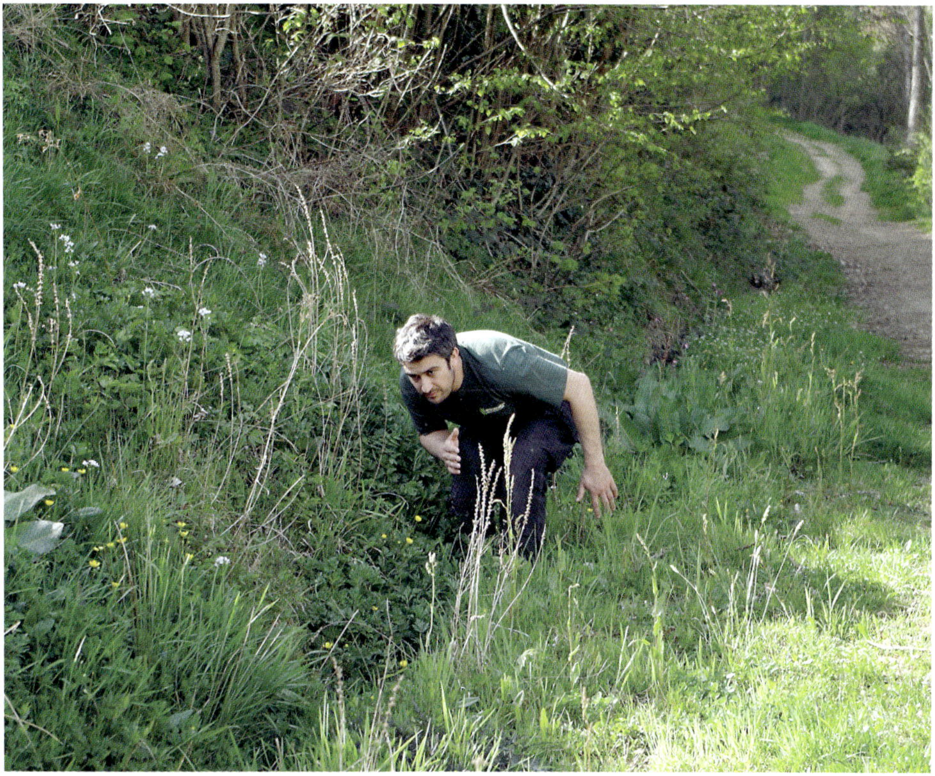

▶ Deckung im Graben suchen

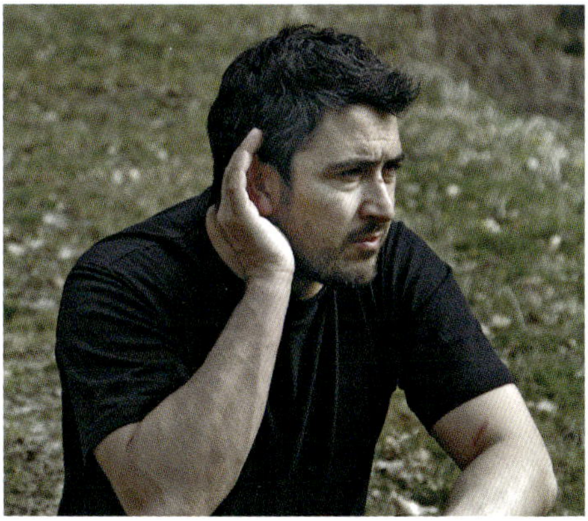

▶ Legen Sie bei Dunkelheit immer wieder einen Halt ein, um zu horchen!

Die Fernsicht und Nahsicht ist stark eingeschränkt, was für Sie daher von großem Vorteil ist. Der Schall wird nachts weiter als am Tag getragen. Gespräche oder metallische Geräusche sind über Hunderte von Metern wahrnehmbar. Verhalten Sie sich daher auch beim Marsch leise. Das gilt gerade für Märsche in Gruppen. Legen Sie auch immer wieder eine kurze Pause ein und horchen Sie aufmerksam in die Umgebung herein. Ist es noch nicht ganz dunkel, nutzen Sie Schatten der Umgebung aus. Müssen Sie zum Beispiel an einem Waldrand vorbei, gehen Sie im Schatten der Bäume. Es ist ganz selten der Fall, dass man nachts eine Taschenlampe zur Fortbewegung benötigt. Ihre Augen passen sich mit der Zeit an die Dunkelheit an und selbst in Wäldern kann man ohne Licht vorankommen, wenn man schützend einen Arm angewinkelt vor dem Gesicht hält und sich langsam nach vorn tastet. Somit wird vermieden, dass man unbeabsichtigt Äste ins Gesicht bekommt.

Sind Nachtmärsche nicht möglich, müssen Sie, falls Sie sich am Tag fortbewegen, besonders vorsichtig sein. Auch sichteinschränkend und daher sicher sind Märsche bei starkem Regen oder Nebel. Das verringert auch Ihr Risiko, entdeckt zu werden. Vermeiden Sie unbedingt Querbewegungen zu vermeintlichen Richtungen, aus denen Sie Personen vermuten. Querbewegungen fallen sofort auf!

Deckungen nutzen: Das rasche Verstecken in Deckungen minimiert das Risiko, entdeckt zu werden. Sie schützen auch bedingt gegen Beschuss. Natürliche Deckungen sind zum Beispiel Gräben, Bäume mit dicken Stämmen, Sträucher usw. Aber auch ein Wasserrohr unter einem Feldweg kann eine mögliche Deckung sein. Auch die kleinsten Deckungen schützen schon etwas vor Sicht. Suchen Sie für den Fall, entdeckt zu werden, schnell eine Deckung in unmittelbarer Nähe und verstecken Sie sich dort. Beobachten Sie, wenn möglich, was außerhalb Ihrer Deckung passiert. Das natürlich, ohne sich zu verraten.

Selbstverteidigung in Krisensituationen

Vorab: Ich bin kein Freund oder Befürworter von Gewalt. Wenn es nach mir ginge, könnten alle Menschen auf dem Planeten friedlich zusammenleben, wir bräuchten keine Waffen, keine Soldaten, keine Kriege. Natürlich ist das aber Wunschdenken. Als Gastausbilder für verschiedene Armeen in der militärischen Nahkampfausbildung und für taktische Zugriffs- und Sicherungstechniken von Polizeieinheiten sowie Personenschützern und auch aus eigener Berufserfahrung weiß ich von Insider-Berichten und eigenen Erlebnissen, wozu Menschen aus niedrigen Beweggründen fähig sind und wie wichtig es ist, dass man sich im „normalen Leben" verteidigen kann.

Obwohl es den Menschen in unserem Land heute sehr gut geht, steigt die Zahl der (schweren) Körperverletzungsdelikte ständig an. Es fällt ins Auge, dass dabei immer mehr Hieb- und Stichwaffen zum Einsatz kommen oder selbst bewusstlos am Boden liegende Opfern weiter (womöglich bis ins Koma) getreten werden, obwohl diese sich gar nicht mehr wehren können. Die Tritte erfolgen dabei in erschreckend vielen Fällen gezielt und mit voller Wucht in die Kopfregion, was immer schwere Verletzungen zur Folge hat. Das ist nur ein Beispiel für das, was Ihnen schon in „normalen Zeiten" passieren kann.

In einer Krisen- oder Katastrophensituation geht es ums Überleben. Ein Ausnahmezustand, verbunden mit Hunger, Krankheiten, Wassermangel, Raub oder Plünderungen, verändert auch das menschliche Verhalten. Die **Hemmschwelle für Gewaltanwendung sinkt.** Die „Bestie Mensch" zeigt ihr wahres Gesicht mit all ihren grausamen Facetten. Das gilt erst recht, wenn es aufgrund einer Krise oder Katastrophe an Ordnungshütern mangelt und es ums Überleben geht. Rechnen Sie also besser mit allem; jeder Mensch, dem Sie begegnen, könnte zu **allem** fähig sein.

Finden Übergriffe auf Ihre Person oder Ihre Gruppe statt, sind Sie gezwungen zu kämpfen. Gut gemeinte „Deeskalationsstrategien", wie ein möglicher Kampf abgewendet werden könnte, gehen in einer Katastrophensituation nicht auf. Gewalt muss daher leider mit Gegengewalt begegnet werden.

Es muss Ihnen oder Ihrer Gruppe klar sein, dass sich die Chance eines Übergriffes auf Sie und Ihre Begleiter deutlich vervielfacht, falls eine Katastrophe/Krise länger andauert. Je länger ein Ausnahmezustand andauert, desto gefährlicher wird es für Sie. Da Sie im Besitz hochwertiger Überlebensausrüstung sind und man daher bei Ihnen auch Nahrungsmittel und andere Vorteile erwarten kann, sind Sie natürlich ein prädestiniertes Ziel für einen Überfall/Angriff. Nicht jeder hat die Ausrüstung, wie Sie sie besitzen, aber jeder kann von Ihrem Equipment profitieren.

DAS SOLLTEN SIE BEACHTEN

- Wenden Sie die hier gezeigten Selbstverteidigungstechniken, die schwerste Verletzungen bei Ihrem Gegner verursachen können, **nur im äußersten Notfall** an, wenn es um die Verteidigung Ihres oder des Lebens Ihrer Begleiter geht. Sie sollten sich auch darüber im Klaren sein, dass Sie hierfür nach Ende des Ausnahmezustandes, wenn die öffentliche Ordnung wiederhergestellt ist, **strafrechtlich** belangt werden könnten.

Vermeiden Sie daher immer den Kontakt mit Personen, die nicht zu Ihrer Gruppe gehören. Treffen Sie auf Menschen, geben Sie niemals Auskunft über Ihren Aufenthaltsort, Ihre Ausrüstung, die Gruppengröße, Ihr Fluchtziel usw. Verschleiern Sie Ihre Absichten! Niemand sollte Rückschlüsse über das ziehen können, was Sie vorhaben, wohin Sie wollen und vor allem, über welche Hilfsmittel Sie in Ihrer Ausrüstung verfügen.

Falls Sie nun doch einmal mit einer überraschenden Begegnung konfrontiert werden, dann halten Sie auf jeden Fall einen großen Sicherheitsabstand ein; verschaffen Sie sich einen Überblick. Versuchen Sie, falls Sie noch nicht gesehen worden sind, innezuhalten und sich nicht zu bewegen. Das reduziert Ihr Risiko, entdeckt zu werden. Sinken Sie langsam ab und warten Sie, bis die Person(en) wieder verschwunden sind. Bewegen Sie sich dann möglichst leise von dem Ort weg.

Wenn Sie mit einiger Wahrscheinlichkeit gesehen worden sind, bleiben Sie trotzdem ruhig und vor allem auf der Stelle stehen. Bereiten Sie sich mental auf das Schlimmste vor, dann sind Sie nicht so überrascht, wenn genau das eintreten sollte. Vielleicht haben Sie Glück und die Personen gehen weiter. Kommen diese aber auf Sie zu, müssen Sie eine Entscheidung treffen. **Versuchen Sie verbal, so lange wie möglich Distanz zu halten.** Sprechen Sie laut und deutlich aus, dass sie stehenbleiben sollen und fragen Sie, was sie von Ihnen wollen. Gehen Sie zurück, wenn diese weiter auf Sie zukommen, verlieren Sie die Personen aber niemals aus den Augen. Teilen sich diese auf, müssen Sie mit dem Schlimmsten rechnen. Rufen Sie ihnen zu, dass Sie mit einer Schusswaffe bewaffnet wären und bereit seien, diese auch einzusetzen, egal ob Sie eine Waffe mit sich führen oder nicht. Kommen die Personen nun weiter auf Sie zu, müssen Sie handeln. Sie haben jetzt nur noch die Option zur Flucht oder zum Angriff. Warten Sie nicht, bis die Personen ganz nah an Sie herangekommen sind, sondern nutzen Sie die Zeit, um sich körperlich und mental auf einen wahrscheinlichen Kampf vorzubereiten. Sind die Personen, die sich ihnen nähern, gut auf den Beinen, was Ihre Aussichten auf ein günstiges Ende einer Konfrontation auf null reduziert (zum Beispiel wegen des ungleichen Kräfteverhältnisses bei mehreren Gegnern oder bei einer besseren Bewaffnung der Angreifer), dann werfen Sie ihr Gepäck ab und flüchten Sie. Sehen Sie für sich aber Chancen, dann greifen Sie an. Angriff ist in manchen Fällen wirklich die beste Verteidigung. Sie sollten hier mit **voller Entschlossenheit** vorgehen und die Bereitschaft zeigen, die Oberhand zu behalten. Ziehen Sie Ihre beste Waffe und kämpfen Sie. Je härter und entschlossener, desto besser. Es kann gut sein, dass Sie Ihre(n) Gegner damit so beeindrucken, dass er oder sie den Rückzug antreten.

Ich habe speziell für mein Krisenkonzept „Save your life!“ über Jahre hinweg spezielle Nahkampftechniken für den Kampf mit Fluchtgepäck und Ausrüstungsgegenständen entwickelt, die ich teilweise auch aus brauchbaren militärischen Nahkampfstilen entnommen habe. Das Kämpfen mit einem Rucksack ist eben etwas anderes und wird in herkömmlichen Selbstverteidigungssystemen nicht berücksichtigt.

Es ist ein großer Unterschied, ob Sie unter Normalbedingungen auf der Straße angepöbelt werden oder in einer Krise – nach tagelangem Marsch und wenig Schlaf – im hungrigen und durstigen Zustand hinterhältig überfallen werden und sich dann verteidigen müssen. Hier bedarf es Selbstverteidigungstechniken, die auch unter diesen

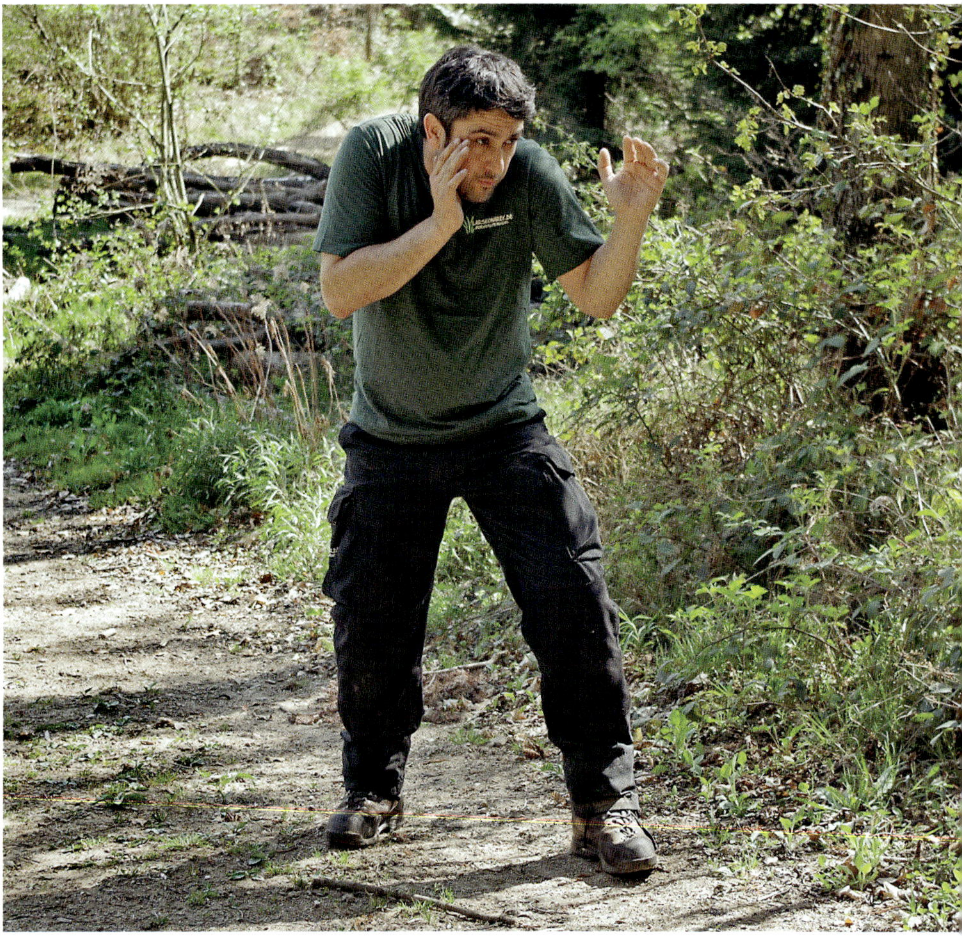

Kampfstellung

Umständen funktionieren, um Ihr Überleben zu sichern.

Die folgenden Techniken ersetzen natürlich keine regelmäßigen Trainings oder die Teilnahme an einem Kompaktkurs. Die Techniken geben auch nur den Bruchteil möglicher Nahkampftechniken wieder und müssen im Kontext gesehen werden. Es würde den Rahmen des Buches sprengen, alle Techniken hier aufzuführen. Siehe zum Thema Selbstverteidigung auch das Kapitel „Ernstfallpsychologie" (→ S. 199–208), in dem (auch) auf psychologische Strategien zur Selbstverteidigung eingegangen wird.

Taktische Vorbereitungen

Zur taktischen Vorbereitung zählen alle Maßnahmen, die einen schnellen und sicheren Zugriff auf Ihre Selbstverteidigungsmittel erlauben. Wichtig ist, dass Ihre Waffen einsatzbereit und vor allem leicht zugänglich sind. Was nützt Ihnen das Messer im Rucksack, wenn Sie es plötzlich benötigen? Es ergibt keinen Sinn, erst dann im Rucksack suchen, wenn die Bedrohung unmittelbar bevorsteht. Daher sollten Ihre Selbstverteidigungsmittel immer so am Gepäck oder am Körper platzieren, dass sie nicht verloren gehen, aber dennoch leicht für Sie zu greifen sind.

Das Gepäck muss für eine mögliche Konfrontation leicht abzuwerfen sein; Bauch- und Brustgurt sollten daher geöffnet sein. Das sollte nicht erst geschehen, wenn der Gegner bereits vor einem steht.

Prüfen Sie mit einem kurzen Blick die Umgebung: Gibt es Fluchtmöglichkeiten, liegen Behelfswaffen (Steinbrocken, Äste oder ähnliche Dinge) herum, die Sie eventuell im Kampf verwenden können?

Prüfen Sie die Beschaffenheit des Untergrundes und verbessern Sie Ihren Stand, falls Sie auf einem für den Kampf ungünstigem Boden (Matsch usw.) stehen.

Kampfstellung

Eine Kampfstellung ist ein Kompromiss zwischen Stabilität, eigenem Körperschutz und eigener Angriffsfähigkeit. Achtet man nur auf den Körperschutz, leidet die Stabilität und die eigene Angriffsfähigkeit. Setzt man den Schwerpunkt auf die Angriffsfähigkeit, leidet die Stabilität und der Körperschutz und man läuft Gefahr, schneller verletzt zu werden.

Die richtige Kampfstellung vereint also drei Eigenschaften miteinander: Für einen sicheren Stand müssen Sie eine Kampfstellung einnehmen, die Sie einerseits vor Schlägen des Angreifers besser schützt, andererseits aber auch eine gute Angriffsoption und vor allem Stabilität im Stand für Sie bietet.

Bei der Kampfstellung stellen Sie die Füße schulterbreit seitlich versetzt hintereinander. Ihr Körpergewicht liegt 50:50 verteilt auf beiden Beinen, die Knie sind leicht angewinkelt. Sind Sie Rechtshänder, ist der linke Fuß vorn. Der Oberkörper ist leicht nach rechts eingedreht, die linke Schulter ist hochgezogen und schützt von dieser Seite den Kiefer. Den Kopf ziehen Sie senkrecht nach unten wie eine Schildkröte ein. Der linke Arm ist angewinkelt nach vorn gerichtet, die rechte Hand liegt an der Backe an. Der Mund ist geschlossen, sodass im Fall eine Treffers nicht sofort die Kiefer bricht oder Zähne wegbrechen. Sie atmen durch die Nase und behalten den Gegner im Auge.

Die Kampfdistanz überbrücken

Um an den Gegner möglichst effektiv und schnell heranzukommen, muss ein Rahmen gebildet werden. Beim Rahmen wird der Kopf zwischen den Schultern eingezogen. Halten Sie den Mund geschlossen. Die Arme

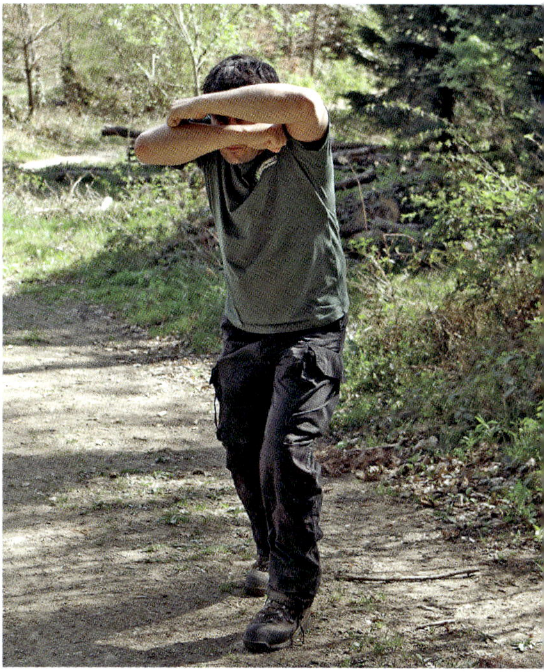

▸ Rahmen zum Rammen des Gegners und zum Überbrücken von Distanzen

werden im 90°-Winkel vor dem Körper parallel übereinander gehalten, idealerweise besteht zwischen den Unterarmen ein kleiner Sehschlitz. So rennen Sie aus kurzer Distanz auf den Gegner mit großer Energie zu und rammen ihn. Entweder machen Sie sich mit dieser Technik den Weg frei oder gehen an den Gegner heran, weil Sie damit in die absolute Nahdistanz kommen. Am Gegner verteilen Sie dann Kopfstöße, drücken mit den Fingern in seine Augen und liefern ihm multiple Hammerfaustschläge ins Gesicht.

Kampf mit bloßen Händen

Beim waffenlosen Kampf mit den Händen müssen Sie den Angriff sofort effektiv und schnell wie möglich abwehren und beenden. Jede Sekunde Kampf erhöht das Verletzungsrisiko. Natürlich kann ich Ihnen hier nur einen kleinen Auszug an Techniken zeigen, mit denen Sie im Ernstfall bestehen können.

Schläge

In meinem Nahkampfsystem bilde ich keine geraden Faustschläge mit der Faust oder Handkantenschläge aus, da das Risiko, sich dabei Knochen in der Hand zu brechen, zu groß ist. Da Sie sich nach der Beendigung eines Kampfes immer noch in einer Krise befinden, können Sie es sich nicht leisten, eines Ihrer wichtigsten Werkzeuge mit nicht mehr zeitgemäßen Schlägen zu verletzen. **Die für Sie interessante Schlagtechnik sind Hammerfäuste,** bei denen das Risiko einer Handverletzung stark minimiert ist, deren Trefferwirkung im Ziel aber dennoch effektiv ist. Richtig angewandte Hammerfaustschläge können eine verheerende Wirkung entfalten.

Um die Hammerfaust auszuführen, ballen Sie die Hand zu einer Faust zusammen. Geschlagen wird mit gekrümmten Handkante, weil die Faust so die beste Stabilität gegen Verletzungen hat. Unterstützt wird die Hammerfaust von einer Hüfttechnik, die die Schlagenergie noch vervielfacht. Diese Bewegung wird auch von Boxern beim Schlagen ausgeführt; dabei dreht sich die Hüfte nach hinten, etwas zeitverzögert folgt dann die Hammerfaust, die zum Schlag ausholt, anschließend schnellt die Hüfte nach vorn und wieder leicht verzögert holt die Hammerfaust in einer Vorwärtsbewegung die Hüfte ein und trifft auf die gewünschte Stelle.

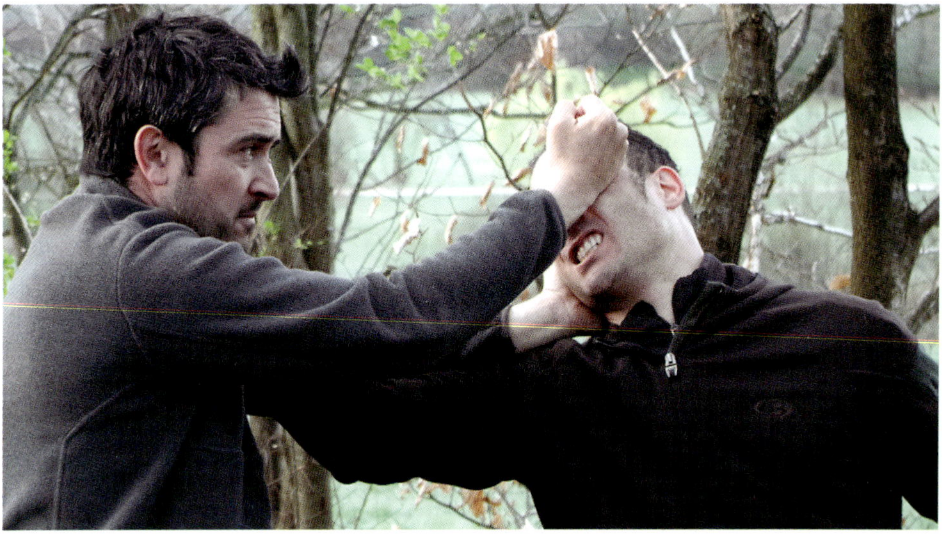

Hammerfaust

Primäre Ziele, bei denen die Hammerfaust wirkt, sind der Kopf (vorwiegend Gesicht und Kopfseiten), Hals, Nacken sowie Rücken.

Tritte

Der **Low Kick** ist einer der effektivsten Tritte mit dem Bein. Mit seiner geballten Energie kann er bei einem Treffer dem Gegner Schaden an den Beinen verursachen und somit in seiner Angriffsmöglichkeit so stark einschränken, dass er Sie nicht mehr attackieren kann. Auf diesen Idealfall sollten Sie beim Kampf immer hinarbeiten. Vermeiden Sei bitte, wie bei den Kampfkünsten und im Kampfsport gelehrt, den Gegner bei einem Low Kick mit dem Spann zu treffen. Der Spann ist genau so empfindlich wie die Hand; deshalb brechen auch beim Fuß schnell die Knochen.

Effektiver und vor allem sicherer für Sie ist es, wenn Sie mit dem Schienbein auf Ober- oder Unterschenkel beim Gegner treffen. Das tut Ihnen nicht (oder nur

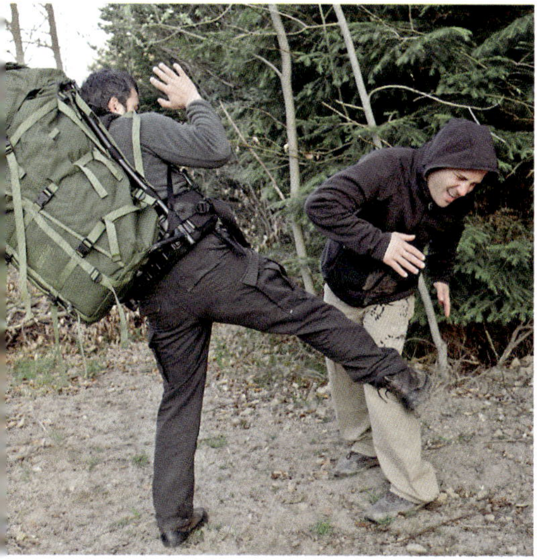

▸ Low Kick mit dem Schienbein

wenig) weh, verursacht aber im Ziel einen verheerenden Schaden. Beobachten Sie in unter diesem Aspekt einmal Thaiboxer, die diese wirksame Technik in ihren Kämpfen anwenden.

Der gerade Fußstoß nach vorn hat den Vorteil, dass Sie mit diesem Tritt die Maximalreichweite nutzen, die mit Ihrem Körper machbar ist. Somit kann zum Beispiel auch ein Angreifer mit einem Messer oder einem Stock (etwas) sicherer auf Distanz gehalten oder bekämpft werden. Wichtig beim geraden Fußstoß ist, dass man mit dem ganzen Fuß im Gegner aufsetzt und ihn wegstößt. Der eigene Oberkörper ist dabei nach hinten gebeugt, um den Torso vor Schlägen mit der Faust oder Schlagwaffen und Messerstichen zu schützen.

Kampf mit dem Messer

Der wohl effektivste Ausrüstungsgegenstand ist das Messer, das Sie bei sich tragen. **Das Messer ist die gefährlichste Nahkampfwaffe**, da Angriffe mit dieser Waffe äußerst schwierig vorherzusehen und vor allem abzublocken sind. Auch wenn Sie die er-

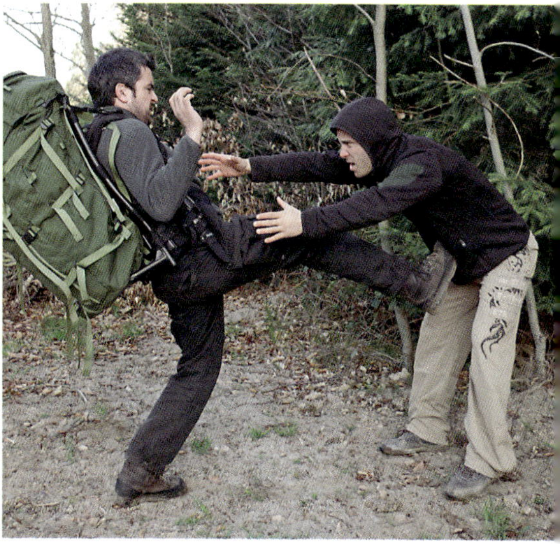

▸ Gerader Fußstoß bei einem Gegner

folgreiche Abwehr von Messerstichen bei Karate, Wing Chun & Co. gelernt haben, entspricht das nicht der Realität. Bei einem echten Messerkampf (wenn der Gegner das Messer hat) haben Sie nur die Option, den Gegner auf Distanz zu halten oder irgendwelche physischen Barrieren, wie zum Beispiel einen Baum oder Ihr Gepäck, zwischen sich und den Gegner zu bringen, da es für Sie bei sämtlichem Abwehrversuchen sehr schlimm enden kann.

DAS SOLLTEN SIE BEACHTEN

- Es gibt keinen Menschen auf der Welt, der gezielte Messerangriffe mit Hebeln oder Entwaffnungstechniken abwehren kann. Das geht nur im Film!

Die Verletzungen, die einer Person mit einem Messer zugeführt werden, können zu irreparablen Schäden bis hin zum Tod führen. Das Messer ist also in der mittleren und in der Nahdistanz äußerst gefährlich. Zudem kann das Messer verdeckt getragen und in der Hand gehalten werden, ohne dass es dem Gegenüber auffällt.

Voraussetzung für die Verteidigung mit dem Messer ist, dass es so am Körper oder an der Ausrüstung getragen wird, dass man auf diese Waffe leicht und schnell zugreifen kann. Selbst im Dunkeln müssen Sie in der Lage sein, das Messer schnell zu ziehen und es sicher in der Hand zu halten. Das von mir beschriebene Messer im Kapitel „Werkzeuge" ist für Messerkampfzwecke ein sehr geeignetes Messer. Es erweckt nicht den Anschein eines Kampfmessers, ist aber genau so effektiv. Es liegt durch den Gummigriff sicher in der Hand und lässt sich schnell handhaben. Die Klinge ist lang genug, um im Notfall effektiv durch Bekleidung oder eine ballistische Weste der Schutzklasse I durchstechen zu können.

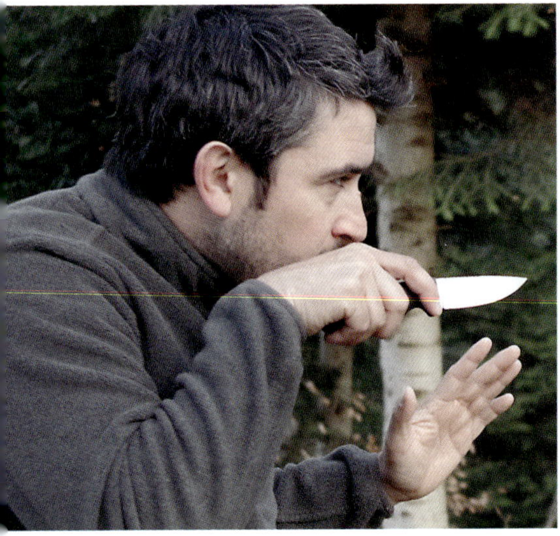

Das richtige Halten des Messers

Das Messer wird mit einem **bestimmten Haltegriff** geführt, der eine gute Kombination aus effektiver Angriffsmöglichkeit und Stabilität ermöglicht und zudem der natürlichen Haltung eines Messers entspricht. Das Messer liegt hierbei mit der Daumen- und der Zeigefingerseite am Handschutz an und wird fest von der Faust gehalten. Damit haben Sie die für das Messer notwendige Stabilität erreicht und verhindern, dass es Ihnen im Kampf aus der Hand rutscht.

Wie beim Kampf mit bloßen Händen ist es auch beim Einsatz des Messers wichtig, dass Sie sicher stehen. Die wichtigste

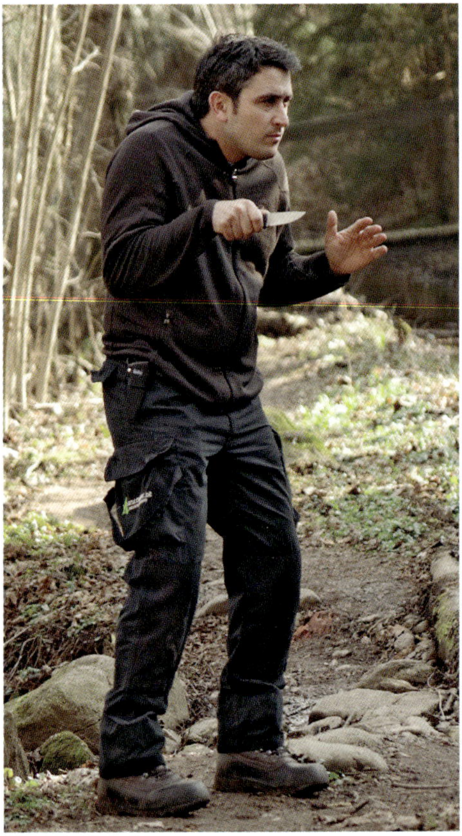

Die Kampfstellung „Open Guard" beim Messerkampf

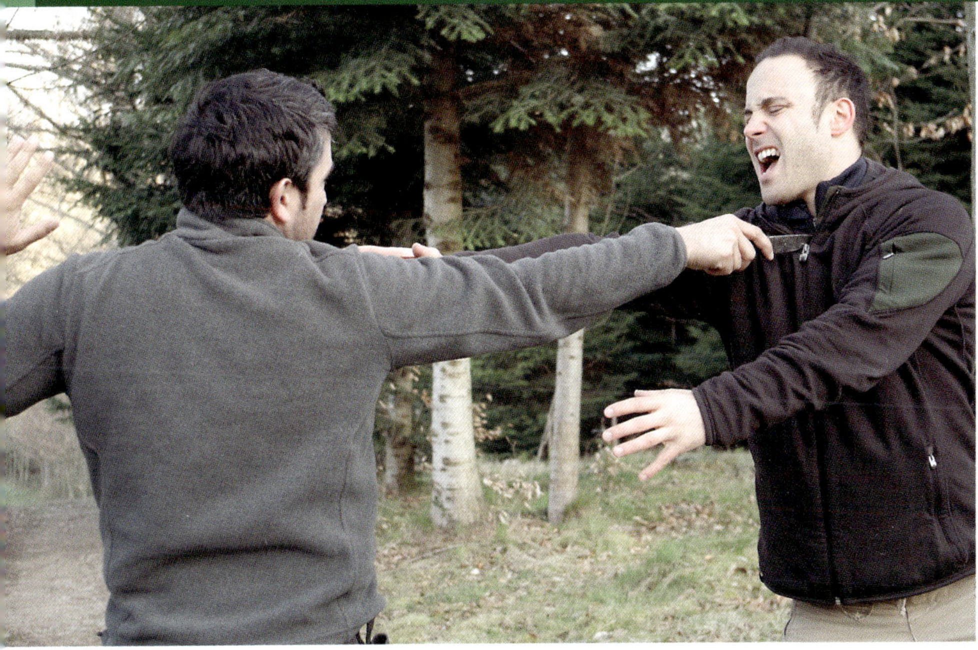

▶ Gerader Stich nach vorn

und einfachste Messerkampfstellung ist die **„Open Guard"-Stellung**. Bei ihr ruht das Körpergewicht auf beiden Beinen, die schulterbreit parallel nebeneinanderstehen. Die Knie sind leicht angewinkelt. Das Messer befindet sich in der starken Hand (Rechtshänder = rechts, Linkshänder = links). Die Schultern sind leicht angezogen, der Mund geschlossen, die Arme befinden sich in gleicher Höhe angewinkelt vor dem Körper. Das Messer ist mit der Spitze immer nach vorn gerichtet, das heißt, die Klinge ist „online". Die hiermit verbundene psychologische Wirkung kann den Gegner möglicherweise dadurch schon von einem Angriff abhalten. Bei einem Kampf Messer gegen Messer kann die freie Hand für eine Abwehr „geopfert" werden, um den finalen Stich beim Gegner anzusetzen. Steht eine Verteidigungssituation bevor, dann werfen Sie schnell Ihr Gepäck ab. Ziehen Sie umgehend das Messer und nehmen Sie die Messerkampfstellung ein.

Der gerade Stich nach vorn: Physikalisch gesehen erreicht man die größte Reichweite, wenn man mit dem Arm gerade nach vorn (parallel zum Boden) sticht. Dreht man dabei noch die Schulter ein, gewinnt man etwa weitere 10–20 cm, die bei einem Kampf Messer gegen Messer entscheidend sein können.

Für die Ausführung des geraden Stiches stechen Sie gerade nach vorn; die Klingenspitze zeigt dabei immer „online" zum Gegner. Vermeiden Sie Parabeln oder Kurven beim Stich; er muss schnell und sicher im Ziel ankommen. Die Schulter der Messerhand dreht dabei in die entgegengesetzte Richtung ein; stechen Sie mit der rechten Hand, dreht die linke Schulter nach links hinten. Gleichzeitig werfen Sie Ihren Arm zurück. Die gleiche Bewegung wird im Übrigen beim Fechten durchgeführt. Dadurch erreichen Sie nochmals etwas mehr Reichweite und machen den Körper schmaler, was für den Gegner Treffer erschwert. Außerdem ist der hintere Arm das Gegengewicht, das einem Gleichgewichtsverlust nach vorn entgegenwirkt.

Der gerade Stich nach vorn wird impulsiv ausgeführt, danach wird das Messer wieder blitzschnell zurückgezogen, sodass die Klinge „online" zeigt. Anders formuliert: Sie befinden sich dann wieder im „Open Guard" oder in einer anderen Kampfstellung.

Kampf mit dem Spaten

Der Spaten als Arbeitswerkzeug eignet sich ideal als Nahkampfwaffe. Er wird in einer Kampfabsicht vom Angreifer nicht als Kampfwerkzeug erkannt und ist in seiner Wirkung im Ziel verheerend. Mit dem richtigen Spaten können Sie je nach Modell mit Hieben Gliedmaßen oder große Gewebeteile abtrennen und schwerste Verletzungen beim Gegner verursachen. Schleifen Sie die Seiten des Spatenblattes noch scharf, erhöht sich dessen Wirkung um ein Vielfaches.

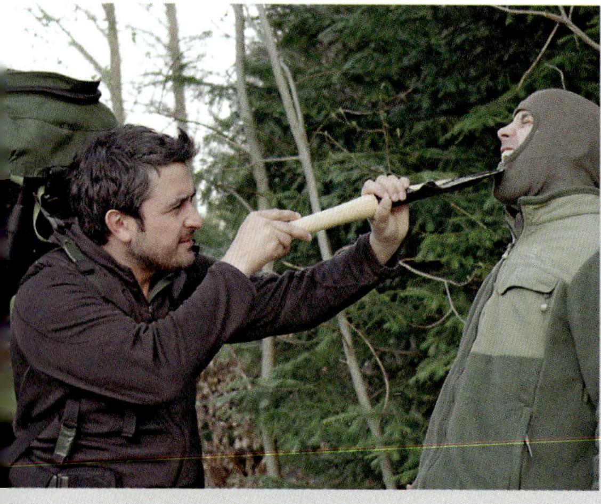

▶ Stoß mit dem Spaten

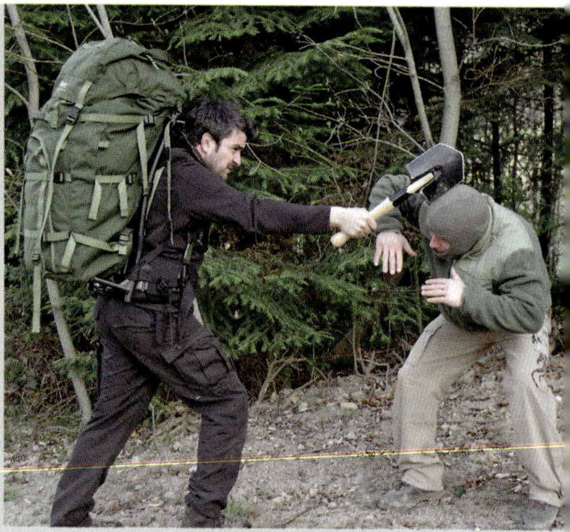

▶ Mit dem Spaten schlagen

DAS SOLLTEN SIE BEACHTEN

- Kommt der Spaten zum Einsatz, erreicht das Aggressionslevel eine neue Dimension.

Beschaffen Sie sich das von mir im ersten Teil des Buches beschriebene Modell, dessen Spatenblatt schon scharf ist.

Sollten Sie diese Waffen wirklich einmal einsetzen müssen, dann beachten Sie Folgendes:

Kampfstellung mit dem Spaten: Halten Sie den Spaten immer kurz in der „Loaded-Position". Das heißt, der Spaten liegt bei Ihnen seitlich am Hals an, sodass kein Schwung benötigt wird, um von dort ein Schlag auszuführen.

Schlagen mit dem Spaten: Versuchen Sie in einer Verteidigungssituation immer auf den Kopf des Gegners zu zielen. Wenn dieser schützend seine Hände über den Kopf hält (Deckung), zertrümmert der Spaten ohne viel Kraftaufwand diese Deckung und Sie erreichen dennoch schnell ihr Ziel. Schläge auf Arme oder Beine verursachen tiefe Schnittwunden, je nach Schlagintensität auch Frakturen. Im richtigen Winkel mit hoher Energie getroffen, bewirken Sie regelrechte Amputationen von Körperteilen.

Stoß mit dem Spaten: Mit dieser Technik können Sie den Gegner schwer verletzen und ihn einschüchtern. Treffer mit der Spatenspitze im Gesicht verursachen Kieferbruch, ausgeschlagene Zähne, abgerissene Hautfetzen, Verlust des Augenlichtes usw. Stöße wendet man auch an, um den Gegner wieder auf Distanz zu bringen.

Reißen mit dem Spaten: Wenn man den Spaten mit der Kante zwischen Stiel und der unteren Ecke des Spatenblattes am Gegner ansetzt und dann ruckartige Zugbewegungen durchführt, kann der Gegner effizient kontrolliert werden. Geeignete Stellen zum Ansetzen des Spatens sind zum Beispiel der Nacken, der Oberarm oder die Kniekehle.

Selbstverteidigungsspeer

Zur Herstellung eines Selbstverteidigungsspeeres kann Paracord verwendet werden. Schneiden Sie sich von einem Haselstrauch einen geraden und an beiden Enden gleichmäßig dicken Zweig in der Länge von zwei Metern ab. Der Durchmesser sollte etwa 2–4 cm betragen. Dann wird mit dem Parallelbundknoten das Messer an einem Ende befestigt. Das Messer wird mit dem Griffstück an die Spitze des Stockes angelegt. Dann legen Sie auf dem Messergriff eine Schlaufe, bei der das restliche Seil am Griffstück und der Schlaufe durchhängt. Die doppelt gelegte Strecke (Schlaufe) wickeln Sie nun mit dem restlichen Paracord um den Messergriff und den Stab herum, sodass nur noch ein kleines Stück der Schlaufe übrigbleibt. Das Seil muss fest herumgewickelt werden, Abstände zwischen den Wicklungen darf es nicht geben. Die übrigen Seilenden werden dann mit einem Seilverbinderknoten verbunden.

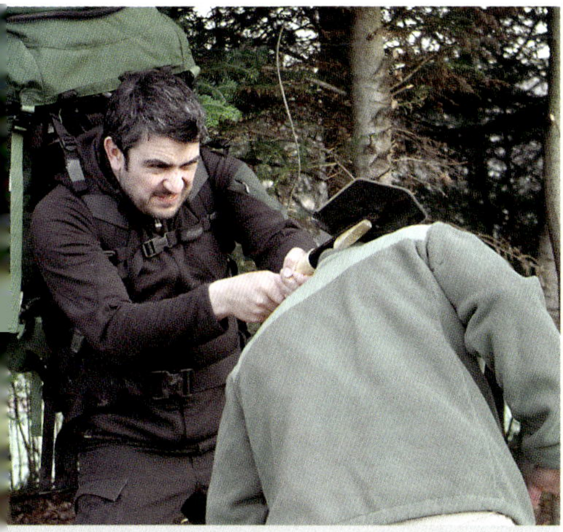

▶ Reißen mit dem Spaten

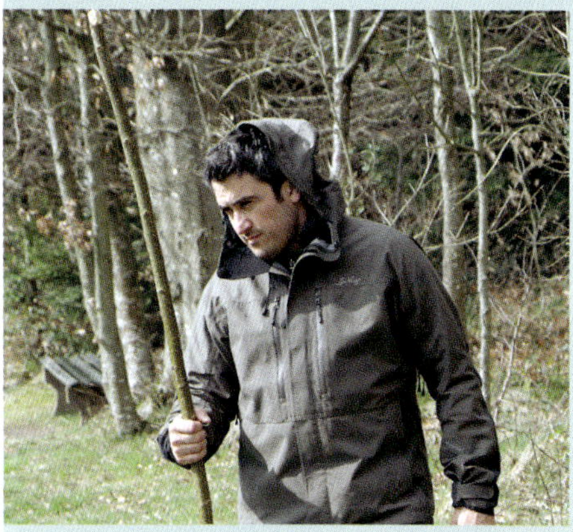

▶ Geraden Stab an einem Haselstrauch abschneiden

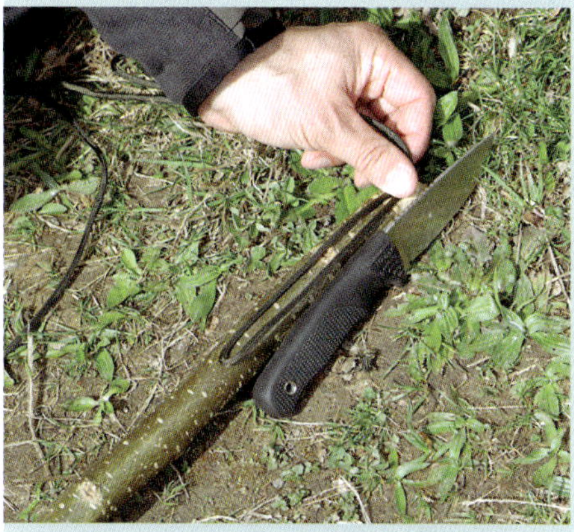

▶ Messer an Stockspitze anlegen und die Schlaufe mit Paracord legen

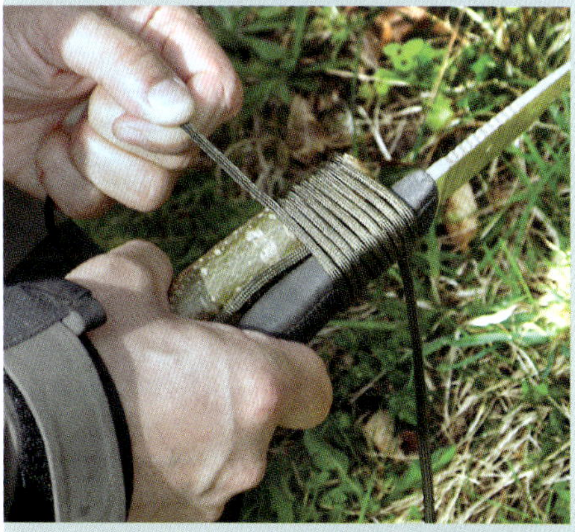

▶ Griffstück und Stab stramm umwickeln

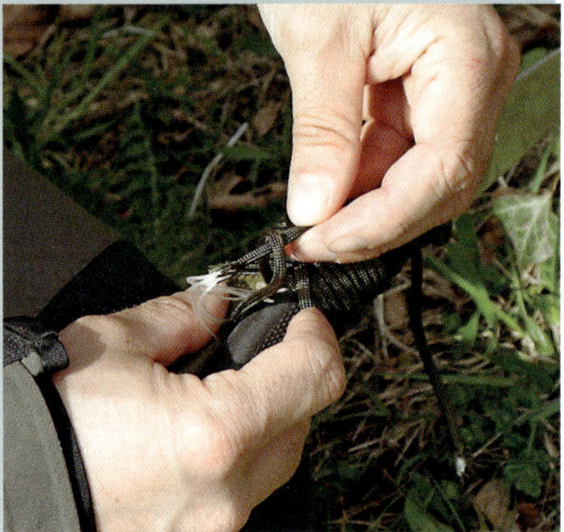

▶ Seilende durch Schlaufe ziehen

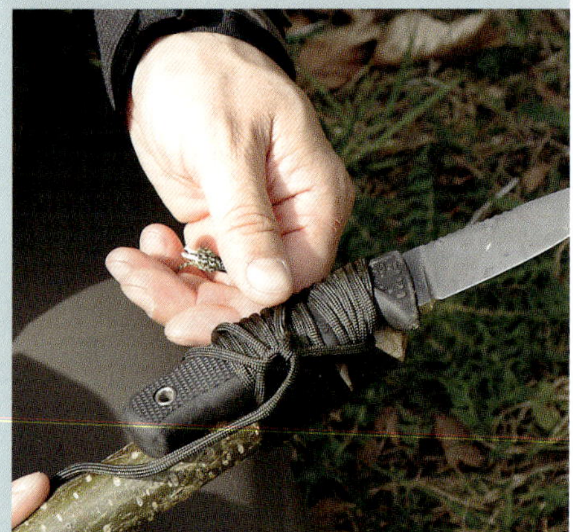

▶ Seillenden mit Knoten fest verbinden

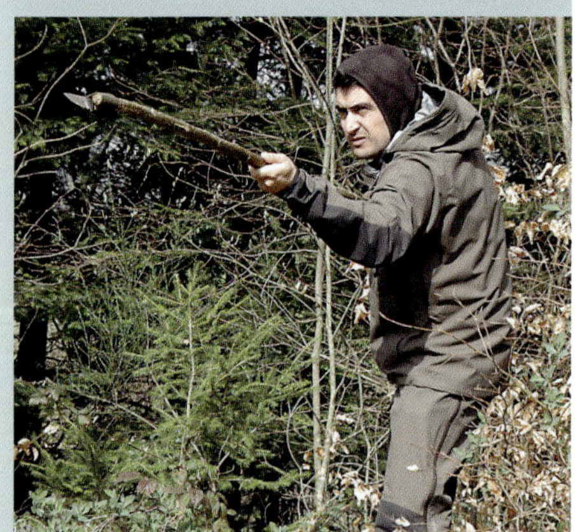

▶ Fertig ist der Selbstverteidigungsspeer!

Fesselung von Personen zur Eigensicherung

Wenn Sie Personen bei Übergriffen auf Sie oder Ihre Gruppe überwältigt haben, kann es sein, dass diese aufgrund des weiterhin vorhandenen Gefahrenpotentials zur Eigensicherung gefesselt werden müssen. Dabei müssen Sie nicht, wie in etlichen Westerfilmen gezeigt, die Person an einem Baum stehend mit Ihrem gesamten Seil fesseln, oft genügen schon kleine, aber effiziente Knotenkonstruktionen, für die Sie nicht viel Seilmaterial benötigen. Ein Beispiel hierfür sind die **improvisierten Handschellen mit Paracord**: Für die folgende Methode benötigen Sie etwa 110–140 cm Paracord. Beim Abmessen der Schnur kann man auch im Stand ein Stück in die Hand nehmen und die Arme gerade vom Körper wegstrecken. Die Armlängen plus Brust ergeben dann die richtige Seillänge. Binden Sie mit Paracord einen Prusikknoten um Ihren Finger. Achten Sie darauf, dass alle Stränge des Knotens sauber nebeneinanderliegen und sich nicht überkreuzen. Wenn der Prusikknoten richtig ausgeführt ist, liegen vier Seilstränge nebeneinander. Nehmen Sie nun das rechte Seilende des vom Prusikknoten doppelt herunterhängenden Seiles und ziehen Sie es vorsichtig von rechts nach links unter den vier Strängen hindurch. Somit erhalten Sie die erste Schlaufe für die improvisierten Handschellen, durch die das Handgelenk der zu fesselnden Person geschoben wird. Wiederholen Sie den Vorgang spiegelverkehrt mit dem anderen Seilende. Das bedeutet, Sie ziehen das linke Seilende von links nach rechts unter den vier Seilsträngen durch. Damit erhalten Sie die zweite Schlaufe.

Der Prusikknoten kann nun vom Finger heruntergeschoben werden. Ziehen Sie ihn dann stramm, damit die „Handschellen" von allein halten. Die Größe der Schlaufen können Sie durch Ziehen an der jeweiligen Schlaufe selbst oder an den frei hängenden Enden regulieren. Legen Sie nun bei der zu fesselnden Person die Paracord-Handschel-

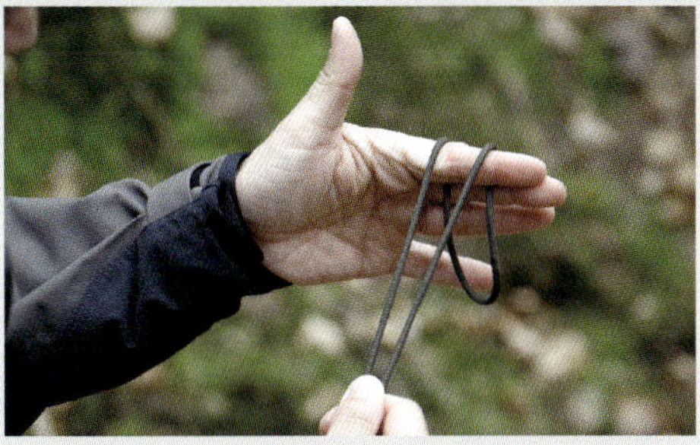

▶ Das Paracord ablängen und den Schlag über dem Finger hängen lassen

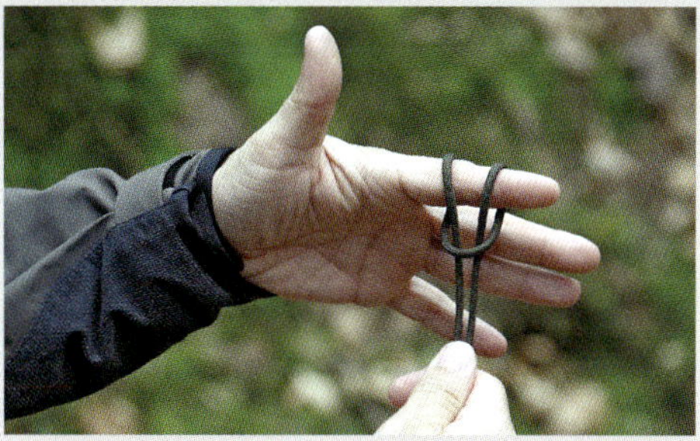

▶ Den lockeren Ankerstich um den Finger legen

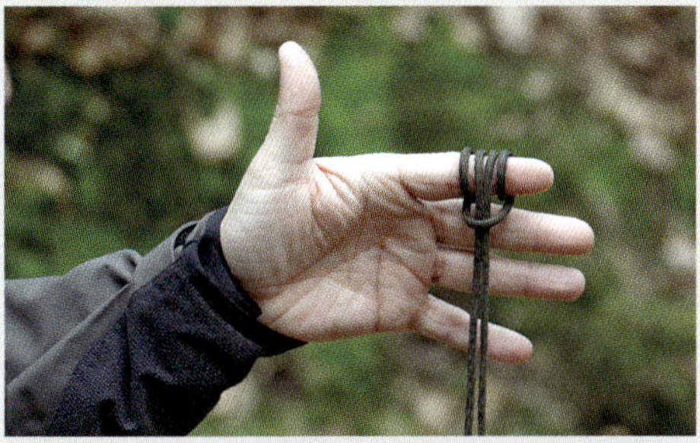

▶ Wenn das Seil nochmals um den Finger geführt wird, erhält man einen Prusikknoten.

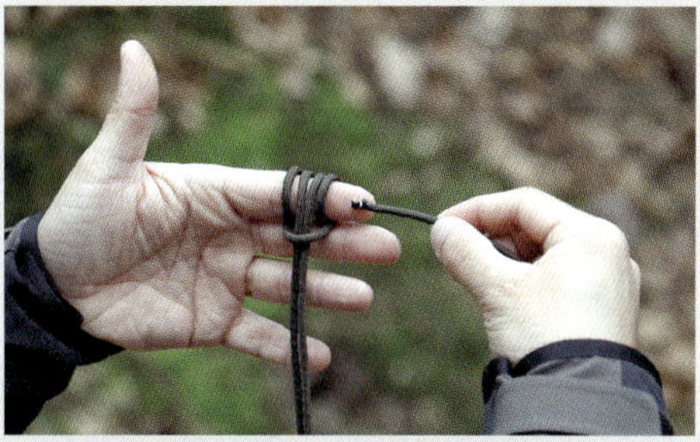

▶ Das rechte Seilende unter dem Prusikknoten zur anderen Seite durchführen

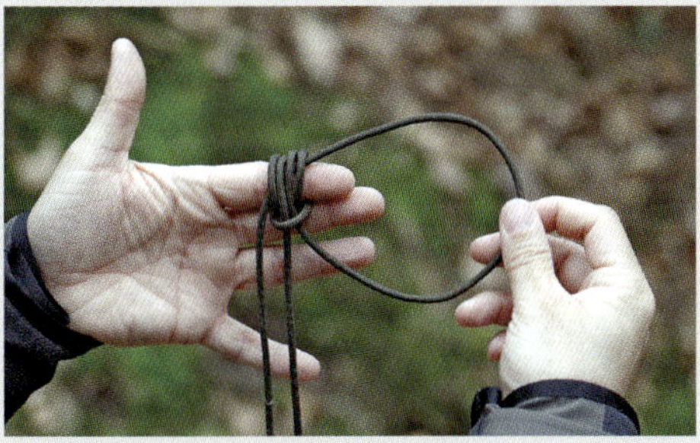

▶ Fertig ist die Schlinge für die rechte Hand!

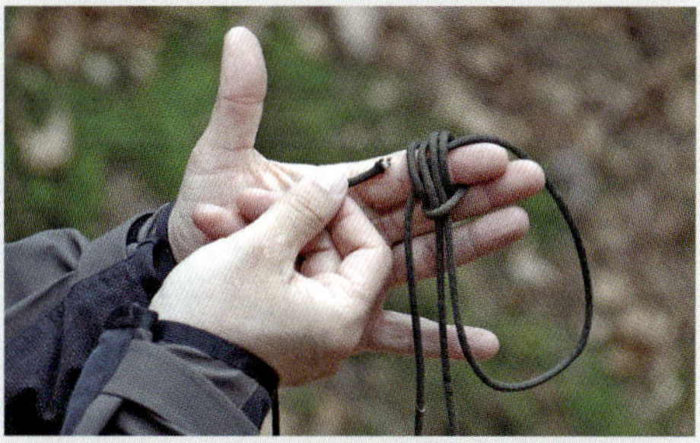

▶ Linkes Seilende unter dem Prusikknoten durchführen

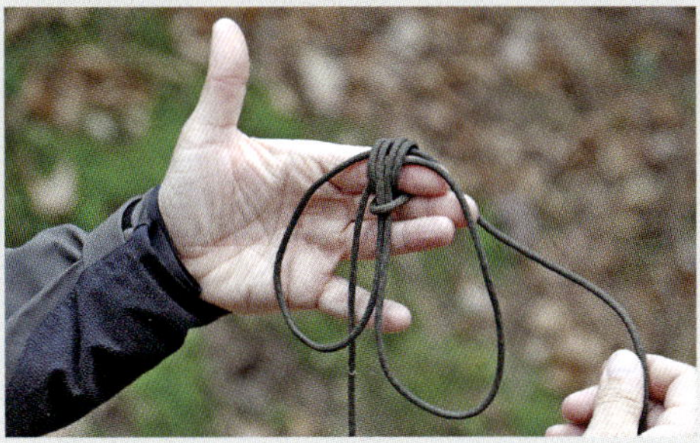

▶ Fertig ist die Konstruktion!

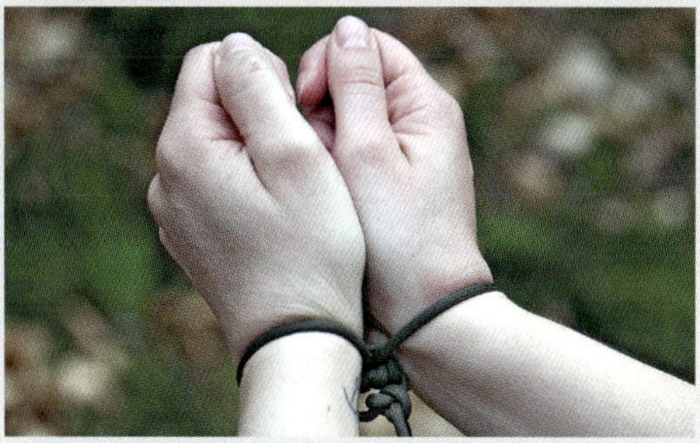

▶ Knoten festziehen und mit zwei Überhandknoten sichern

len an. Wenn Sie nun die frei liegenden Enden des Paracords gleichzeitig zusammenziehen, schließt das Gebilde. Sichern Sie nun die frei liegenden Enden, indem Sie diese zum Beispiel mit einem doppelten Überhandknoten versehen.

Als Grundsatz gilt immer: Nur auf dem Rücken fesseln! Wird das Konstrukt an den Händen angebracht, wenn die Arme vor dem Körper liegen, erhöht sich die Chance der gefesselten Person, sich zu befreien. Um ein Weglaufen der Person zu verhindern, fesseln Sie diese mit den Händen auf dem Rücken um einen Baumstamm. Erhöhte Sicherheit erreichen Sie, wenn Sie auch noch die Füße der Person mit der gleichen Technik fixieren. Für die Methode können natürlich auch andere belastbare Seile verwendet werden.

DAS SOLLTEN SIE BEACHTEN

- Je dicker das Seil ist, desto besser kann sich eine gefesselte Person befreien!

Abwehr von Hundeangriffen

In Krisen- oder Katastrophenfällen könnte es aufgrund der Nahrungsknappheit und des vorherrschenden Chaos der Fall sein, dass Sie von streunenden Hunden angegriffen werden oder dass ein Diensthund der Polizei oder des Militärs auf Sie gehetzt wird, weil Sie sich aus einem Sperrgebiet bewegen oder auf der Flucht sind. Generell werden Sie in den seltensten Fällen vor dem Tier fliehen können, schon gar nicht mit Gepäck. Also müssen Sie sich der Gefahr stellen und kämpfen! Bedenken Sie hierbei auch Folgendes: Nur wer entschlossen kämpft, kann den Kampf gewinnen. Machen Sie nichts halbherzig, denn Sie haben es unter Umständen mit einem voll ausgebildeten Hund zu tun, der für solche Situationen trainiert ist.

Man sollte ein wenig grundsätzliches Wissen über Hunde haben, um zu verstehen, wie der Hund handelt. Das vereinfacht die Abwehr von Hundeangriffen. Ich lasse jetzt einmal bewusst die kleinen Hunderassen aus, obwohl die hier genannten Ratschläge natürlich auch auf diese übertragen werden können. Für die Abwehr der „Kleinhunde“ genügt oft ein mit voller Kraft ausgeführter Fußtritt oder ein von oben ausgeführter, entschlossener Stampfer auf das Tier. Es gibt drei Szenarien, in denen Hunde rabiat werden: Die erste tritt ein, wenn der Hund in einem Rudel die Chance zum Aufstieg sieht. Diese Situation dürfte Sie kaum tangieren. Denkbar wäre ein solches Szenario, wenn die ausgehungerten Hunde im Rudel nach Nahrung in zerstörtem urbanem Gelände suchen.

Das zweite Szenario tritt ein, wenn es für das Tier um Beute geht, und das dritte, wenn sich der Hund seines Lebens erwehren muss.

Vorab: Kein Hund wird Sie jemals einfach so ohne Grund von hinten anfallen und zerfleischen! **Die erste Regel** bei einem Kontakt mit einem Hund, dessen Absicht unklar ist, lautet: Bleiben Sie aufrecht stehen! Selbst wenn Sie erschrecken, wirkt das entgegen der landläufigen Meinung nicht unbedingt provozierend auf das Tier. Wenn Sie aber flüchten oder hektische Bewegungen durchführen, provozieren Sie den Beutetrieb und das Tier greift Sie an.

Die **zweite Regel** lautet: Schauen Sie dem Tier niemals in die Augen, egal wie viel Angst Sie haben! Wenn Sie die Brust des Hundes mit Ihrem Blick anvisieren, reduzieren Sie das Angriffsrisiko deutlich.

Schließlich die **dritte Regel**: Bereiten Sie sich auf das Schlimmste vor! Greifen Sie nach Ihrem Messer (aber langsam) oder einem Stock. Vermeiden Sie dabei das sich Hinabbücken auf den Boden. Wenn Sie das doch tun müssen (weil der Stock oder Verteidigungsgegenstand auf dem Boden liegt), führen Sie das in einer langsamen und gleichmäßigen Bewegung durch. Haben Sie keine Möglichkeiten zum Greifen einer „Waffe“, ist Ihre Faust Ihr Schlagmittel.

Es spielt für Sie keine Rolle, wie gefährlich der Hund tatsächlich ist. Hunde in Angriffsstimmung verhalten sich mucksmäus-

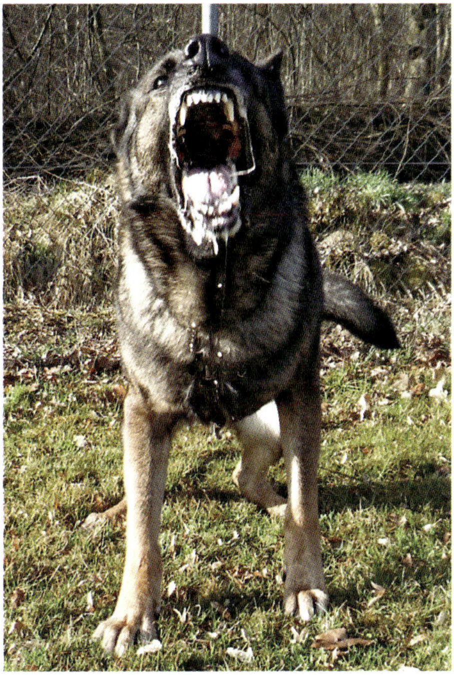

▶ Schauen Sie einem Hund niemals in die Augen! So reduzieren Sie das Risiko, angegriffen zu werden, deutlich.

chenstill und bewegen sich nicht gleich. Erst „wenn es losgeht", fallen Sie ihr Opfer an. Dieses Verhalten liegt nahe, würde es doch sonst seine Beute vorzeitig warnen. Bellt ein Hund oder läuft er sogar noch hin und her, ist er ängstlich. Verhält sich der Hund hingegen ruhig, dann bereiten Sie sich auf einen Angriff vor! Treten Sie einen Schritt nach vorn, denn jetzt befinden Sie sich in der Vorkampfphase. Weicht der Hund zurück, haben Sie gewonnen und Sie können noch einen weiteren Schritt auf das Tier durchführen. Lassen Sie es aber jetzt gut sein, denn sonst könnte sich das Tier bedroht fühlen und angreifen, obwohl Sie den Kampf psychologisch bereits gewonnen haben.

Weicht der Hund nicht zurück, müssen Sie vorsichtig sein. Ihr Gegenüber hat Selbstvertrauen und das kann Ihnen schlecht bekommen. Das bedeutet in diesem Moment zwar nicht unbedingt, dass Sie von dem Tier angegriffen werden, jedoch ist die höchste Aufmerksamkeit geboten. Versuchen Sie nun, sich seitlich wegzubewegen, behalten Sie sie den Hund dabei aber immer im Auge. Kommt dieser nicht nach, steht es unentschieden, wenn doch, geht das Spiel von vorn los ... Solange sich dieser Ablauf nicht ändert, haben Sie es mit einem Hund zu tun, der nur blufft, mehr aber auch nicht! Wenn allerdings ein Hundeführer den Hund auf Sie hetzt, muss umgehend die im Folgenden beschriebene Kampfmaßnahme angewendet werden:

Hat Ihre Art der „Deeskalation" nicht gewirkt, müssen Sie entschlossen kämpfen und auch wissen, dass so ein Kampf niemals ohne Verletzungen ablaufen kann. Ihre „Waffenhand" muss aber unversehrt bleiben, egal wie, sonst haben Sie ein noch ernsthafteres Problem, als Sie es bereits schon der Fall ist. **Das Primärziel für Schläge mit harten Gegenständen (Stock, Faust usw.) sollte immer die Schnauze sein**, da diese beim Hund die schmerzempfindlichste Stelle ist. Keine andere Stelle des Hundekörpers ist so empfindlich. Nun wird Ihnen aber sicherlich das Tier nicht die Schnauze einfach so anbieten. Eine Möglichkeit wäre, dass Sie nun (falls keine andere Abwehrmöglichkeit) den freien Arm, angewinkelt vor Ihrem Körper, dem Hund zum Biss anbieten. Sie „opfern" also Ihren Arm und verbessern damit Ihre Angriffschancen deutlich. Damit auch nichtausgebildete Hunde den Arm als Beute ansehen, muss dieser immer wieder ruckartig hochgezogen werden, damit er für das Tier interessant wird. Der Hund folgt seinem Trieb, er muss ihn festhalten. Nun ist die Hundeschnauze direkt vor Ihnen und Sie müssen brachial auf die Schnauze schlagen. Gehen Sie dabei mit der **größtmöglichen Härte und Aggressivität** vor, damit ein maximaler Schmerz verursacht wird. Der Hund wird dann ablassen, weil er weiß, dass er verloren hat.

Greift Sie ein Rudel Hunde an, ist kaum zu erwarten, dass Ihnen alle Hunde des Rudels diesen Gefallen tun werden. Im Rudel kann es passieren, dass sich auch schwächere Hunde „stärker fühlen". Versuchen Sie, den „Anführer" des Rudels ausfindig zu machen. Ihm sollten Sie besonders viel Aufmerksamkeit schenken. Ein Patentrezept gibt es zwar nicht, da der Ausgang solcher Situationen immer von den Absichten und der Strategie der Hunde abhängig ist. Häufig kann **Lärm** als ungewöhnliches, aber erfolgreiches Mittel zur Vertreibung der Hunde angewendet werden. Klappern Sie auf etwas Metallischem herum oder schreien Sie die Hunde an. Den Anführer des Rudels sollten Sie versuchen mit irgendwelchen Wurfgeschossen zu treffen (Steine, Stöcke, Müll o. Ä.); je schwerer, desto besser. Wenn Sie den Anführer beeindruckt haben, ist der Rest des Rudels nur noch halb so mutig!

Wenn Sie ein Messer griffbereit haben, führen Sie in dieser Position multiple Messerstiche von unten in den Unterleib oder Brustkorb des Tieres durch, drehen Sie gegebenenfalls das Messer im Körper des Tieres, bevor Sie es herausziehen, damit es innerlich auch sicher verblutet. Schalten Sie Ihr Gewissen ab, denn das Tier ist lebensbedrohlich für Sie! **Die durch das Beißen und Reißen des Hundes verursachten Verletzungen können einen großen Blutverlust oder Infektionen zur Folge haben.** Achten Sie darauf, dass sie aufrecht stehen bleiben. Auf dem Boden nehmen Ihre Selbstverteidigungschancen deutlich ab; hier ist das Tier im Vorteil. Stehen Sie im Fall eines Sturzes sofort und schnell wieder auf und kämpfen Sie weiter! Müssen Sie gegen mehrere Hunde kämpfen, dann versuchen Sie, sich den Rücken freizuhalten, indem Sie sich zum Beispiel vor eine Felswand oder ein Baum stellen, damit es von hinten zu keinen bösen Überraschungen kommen kann.

Wenn Sie ein urbanes Gebiet durchlaufen und einen Maschendrahtzaun überwinden müssen, hinter dem sich ein aggressiver Hund befindet, der Sie ankläfft, dann nehmen Sie Ihr Messer und stoßen es von unten mit einer kräftigen Schubbewegung zwischen die Zaunmaschen hindurch immer wieder in den Hund hinein. Die Verletzungsgefahr für Sie ist sehr gering, da Sie mit der Hand bei jedem Schlag nur am Draht anschlagen. Der Hund hingegen kann nicht durch den Draht beißen. Führen Sie diese Bewegung so lange aus, bis der Hund ablässt oder vollständig eliminiert ist. Wenden Sie diese Technik nur im Notfall an, da die Klinge Ihres Messers hierbei stark beansprucht wird.

Nach erfolgter Flucht müssen Sie sich sofort um die Bisswunden bzw. Wundversorgung kümmern, damit sich diese nicht entzünden. Mehr hierzu im Kapitel „Erste-Hilfe", → S. 209–224.

Überwinden von Hindernissen

Wenn Sie sich fortbewegen, werden Sie in unseren Breiten über kurz oder lang auf natürliche oder künstliche Hindernisse stoßen, die Ihnen den Weg versperren oder ein Weiterkommen enorm erschweren. Das können Geländehindernisse wie zum Beispiel Gewässer, Moore, Eisflächen oder Felsen, aber auch Sperren sein, die von Polizei oder Militär errichtet wurden. Es könnte sich aber auch um mit chemischen oder biologischen Substanzen kontaminiertes Gebiet handeln, das Sie aus gesundheitlichen Gründen umgehen sollten. Manchmal ist es möglich, diese Hindernisse zu umgehen. Jedoch kostet das Zeit und Ressourcen und bringt Sie eventuell auch in Gefahr, weil Sie vielleicht durch ein Gelände hindurch müssen, das gefährlich für Sie werden könnte. Wägen Sie daher immer den Kosten-Nutzen-Faktor ab und entscheiden Sie im Einzelfall, ob das Vorhaben unbedingt notwendig ist. Besteht ein zu großes Risiko für Gesundheit oder das Leben oder ist Ihre Ausrüstung zu sehr gefährdet, dann unterlassen Sie besser eine Durchquerung.

Gewässer überqueren

Ein Gewässer (zum Beispiel einen Fluss oder einen See) mit dem Gepäck zu überqueren, bedarf schon einiger Erfahrung und einiger Kenntnisse, um die Ausrüstung sicher und trocken an das andere Ende des Ufers zu bringen. Hierfür gibt es mehrere Möglichkeiten:

Rucksackfloß: Das Rucksackfloß ist die ideale Wahl, wenn das Wasser, das Sie überqueren möchten, von der Wassertemperatur her noch nicht so kalt ist, sodass Sie es noch durchschwimmen können.

Setzen Sie Ihr Gepäck am Uferrand ab und entnehmen Sie die Notfalldecke. Alternativ dazu kann auch ein Poncho, ein großer Müllsack, eine Folie oder ein Tarp genommen werden. Voraussetzung dafür ist aber, dass die vorher genannten Hilfsmittel aus wasserfestem Material gefertigt sind. Bei einem Poncho muss die Kapuze vorher fest zugeknotet werden, damit dort kein Wasser eindringt.

Legen Sie die Notfalldecke auf dem Boden aus und platzieren Sie das Gepäck mit den Trägern nach oben in der Mitte. Nun schlagen Sie erst die beiden gegenüberliegenden Seiten der Decke zur Mitte des Gepäcks ein, dann den Boden- und zuletzt den Deckelteil. Je nach Gepäckgröße können Sie auch noch auftriebverstärkende Hilfsmittel

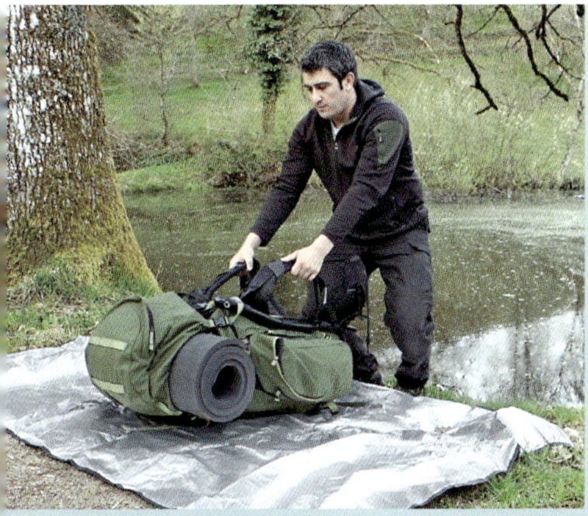

▶ **Rucksackfloß:** Notdecke auslegen und Rucksack mittig platzieren

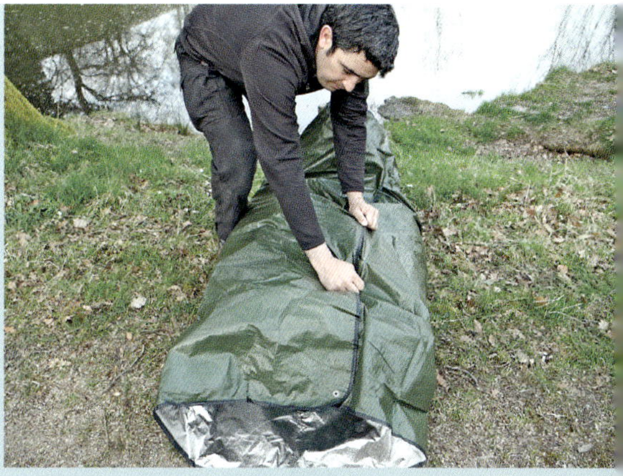

▶ Seiten der Notdecke zum Gepäck hin einschlagen

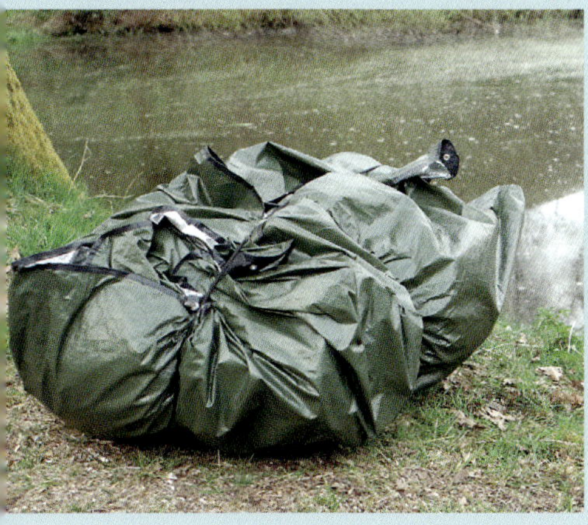

▶ Zum „Paket" verschnüren …

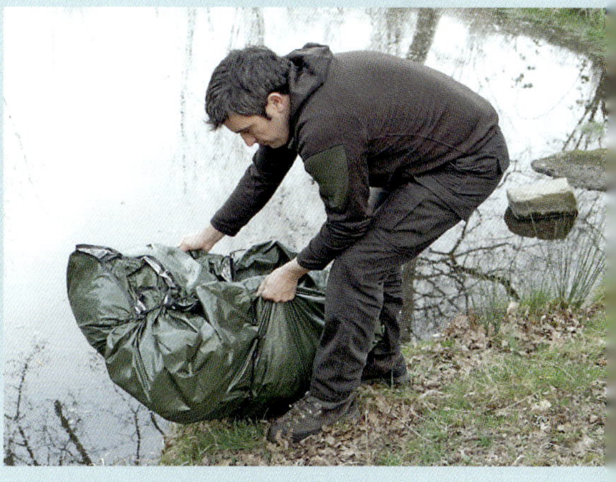

▶ … und vorsichtig aufs Wasser setzen

aus der Natur (Grasbüchel, Äste, Laub usw.) oder Zivilisationsmüll (PET-Flaschen usw.) dazupacken. Dann ziehen Sie sich die Bekleidung aus, verstauen Schuhe und Bekleidung sicher auf dem Rucksack und verschließen das Päckchen. Dann schnüren sie diese mit einer Schnur (Paracord o. Ä.) wie ein Paket zusammen. Hilfreich dazu sind auch die im INCH-Gepäck mitgeführten **Expander**; nur mit zwei Expandern kann auf die Schnelle das Rucksackfloß fertig geschnürt werden.

Befestigen Sie noch eine Sicherungsleine (zum Beispiel Ihren Paracord) am Gepäck, die Sie sich um das Handgelenk binden. Das verhindert, dass beim Überqueren des Gewässers aufgrund von Strömung usw. das Gepäck von Ihnen weggetrieben wird.

Nun setzen Sie das Gepäck vorsichtig ins Wasser und prüfen seine Schwimmfähigkeit. Wenn Sie alles richtig gemacht haben, liegt der Rucksack zu zwei Dritteln tief im Wasser, schwimmt aber noch. Sie können nun ins Wasser hineinsteigen und schwimmend das Gepäck vor sich herschieben oder hinter sich herziehen. Sobald Sie am anderen Ufer angekommen sind, nehmen Sie das Gepäck wieder aus dem Wasser und packen es wieder aus. Nehmen Sie Ihre Bekleidung heraus, trocknen Sie sich, ziehen Sie sich an und weiter geht der Marsch ...

Fierljeppen: Bei dieser relativ alten Methode, einen Fluss mit einer Breite von etwa 2–8 Metern zu überqueren, wird ein langer stabiler gerader Stab benötigt, der das Körpergewicht tragen kann. Für die Anfertigung eines Flierljeppenstabes eignen sich zum Beispiel gerade wachsende Hölzer, wie etwa Haseln oder junge Buchen- oder Ahorntriebe.

Der Stab sollte mindestens 5 m lang sein und im Durchmesser mindestens 6 cm betragen. Das untere Ende des Stabes darf nicht angespitzt sein und, wenn möglich, schneidet man dort den Stab noch so ein, dass viele Fasern lange wegstehen, die ein zu tiefes Eindringen des Stabes in den Gewässerboden erschweren. Die Durchführung dieser Technik geschieht wie folgt: Man nimmt Anlauf mit dem Stab in der Hand wie beim Stabhochsprung und während des Zulaufens auf das Gewässer stößt man den Stab in die Mitte des Gewässers hinein, hält sich am Stock fest und nutzt den Schwung des Körpers, der den Stock dann senkrecht aufrichtet. Man hält sich am Stock fest, bis man schwungtechnisch gesehen den Totpunkt überwunden hat und auf die andere Seite des Gewässers kippt. Dann fängt man bei der Landung das Körpergewicht mit den Beinen ab. Mit den Füßen sicher stehend am anderen Ufer angekommen, lässt man den Stab los und kann ihn, wenn er im Boden steckt, wieder für eine Rückkehr auf die andere Seite des Flusses verwenden.

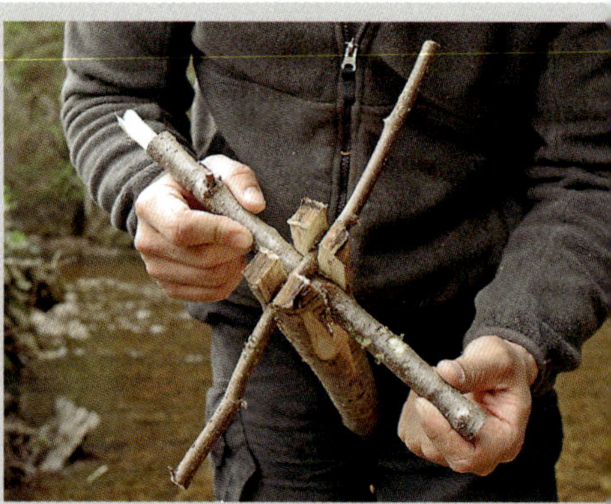

▸ Stockspitze modifiziert, das erschwert ein Eindringen in den Gewässerboden

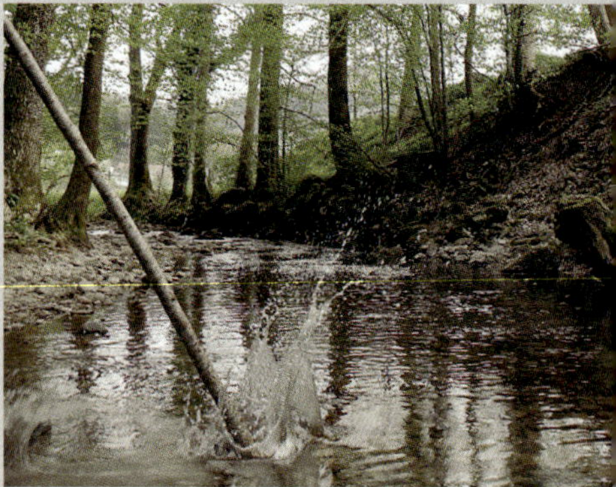

▸ Stock in Gewässerboden rammen

DAS SOLLTEN SIE BEACHTEN

- Die Fierljeppen-Methode hat einen großen Nachteil: Mit Gepäck ist sie nämlich schwierig bis nicht durchführbar.

Moore überqueren

Erreichen Sie ein Moorgebiet, versuchen Sie zu Ihrer eigenen Sicherheit immer, es zu umgehen. Moorüberquerungen sind außerordentlich gefährlich! Brechen Sie durch die Moordecke und die Wasserschicht durch und Ihre Füße kommen mit dem Moorschlamm in Berührung, ist es fast unmöglich, dort mit eigener Hilfe wieder zu entkommen, da der Schlamm die Füße so dicht umschließt und durch den Vakuumeffekt nicht mehr freigibt. Auch wenn Sie jetzt mit dem Oberkörper noch aus dem Moor herausstehen, das eiskalte Moorwasser, das ganzjährig etwa 8–11 °C kalt ist, führt bei Ihnen zu einer lebensgefährlichen Unterkühlung. Diese endet dann, wenn keine Hilfe kommt und Sie aus dem Wasser zieht, in der Bewusstlosigkeit und anschließend im Tod. Es müssen deshalb immer Vorsichtsmaßnahmen getroffen werden, falls Sie dennoch durch das Moor müssen.

Wenn Sie ein Moor überqueren möchten, benötigen Sie unbedingt ein „drittes Bein". Dabei handelt es sich um einen Stab, mit dem Sie sich im Moor vortasten und Ihr Körpergewicht etwas besser verteilen kön-

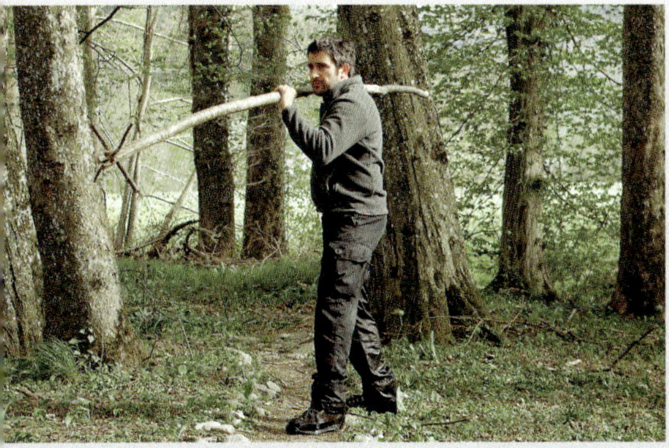

Anlauf nehmen

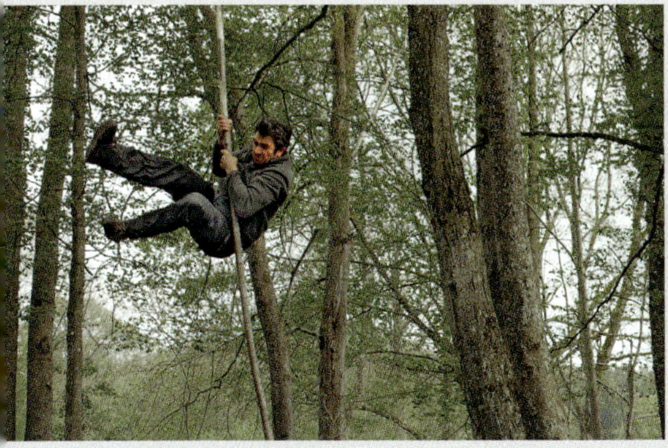

Über das Gewässer schwingen

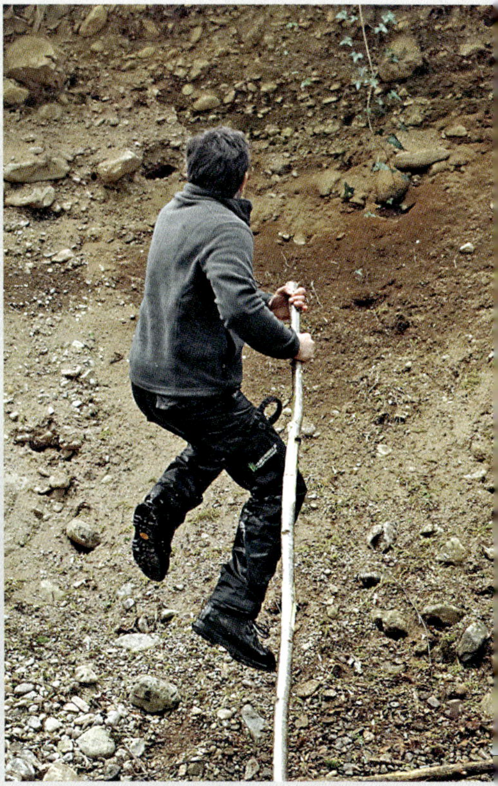

im sicheren Stand landen

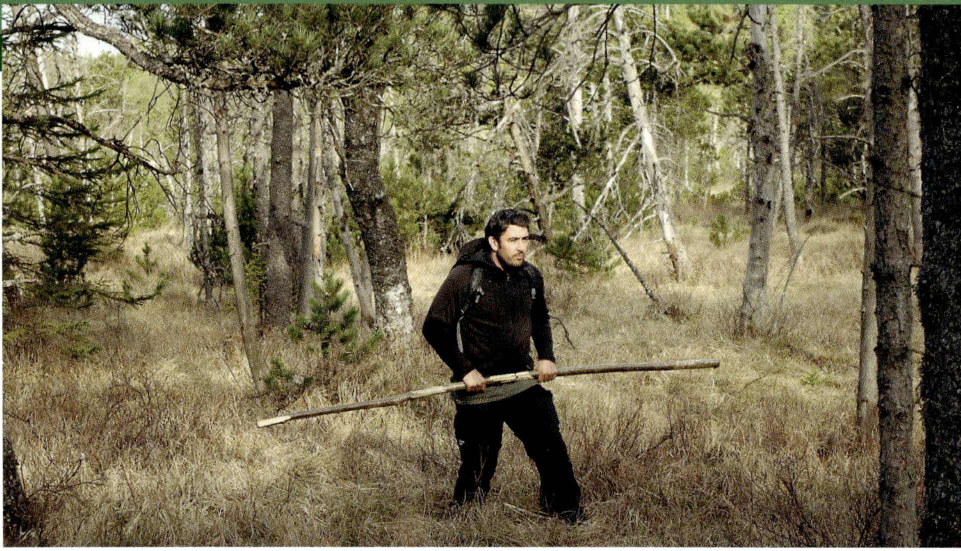

▸ Überquerung eines Moores mit dem Stock

nen oder der Sie im Falle eines Einbrechens in die Moordecke vor dem Einsinken schützt.

Dieser Stab sollte etwa 2,50 m, besser noch 3,00 m lang sein und etwa 6 cm dick. Der Stab wird wie folgt benutzt: Entweder gehen Sie langsam und vorsichtig über die Moordecke und stoßen den Stab immer wieder etwa 1,50 m vor sich mit leicht ansteigendem Druck auf die Moordecke senkrecht herunter. Sticht der Stab ohne großen Widerstand durch, ist die Mooroberfläche an dieser Stelle nicht besonders dick und sollte gemieden bzw. umgangen werden. Das Einbruchsrisiko ist hier zu groß. Diese Technik sollte nur, wenn es schnell gehen muss, angewendet werden.

Eine zweite Methode: Sie halten den Stab bei fast gestreckt nach unten hängenden Armen parallel an beiden Händen vor der Hüfte (also quer zu Ihnen). Für den Fall, dass Sie plötzlich einbrechen, lassen Sie sich in diesem Moment mit dem Oberkörper nach vorn fallen, sodass Sie mit dem Oberkörper auf der Moordecke vor Ihnen landen und die Hüfte, von oben nach unten gesehen, als letzter Punkt des Körpers auf dem Stab aufliegt. Somit stoppt der Stab nicht nur ein weiteres Einbrechen Ihres Körpers, sondern verhindert auch, dass Sie mit den Füßen in den Moorschlamm eintauchen und somit feststecken.

Das Gepäck sollte bei Moorüberquerungen zur Sicherheit hinter sich hergezogen werden, auch um das Gewicht auf der Fläche besser zu verteilen. Eine sinnvolle Methode ist hier die Anfertigung eines Schlittens, auf den Sie den Rucksack legen können. Den Schlitten können Sie zum Beispiel mit Paracord hinter sich herziehen. Das reduziert das Einbruchsrisiko weiter, da der Schlitten über die Moordecke rutscht und dabei keine Narben aufreißt und die Moordecke beschädigt.

Steht Ihnen kein geeignetes Holz für die Fertigung eines Stabes zur Verfügung, können auch beide Wanderstöcke, jeweils im ersten Drittel stramm parallel nebeneinanderliegend, aneinandergebunden werden und als improvisierter Überquerungsstab genutzt werden. Ihre Sicherheit ist hierbei aber um ein Vielfaches geringer, wenn Sie einbrechen. Die aneinandergebundenen dünnen Stöcke sind nicht so lang wie der Holzstab und vor allem nicht so belastbar. Diese Konstruktion kommt also nur als Notlösung in Frage.

Möglicherweise haben Sie schon davon gehört, wie man aus dem Moor freikommen kann, wenn die Füße bereits vom Moorschlamm eingeschlossen sind: Vergessen Sie Maßnahmen, wie zum Beispiel die Schuhe unter Wasser ausziehen zu wollen, um sich vom Moorschlamm zu befreien – das funktioniert in der Praxis nicht. Ich bin mit entsprechenden Sicherungsmaßnahmen mehrfach in Moordecken eingebrochen und habe dabei sämtliche „Fluchtmöglichkeiten" ausprobiert. Daher kann ich mit Gewissheit sagen, was funktioniert und was nicht.

Eis überqueren

Das Überqueren einer Eisdecke ist immer mit einem vielfach höheren Risiko verbunden als das Überqueren einer Moordecke und sollte, wenn möglich, vermieden werden. Nun kann man sich das auf einer Flucht vor einer Krise oder Katastrophe, wenn einem womöglich andere Menschen auf den Fersen sind oder andere Gefahren lauern, womöglich nicht aussuchen. Hier gibt es ein paar Wissensgrundsätze, die das Risiko für den Fall, dass Sie es doch tun müssen, minimieren: Bäche, Flüsse, Seen und Teiche frieren immer erst an den Ufern und dann langsam zur Mitte hin zu. Wenn Sie also einen See überqueren müssen, versuchen Sie sich in der Nähe der Ufer zu bewegen und meiden Sie den direkten Weg durch die Mitte. **Je weiter Sie in die Mitte kommen, desto dünner wird das Eis.** Je dichter am Ufer, desto dicker ist das Eis. Analog zur Moorüberquerung gilt hier der Grundsatz, das Körper- und Ausrüstungsgewicht so gut wie möglich auf der Eisdecke zu verteilen. Je besser Sie das lösen, desto geringer ist die Gefahr des Einbruchs in das Eis. Die Eisdecke sollte mindestens 5 cm dick sein und auf dem Wasser aufliegen. Das können Sie prüfen, indem Sie ein paar Meter vom Ufer entfernt mehrere Löcher in das Eis schlagen. Quillt dort das Wasser langsam oder fontänenartig heraus, liegt die Eisdecke auf dem Wasser. Tritt kein Wasser heraus, ist die Gefahr des Einbruchs wegen des vorhandenen Luftraums zwischen Eis und Wasser größer. Ist die obere Schicht des Eises klar und hell und es sind keine Sprünge sichtbar, ist das auch ein gutes Indiz für eine stabile Eisdecke. Beachten Sie aber: Eine 100-prozentige Sicherheit gibt es hier nie!

Mit der **Stabmethode**, so wie im Kapitel „Moorüberquerung" beschrieben (→ S. 186–189), kommen Sie am schnellsten voran. Nachteilig ist hier jedoch die hohe Flächenbelastung mit den Füßen, was das Einbruchrisiko erhöht. Sie können aber auch, wenn die Eisdecke unsicher scheint, die Methode **„Auf allen vieren"** anwenden. Hier tasten Sie sich auf Knien und Händen, das Gepäck hinter sich herziehend und den Stock quer unter dem Bauch mit den Knien vor sich herschiebend, nach vorn. Dieses Vorgehen ergibt bei unsicherer Eisdecke Sinn; Sie können im Zweifelsfall auch auf dem Bauch über das Eis kriechen. Dann haben Sie die höchstmögliche Sicherheit, die ohne technische Hilfsmittel erreicht werden kann; jedoch sind Sie hier am langsamsten und Ihre Bekleidung kann durch den Eiskontakt feucht werden, was wiederum die Isolierleistung beeinträchtigt.

Sollte der Fall eintreten, dass Sie plötzlich im Eis einbrechen, werden Sie in der ersten Minute ganz schön unter Stress stehen. Versuchen Sie aber unbedingt einen klaren Kopf zu behalten! Das ist natürlich nicht so einfach, denn es setzt sofort ein unkontrollierbares Schnappen nach Luft ein, weil die Kälte des Wassers schockt und Sie sich an die Kälte gewöhnen müssen. Das dauert ein paar Sekunden. Wenn Sie im Moment des Einbrechens in das Eis mit dem Kopf untertauchen und vor Schreck noch am Einatmen sind, „atmen" Sie Wasser und verschlucken sich (Aspiration). Das ist äußerst unangenehm und brennt in der Lunge. Beeilen Sie sich, um den „Normalzustand" wiederherzustellen. Husten Sie so fest und schnell wie möglich ab. Jetzt bereiten Sie Ihren „Ausstieg" aus dem Wasser vor. Beachten Sie, dass Ihre Kraft wegen der großen Kälte des Wassers rapide abnimmt und Sie dazu nur 1–2 Versuche haben! Lassen Sie sich kurz Zeit und führen Sie keine hastigen Bewegungen durch. Sie haben etwa 2–5 Minuten, um aus dem Eis herauszukommen, je nach Ihrer körperlicher Verfassung und Konstitution. Sie gehen dabei wie folgt vor: Schwimmen Sie zu einer Stelle in Ihrem Einbruchsloch, wo Ihnen das Eis dick genug zum Ausstieg erscheint. Setzen Sie die Ellbogen und die Unterarme über der Eiskante auf das Eis und bringen Sie Ihren Körper jetzt in die Horizontale, sodass Sie wie beim Schwimmen mit dem Unterkörper auf dem Wasser liegen. Das erreichen Sie, indem Sie Beinschläge wie beim Kraulschwimmen durchführen. Dann kriechen Sie schnell mit weiterhin andauernder Beinschlagbewegung über die Eiskante auf das Eis zurück; die Beinbewegungen verschaffen Ihnen Vortrieb und helfen Ihnen so, aus dem Wasser zu kommen. Sobald Sie aus dem Eisloch entkommen sind, rollen Sie ihren Körper aus der Gefahrenzone heraus, bis das Eis wieder dicker ist und Sie auf allen vieren oder sogar im Stand weiterkönnen. Lassen Sie sich hier

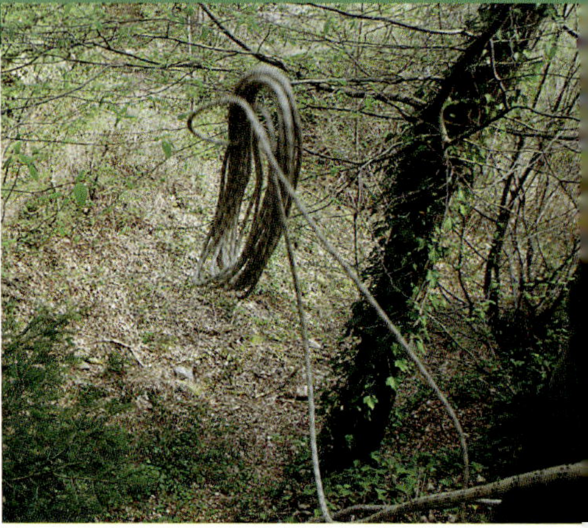

▶ Restseil hinunterwerfen

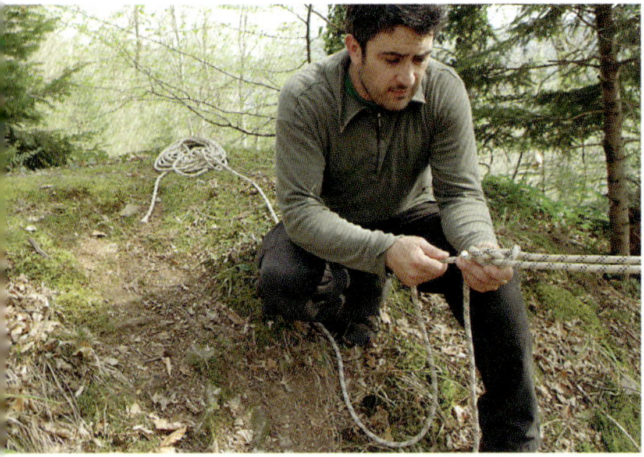

▶ **Dülfersitz:** Seil am Baum befestigen

nicht zu viel Zeit, da Sie mit der nassen Bekleidung sehr schnell auskühlen. Es ist deshalb äußerst wichtig, die Bekleidung rasch zu wechseln!

Abseil- und Aufstiegstechniken

Die hier von mir beschriebenen Klettertechniken verursachen bei professionellen Kletterern beim Lesen sicherlich starke Bauchschmerzen, da der Sicherheitsaspekt

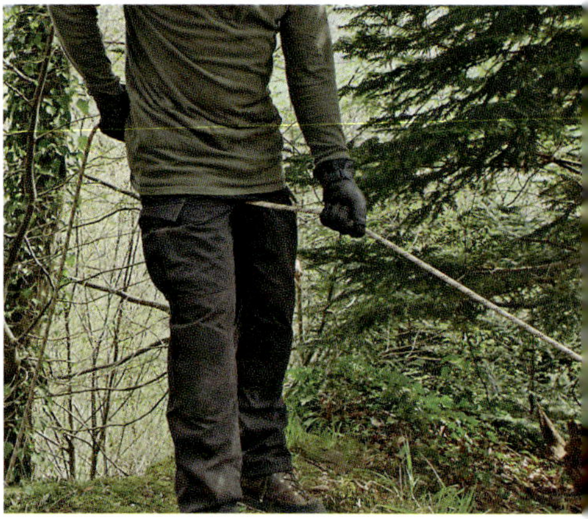

▶ Seil zwischen den Beinen durchführen

vernachlässigt wird und moderne Techniken keine Anwendung finden. Die hier zuerst beschriebene Technik wurde als einzige Technik über Jahrzehnte hinweg zum Abseilen im Gebirge und in Felswänden genutzt. Ich bin natürlich auch an absoluter Sicherheit interessiert und würde diese Techniken auch nur im Notfall anwenden. Da einem im Notfall aber selten eine vollständige Kletterausrüstung zur Verfügung steht, haben Sie sowieso keine andere Wahl. Folgende Abseil- und Aufstiegstechniken haben sich bewährt:

Dülfersitz: Diese klassische Abseiltechnik, benannt nach dem Bergsteiger Hans Dülfer (gestorben 1915), war über Jahrzehnte hinweg eine häufig genutzte Abseiltechnik,

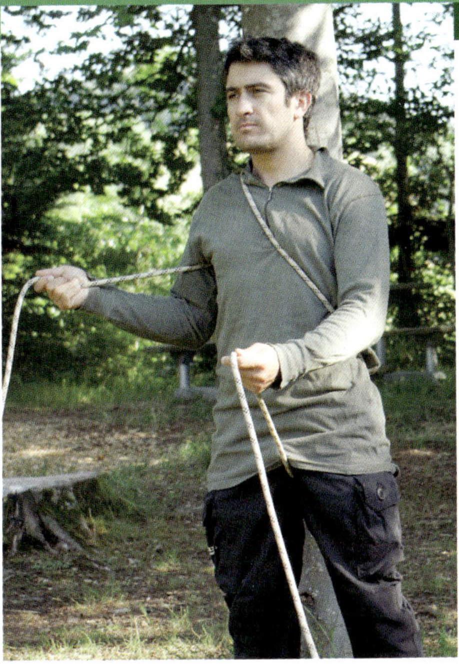

▶ Dülfersitz Seilführung vorne

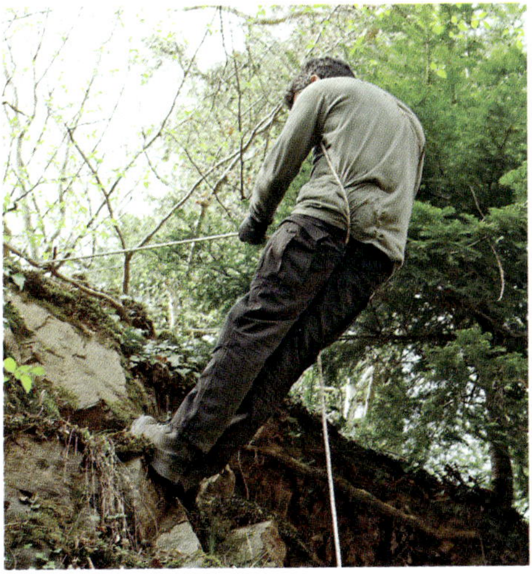

▶ Abseilen im Dülfersitz

die heute nicht mehr verwendet wird. Mit dieser Technik ist es möglich, sich an einer Steilwand, mit nur einem Seil und ohne weitere Hilfsmittel, abzuseilen. Da diese Technik auf dem Reibungsprinzip und dessen Bremswirkung basiert, muss bei ihrer Anwendung unbedingt belastbare Kleidung getragen werden. Wenn Sie sich in einem Fleece-Oberteil oder einer Jacke aus Wolle abseilen, greift das Seil durch die entstehende Reibungshitze die Textilien an. Für die Anwendung dieser Technik empfehle ich unbedingt Handschuhe, die nicht durchschmoren. Geeignet sind zum Beispiel Ihre Lederhandschuhe aus dem INCH-Gepäck.

Zur Ausführung müssen Sie das Seil an dem Abhang, den Sie hinabwollen, an einen Baum oder einer Wurzel befestigen. Es muss sichergestellt sein, dass die Wurzel nicht ausreißt bzw. der Baum, an dem Sie das Seil befestigen, stabil und sicher steht. Dann nehmen Sie das Ende und führen das Seil zwischen den Beinen durch. Sie ziehen das Seil zwischen Ihren Beinen durch, legen es über die linke Gesäßbacke und führen es über die Brust und über den Rücken unter der Achsel durch. Sind Sie eine männliche Person, ordnen Sie am besten noch das, was Sie zwischen den Beinen haben, denn es kann zu unangenehmen Schmerzen führen, wenn das Seil auf den Weichteilen reibt. Legen Sie das Seil nun oberhalb Ihres Kleidungskragens schräg über die Schulterblätter an und ziehen Sie es unter Ihrer rechten Achsel stramm wieder hervor. Nun müssen Sie sich etwa in einem 90°-Grad-Winkel nahe der Abseilwand nach hinten lehnen. Ist der Winkel zu steil, rutschen Sie mit den Füßen ab und stürzen in die Tiefe! Seien Sie beim Zurücklehnen unbesorgt, denn durch die Reibung des Seiles an Ihrer Bekleidung geschieht das relativ langsam und ohne Risiko. Bleiben Sie beim Abseilvorgang ziemlich waagrecht und verdrehen Sie sich nicht um die Längsachse. Der Dülfersitz kann ansonsten seine Haltewirkung nicht mehr erfüllen, was zur Folge hat, dass Sie zur Seite kippen und abstürzen.

DAS SOLLTEN SIE BEACHTEN

- Der Dülfersitz darf niemals freihängend ausgeführt werden, weil die Füße immer ein „Gegenlager" brauchen. Der Untergrund muss fest sein, damit die Füße sicheren Halt haben.

Zusätzlich kann man, wenn man noch über ein weiteres Seil verfügt, die Brust mit einem Prusikknoten sichern, der an dem Seil angebracht wird, mit dem man sich anseilt.

South-African-Methode: Bei dieser Methode des Abseilens wird auch die Bremswirkung des Seiles am Körper genutzt. Stellen Sie sich dazu mit dem Rücken zum Abhang. Legen Sie nun ein Ende des Seiles unter Ihrer linken, das andere Ende des Seiles unter rechten Achsel durch. Kreuzen Sie die beiden Seilenden am Rücken und bringen Sie diese vor Ihren Bauchnabel. Von dort aus führen Sie die beiden Enden, parallel nebeneinanderliegend, zwischen den Beinen durch und legen Sie den Doppelstrang an einer beliebigen Seite in eine Hand. Jetzt lassen Sie sich langsam den Abhang hinab. Die Hand, die das Doppelseil hält, bremst den Körper, wenn man das Seil etwas über den Oberschenkel nach vorn zieht.

Schnelle Abseiltechnik: Diese Technik verwenden Sie, wenn Sie einen weniger als 80°-Winkel abfallenden Hang schnell abseilen müssen, er aber für einen normalen Abstieg zu gefährlich ist. Da diese Technik sehr schnell anzuwenden ist und Sie Ihr Seil danach zurückziehen können, weil Sie es nicht oben befestigen müssen, ist diese Technik gerade in einer Fluchtsituation optimal; unter anderem deshalb, weil Sie das Gepäck dabei angeschnallt lassen können.

Das Seil muss hierbei um einen Baum oder ein anderes Haltemedium herumgelegt werden. Die Seilenden werden den Abhang heruntergeworfen und sollten, wenn möglich, unten möglichst unverkreuzt gleich lang ankommen. Dann steigen Sie am Ausgangspunkt zwischen die beiden nach unten zum Abhang liegenden Seilhälften. Jetzt greifen Sie beide Seilhälften, legen diese oberhalb Ihres Hüftknochens entlang eng vor sich über Kreuz auf Ihren Bauch und halten sie mit den Händen fest. Legen Sie sich nun etwa im 45°-Winkel nach vorn und ziehen Sie die beiden Seilhälften ein kleines Stück stramm an Ihrer Hüfte zu den Körperseiten hin. Legen Sie sich nun

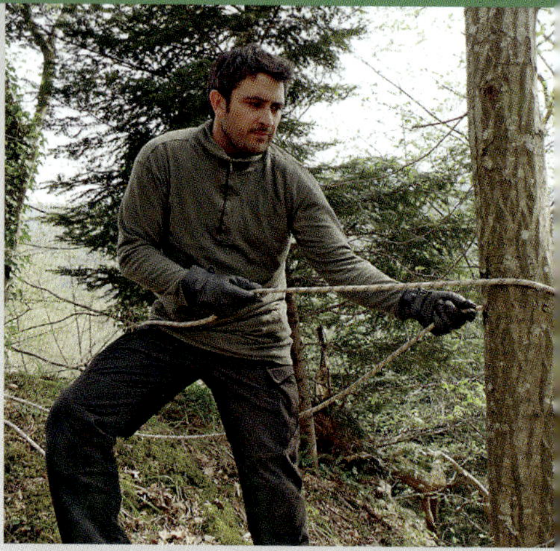

▶ **South-African-Methode:** Seil unter den Achseln durchnehmen

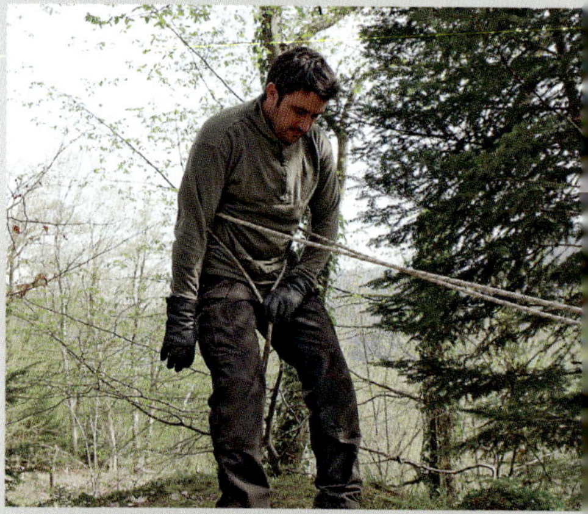

▶ Seil vom Rücken zwischen den Beinen durch

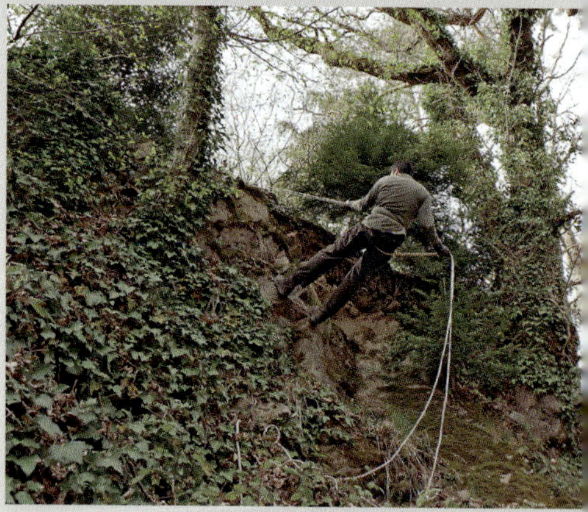

▶ Abseilen

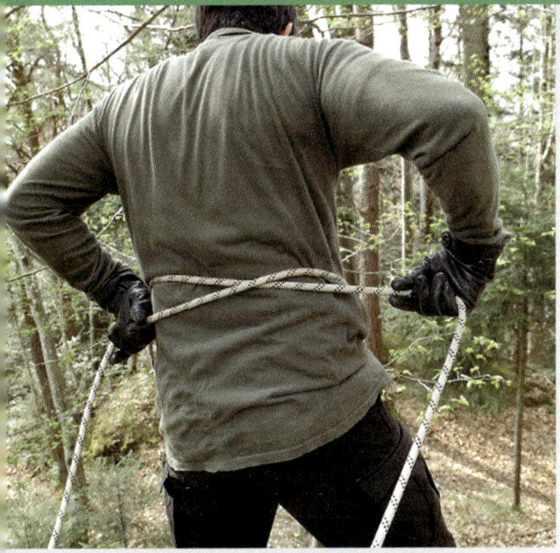

Hinter dem Rücken verkreuzen

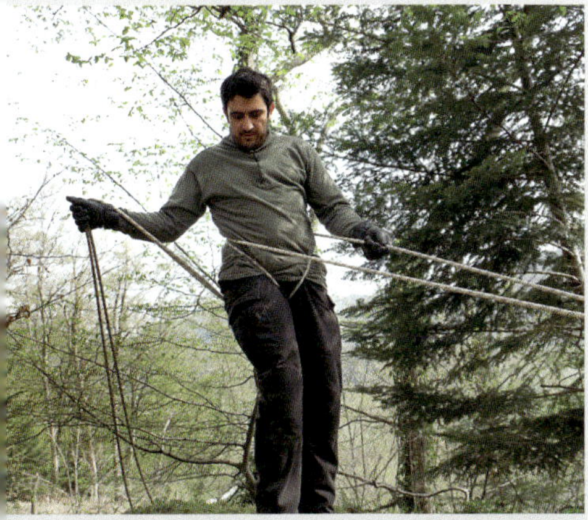

Doppelseil zu einer Seite wegführen

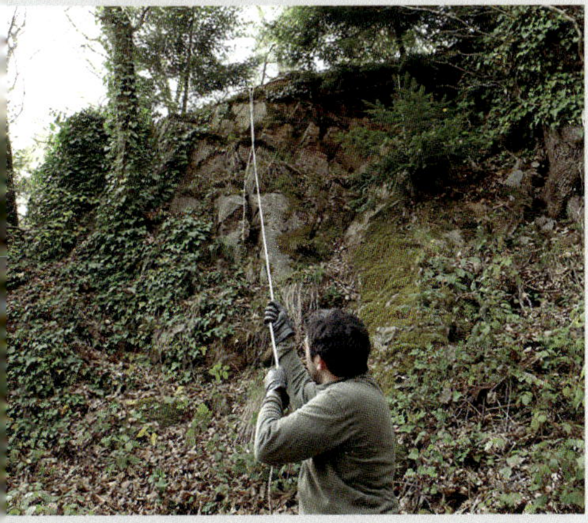

Seil zurückholen

Schnelle Abseiltechnik

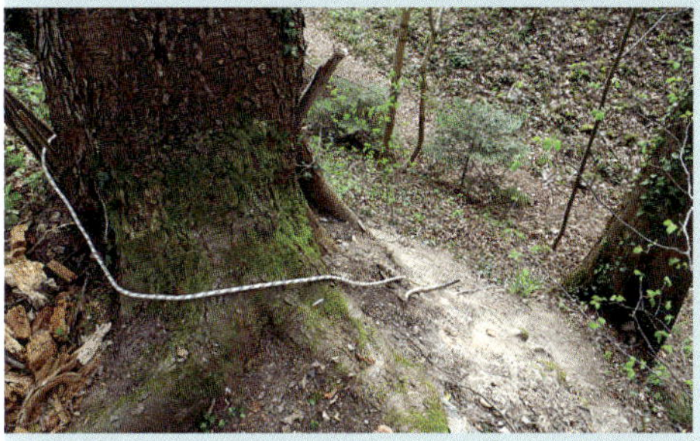

Das Seil wird um den Baum gelegt

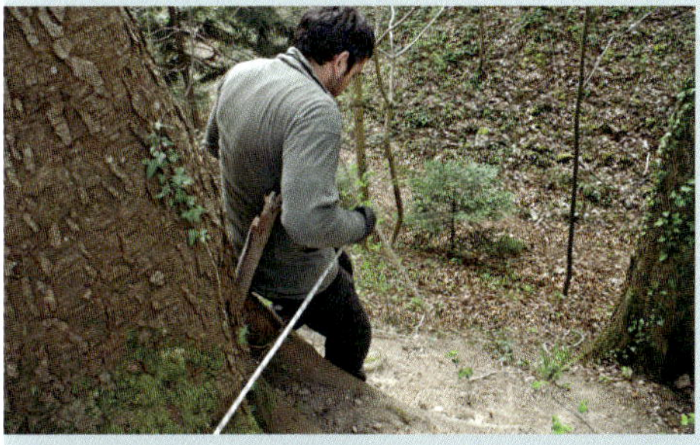

Zwischen das Seil stellen

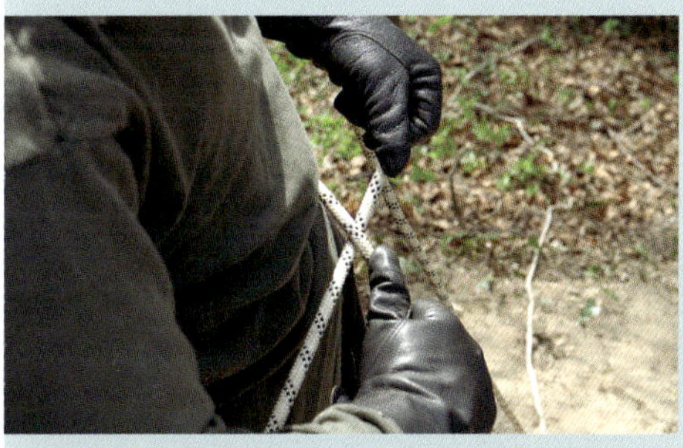

Bremsen mit der Hand

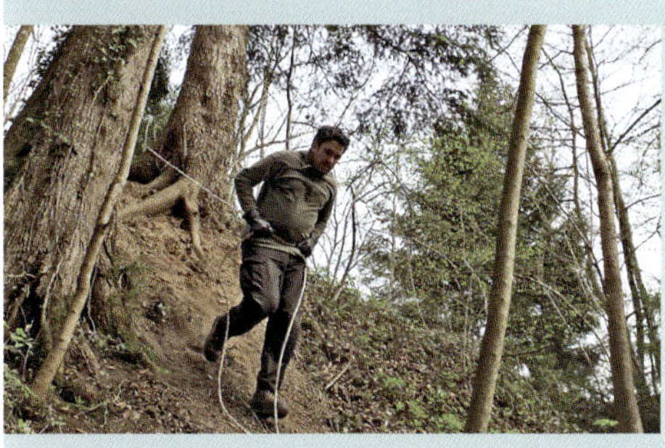

Herunterlaufen des Hanges

etwa im 45°-Winkel nach vorn und ziehen Sie die beiden Seilhälften ein kleines Stück stramm an Ihrer Hüfte zu den Körperseiten hin. Sobald Sie nun etwas die Hand öffnen, spüren Sie, wie Sie nach vorn „fallen" und das Seil zwischen Ihren Händen durchläuft. Laufen Sie mit dem Seil den Abhang herunter, wenn Sie bremsen müssen, ziehen Sie die Seilhälften einfach nach hinten zur Hüfte hin und schließen die Hände mit dem Seil dazwischen. Die Bremswirkung erfolgt abrupt und der Körper kommt direkt zum Stehen. Sie können mit dieser Technik auch während des Laufens Sprünge machen, um kleine Hindernisse (herausstehende Felsenstücke usw.) zu überspringen. Das sollte aber vorher unbedingt geübt werden. Unten angekommen, einfach an einem der Seilenden das Seil zu sich ziehen und dieses wieder zusammenrollen. Weiter geht es.

Abseilen mit Paracord: Auch Paracord kann mit Ihrem Karabinerhaken aus dem INCH-Gepäck zum Abseilen verwendet werden. Dafür muss erst ein Sitzgeschirr gebunden werden, in das der Anwender nach Fertigung hineinsteigen muss. Nehmen Sie dafür den Paracord vor die Brust und ziehen Sie es mit einem Arm in eine Richtung, bis der Arm ganz ausgestreckt ist. Lassen Sie den Paracord in der Hand des gestreckten Arms los und ziehen Sie erneut weitere zwei Mal. Jetzt haben Sie in etwa die richtige Länge für Ihr Sitzgeschirr. Schneiden Sie das Seil hier ab. Das abgeschnittene Seil verbinden Sie jetzt an den Seilenden mit einem Doppelachtknoten. Dieser lässt sich nach Gebrauch auch wieder gut lösen und das Seil kann wieder für andere Zwecke verwendet werden.

Halten Sie den Karabiner quer und wickeln Sie den Paracord mehrmals etwa 5–9 Mal um diesen herum. Die Anzahl der Wicklungen hängt von Ihrem Körpergewicht ab.

Nun die große Schlaufe an das Gesäß halten, diese an den Hüften vorbeiziehen und die Konstruktion mit einer Hand festhalten. Dann unter dem Schritt durchgreifen und

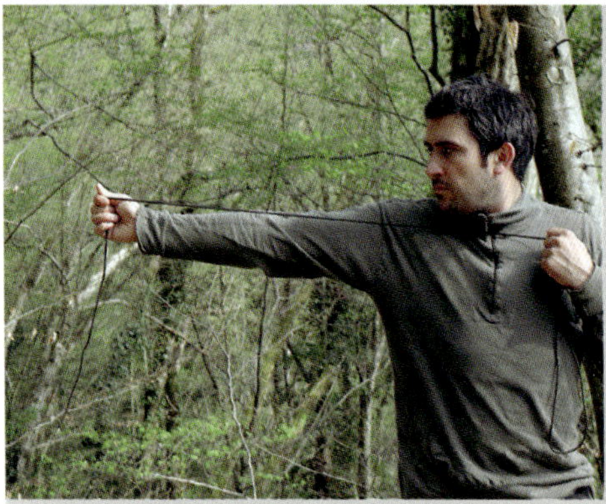

Abseilen mit Paracord: Seil für das Sitzgeschirr auf etwa drei Armlängen ablängen

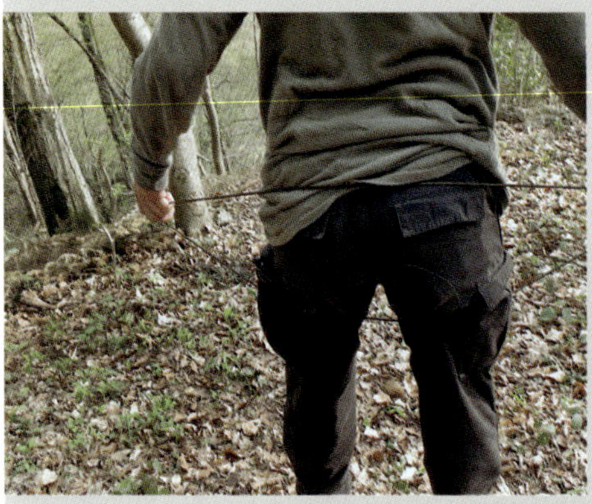

Sitzgeschirr um das Gesäß legen

mit einer der beiden querverlaufenden Seile zum Schritt durchziehen. Den Karabiner nun in die drei übereinander verlaufenden Schlaufen setzen. Darauf achten, dass keine Schlaufe vergessen wird! Fertig ist das Sitzgeschirr.

Jetzt können Sie sich an den Abhang stellen und abseilen. Nutzen Sie zum Bremsen das unter dem Karabiner hängende Seil. Die Bremswirkung tritt ein, wenn Sie das Seil vom Karabiner wegziehen. Achtung: Der Karabiner wird bei dieser Technik sehr heiß!

Aufstieg auf senkrecht gewachsenen Bäume ohne Äste: Mit einem Seil oder einer belastbaren Schnur können Sie sich auf einfache Art und Weise Kletterschlaufen

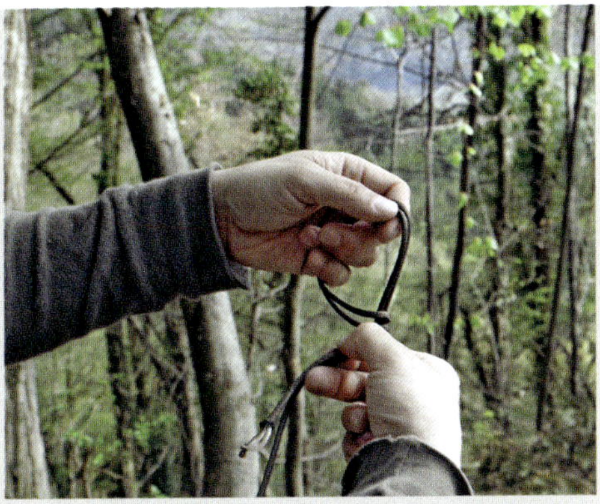

▶ Seilenden mit Doppelachtknoten verbinden

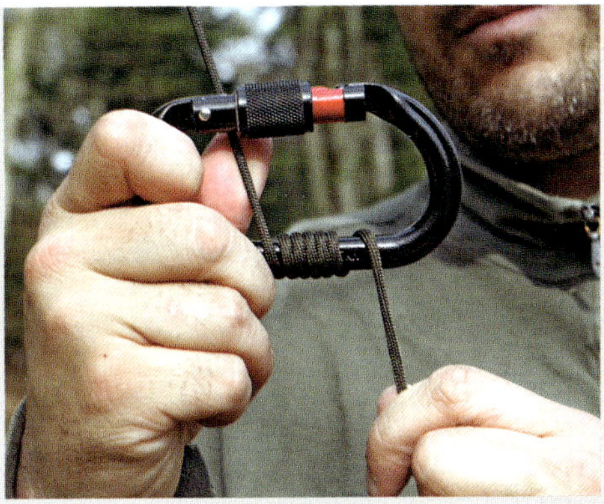

▶ Karabiner 5–9 Mal mit Paracord umwickeln

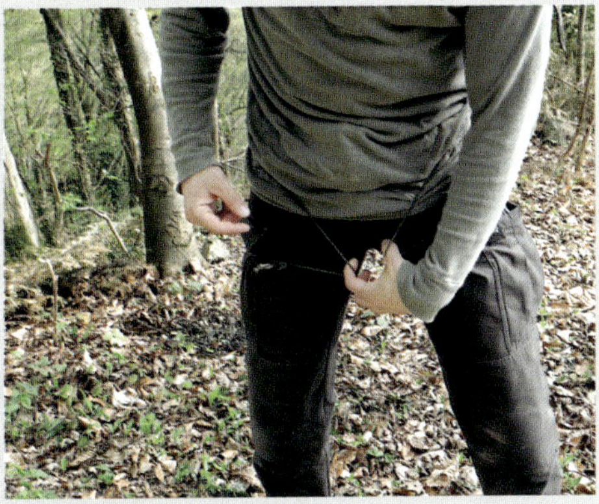

▶ Schlaufen zusammenführen

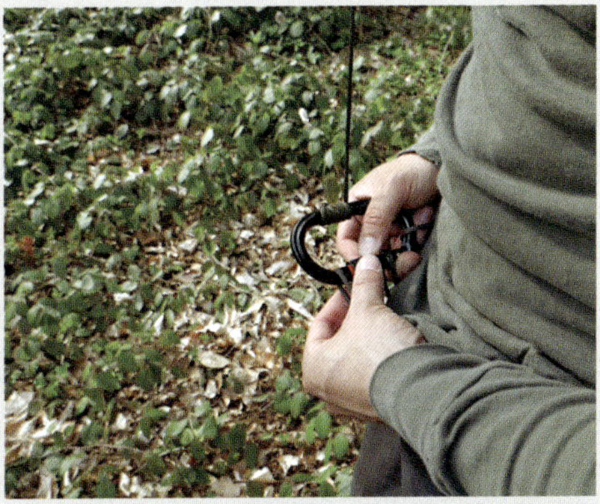

▶ und den Karabiner einhaken

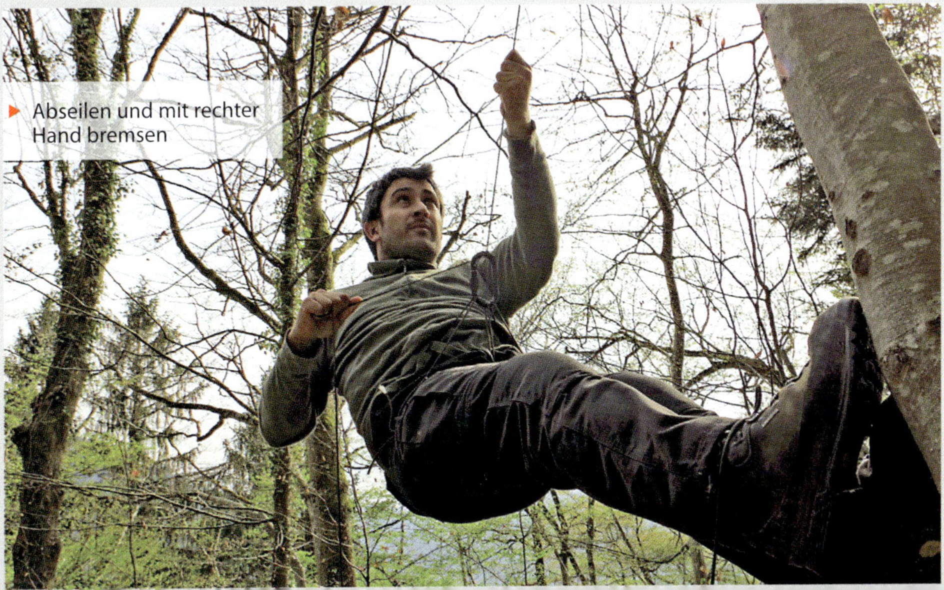

▶ Abseilen und mit rechter Hand bremsen

fertigen, mit denen Sie einen senkrecht gewachsenen Baum ohne Äste emporklimmen können. Diese Technik setzt voraus, dass Sie sie schon einmal im Garten oder irgendwo anders geübt haben. Sie hat den Vorteil, dass Sie ziemlich schnell nach oben kommen. Sie darf nur an Bäumen angewandt werden, die gerade so dick im Durchmesser sind, dass man mit einer Hand noch mindestens bis zur Hälfte der gegenüberliegenden Baum-

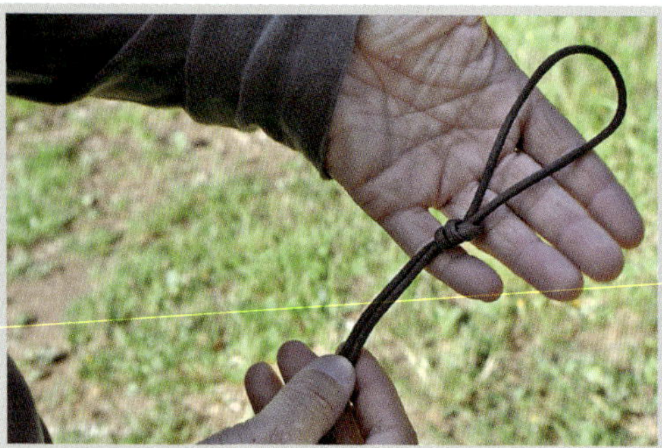

▶ **Baumaufstieg:** Jeweils eine große und eine kleine Schlaufe in die Seilenden binden

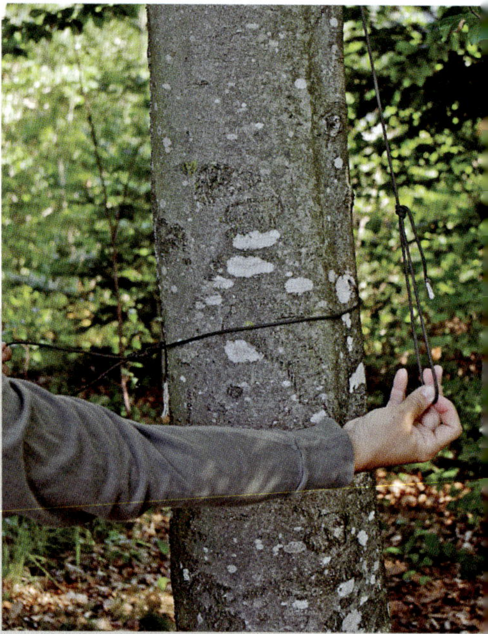

▶ Seile um den Baum legen und die großen durch die kleinen Schlaufen ziehen

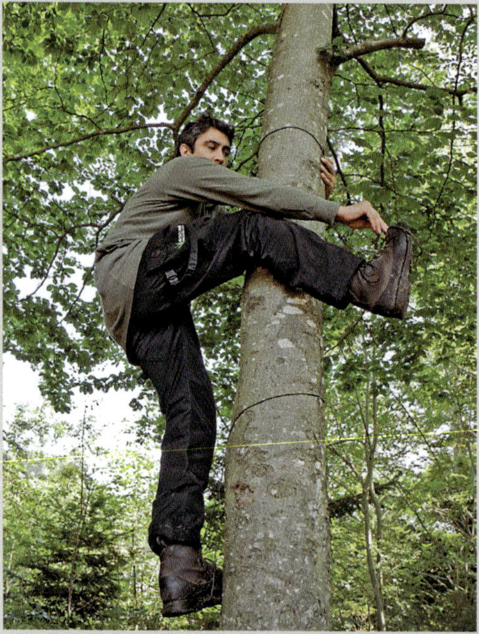

▶ Aufsteigen und mit anderem Fuß in nächste Schlaufe steigen

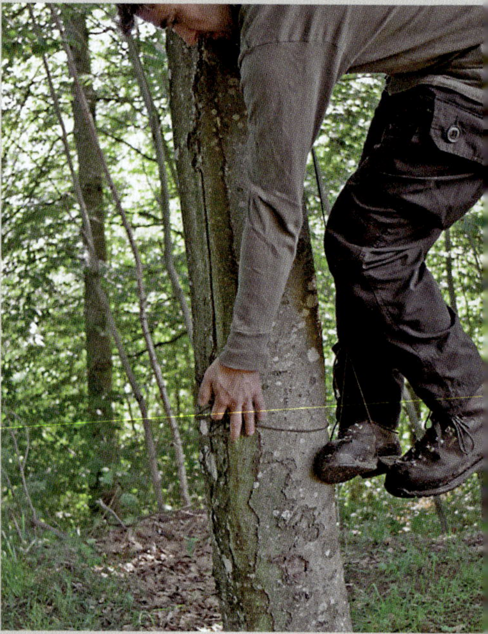

▶ unteres Seil lösen

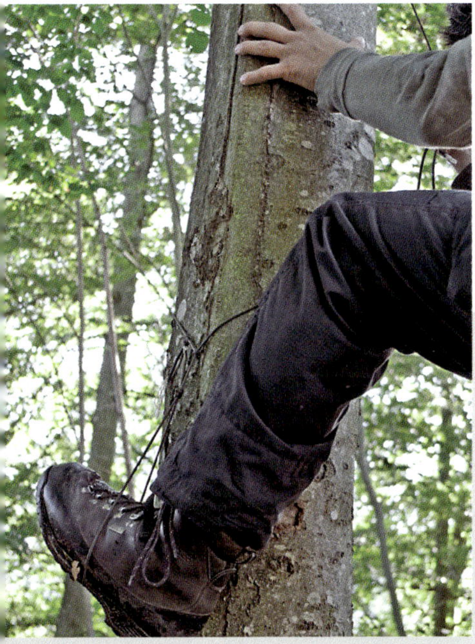

▶ In Schlaufe hineinsteigen

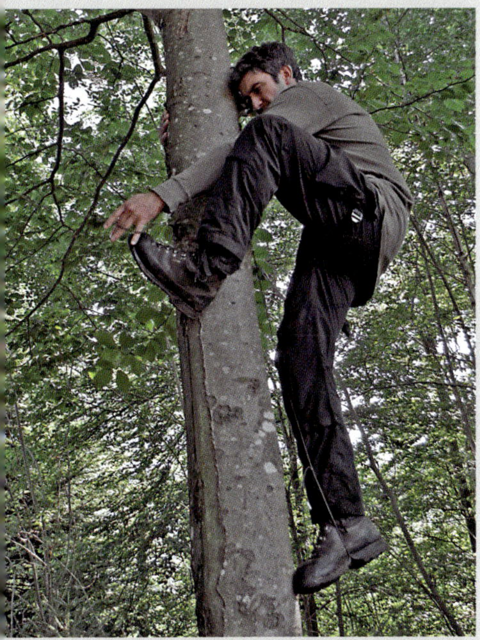

▶ Seil oberhalb befestigen und den Vorgang bis zur Baumkrone wiederholen

seitenmitte kommt. Bäume mit einem größeren Durchmesser sind zu gefährlich, weil Sie sich nicht mehr richtig halten können. Der Baum sollte, wenn möglich, auch eine grobe Borke (umgangssprachlich als Rinde bezeichnet) besitzen, damit das Seil auch greift. Glatte Baumborken, wie es zum Beispiel bei Buchen der Fall ist, erschweren das Herausklettern.

Sie benötigen für die Technik zwei Seilstücke mit jeweils etwa 2 m Länge. Binden Sie in jedes Seilstück an das eine Ende einen kleinen **Sackstichknoten** und an das andere Seilende einen großen Sackstichknoten, in dessen Schlinge Ihr Fuß passt. Lassen Sie unbedingt ein Stück mit etwa 10 cm Sicherheitslänge frei. Legen Sie das erste Seil um den Baum und ziehen Sie das Ende mit dem großen Knoten durch das Loch vom kleinen Knoten. Ziehen Sie das Seil so am Baum fest, dass es nicht mehr selbstständig abrutscht. Jetzt hängt die große Trittschlaufe nach unten. Führen Sie diesen Schritt erneut mit dem anderen Seil aus, das Sie dann aber etwa 1 m höher platzieren. Nun können Sie in die untere Schlaufe hineinsteigen. Durch Ihr Körpergewicht zieht sich diese sofort zu und ist so straff, dass das Seil sich an der Baumborke fixiert und nicht mehr rutscht. Halten Sie sich mit einer Hand immer am Baum fest. Steigen Sie dann mit dem anderen Fuß in die zweite Schlinge und schon sind Sie dem Baumwipfel wieder ein Stück entgegengekommen. Jetzt müssen Sie sich mit einer Hand am Baum festhalten, das untere Stück lösen und dann wieder am Baum über Ihnen befestigen. Das ist nicht ungefährlich, sie sollten äußerst vorsichtig sein, dass Sie dabei nicht abstürzen. Den Vorgang wiederholen Sie so lange, bis Sie auf der gewünschten Höhe angekommen sind. Beim Abstieg verlagern Sie das Gewicht immer auf das untere Seil, das obere lockern Sie und ziehen es dann nach. Dann bringen Sie das Gewicht in das (nachgezogene) obere Seil und schieben das untere nach unten. Das wiederholen Sie so lange, bis Sie in sicherer Nähe zu Boden angelangt sind und

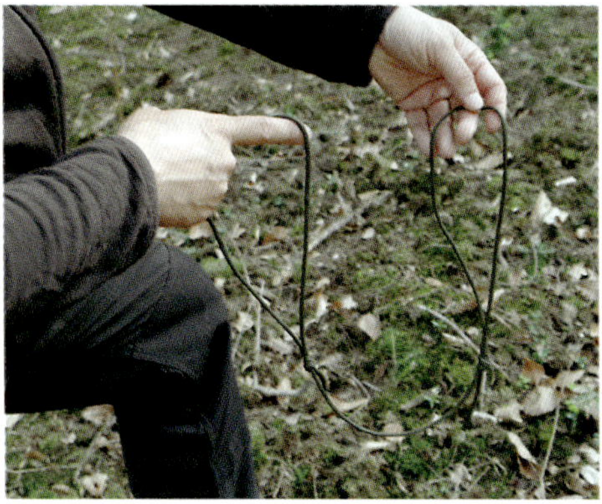

▸ **Offene Kletterschlaufe:** Zwei Schlaufen mit Sackknoten in Seil binden

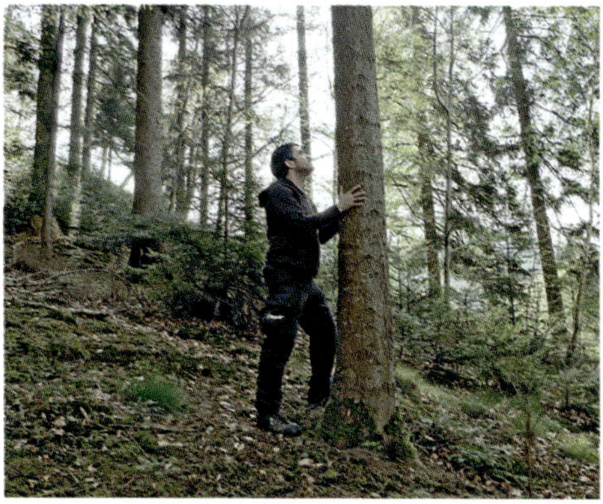

▸ Vor den Baum stellen

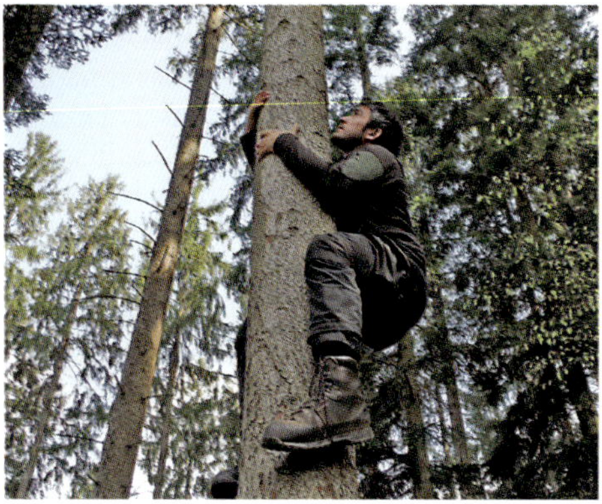

▸ Baum anspringen und umklammern

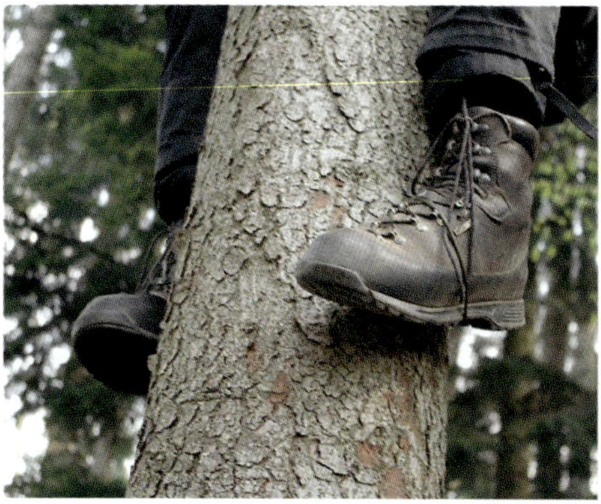

▸ Mit den Füßen Körper nach oben schieben

aus den Trittschlaufen aussteigen können. Bei einer ähnlichen Methode, die in der Survival-Literatur häufig angesprochen und bei der der bereits angesprochene **Prusikknoten** (Klemmknoten) verwendet wird, werden die Seile immer wieder nachgeschoben. Das funktioniert aber nur in der Theorie, nicht aber in der Praxis. Wer einen Knoten möchte, der sich leichter wieder öffnen lässt, wählt bei dieser Methode des Aufstiegs den **doppelten Achterknoten**.

Offene Kletterschlaufe: Eine vereinfachte Technik, die aber mehr Kraft und Übung voraussetzt, ist das Anfertigen einer offenen Kletterschlaufe. Hier kann Paracord oder ein Stück Draht verwendet werden. Für die Herstellung muss an beide Enden des Seiles oder des Drahtes eine Schlaufe eingeknotet oder eingebogen werden. Dann stellen Sie sich vor den Baum und springen diesen so an, dass sie parallel zum Baum mit Brust und Bauchnabel den Stamm im senkrechten Winkel berühren. Während des Auftreffens drücken Sie die Knie zusammen und schieben Ihre Knöchel von sich weg an die Baumborke heran, um das Körpergewicht am Stamm zu fixieren, damit es getragen wird. Der Baum wird mit dem Armen umklammert und mit den Füßen wird immer wieder nachgeschoben.

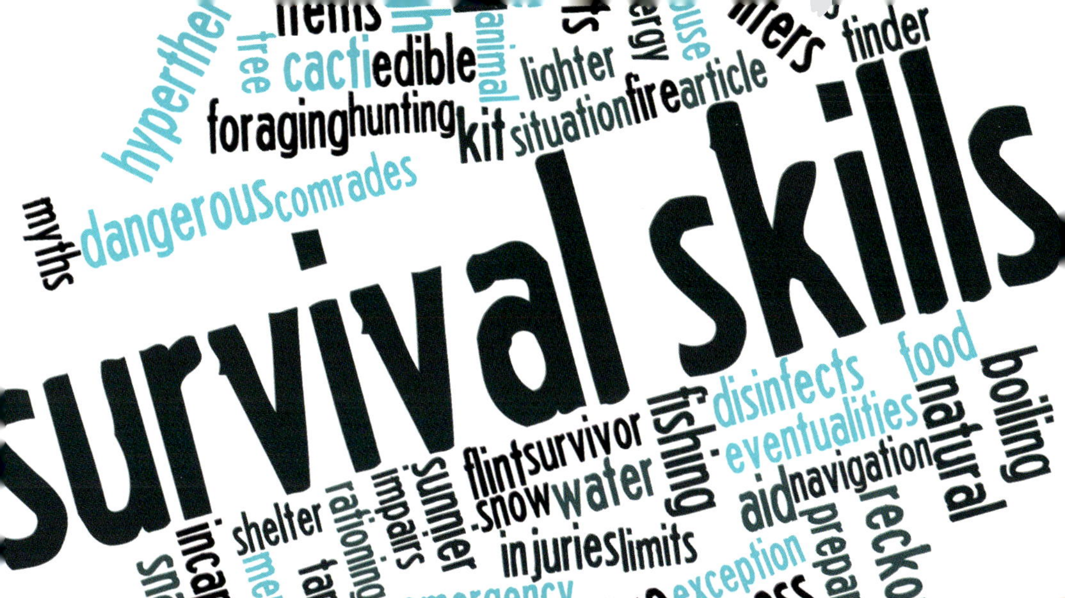

Teil 3: Ernstfallpsychologie

Wenn Sie mit Ihrem INCH-Notfallgepäck das Haus/Ihre Wohnung verlassen und hinaus in den Wald müssen, hat sich die Lage in Ihrer Region/Ihrem Land so sehr verschlechtert, dass Sie sicherlich auch schon vor der Flucht viel an Entbehrungen, Leid oder Elend erlebt haben. Sie befinden Sich also eventuell nicht in der psychisch stabilsten Situation. Hinzu kommt weiter, dass Sie auf unbestimmte Zeit, womöglich sogar für immer, Ihr Hab und Gut und Ihre Freunde und Verwandten verlassen müssen. Das ist ein Schritt, der der menschlichen Psyche zu schaffen macht. Sie brauchen deshalb eine Strategie oder Methoden, die Ihnen bei der mentalen Bewältigung dieser Probleme helfen. Bedenken Sie: Wenn Ihr Kopf das Überleben nicht mehr will, will es der Körper auch nicht mehr. Es ist enorm wichtig, das Sie mental vorbeugen, um erst gar nicht mit diesen Problemen in Berührung zu kommen.

Schon Kleinigkeiten an Vorfällen können die Laune draußen enorm heben, aber auch enorm absenken. Es ist also wichtig, mental ausgeglichen zu sein. Das aber ist draußen unter den erschwerten Lebensumständen gar nicht so einfach. Versuchen Sie daher, den Körper durch Aufnahme von Mahlzeiten mit Energie zu versorgen, schlafen Sie ausreichend, halten Sie sich warm, trinken Sie genügend.

Faktoren, die sich auf die menschliche Psyche im Freien ungünstig auswirken:

- eine Regen- oder Kälteperiode
- tagelang anhaltender Nebel
- Nahrungsmangel
- einseitiger Tagesablauf
- Krankheiten/Verletzungen
- Wassermangel
- Schlafmangel
- Ungewissheit über den weiteren Krisenverlauf

Einem psychischen Tief vorbeugen

Das beste Rezept, um die Psyche auf „Vordermann“ zu halten, ist die Ablenkung durch einen geregelten Tagesablauf. Da Sie sich sicherlich nicht großartig im Wald vergnügen können, um die Zeit zu füllen, müssen Sie sich anderweitig beschäftigen – und das ist nicht schwer. Es gibt genug wichtige Arbeiten, die während Ihres Aufenthalts draußen anfallen. So bedarf Ihre Ausrüstung immer wieder einer gewissen Grundreinigung und Pflege (vor allem Schuhe und Bekleidung); Schutzmaßnahmen gegen ein Entdecken müssen getroffen oder neue Nahrungsquellen erschlossen werden. Auch das taktische Feuer benötigt Holz, um betrieben zu werden. Das ist nur ein kleiner Auszug aus den Tätigkeiten, die draußen anfallen.

Wichtig ist, dass Sie nicht untätig bleiben und warten, bis der Ausnahmezustand vorüber ist. Sie sollten sich einen straffen Tagesablauf angewöhnen. Spätestens, wenn es hell geworden ist, sollten Sie aufstehen und mit dem Tag beginnen. Schlafen Sie, wenn möglich, nicht bis zum Mittag (auch wenn es eine lange Nacht war); zu langes Schlafen belastet nämlich die Psyche und den Biorhythmus.

Beginnen Sie mit Körperpflegemaßnahmen, waschen Sie sich komplett und mit freiem Oberkörper. Das tut gut und härtet ab, auch wenn Sie dabei etwas frieren. Waschen ist enorm wichtig für die Psyche! Dann sollten Sie mit dem Frühstück fortfahren, Ressourcen ergänzen (Holz, Wildpflanzen, neues Tarnmaterial usw.), Informationen über Gesamtlage der Katastrophe oder Krise über den Rundfunk sammeln usw.

Die Einsamkeit bekämpfen

Schon ein paar Tage Aufenthalt im Freien, ohne jeglichen Kontakt zu Menschen, wird für viele Menschen zur Herausforderung. Viele sind das nicht mehr gewohnt. Manche Outdoor-Enthusiasten hingegen wollen genau das, weil sie die Einsamkeit schätzen. Für andere jedoch kann es, wenn sie ganz allein im Freien sind, eine sehr große Umstellung bedeuten. Etliche Personen, die ich kenne, waren noch nie allein oder haben wirkliche Einsamkeit gespürt. Mit Einsamkeit meine ich hier nicht, dass Sie vielleicht einen „Single-Haushalt" führen oder einmal eine Nacht im Wald geschlafen und sich „einsam" gefühlt haben. Das richtige Einsamkeitsgefühl kommt erst zum Vorschein, wenn Sie tagelang im Gebirge an einer Ecke zelten, wo kein Mensch vorbeikommt und kein Gedudel aus dem Radio zu hören ist. Sind Sie einmal richtig allein, befassen Sie sich ganz automatisch mit sich selbst und Ihrer Situation. Ihnen fallen dann womöglich Dinge auf, auf die Sie vorher noch nicht einmal im Ansatz gekommen wären. Echte Einsamkeit kann niederdrückend sein, vor allem, wenn Sie es gewohnt waren, ständig unter Leuten zu sein und ihr „normales Leben" durch die Dauerberieselung verschiedener Medien gekennzeichnet war. Umso krasser ist die Stille, wenn diese Medien plötzlich nicht mehr zur Verfügung stehen. Die Einsamkeit können Sie nur besiegen, indem Sie sich beschäftigen und ablenken und irgendwann einen Kompromiss mit ihr eingehen und lernen, sie zu akzeptieren.

Wenn Sie Ihr Zuhause verlassen müssen, kann es Ihnen passieren, dass Sie **Heimweh** beschleicht. Innerlich wünschen Sie sich eine Rückkehr in Ihre Heimat so sehr, dass es zu schweren psychischen Krisen kommen kann. Das wirkt sich bald auch negativ auf das körperliche Befinden aus. Motivationsmangel, Antriebslosigkeit usw. sind typische Anzeichen für Heimweh.

Zustände, die für Sie absolut neu sein könnten, sind die folgend beschriebenen **Ängste**. Die häufigste Angst, die ich oft bei den Teilnehmern meiner Kurse beobachten kann (und die auch von einigen sogar offen kommuniziert wird), ist die, alleine im Wald zu sein. Diese äußert sich (auch unbewusst) mit Schlafstörungen, Schreckhaftigkeit usw. Die Angst wird gerade nachts von Tiergeräuschen und von Dunkelheit verstärkt. Ich höre immer wieder von „großen" Tieren, die nachts an den Teilnehmern vorbeigelaufen sein sollen und durch ihre Größe so viel Lärm erzeugt hätten. Als ich einmal bei einem Kunden auf ein vermeintlich „großes Tier" mit der Taschenlampe geleuchtet habe, hat mich eine kleine Waldmaus mit großen

Augen angesehen. Nachts werden Geräusche intensiver wahrgenommen und Angst kann auch das objektive Urteilsvermögen beeinträchtigen. Daran muss man sich gewöhnen und sich mit der Angst arrangieren, solange Sie nicht in die Zivilisation zurück können.

Es mag Ihnen vielleicht etwas suspekt erscheinen, aber **Langeweile** könnte auch bei Ihnen aufkommen. Sie ist sehr häufig in Situationen, wo Sie stationär über einen längeren Zeitraum verbleiben müssen und Ihr Aktionsradius (zum Beispiel aus taktischen Gründen) stark eingeschränkt ist. Langeweile ist der Beginn psychischen Verfalls, daher muss diese sofort bekämpft werden.

Der Cooper-Farbcode

Angst äußert sich natürlich bei jedem Menschen anders. Ein ehemaliger Colonel der US-Marines, nämlich John Dean Cooper (gestorben 2006), hat ein System entwickelt, mit dem die Stufen psychischer Erregungszustände kontrolliert werden können. Mit dem Cooper-Farbcode können Sie sich besser auf Bedrohungssituationen einstellen, da Sie sich mental darauf vorbereiten. Der Cooper-Farbcode hilft Ihnen auch, mit der Angst besser umzugehen, weil die innere Einstellung einer andere ist. Cooper verwendete folgende Farbcodes:

Code Weiß: In diesem Zustand befinden Sie sich, wenn Sie sich sicher und geborgen fühlen. Um Sie herum existieren keine potenziellen Gefahren. Sie müssen auf nichts achten, können ohne Angst vor einer Bedrohung und absolut entspannt agieren. Dieser Zustand indes sollte auf Ihr Zuhause begrenzt sein.

Wenn Sie Menschen in einer Stadt beobachten, stellen Sie fest, dass sich viele Passanten im weißen Zustand auf der Straße mit ihrem Smartphone oder mit Kopfhörern bewegen. Tun Sie das niemals!

Code Gelb: Sobald man das Haus verlässt und aus dem Türrahmen tritt, „switcht" man in den gelben Zustand. Gelb bedeutet hier, dass Sie das Umfeld mit Ihren Augen mental entspannt wahrnehmen.

Code Orange: Sobald Sie eine (vermeintliche) Bedrohung mit Ihrem „Radar" realisieren, wechseln Sie in den orangen Zustand. Ihre Aufmerksamkeit ist primär auf die jeweilige Situation fixiert. Sie programmieren sich, indem Sie sich innerlich sagen: „Wenn jetzt das passiert, dann mache ich sofort das …" In einer Selbstverteidigungssituation könnte sich das in etwa so vollziehen: „Wenn er mich jetzt angreift, werfe ich mein Gepäck ab und flüchte sofort den Abhang hinunter." Hat sich die Bedrohung als Fehlalarm herausgestellt oder ist diese abgewendet, schalten Sie wieder ihn den „gelben Zustand" zurück.

Code Rot: Farbcode Rot markiert die unmittelbare Konfrontation mit einem gefährlichen Ereignis. Hier handeln Sie nur noch entschlossen, ohne großartig nachzudenken. Sie haben sich vorher im orangen Zustand auf Rot vorbereitet, alles läuft automatisiert ab. Binnen Sekunden führen Sie die vorher in Ihrem Kopf getriggerte (einprogrammierte) Maßnahme durch. Sobald die Gefahr abgewendet ist, wechseln Sie wieder in Orange und dann in Gelb.

Eine Modifikation dieses Farbcodes konnte ich bei den US-Marines erfahren; hier kommt zusätzlich der Code Schwarz hinzu; für Sie ist das eine sehr plausible und wichtige Modifikation: Wechseln Sie von Weiß oder Gelb nämlich plötzlich auf den roten Zustand, tritt bei Ihnen das geistige Blackout ein.

Passen Sie Ihren Zustand also immer der Umgebung an! Elitesoldaten oder spezialisierte Polizeieinheiten trainieren diesen Wechsel und können in vielen Fällen sogar im Dienst von Gelb auf Rot umschalten, ohne ins Chaos zu fallen!

Trainieren Sie diese Zustände gemäß dem Cooper-Farbcode, das schützt Sie besser vor bösen Überraschungen, ist ein wichtiger Beitrag für Ihre Sicherheit und ein verbesserter Umgang mit der Angst (vgl. hierzu Literaturhinweis 2, → S. 231).

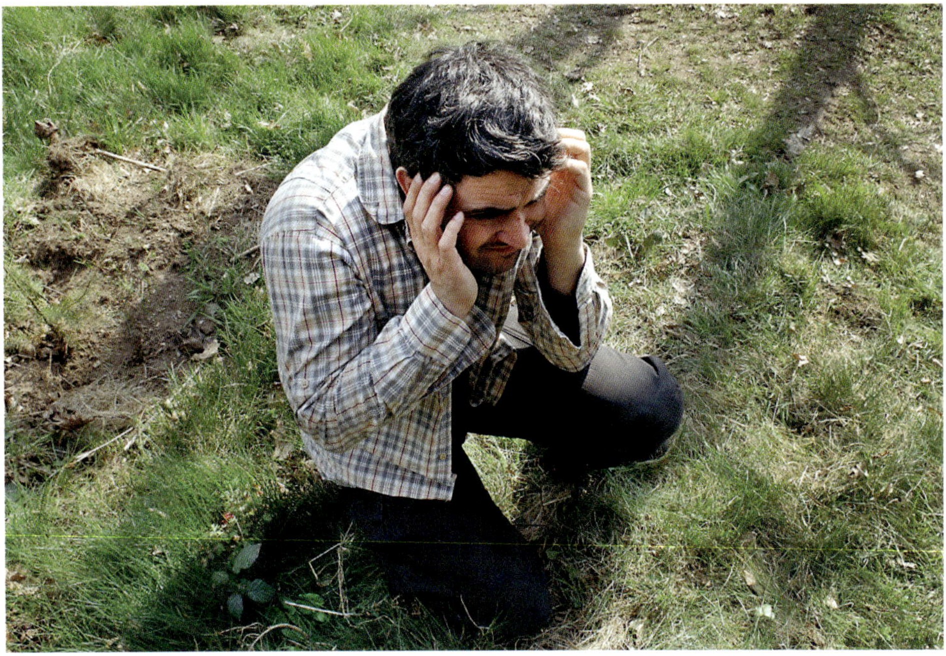

Mit der eigenen Angst konstruktiv umgehen

Auch in Selbstverteidungssituationen ist Angst nicht immer von Vorteil. Verstehen Sie mich hier nicht falsch, im Falle einer körperlichen Konfrontation habe ich auch Angst. Aber ich konnte meine Angst in den meisten Fällen bisher immer bis zu einem gewissen Grad kontrollieren und habe so häufig die besseren Entscheidungen getroffen. Angst äußert sich unter anderem in:

- schneller, flacher Atmung
- Zittern oder Schwitzen
- höherer Herzfrequenz
- erhöhter Aufmerksamkeit

Droht Ihnen also eine Gefahr, bei der Sie noch die Möglichkeit zum Nachdenken haben (wie im geschilderten Beispiel oben), dann versuchen Sie, Ihre Angst unbedingt zu kontrollieren. Die drei von mir geschilderten Techniken (in der Schwierigkeit der Ausübung sortiert von leicht nach schwer) helfen Ihnen dabei. Sie sind speziell für akute Angstfälle erdacht worden und finden bei **Spezialeinheiten** bei der Bewältigung des Stresses in Kampfeinsätzen Anwendung:

▸ Angst muss kontrolliert werden.

Drei Techniken zur Stressbewältigung

- Steuern Sie Ihre Atmung, atmen Sie bewusst langsam tief in Bauch und Brust ein, halten Sie die Luft für 2–5 Sekunden an und atmen Sie dann langsam wieder aus. Wiederholen Sie diese Maßnahme fünf Mal hintereinander.
- Spannen Sie alle Muskeln des Körpers an 15 Sekunden oder länger an und entspannen Sie diese wieder.
- Blenden Sie die innerlich ablaufenden Vorgänge aus und tauchen Sie mental in eine entspannte Umgebung ein.

In seltenen Fällen kommt es zu einer **Angststarre**. Diese wird durch akute Gefahrensituationen ausgelöst und führt für die betroffene Person zur Bewegungs- und Handlungsunfähigkeit. Der Körper erstarrt hierbei wortwörtlich. Diesen Zustand habe ich zum Glück noch nicht erlebt und kein Mensch konnte mir hierfür bisher ein plausibles Gegenmittel nennen.

Eine Gruppe führen

Mögliche gruppendynamische Probleme

Während meiner aktiven Dienstzeit als Soldat und Vorgesetzter konnte ich viele interessante psychologische Verhaltensweisen von Menschen beobachten, vor allem diejenigen, die bei körperlicher Belastung, mittelfristigem Nahrungs- oder Schlafentzug oder beim Aufenthalt im Gruppenlager auftraten. Das Interessante daran ist: Wenn ich bei einem Kurs draußen das Ausbildungsprogramm und die körperliche Belastung etwas „anziehe", reagiert die Gruppe analog zu meinen Erlebnissen im Dienst. Es gibt also Verhaltensweisen, die aufgrund der Umstände vorhersehbar sind und im Falle eines Auftretens reguliert werden können, weil das Problem bekannt ist.

Selbst in der besten eingespielten Gruppe kommt es irgendwann zu **Spannungen** – je nach Stressfaktor, Proviantlage oder Gesamtsituation oder anderen Faktoren früher oder später. Die meisten Spannungssituationen regulieren sich von selbst oder können damit gelöst werden, wenn die beiden Parteien räumlich gesehen eine Zeitlang separiert werden. Sind Sie zu zweit, lassen Sie Ihre Begleitung einfach mal für ein paar Stunden alleine. Das bereinigt die Spannungen.

Angst ist evolutionsgeschichtlich in jedem Menschen verankert. Das Angstgefühl taucht in Bedrohungssituationen auf und soll das Überleben gewährleisten. Wichtige Sinne werden geschärft und in manchen Situationen initiiert der Körper dann bestimmte Verhaltensweisen (zum Beispiel Flucht). Sie müssen jedoch sich selbst vor Kurzschlussreaktionen schützen, weil sich Angst hier nachteilig auswirken kann. Hierfür ein kleines Beispiel: Stellen Sie sich vor, Sie bewegen sich mit Ihrem INCH-Gepäck durch den Wald. Auf einmal hören Sie Stimmen, werfen sich zu Boden und warten, um nicht entdeckt zu werden. Sie schauen, was passiert. Die Stimmen kommen näher und Sie können vier männliche Personen ausmachen, die mit Äxten und Stöcken bewaffnet sind. Aus Angst springen Sie mit Ihrem Gepäck auf und laufen wie ein aufgescheuchtes Reh davon. Ihre ruckartige Aufsprungbewegung jedoch hat ein paar morsche Äste unter Ihnen laut knacken lassen und die hektischen Fluchtbewegungen wurden von den Männern sofort wahrgenommen. Sofort beginnen sie mit der Verfolgung und haben Sie bald eingeholt.

Die Angst hat hier bei Ihnen einen Fluchtreflex ausgelöst. Wären Sie liegengeblieben, hätten Sie die Männer vielleicht gar nicht bemerkt und wären an Ihnen vorbeigelaufen. Panikartige Angstattacken können also gerade jene Situationen heraufbeschwören, die Sie unbedingt verhindern wollten.

Ein typischer psychischer Erregungszustand, der ziemlich wahrscheinlich ist und sich unter anderem mit Aggressivität oder Depression äußert, ist der **„Lagerkoller"**. Die Ursache für einen „Lagerkoller" ist unter anderem Schlafmangel, Stress, mangelnde Rückzugsmöglichkeit für den Einzelnen oder Ähnliches. Soldaten, die längerfristig und an einem Stück an einer Übung auf einem Truppenübungsplatz teilgenommen haben und einige Zeit von der Außenwelt abgeschirmt waren, kennen das zur Genüge. Ein „Lagerkoller" kann auch entstehen, wenn man zu lange ohne Sonnenlicht im Wald in einem Camp verbringt. Oft kann ein Gang ins „Freie", zum Beispiel auf eine Lichtung im Wald, Wunder wirken. Aber auch Ruhe kann sehr hilfreich sein. Personen mit „Lagerkoller" bedürfen der individuellen Zuwendung, was ein entsprechendes Feingefühl voraussetzt.

Mit einer (Klein-)Gruppe unterwegs zu sein, hat etliche Vorteile, aber auch einige

Nachteile. Generell kann man sagen, dass eine Gruppe leistungsfähiger ist, was die Bereiche Rohstoffbeschaffung, Selbstverteidigung, Krankenversorgung usw. betrifft. Sechs Personen sammeln zum Beispiel schneller Feuerholz für den Tag als ein Einzelner. **Eine Gruppe wirkt sich im Hinblick auf Produktivität und Effizienz aus.** Die Gruppengröße kann aber auch nachteilig sein, insbesondere dann, wenn es um Geräuschtarnung oder schnelles Vorankommen bei einer Flucht geht. Gerade bei der Fortbewegung ist die Gruppe nur so schnell wie ihr langsamstes Mitglied. Wenn Sie Kinder mitführen, die bereits laufen können und gut zu Fuß sind, müssen Sie immer damit rechnen, dass die Kinder ihre Marschgeschwindigkeit „ausbremsen". Auch das enge und intensive Zusammenleben von mehreren Personen kann zu Spannungen oder körperlichen Übergriffen führen, die reguliert oder unterbunden werden müssen.

Auch wenn es hartnäckige „Verfechter" einer autark agierenden Gruppe gibt, ich kann diese Meinung nicht teilen. Eine Gruppe benötigt meiner Meinung nach immer einen Gruppenführer, der die Gruppe steuert, motiviert und zusammenhält. Vergessen Sie die Wunschvorstellung, eine gut funktionierende Gruppe könnte ohne Führungsperson auskommen, sich auf Entscheidungen einigen und auch in schwierigen Situationen behaupten. Ich möchte das in „Friedenszeiten" nicht gänzlich ausschließen; wenn es aber hart auf hart kommt, wird diese Form von „Basisdemokratie" zur Gefahr! Führung ist notwendig, was an unzähligen Beispielen gezeigt werden kann. Nicht jeder Mensch ist in der Lage, sich in und mit der Gruppe zu arrangieren. Es muss geführt werden, damit die Gruppe funktioniert.

Führungskompetenz

Jeder von Ihnen kennt bestimmt eine Führungskraft, die diese Bezeichnung aus unterschiedlichen Gründen nicht verdient hat; vielleicht sind Sie selbst von dieser Person als „Untergebener" betroffen. Nur zu oft höre ich, dass ein aus menschlicher und führungstechnischer Sicht unfähiger Vorgesetzter beklagt wird, was sicherlich in einem Großteil der Schilderungen zutrifft. Manche Personen eignen sich eben nicht für die Vorgesetztenfunktion. Da man sich das im Leben aber nicht immer aussuchen kann, muss man es in den in der Regel (gerade am Arbeitsplatz) entweder akzeptieren und das Beste daraus machen oder die Notbremse ziehen. D. h., man sucht sich eine neue Tätigkeit in einer Firma, in der ein besserer Vorgesetzter arbeitet. Leider geht das in der Krise nicht, dort kann man nicht einfach die Gruppe verlassen und sich einer neuen Gruppe anschließen. Die Führungsperson einer Gruppe in Krisen- und Katastrophenfällen benötigt gewisse **Kernkompetenzen in der Menschenführung**, weil diese für den Erfolg und das Überleben der Gruppe von immenser Bedeutung sind. Er muss sich auf die Gruppe einstellen, die Charaktere der Gruppenmitglieder berücksichtigen, für seine Gruppe da sein, manchmal eigene Opfer bringen, ein Vorbild sein, die Gruppe motivieren und vor allem an das gewünschte Ziel bringen. Dafür bedarf es auch einer gehörigen Portion Durchsetzungsvermögens. Eine Führungsperson, die nur schreit oder sich wichtigmacht, wird scheitern. Es bedarf also eines gewissen Maßes an Führungskompetenz, will man im Ernstfall nicht untergehen.

Was einschlägiges Wissen anbetrifft: Sie werden als Gruppenführer bestimmt nicht zufällig einen kompetenten Überlebenstrainer, der zugleich noch Führungsqualitäten besitzt, haben. Das wäre so wahrscheinlich wie ein Sechser im Lotto. Die Führungsperson muss aber nicht unbedingt viel „Überlebenswissen" besitzen; wichtiger ist, dass er die Gruppe führen kann. Eine gute Führungspersönlichkeit bedient sich aus dem Wissenspool seiner Gruppenmitglieder (ein gewisses Grundwissen ist natürlich schon Voraussetzung). Befindet sich zum Beispiel einen Angler und Jäger in der Gruppe, überlässt er diesen Personen die Aufgabe der Beschaffung von Fleisch oder lässt sich von ihnen beraten. Begleitet eine Krankenschwester Ihre Gruppe, ist diese dann die erste Ansprechperson in Sachen medizinische Versorgung oder Erste Hilfe.

DAS SOLLTEN SIE BEACHTEN

- Ein guter Gruppenführer bündelt das Know-how einer Gruppe und arbeitet kooperativ!

Eine Führungspersönlichkeit bestimmen

Wenn Sie in der glücklichen Situation sind und ein Teil Ihres „Krisenvorsorgenetzwerks" zieht mit Ihnen los, werden Sie vorher bestimmt gemeinsam und demokratisch eine Führungsperson bestimmt haben. Das ist dann die beste Option, für die Sie sich entscheiden können. Wenn Sie allein losziehen und es schließen sich Ihnen nach und nach Leute an (vorausgesetzt, Sie wünschen das und lassen es zu), muss irgendwann eine Führungsperson bestimmt werden.

Die **demokratische Wahl** ist sicherlich der beste Weg, die Gruppe mit einer kompetenten Führungsperson zu versehen. Das setzt aber voraus, dass man die Kompetenzen des Wahlkandidaten kennt und in etwa weiß, wie er „tickt". Nach einigen Tagen draußen fallen bei fast allen Menschen die „Fassaden" und sie können sehr gut einschätzen, wie der ein oder andere Mensch „gestrickt" ist. Warten Sie also einen kleinen Zeitraum ab, bevor Sie die Wahl anregen; Ihre Auswahl können Sie so besser einschätzen.

Zur Sicherheit ist auch immer ein Ersatzführer zu bestimmen, der im Falle des Ausfalls der eigentlichen Führungsperson die Führung der Gruppe übernehmen kann. Es ist natürlich immer etwas „Glück" mit im Spiel. Man kann grob sagen, dass es sich ähnlich wie in der Politik verhält, wählt man doch manchmal die Katze im Sack. Das was die favorisierte und gewählte Partei dann nach der Wahl fabriziert, kann sehr schnell zur Verärgerung führen. Das gleiche Problem können Sie mit Ihrer gewählten Führungsperson haben, selbst wenn Sie von ihr vor der Wahl überzeugt waren. Hier sollte aber deutlich zwischen Emotionen und sachlicher Ebene differenziert werden; manchmal nämlich muss auch ein guter Führer für das Überleben der Gruppe Entscheidungen treffen, die Ihnen nicht immer gefallen werden. Hier muss ganz klar die Sachebene im Auge behalten und die Emotionen sollten zurückstehen.

Ging die Wahl aufgrund von massiven Fehleinschätzungen der anderen Gruppenmitglieder so aus, dass ein Führer gewählt wurde, bei dem von vornherein klar ist, dass er die Gruppe ins Verderben führen

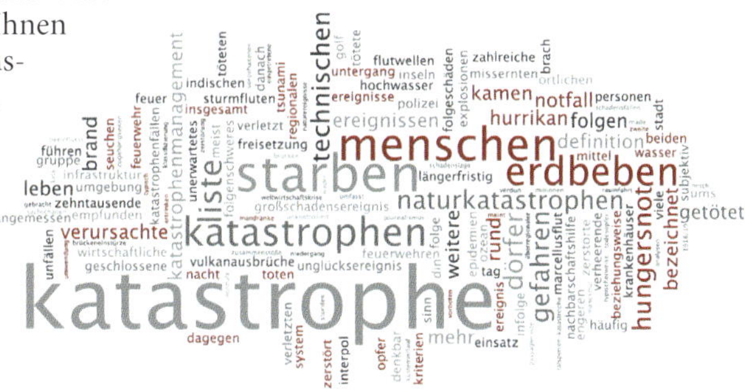

wird, bleibt Ihnen wohl nichts anderes übrig, als die Gruppe zu verlassen. Vergessen Sie den Versuch eine Neuwahl anzuregen und heben Sie sich die Kraft auf, die Sie für Rechtfertigungsgründe aufbringen müssen. Auch wenn Sie generell in der Gruppe vielerlei Vorteile haben, denken Sie an sich und separieren Sie sich so weit wie möglich von dieser. Läuft die Gruppe nun wortwörtlich ins Verderben, sind Sie davon nicht betroffen. Schwierig wird es mit der **Abspaltung von der Gruppe**, wenn sich nahestehende Personen oder Familienangehörige in der Gruppe befinden, die von der vermeintlich geeigneten Führungsperson überzeugt sind. In diesem Fall fällt eine Trennung schwer; Sie müssen sich jedoch entscheiden!

Es gibt Situationen, in denen eine Führungsperson abgesetzt werden muss. Das erreichen Sie mit einer denkbar einfachen Verfahrensweise, wie sie auch im normalen Leben und jeden Tag in vielen Betrieben vorkommt. **Mobbing** ist das in der Arbeitswelt geläufige Wort für dieses Vorgehen. Dieses heimtückische Agieren erlaubt es Ihnen, soziale Strukturen der Gruppe zu zersetzen und die Führungsperson effektiv zu entmachten. Um erfolgreich zu infiltrieren, verbreiten Sie einseitige Informationen über die amtierende Führungsperson, um den Weg für einen „Umsturz" zu ebnen. Das erreichen Sie, indem Sie jeden Tag bei wechselnden Personen **Gerüchte oder Unwahrheiten** streuen. Diese Lügen müssen überlegt und sinnvoll sein; idealerweise betreffen sie Grund-, Existenz- und Sicherheitsbedürfnisse der Gruppenmitglieder. Stark vereinfacht gesagt bewirkt eine Einschränkung dieser genannten Bedürfnisse (nach dem US-amerikanischen Psychologen Abraham Maslow) Wut, Frust, Erregung und Unmut. Wenn Sie also mit Ihren gestreuten Unwahrheiten die Erfüllung der wichtigen Bedürfnisse der Gruppe in Frage stellen, kommt das friedliche Gruppengefüge ins Wanken. Stellen Sie das Infiltrieren geschickt an und verbreiten Sie Ihre Worte niemals bei mehr als einer Person, da der ein oder andere dann gehemmt sein könnte, weil eine andere Person dabei ist. Das gleiche Prinzip erlernen auch Soldaten von Spezialeinheiten, wenn Sie aus der Gefangenschaft flüchten möchten. Soll beim Gefängnis- oder Lagerpersonal ein Bestechungsversuch unternommen werden, wird eine Person niemals angesprochen, wenn diese nicht allein ist. Wenn der eine Wärter korrupt ist und der andere nicht, wird sich der korrupte sicherlich nicht öffentlich auf einen Bestechungsversuch einlassen. Wiederholen Sie immer wieder und wieder Ihre negativen Einflussnahmen. Nicht immer müssen Sie die Personen direkt ansprechen. Manchmal genügt es auch, vor sich hin zu nuscheln, wenn sich eine andere Person zufällig in der Nähe befindet! Führen Sie so also über mehrere Tage (im schlimmsten Fall über Wochen) Ihr Infiltrationsspiel durch und schlagen Sie dann mit voller Hinterlist zu, wenn die Stimmung der Gruppe auf dem Tiefpunkt ist und die Führungsperson abgesetzt werden kann.

DAS SOLLTEN SIE BEACHTEN

- Regen Sie in der Gruppe eine Diskussion in Gegenwart der Führungsperson und aller Gruppenmitglieder an und sprechen Sie dessen schwerwiegende „Fehler" deutlich an. Ein Großteil der Gruppe wird Ihnen zustimmen und eine Neuwahl kann angeregt werden.

Sie denken, das funktioniert nicht? Ich garantiere Ihnen, dass es funktioniert! Ich habe es mehrfach in Firmen miterlebt und die hier geschilderte, gängige Praxis wurde mir von vielen Mobbing-Experten bestätigt. Schon ein kleines Gerücht bei Ihrem Chef über Ihren Arbeitskollegen, etwa dass Sie vermuten, dass er Arbeitsmaterial mit nach Hause nimmt, wird bei Ihrem Chef Spuren hinterlassen. So tickt der Mensch!

Führungsgrundsätze

Um eine Gruppe erfolgreich führen zu können, sollte natürlich das kleine Einmaleins der Menschenführung beherrscht werden. Ich führe hier ein paar Punkte auf, die auf das Überleben draußen gemünzt und für den Führer wichtige Führungsinstrumente sind:

Vorbildfunktion: Es ist der Motivation der Gruppe sicherlich nicht dienlich, wenn sich deren Führer aus allen Arbeiten heraushält oder sich Privilegien verschafft. Vorbild wird und ist man nur, wenn man mit anpackt und wie seine Gruppenmitglieder auch mal unangenehme Arbeiten als Erster verrichtet. Ein Vorbild ist aber auch diejenige Führungsperson, die zum Beispiel in einer Selbstverteidigungssituation, wenn die Gruppe angegriffen wird, zum Gegenschlag ausholt oder als Erster einen eiskalten Fluss überquert und dadurch austestet, ob die Gruppe folgen kann. Vorbild sollte man ständig sein, das zeichnet eine gute Führungsperson aus. In schweren Zeiten sollte sie nach vorn schauen und die Gruppe motivieren. Wird jeden Tag gejammert und die Ausweglosigkeit der Lage beklagt, wirkt das nicht beflügelnd auf eine Gruppe, sondern zieht die Gruppe herunter. Glaubt die Führungsperson ans Überleben, strahlt das auch auf die Gruppe aus. Motivationsfähigkeit und Zielorientiertheit sind zwei zentrale Eigenschaften einer guten Führungspersönlichkeit.

Kurze und klare Anweisungen geben: Geben Sie immer klare Anweisungen nach dem Schema: Anweisung, Zeitvorgabe, Kurzbeschreibung. Mit anderen Worten: „Frank, Du gehst mit Rolf Feuerholz holen für die Nacht. Ihr habt eine Stunde Zeit dafür.“ Die Zeitvorgabe ist von äußerster Wichtigkeit. Immer wieder habe ich bei meinem Kursen feststellen müssen, wie unterschiedlich das individuelle Zeitgefühl ist. Schickt man zwei Personen in den Wald, um Feuerholz für die Nacht zu suchen, kommt die eine Person bereits nach zehn Minuten, die andere erst nach 40 Minuten zurück. Man muss nicht immer alles haarklein erklären, aber es hilft den Gruppenmitgliedern, wenn sie den Sinn der Aufgabe verstehen.

Kommunikation mit der Gruppe: Nur im Gespräch kann man wichtige Informationen über den Zustand der Gruppe erfahren und hat rechtzeitig die Möglichkeit, zu handeln. Eine gute Führungsperson spricht folglich mit seinen Gruppenmitgliedern und pflegt die offene Kommunikation.

Organisation: Eine Gruppe unter widrigen Bedingungen zu führen, ist wirklich schwierig! Der Anführer organisiert daher den Tag, er ist für den kompletten geregelten Ablauf verantwortlich. Somit werden die Gruppenmitglieder von der Schwere der Lage etwas abgelenkt und verbringen den Tag mit sinnvollen Aufgaben wie zum Beispiel Waschen, Holz suchen, Camp-Tarnung verbessern, Nahrungszubereitung, Ausrüstungspflege usw. Der Führer muss auch immer für ausreichend Nahrungsmittel- und Wasservorrat sorgen, damit die Gruppe überleben kann. Er rationiert und bestimmt die Nahrungsmittel, die verzehrt werden dürfen und teilt diese gerecht auf!

Mängel sofort abstellen und beseitigen: Der Anführer muss für den reibungslosen Ablauf im Camp sorgen, auftretende Mängel müssen von ihm sofort abgestellt werden! So kann zum Beispiel im Camp herumliegendes Werkzeug bei Dunkelheit eine po-

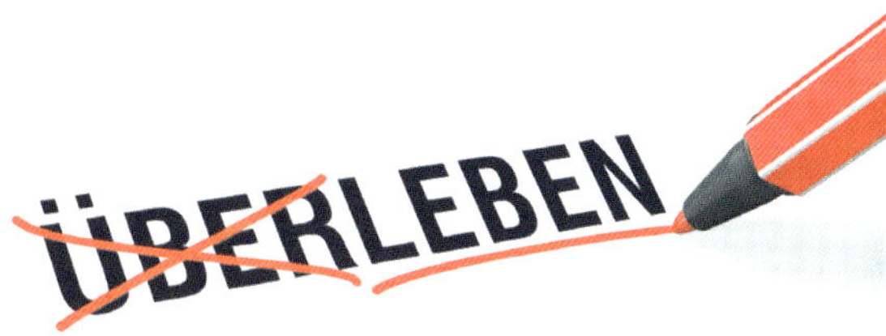

tenzielle Unfallquelle sein oder gelagerte Lebensmittel, die nicht ausreichend gegen Verfall oder Fäulnis geschützt sind, können zum Problem werden. Ganz klar, das Werkzeug muss sofort beseitigt werden und die Lebensmittel müssen aufgrund ihrer Wichtigkeit gesichert werden. Das führt eine gute Führungsperson selbst durch oder teilt dafür Gruppenmitglieder ein. Auch auf die Einhaltung der Hygienemaßnahmen achtet der Anführer peinlich genau. Dazu gehört zum Beispiel, dass die Gruppenmitglieder auch wirklich die extra angefertigte Latrine beim Verrichten der Notdurft nutzen oder sich regelmäßig zur Vorbeugung gegen Krankheiten waschen.

Der Anführer isst immer zuletzt: Wenn der Führer diesen Punkt nicht beachtet, kann sich das schlimm rächen! (Gute) Militärische Führer kennen das: Verpflegung wird immer zuerst an die Gruppe ausgeteilt, bevor der Befehlshaber isst. Das gilt auch in unserem angenommenen Ausnahmezustand: Die Führungsperson isst als letzte.

Erst wenn das letzte Gruppenmitglied eine ausreichende Portion erhalten hat und mit dem Essen anfängt, isst auch der Anführer. Kranke und schwächelnde Personen erhalten grundsätzlich immer zuerst ihre Portion. Der Anführer isst im Übrigen mengenmäßig immer die gleichen Portionen wie die Gruppenmitglieder, nicht mehr.

In den Weltkriegen hat ein Verstoß gegen diesen Grundsatz dem ein oder anderen Vorgesetzten das Leben gekostet. Das haben mir zwei Augenzeugen berichtet. Unterschätzten Sie die Wichtigkeit dieser Maßnahme nicht: Stellen Sie sich einmal vor, Sie sind für zwei Monate mit einer Gruppe und wenig Proviant im Wald unterwegs, haben oft großen Hunger, obwohl nicht genug da ist, und Ihr Anführer schlägt sich immer gierig als Erster den Magen voll, bevor die anderen Gruppenmitglieder etwas zu essen bekommen. Das würden Sie auch nicht gut finden, oder?

Kranke und Verletzte haben Priorität: Kümmern Sie sich mit erster Priorität um die Kranken und Verletzten, falls Unfälle oder Krankheiten in der Gruppe vorkommen. Helfen Sie, so gut es geht, und widmen Sie den betroffenen Personen größte Aufmerksamkeit. Stellen Sie sich ein Gruppenmitglied vor, das stundenlang Schmerzschreie wegen einer schlimmen Magenkolik ausstößt. Wenn Sie so etwas einmal miterlebt haben, wissen Sie, wie schnell eine ganze Gruppe hochgradig demotiviert werden kann. Die Schreie gehen Ihnen durch Mark und Bein – und den anderen Gruppenmitgliedern auch. Verstirbt das Mitglied dann womöglich, ist die Gruppenmoral absolut am Boden. Dass es soweit kommt, muss natürlich unbedingt vermieden werden. Es ist wichtig, sich um diese Kranken oder Verletzten zu kümmern, damit sie schnell wieder gesunden können. Wenn Sie in deren Situation wären, würden Sie das auch von den anderen Mitgliedern der Gruppe erwarten. Extraportionen beim Essen helfen, die kranke Person schneller wieder aufzupeppeln (je nach Krankheitsbild). Bedenken Sie auch, dass Ihnen mit einer kranken oder verletzten Person eine wichtige Arbeitskraft fehlt: sei es zum Feuerholz suchen, zur Wache oder zur Camp-Verteidigung. Jeder Mann oder Frau, die in der Gruppe fehlt, macht sich sofort im Mehrarbeitsaufwand für die anderen bemerkbar.

Abwechslung bei Arbeiten: Wenn Sie für unangenehme Arbeiten immer dieselben Personen einteilen, wird sich bei ihnen schnell Unmut breitmachen. Ein Anführer sollte deshalb bei diesen Arbeiten das **Rotationsprinzip** einführen und auch einmal selbst Hand anlegen. Das wird sich positiv auf sein Ansehen auswirken.

Auszeiten: Auch Führungspersonen sind nur Menschen, haben manchmal schlechte Stimmung oder fühlen sich körperlich nicht wohl (was durchaus menschlich ist und selbst mal bei den „toughen" Zeitgenossen vorkommen kann). Dann ist eine Auszeit angezeigt und der Stellvertreter führt die Gruppe. Dies kann er der Gruppe auch klar sagen, keiner wird darüber böse sein. Wenn der Gruppenführer vorher gut geführt hat, ist das kein Problem.

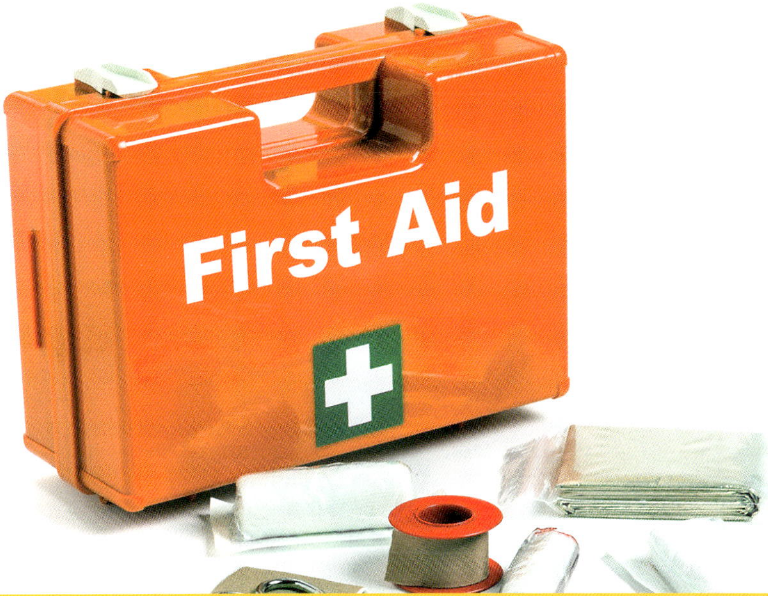

Teil 4: Erweiterte Erste-Hilfe-Maßnahmen

Im Freien sollten Sie im Fall einer Verletzung oder Krankheit über erweiterte medizinische Kenntnisse und über ein adäquates Erste-Hilfe-Kit verfügen, mit dem Sie sich oder Ihre Begleiter medizinisch versorgen können. Da Sie wahrscheinlich kein Krankenhaus und keinen Arzt aufsuchen können, sind Sie oder Ihre Gruppe völlig auf sich allein gestellt und je nach Krankheit oder Verletzungsbild dann schnell in großer Gefahr, wenn nicht sofort angemessen behandelt wird.

Ich empfehle Ihnen, mindestens alle zwei Jahre einen Erste-Hilfe-Kurs für Ersthelfer zu machen. Dieser Kurs dauert in Deutschland 16 Stunden und kann an einem Wochenende absolviert werden. Fragen Sie vor Kursanmeldung unbedingt nach, ob der Referent über Rettungsdiensterfahrung verfügt. Steht dann ein Theoretiker vor Ihnen, verlassen Sie den Kurs und fordern Sie Ihr Geld zurück. Alle diese „Trockenreferenten“ sind meines Erachtens nur bedingt tauglich. Wenn es um Leben und Tod geht, ist es wichtig, dass das Wissen mit einschlägiger Praxiserfahrung untermauert ist. Man muss sich auf das Vermittelte verlassen können. Daher wäre der nächste Schritt, im örtlichen Krankenhaus nachzufragen, ob Sie dort ein paar Tage die Möglichkeit haben, in der Notfallaufnahme der Unfallchirurgie entgeltfrei zu hospitieren. Idealerweise gehen Sie am Wochenende in eine Klinik einer größeren Stadt, wo Sie unter Umständen auch mit Schussverletzungen oder Wunden konfrontiert werden, die mit Messern beigefügt worden sind. So können Sie (als Zuschauer) einen Einblick erhalten, wie man Knochenbrüche behandelt, Wunden näht oder eine Schulter einrenkt. Außerdem können Sie dort Ihr Netzwerk vergrößern und gezielt beim medizinischen Personal nachfragen.

In der Vergangenheit habe ich öfter in Krankenhäusern hospitiert, um meine medizinischen Kenntnisse zu erweitern. Mittlerweile kann ich auf das Know-how meines Ärztenetzwerks oder -freundeskreises zugreifen.

Wenn Sie Glück haben, können Sie auch beim Rettungsdienst hospitieren und werden dann im Rettungswagen mitgenommen, wo Sie Wissen aus erster Hand erhalten.

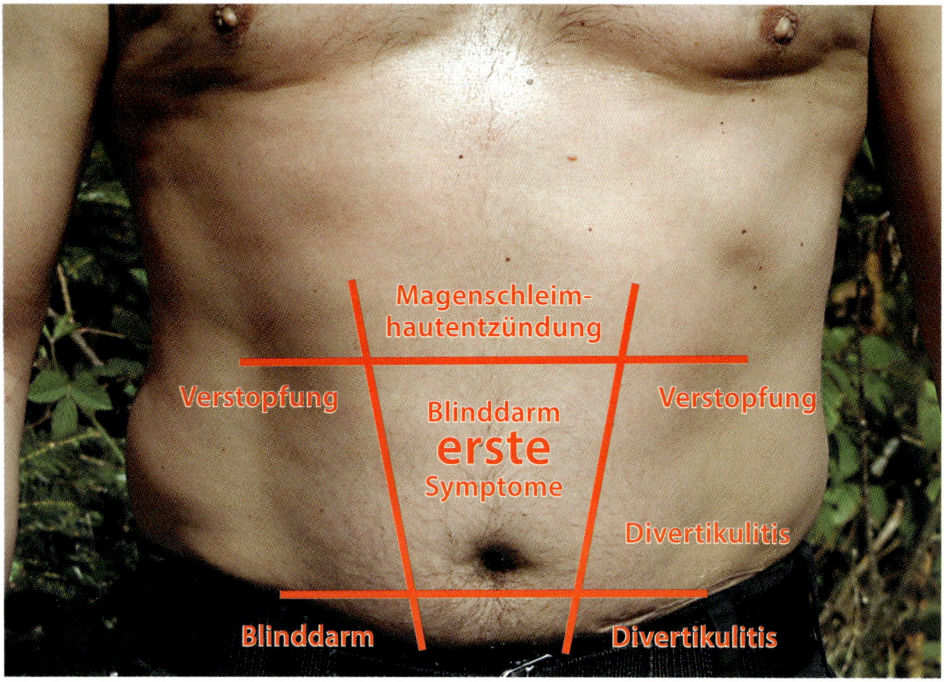

▶ Diagramm zur Diagnose von Bauchschmerzen

Ich lasse in diesem Kapitel bewusst einfache Erste-Hilfe-Maßnahmen wie zum Beispiel die stabile Seitenlage oder Herz-Lungen-Wiederbelegung weg. Dieses Wissen können Sie sich bei einem Erste-Hilfe-Kurs oder mit Fachbüchern aneignen.

Ich weise an dieser Stelle ausdrücklich darauf hin, dass dieses Kapitel die Betreuung durch medizinisches Personal nicht ersetzen kann und will. **Es geht hier lediglich darum, sich oder andere in Extremsituationen behelfsmäßig zu behandeln.** Natürlich können auch nicht alle möglichen Verletzungen oder Krankheiten erfasst werden. Die Wahrscheinlichsten habe ich jedoch versucht zu berücksichtigen.

Magenschmerzen/ Magen-Darm-Krankheiten

Bei diesen Krankheitsbildern müssen Sie Acht geben. Schlechtes (verdorbenes), kontaminiertes Essen oder verunreinigtes Wasser können zu Krankheiten und Durchfall führen. Durchfälle sind mitunter lebensbedrohlich, vor allem, wenn Sie allein unterwegs sind. Es gilt, so weit wie nur irgend möglich Durchfälle zu vermeiden!

Stellen Sie sich einmal das Szenario vor, dass Sie allein in Ihrem Zelt mit einem starken Brechdurchfall liegen; Ihr Körper krümmt sich vor Schmerzen und Sie stoßen stundenlang Erbrochenes und Durchfall aus. Wie wollen Sie die verlorene Flüssigkeitsmenge kompensieren, wenn Sie nicht in der Lage sind, Wasser zu suchen bzw. aufzubereiten? Wie wollen Sie sich fortbewegen, wenn Sie auf der Flucht sind und solche Schmerzen haben? Das sollte Ihnen verdeutlichen, warum es wichtig ist, Magen-Darm-Krankheiten (wenn möglich) unter allen Umständen zu vermeiden.

Lokale Schmerzen, bei denen die Bauchmuskeln bei leichter Berührung kontrahieren, können mit dem folgenden Diagramm grob diagnostiziert werden. Bitte bedenken Sie aber, dass Magenschmerzen selbst im Krankenhaus von den Ärzten schwer zugeordnet werden können, da sie zum Beispiel internistische, chirurgische oder gynäkologische Ursachen haben können. Häufig sind die Ursachen vergleichsweise „Kleinigkeiten" – wie zum Beispiel eine anstehende Regelblutung oder Stuhlprobleme.

Gastroenteritis (Magen-Darm-Grippe)

Beginnt meistens mit den Symptomen Appetitlosigkeit, Erbrechen und allgemeiner Übelkeit. Anschließend folgt Durchfall. Wenn Sie mit mehreren Personen unterwegs sind und alle zeitgleich fast die gleichen Symptome zeigen, können Sie in der Regel sicher sein, dass Sie über die Nahrung oder Wasser krankmachende Keime zu sich genommen haben. Hier sollten die Flüssigkeits- und Salzverluste des Körpers unbedingt sofort mit der regelmäßigen Zuführung einer Elektrolytlösung kompensiert werden. Die Krankheit ist in den meisten Fällen nach ein paar Tagen durchgestanden. Wird der Stuhlgang indes blutig oder schleimig, müssen **Antibiotika** eingenommen werden. Gelegentlich können die oben beschriebenen Symptome auch Anzeichen für eine Blinddarmentzündung sein.

Gastritis (Magenschleimhautentzündung)

Dieses Krankheitsbild tritt im Krisen- oder Katastrophenfall mit großer Wahrscheinlichkeit auf. Gastritis kann durch schlechtes Essen, Nahrungsumstellung oder Stress ausgelöst werden. Typische Symptome sind schlechter Geschmack im Mund und ein schmerzhaftes, brennendes Gefühl bis zum Brustbein. Oft sind die Beschwerden nach der Nahrungsaufnahme kurzzeitig besser, dann kehren Sie wieder vollständig zurück. Zwei von drei Arten der Gastritis lassen sich mit Protonenpumpenhemmern (Magenschutz) bekämpfen; diese Präparate vermindern die Bildung von Magensäure. Ein typisches Präparat hierfür ist Omeprazol. Auch das Kauen von Kaugummi kann die Heilung begünstigen.

Divertikulitis

Wenn Sie noch unter 50 Jahre alt sind, werden Sie sich mit Divertikulitis, auf Deutsch: Entzündung der Darmschleimhaut, nicht beschäftigen müssen. Sind Sie jenseits dieses Alters, kann es bei Schmerzen im angezeigten Bereich (siehe Diagramm oben) sein, dass Sie sich eine Divertikulitis zugezogen haben. Die Symptome äußern sich in Schmerzen, die bis in den Rücken ausstrahlen können, in Erbrechen, Fieber usw.

Bei einer Divertikulitis sollten Sie zwei Tage fasten und danach kohlehydratarme Nahrung zu sich nehmen. Das ist schwierig, denn Ihre Nahrungspakete im Notgepäck sind hochkalorienreich. Suchen Sie sich also die Sachen aus Ihrem Proviant heraus, die viel Fett und Eiweiß und vor allem Ballaststoffe enthalten. Steigern Sie nach den zweitägigen Fasten langsam wieder die Kohlenhydratmenge.

Es wird im Übrigen, wenn vorhanden, die Einnahme des Breitspektrumantibiotikums **Ciprofloxacin** empfohlen, und zwar über einen Zeitraum von 14 Tagen hinweg.

Hautinfektionen

Da bei Ihren längerfristigen Aufenthalten draußen aufgrund der verminderten hygienischen Gegebenheiten und der gesteigerten Gefahr von Hautverletzungen (Schrammen, Kratzer, Dornen, Splitter usw.) Abszesse und Hautinfektionen nicht auszuschließen sind, ist auch hier Wissen über die richtige Behandlung notwendig.

Anzeichen einer Hautinfektion sind Rötung, Schwellung und Schmerz. In diesem Fall sollten Sie die Hautoberfläche desinfizieren und fühlen, ob sich unter der Haut Flüssigkeit sammelt. Falls ja, warten Sie zwei bis fünf Tage ab; öffnen Sie dann die Haut mit dem Skalpell, damit der Eiter ablaufen kann. Reinigen Sie die Wunde, wenn die Rötung nicht zurückgeht. Nähen Sie die Wunde nicht, denn beim Heilungsprozess reinigt sich die Wunde selbst.

Grippe (Influenza)

Die Grippe tritt plötzlich und in den Symptomen heftig auf. Man fühlt sich sofort richtig krank. Typische Grippesymptome sind hohes Fieber bis 40 °C, Husten, Halsschmerzen, Kopf- , Glieder- und Muskelschmerzen sowie Schüttelfrost.

Dem Fieber sollte mit der Zufuhr von ausreichend Flüssigkeit begegnet werden. Ist das Fieber mit Schüttelfrost gekoppelt, muss der Körper mit Schlafsack oder Kälteschutzbekleidung warm gehalten werden. Zur Senkung des Fiebers kann gemäß Herstellerangaben Ibuprofen oder Paracetamol gegeben werden. Ist keiner dieser Wirkstoffe vorhanden, können alternativ auch Weidenrinde oder die Blätter salicinhaltiger Pflanzen (zum Beispiel Echtes Mädesüß) zur Fieberbekämpfung verwendet werden, da sie im Körper zu Salicylsäure umgewandelt werden und wie Acetylsalicylsäure (bekanntes Präparat „Aspirin“) wirken.

DAS SOLLTEN SIE BEACHTEN

- Bei Kindern unter zwölf Jahren sollte keinerlei Salicylsäure oder Acetylsalicylsäure verabreicht werden, da das zu **schwerwiegenden Komplikationen** führen kann!

Bei einer Grippe ist absolute Bettruhe im Zelt notwendig. Ist es im Zelt aufgrund der Jahreszeit zu warm, sollte die erkrankte Person in den Schatten ins Freie gelegt werden. Es dürfen keinerlei Tätigkeiten durchgeführt werden. Der Verlauf der Grippe kann verkürzt werden, indem man viel trinkt.

Treten Nackenschmerzen als Symptom auf und kann der Kopf nur schwer nach unten gesenkt werden, besteht der Verdacht auf eine Hirnhautentzündung (Meningitis).

DAS SOLLTEN SIE BEACHTEN

- Bedenken Sie, dass jedes Jahr allein in Deutschland über 1.000 Personen an einer Grippe versterben. Nehmen Sie diese Krankheit unbedingt ernst! (Quelle: gbe-bund.de; Gesundheitsberichterstattung des Bundes)

Hautabschürfungen und Intertrigo (Wolf)

In einem derartigen Fall muss die Haut sorgfältig gepflegt werden. Verreiben Sie die im Gepäck enthaltene Jodlösung auf den betroffenen Stellen. Trockene Mullkompressen helfen, Reibung auf der Haut, durch Kleidung oder andere Körperteile verursacht, zu vermindern. Bildet sich die Wunde innerhalb von sieben Tagen nicht deutlich zurück, ist es wahrscheinlich, dass die angegriffenen Hautstellen von einem Pilz befallen worden sind (Mykose). In diesem Fall muss für mehrere Tage ein Antimykotikum aufgetragen werden.

Wundversorgung

Bei allen durch physische Gewalt verursachten Wunden, die das Gewebe geschädigt haben, gilt der Grundsatz: Stoppen Sie die Blutung, so gut und so schnell es geht! Dabei stehen Ihnen folgende Maßnahmen zur Verfügung:

Provisorische Blutstillung: Es ist äußerst hilfreich, wenn Sie die betroffenen Extremitäten nach oben halten. Blutet es stark weiter, sollten Sie mit einem Finger Druck auf die Wunde ausüben.

Verbesserte Blutstillung: Legen Sie einen Druckverband an; wenn dieser zu schnell durchblutet, dann legen Sie sofort einen zweiten darüber. Stellen Sie dann sicher, dass die Verletzung ruhiggestellt ist und reduzieren Sie das Schockrisiko. Entfernen Sie aus der Wunde Schmutz und eventuell eingedrungene Fremdkörper (Schmutzpartikel, Kleidungsreste, Splitter usw.). Spülen Sie die Wunde dann bei Bedarf mit der mitgeführten NaCL-Lösung (Natriumchloridlösung) oder mit sauberem Wasser ausgiebig aus. Decken Sie die Wunde schließlich keimarm ab. Das Risiko einer **Wundinfektion** muss soweit wie möglich minimiert werden!

Tiefsteckende Fremdkörper dürfen nicht entfernt werden, hier sind Sie auf stationäre Hilfe angewiesen. Verbinden Sie die Wundstelle um den Fremdkörper herum und fixieren Sie diesen, damit er nicht noch tiefer eindringt oder seitlich verrutscht. Sind Sie allein, stehen Ihre Chancen in diesem Fall ganz schlecht. Devitalisiertes Gewebe (es ist trocken, ranzig und riecht unangenehm) wird ausgeschnitten, dazu verwenden Sie das mitgeführte Skalpell. Sehnen, Arterien und Nerven werden ausgespart!

DAS SOLLTEN SIE BEACHTEN

- Bei großen Verletzungen, offenen Brüchen, großflächigen Verbrennungen oder bei Fremdkörpern in der Wunde **müssen** Antibiotika eingenommen werden!

Chirurgisches Nähen von Wunden

Draußen im Freien herrschen für das Vernähen von Wunden die denkbar schlechtesten Bedingungen. Überall wimmelt es nur so von Keimen. Daher sollte diese Tätigkeit wohlüberlegt sein. Wenn diese durchgeführt wird, sollte das nur wind- und wettergeschützt im Zelt geschehen. Bei schönem Wetter ginge das natürlich auch draußen, was aber mit dem Risiko verbunden ist, dass durch Wind Staub und andere Fremdkörper in die Wunde geblasen wird. Das chirurgische Nähen einer Wunde setzt die vorher beschriebenen Schritte zur Wundversorgung voraus. Die Wunde muss sauber sein, bevor Sie mit den folgenden Schritten beginnen können:

Wunden, die nicht genäht werden können

- verschmutze Wunden
- entzündete Wunden
- Bisswunden
- Wunden, die über zwölf Stunden alt sind
- Wunden mit abgefransten Wundrändern

Vorbereitung der Arbeitsumgebung: Vor dem Gebrauch der chirurgischen Instrumente müssen diese behelfsmäßig sterilisiert werden. Das ist unter diesem Umständen natürlich schwierig, da die hygienischen Gegebenheiten für eine Sterilisation absolut ungünstig sind. Die von mir beschriebene Methode ist jedoch für den Notbehelf ausreichend:

Füllen Sie Ihr Kochgeschirr zu etwa ¾ mit durch die Katadyn-Wasserfilterpumpe gereinigtem Wasser und stellen Sie es auf Ihren Kocher. Legen Sie die chirurgischen Instrumente in das Wasser, mit dem Griff nach oben. Legen Sie die Werkzeuge vorsichtig

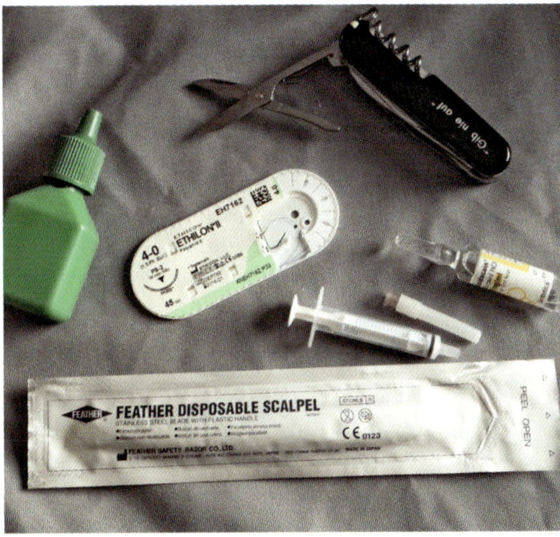

▶ Vorbereiten der Arbeitsumgebung

in das Kochgeschirr, falls Sie eine Ausführung mit Beschichtung besitzen, damit diese nicht zerkratzt. Setzen Sie den Deckel auf den Topf. Erhitzen Sie das Wasser nun und lassen Sie es für mindestens zwölf Minuten kochen. Das kostet zwar eine Menge wertvollen Brennstoff, aber Sie müssen sicher sein können, dass die Instrumente danach

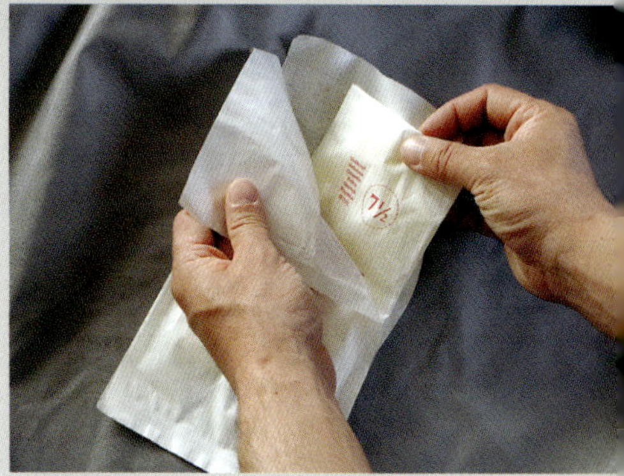

▶ Äußere Schutzverpackung öffnen und beiseitelegen

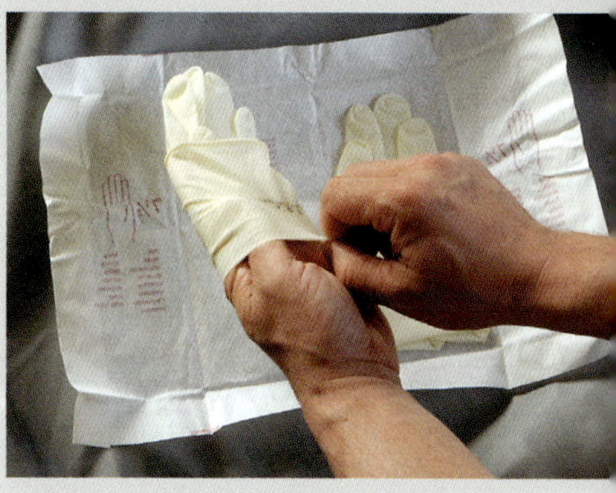

▶ Den linken Handschuh über die Hand ziehen

steril sind. Lassen Sie das Besteck dann im Topf und gießen Sie das Wasser ab, indem Sie den Deckel einen Spalt offenlassen. Der Deckel bleibt drauf.

Das chirurgische Besteck sollte dann ordentlich vorbereitet und vollzählig auf einer sterilen Unterlage (zum Beispiel Innenseite der OP-Handschuhverpackung) liegen. Die Nadel wird aus Ihrer Verpackung genommen, aber im Einsatz gelassen und nicht berührt! Die Schere Ihres Schweizer Taschenmessers liegt ausgeklappt bereit.

Lokalanästhesie: Mit der Lokalanästhesie können Schmerzen um und in der Wundstelle ausgeschaltet werden, wobei das Bewusstsein des Verletzten erhalten bleibt. Somit ist es zum Beispiel möglich, im unteren Torso oder Beinbereich eigene Wunden zu vernähen. Für alle anderen Stellen am Körper benötigen Sie Hilfe einer anderen Person.

Zuerst werden die Hautstellen um die Wunde herum desinfiziert. Nehmen Sie dafür Ihre Betadine-Lösung, die Sie **um die Einstichstellen herum auftropfen lassen**. Warten Sie danach die Einwirkzeit von drei Minuten ab. Wischen Sie danach mit einem sterilen Verbandsstück über die Stellen. Diese ist jetzt bereit für die Anästhesie. Sie dürfen Ihr Betäubungsmittel niemals einfach in die Haut spritzen, denn damit transportieren Sie Keime unter die Haut und können einen Infekt verursachen!

Die Spritze wird schon vorbereitet, indem die Kanüle mit der Schutzhülle auf die Spritzendüse aufgesteckt wird. Die Schutzhülle bleibt bis kurz vor dem Aufziehen des Lokalanästhetikums auf der Kanüle!

Die Handschuhe müssen Sie nach der folgenden Beschreibung anziehen: Entnehmen Sie diese aus der äußeren Schutzverpackung und legen Sie diese beiseite, da Sie noch benötigt wird. Klappen Sie die innere Verpackung der sterilen OP-Handschuhe so auf, dass die geöffnete Verpackung nach oben zeigt. Jetzt öffnen Sie das untere, noch zugeklappte Teil der Verpackung, dann das Obere. Nun öffnen Sie die beiden Seitenflügel und die Handschuhe liegen dann offen vor Ihnen. Sie sollen die Handschuhe bei den vorher genannten Öffnungsschritten nicht berühren, damit diese nicht kontaminiert werden. Jetzt nehmen Sie einen Handschuh, greifen ihn am Rand der umgestülpten inneren Seite und ziehen ihn über die Hand. Dann greifen Sie mit dem angezogenen Handschuh zwischen Handschuh und umgestülptem Teil herein und ziehen sich den Handschuh an. Ziehen Sie die Bündchen der Handschuhe so an Ihrem Unterarm hoch, dass die Handschuhe richtig sitzen. Die OP-Handschuhe sind jetzt einsatzbereit und dürfen Nichtsteriles nicht mehr berühren!

Brechen Sie dann den Kopf der Anästhesieampulle zur Seite hin auf, indem Sie die Innenseite der geöffneten, leeren Pa-

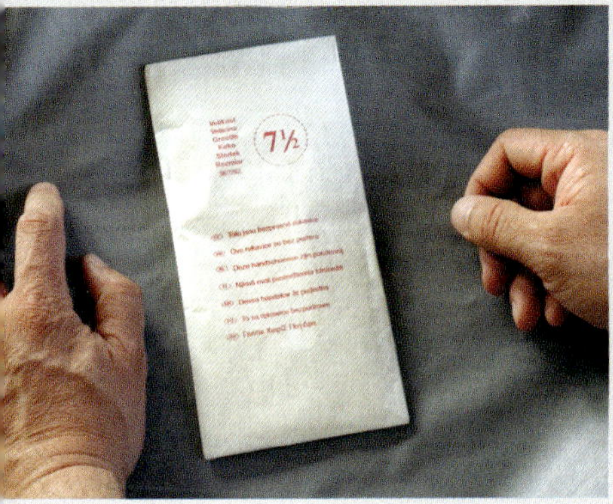

▶ Innere Verpackung bereitlegen

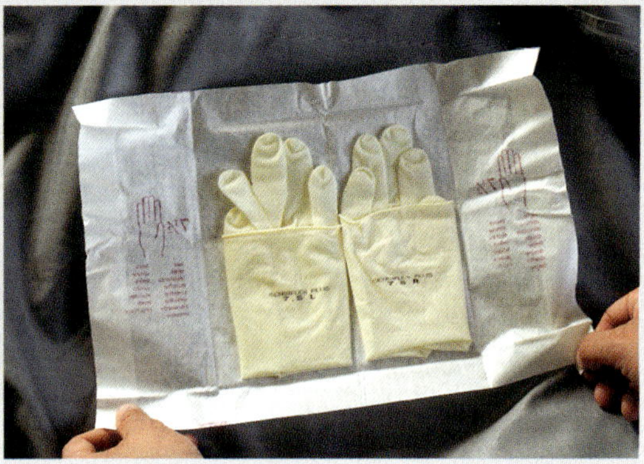

▶ Packung seitlich, oben und unten aufklappen

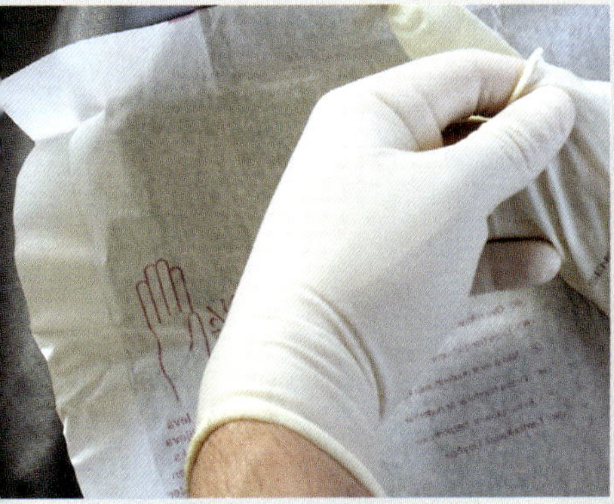

▶ Den anderen Handschuh anziehen

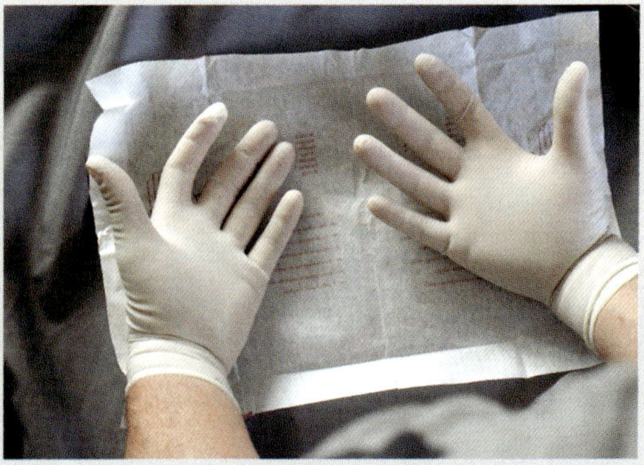

▶ Fertig

ckung der Einmalspritze dazu verwenden, um sich vor Schnittwunden beim Zerstören des Ampullenglaskopfes zu schützen. Entfernen Sie die Schutzkappe der Kanüle. Entnehmen Sie die benötigte Menge des Lidocain mit der Einwegspritze daraus, indem Sie erst die den Kolben etwas zurückziehen, die Luft in die Flüssigkeit spritzen und danach wieder aufziehen, bis die gewünschte Menge im Spritzenkolben ist. Sie sollten dabei die Glaswand nicht mit der Kanülenspitze berühren, da diese ansonsten beschädigt wird und das beim Einstich Schmerzen verursacht. Die Nadel gleitet dann nicht sanft in die Haut, sondern reißt sie auf.

Führen Sie die Nadel in einem relativ flachen Winkel parallel neben der Wunde nah am Wundverlauf langsam ein. Die Nadel soll dabei nicht tief in das Gewebe hineingleiten, soll sich das Mittel in der Unterhaut sammeln. Spritzen Sie nun langsam das Betäubungsmittel und ziehen Sie dabei die Nadel langsam heraus. Das Gewebe unter der Haut schwillt nun etwas an. Wiederholen Sie den Vorgang auf der Gegenseite der Wunde. Wenn die Wunde länger als die Nadel ist, ziehen Sie die Nadel ganz heraus und setzen Sie wieder neu an der Stelle an, bis zu der die Nadel nicht hingereicht hat.

Warten Sie nun eine Weile und drücken Sie locker mit dem Finger auf die Stellen direkt um die Wunde herum. Wenn das nicht schmerzt, ist die Lokalanästhesie erfolgreich durchgeführt worden.

Nach dem Herausziehen der Nadel drücken Sie kurz mit etwas Druck mit einem sterilen Verbandstück auf die Einstichstelle, damit der Injektionskanal sich auf natürliche Weise schnell verschließt. Setzen Sie die Schutzkappe danach wieder auf die Kanüle.

Das eingespritzte Betäubungsmittel wird manchmal als schmerzhaft empfunden. Die Ursache hierfür ist, dass sich das Mittel Raum schaffen muss. Außerdem spielt es eine Rolle, wie ausgeprägt das individuelle Schmerzempfinden ist und wie Sie arbeiten. Nach einiger Zeit ist das Wundgebiet empfindungslos und Sie können mit dem Vernähen beginnen. Es dauert etwas, bis die Betäubung nach dem Vernähen wieder nachlässt.

Einzelknopfnaht: Ich beschreibe hier die Vorgehensweise des Nähens von Wunden bei einer etwas tieferen Wunde: Nehmen Sie die Nadel mit dem Nadelhalter aus dem Einsatz heraus. Dabei muss der Faden in der Luft hängen und darf nicht über verschmutzen Untergrund streifen. Die Nadel muss im hinteren Drittel gegriffen werden, aber niemals am Fadenansatz, da sich der Faden von der Nadel lösen oder durch den Nadelhalter beschädigt werden kann! Sie sollte zudem

Betäubungsmittel spritzen

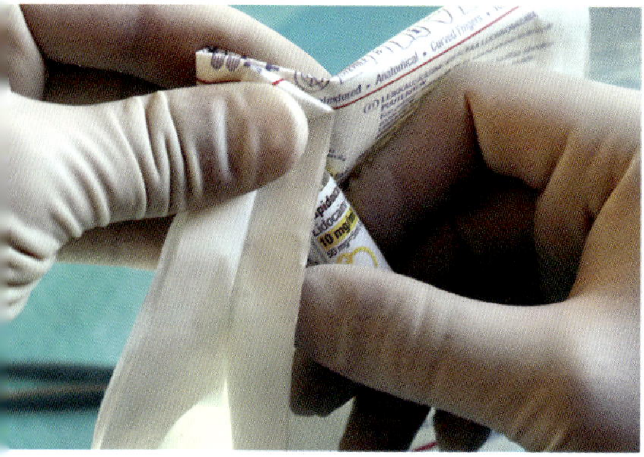

Ampullenspitze abbrechen

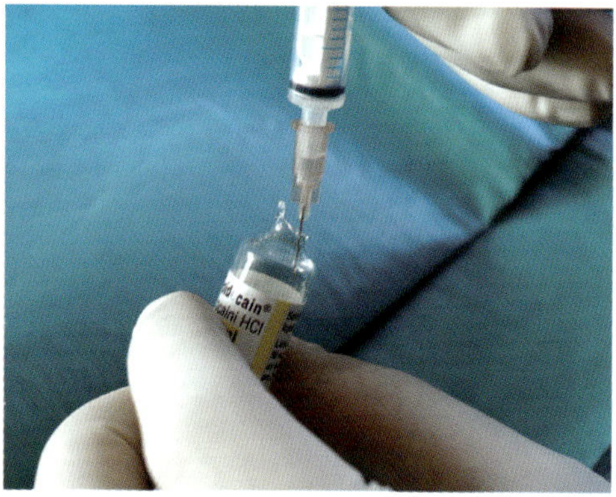

Mit der Spritze das Betäubungsmittel aufziehen

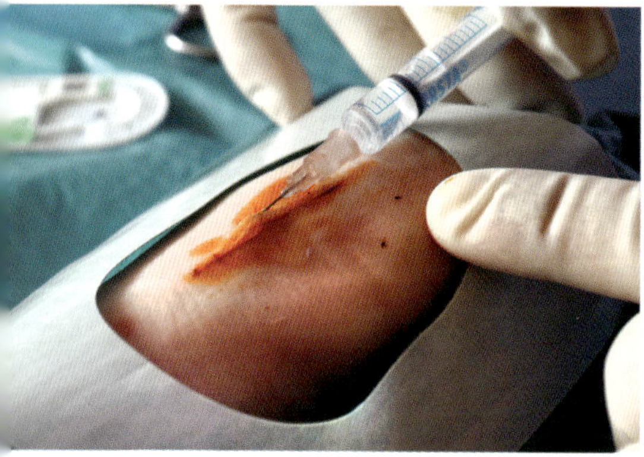

Nadel im flachen Winkel einführen

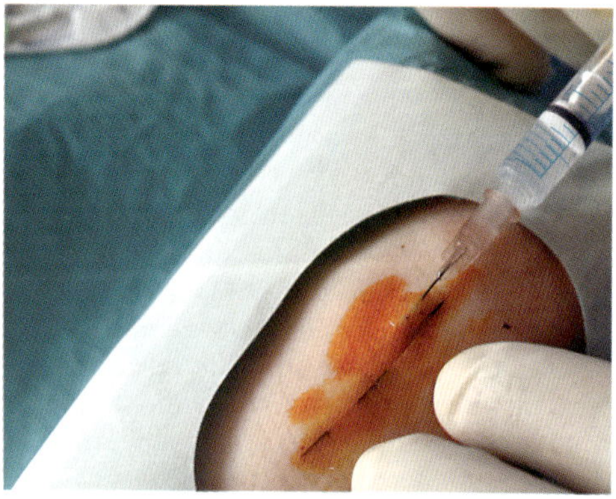

Während des langsamen Herausziehens Betäubungsmittel einspritzen

Die Einzelknopfnaht

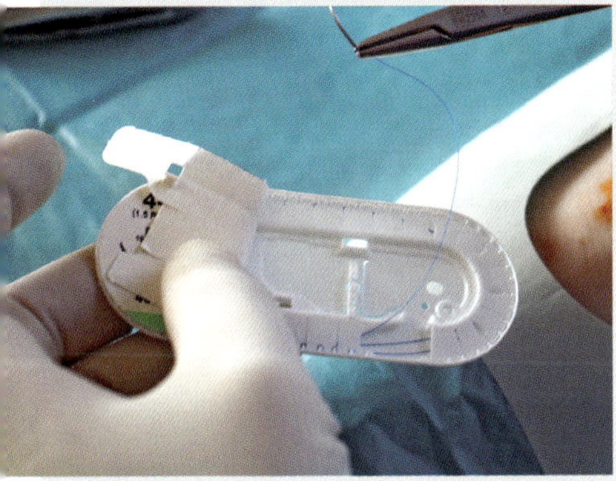

Nadel mit Nadelhalter aus Verpackung entfernen

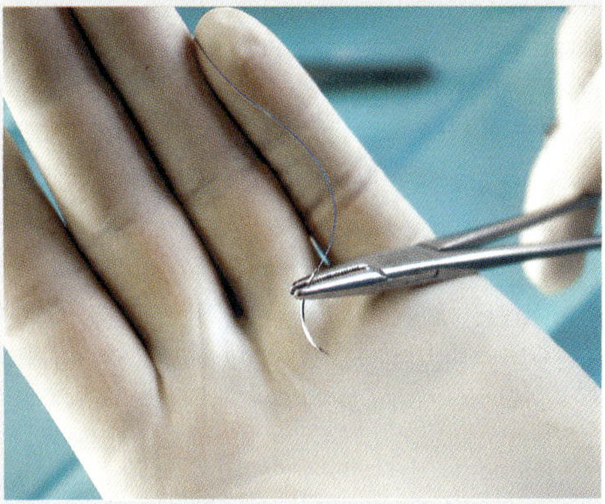

Richtiges Greifen der Nadel

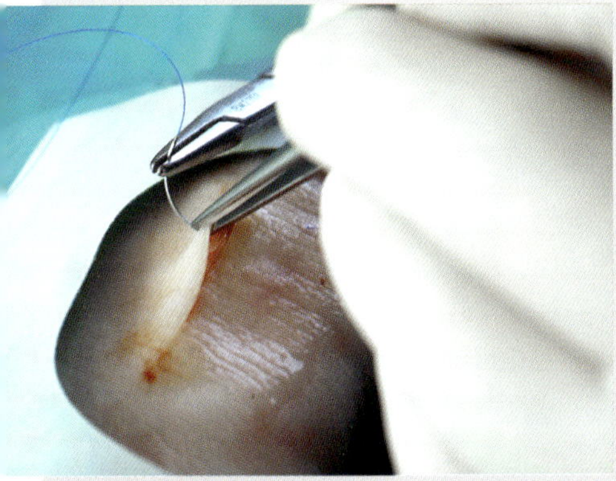

Eine Gewebeseite anheben und Nadel durchstechen

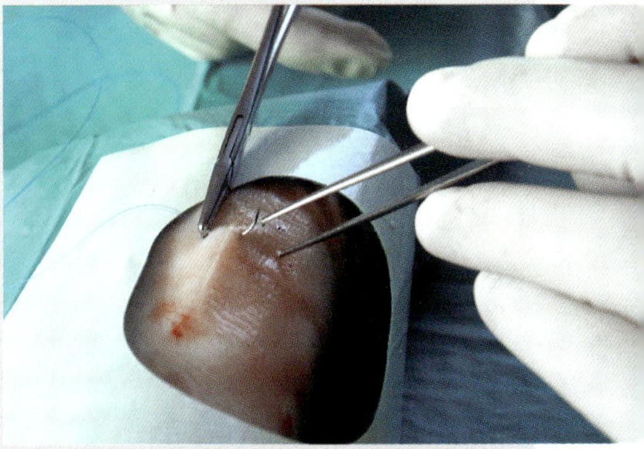

Anschließend gegenüberliegende Haut von unten durchdringen

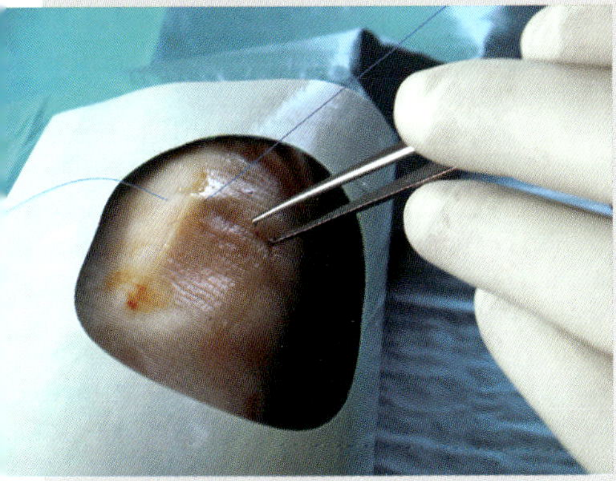

Faden stramm ziehen

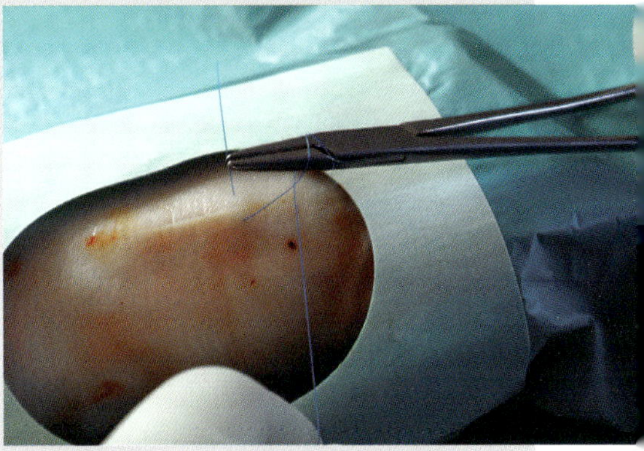

Faden zweimal um Nadelhalter wickeln

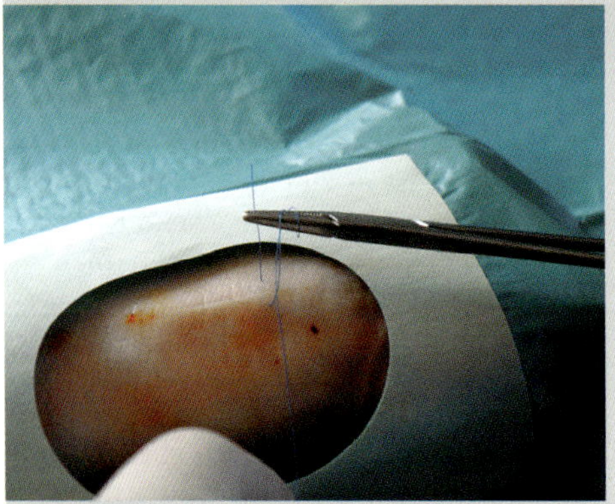

▶ Mit Spitze des Nadelhalters abstehenden Faden greifen und durch die Doppelschlinge ziehen

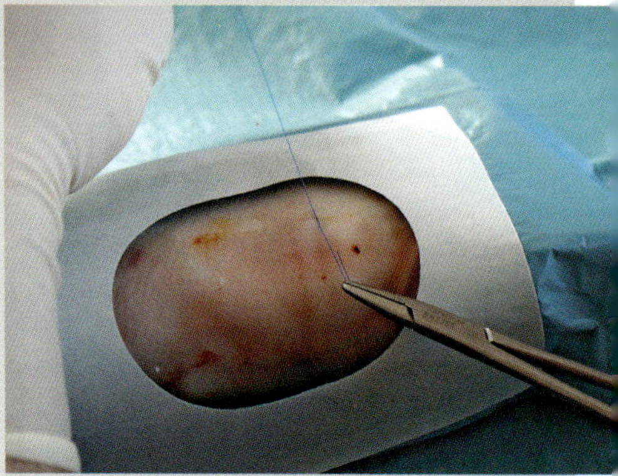

▶ Knoten strammziehen, dann zwei Einfachknoten darübersetzen

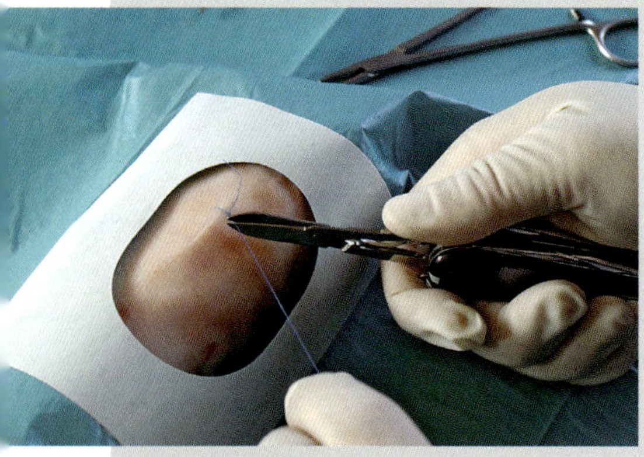

▶ Überstehende Fäden mit Schere abschneiden

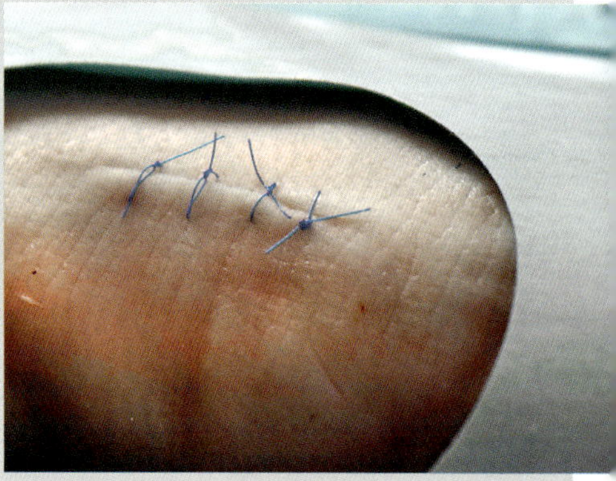

▶ Fertige Naht

im 90°-Winkel zum Nadelhalter fixiert werden.

Mit der Pinzette den oberen Wundrand greifen; die Nadel wird bei parallelem Nadelhalter etwa 1 cm vom Wundrand senkrecht nach unten eingestochen und so eingedreht, dass sie aus der Unterhaut heraus aus dem Gewebe austritt. Spannen Sie die Nadel erneut ein und führen Sie diese in das gegenüberliegende Gewebe unter der Haut ein und drehen Sie die Nadel in die Haut so ein, dass Sie etwa in gleicher Entfernung wie der erste Einstich aus der Haut herauskommt. Achten Sie darauf, keine Muskeln oder gar Sehnen zu durchstechen! Jetzt ziehen Sie den gesamten Faden durch, sodass er bis auf nur wenige Zentimeter aus dem ersten Einstich heraussteht.

Bei dem ersten Knoten handelt es sich um einen Doppelknoten. Wickeln Sie dafür den Faden zwei Mal um den Nadelhalter, und greifen Sie damit das Fadenende beim Einstich. Ziehen Sie es durch die entstandenen Schlaufen und damit den Knoten vorsichtig fest. Wenden Sie dabei keine Gewalt an, sonst wird das Gewebe beschädigt. Optimal ist es, wenn sich die beiden Wundränder auf gleicher Ebene gerade so berühren.

Zwei weitere, einfache Knoten sorgen für die Fixierung des ersten Knotens. Das Wickeln der Schlaufen muss gegenläufig zum jeweils vorhergehenden Knoten verlaufen. Schneiden Sie jetzt mit Ihrem Taschenmesser und der ausgeklappten Schere die abstehenden Enden des Knoten auf ca. 0,5 cm Länge ab. Wiederholen Sie nun den Vorgang bis zum Wundende und halten Sie einen Abstand von etwa 0,75–1 cm zu jeder Naht. Lassen Sie zu den Wundrändern an den Seiten etwas Platz, damit die Wunde sich selbst bei der Heilung spülen und Flüssigkeit austreten kann.

Wunden am Kopf und Hals heilen am schnellsten; daher können die Fäden hier innerhalb von 4–5 Tagen gezogen werden. Alle weiteren Stellen abwärts benötigen ca. 10–12 Tage. Wunden, bei denen sich eine Schwellung bildet, müssen wieder geöffnet werden, damit möglicher Eiter abfließen kann.

Knochenbrüche

Bei den Knochenbrüchen ist zwischen geschlossenen und offenen Frakturen zu unterscheiden:

Geschlossene Frakturen: Der betroffene Körperteil muss nach Möglichkeit hoch gelagert und improvisiert fixiert werden. Vor der Fixierung sollte dieser, wenn möglich, noch gestreckt werden, auch wenn das für den Betroffenen sehr schmerzhaft ist. Das verhindert, dass es zu einem offenen Bruch kommt, weil sich der gebrochene Knochen in gewissem Maße richtet, wenn man an ihm zieht.

Sind Sie allein, versuchen Sie, den Körperteil zum Fixieren zwischen zwei aus der Erde herausstehenden Steinen oder Ähnlichem einzuklemmen. Die Fixierung von Armen und Beinen kann zum Beispiel mit den mitgeführten Wanderstöcken in Verbindung mit Paracord erfolgen, da ihre Länge verstellbar ist. Die Stöcke werden beidseitig parallel angelegt und dann mit Paracord umwickelt.

Auch der Gürtel eignet sich zum Fixieren sehr gut. Alternativ können natürlich auch gerade gewachsene Hölzer von Hasel usw. verwendet werden. Das Schienen eines Bruches sollte immer über zwei Gelenke hinweg erfolgen. Ist zum Beispiel das Schienbein gebrochen, ist vom Sprunggelenk des Fußes bis über das Knie hin zu schienen. Danach erfolgt eine angemessene Verabreichung von Schmerzmitteln.

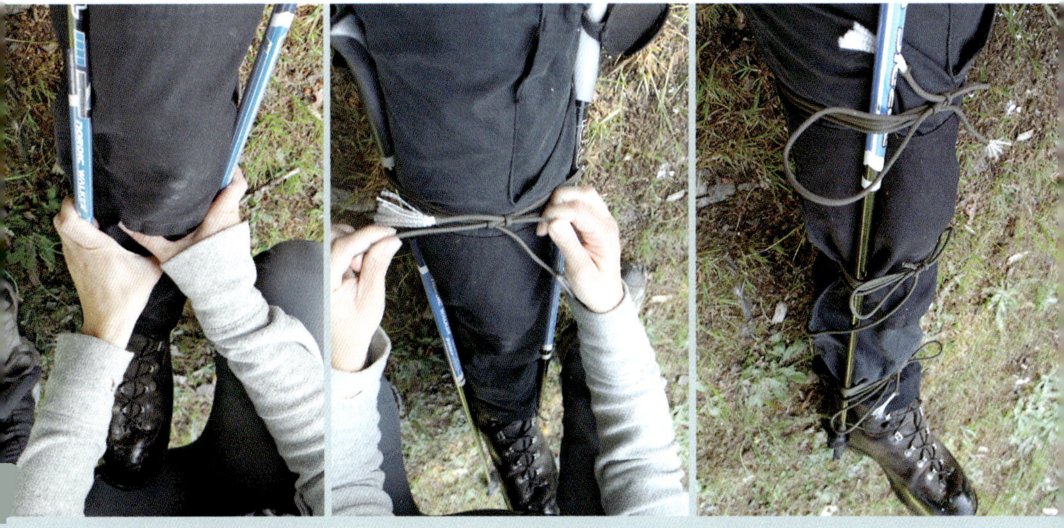

▶ Geschlossene Fraktur am Bein versorgen

Offene Frakturen: Diese Verletzung ist sehr anfällig für Infektionen, da das schützende Gewebe von dem gebrochenen Knochen durchstoßen worden ist. Es erfolgt hier die gleiche Vorgehensweise wie bei der Wundbehandlung, danach eine Hochlagerung und improvisierte Fixierung. Wegen der Entzündungsgefahr muss eine **antibiotische Prophylaxe** erfolgen.

Fußerkrankungen

Sind die Füße über einen längeren Zeitraum bei Kälte dauerhaft nass und im Wanderstiefel oder stehen Sie für mehr als zehn Stunden im Wasser eines Baches, einer Kanalisation, Höhle oder Ähnlichem, ist die Wahrscheinlichkeit groß, dass Sie sich einen **Grabenfuß** zuziehen. Der Grabenfuß (oder Immersionsfuß) ist eine Erkrankung des Fußes durch längere Einwirkung von Wasser. Das führt zu großen Schmerzen beim Stehen und Gehen am Vorderfuß und an der Ferse. Die Füße schwellen dabei stark an, was zur Folge haben kann, dass man den Wanderstiefel nur noch schwer ausgezogen bekommt. Zur Behandlung muss die Fußhaut bis zu den Knien unbedingt über zwölf Stunden langsam getrocknet werden, da es ansonsten zu einer gefährlichen Gewebs-Nekrose (Gangrän) kommen kann, bei der sich das Gewebe schwarz verfärbt, weil es abstirbt. Schuhe mit Gore-Tex-Membran begünstigen im Übrigen die Grabenfußbildung.

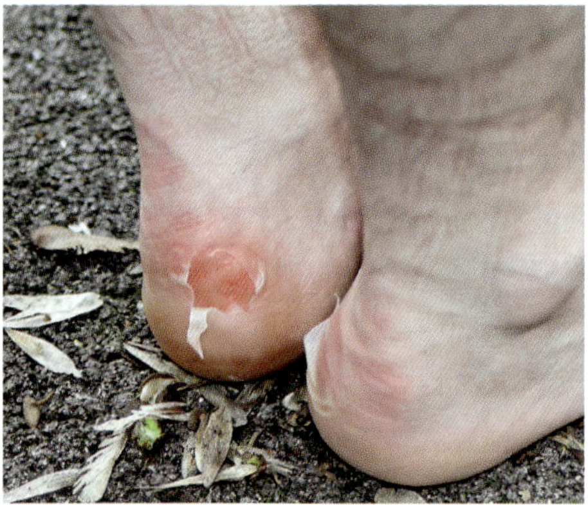

▸ Abstehende Hautfetzen müssen abgeschnitten werden.

Sollten Sie **Blasen an die Füße** bekommen, dürfen diese auf keinen Fall aufgestochen werden, denn Blasen bilden sich nach ein paar Tagen selbst zurück. Sollten Sie nicht die Zeit zum Verheilen haben, stechen Sie die Blase mit einer Nadel (vorher desinfizieren!) auf und lassen Sie die Flüssigkeit rauslaufen. Danach behandeln Sie die Blase mit einer Jod-Lösung und kleben diese mit Leukoplast ab, damit keine Keime in die Wunde kommen. Kontrollieren Sie immer wieder, dass sich die Blase nicht entzündet. Abstehende Hautfetzen schneiden Sie so ab, dass die Wunde dabei nicht berührt wird.

Sonnenstich

Der Sonnenstich tritt auf, wenn die Sonne lange und intensiv auf den Nacken oder den Kopf scheint. Die Hirnhaut wird dabei irritiert. Er muss sofort behandelt werden, da er ein Hirnödem verursachen kann. Typische Symptome für einen Sonnenstich sind Kopfschmerzen, Übelkeit, Benommenheit, Schwindel, Nackenschmerzen und hoher Puls. Der Betroffene muss sofort in den Schatten oder an einen kühleren Ort gebracht werden und die im INCH-Gepäck enthaltene Elektrolytlösung mit Wasser angerührt und verabreicht werden. Viel Trinken und Ruhe ist dabei wichtig! Einem Sonnenstich kann mit dem Tragen einer Kopfbedeckung und dem Abdecken des Nackens bei starker Sonneneinstrahlung vorgebeugt werden.

Unterkühlungen

Bei Unterkühlungen gilt immer der Grundsatz: Die Unterkühlung ist gegenüber anderen Kälteschäden vorrangig zu behandeln!

Als Erstes bedarf es eines Schutzes vor weiteren Kälteeinwirkungen. Nasse sollte mit trockener Bekleidung ersetzt werden.

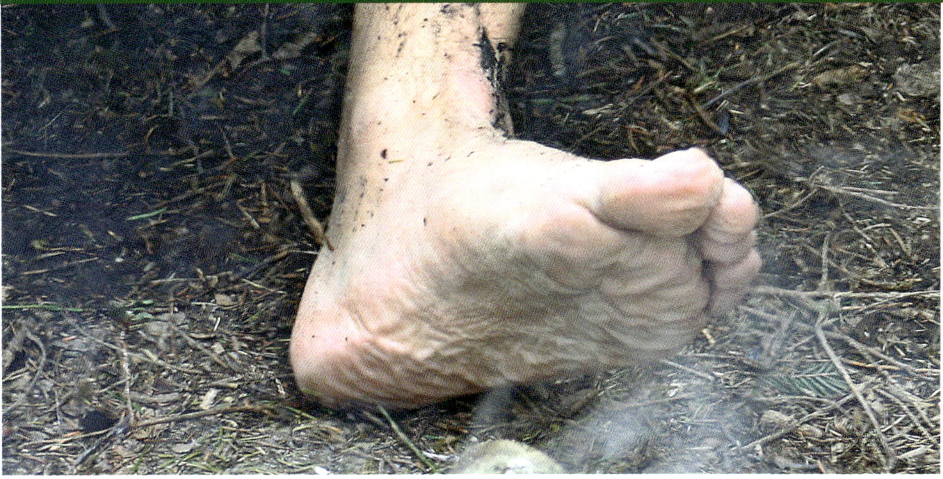

▶ Stundenlange Staunässe in den Schuhen verursacht den sogenannten Grabenfuß

Auch der Standort sollte an eine wärmere Stelle verlagert werden. Ist das nicht möglich, muss die Rettungsdecke und/oder der Schlafsack zum Schutz vor weiterer Kälteeinwirkung verwendet werden. Eine Behelfsbettflasche (wie im Kapitel „Wärmflasche improvisieren", → S. 100, beschrieben) sollte befüllt und warme Getränke zugeführt werden. **Bewegung ist empfehlenswert**, damit der Körper wieder „auf Touren" kommt.

Wenn die Unterkühlung schwerwiegender ist, sollten die gleichen Maßnahmen wie oben beschrieben durchgeführt werden. Jedoch ist der „Patient" immer wie ein rohes Ei zu behandeln. Erschütterungen und Bewegungen der Extremitäten müssen (z. B. bei der Erstversorgung oder Transportmaßnahmen) vermieden werden, da das kalte Schalenblut ins Herz zurückfließen kann und einen Kreislaufstillstand, auch bekannt als **„Bergetod"**, verursacht. Es sollte, wenn möglich, nur der Rumpf gewärmt werden. Dem Unterkühlten sollte eine Mütze aufgezogen werden, da über den Kopf viel Wärme verlorengeht.

Erfrierungen

Ohne Unterkühlung treten Erfrierungen selten auf. Daher ist die Unterkühlung immer zuerst zu behandeln. Ich teile zur Vereinfachung hier die Erfrierungsstadien in drei Grade auf:

Erfrierungen ersten Grades: Diese Erfrierungen erkennen Sie an der blau-weiß-harten Haut und dem Kribbeln darin. Häufig sticht es auch in der Haut und das Gefühl geht verloren. Der betroffene Körperteil muss schnell und gleichmäßig erwärmt werden. Man reibt ihn trocken ab (niemals mit Schnee!), bewegt ihn und hält ihn warm. Hände zum Beispiel können in die Achselhöhle unter den Armen gesteckt werden oder auf die Haut des Torsos unter der Bekleidung. Ist eine zweite Person dabei, können zur Behandlung oder Prophylaxe auch Hände oder Füße unter die Bekleidung einer weiteren Person gesteckt werden. Bei Erfrierungen ersten Grades bleiben im Übrigen keine Schäden zurück.

Erfrierungen zweiten Grades: Symptome für diesen Erfrierungsgrad sind die graubläuliche Verfärbung der Haut und die Gefühllosigkeit. Häufig ist auch ein Funktionsverlust zu beobachten. Erfrierungen zweiten Grades sind schmerzhaft; ich selbst war schon davon betroffen.

Das Aufwärmen der Körperteile muss, wenn möglich, im warmen Wasser erfolgen (etwa 40 °C), wobei die Temperatur dem

Schmerzempfinden aber angepasst werden muss. Dazu kann ein improvisiertes Wasserbad mit der Rettungsdecke in relativ kurzer Zeit gebaut werden: Graben Sie ein Loch mit der benötigten Größe (maximal 30 cm Durchmesser und 30 cm Tiefe in den Boden) und legen Sie es mit der Rettungsdecke (oder einem Poncho) aus. Befüllen Sie es mit kaltem Wasser und erhitzen Sie gleichzeitig mit Ihrem Kocher weiteres Wasser, das Sie dann rasch nachfüllen. Tauchen Sie den betroffenen Körperteil in das gemischte Wasser ein und erhitzen Sie erneut Wasser. Alternativ zum Graben in der Erde kann auch ein Loch im Schnee geschaffen werden. Beachten Sie hier aber, dass es nach einiger Zeit (je nach Schneehöhe) wandert und wegen der Wärme absinkt, da der Schnee unter dem Loch schmilzt. Sichern Sie die Rettungsdecke gegen ein Absinken ab.

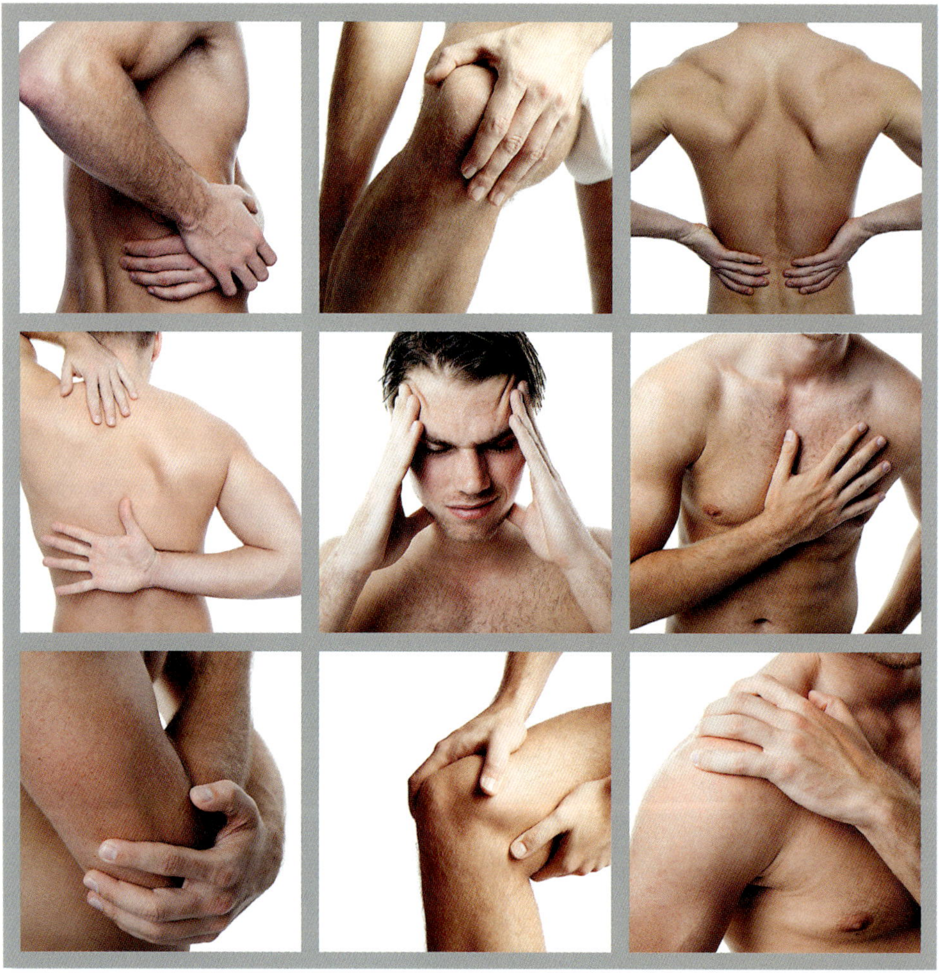

▶ In einer Krise könnten Sie mit Krankheiten, Schmerzen oder Verletzungen konfrontiert sein. Es ist also angezeigt, rechtzeitig über eine gut durchdachte Auswahl an Schmerzmitteln nachzudenken. Konsultieren Sie hierfür unbedingt einen Arzt Ihres Vertrauens.

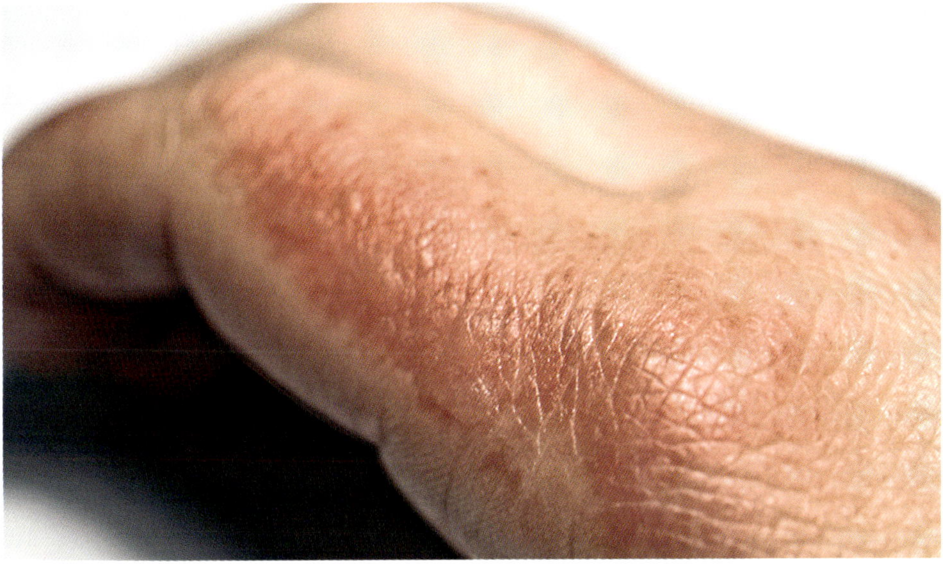

▸ Verbrannte Hautpartien sollten schnell unter kaltes Wasser gehalten werden.

Nach dem Aufwärmen muss der Körperteil locker verbunden und hochgelagert werden.

DAS SOLLTEN SIE BEACHTEN:

- Erfrierungsblasen dürfen nicht aufgestochen werden, weil sie sich im Freien entzünden können! Bei Erfrierungen zweiten Grades kann die Haut über Monate hinweg irritiert bleiben und schmerzen.

Erfrierungen dritten Grades: Dieser Grad der Erfrierung, bei der es meist ohne Schmerzempfinden zum Absterben von Gewebe kommt (die Haut verfärbt sich schwarz), ist nur noch stationär behandelbar. Hier stoßen Sie mit Ihren medizinischen Versorgungsmöglichkeiten an ihre Grenzen. Vermeiden Sie also immer Erfrierungen!

Verbrennungen

Bei dieser Art der Verletzung können auch nur die ersten Stadien behandelt werden.

Oberflächige Verbrennungen 1. und 2. Grades zeigen sich in Rötung, feuchter Hautoberfläche und Blasenbildung. Die Körperbehaarung hält an den betroffenen Stellen noch.

Als Erste-Hilfe-Maßnahme ist Bekleidung, die noch brennt, sofort zu löschen und die Verbrennungsstelle unter kaltes Wasser zu halten (besser wäre lauwarmes Wasser, was aber kurzfristig kaum zu erzeugen sein dürfte) bzw. darin einzutauchen. Ist fließendes Wasser in der Nähe (Gebirgsquelle oder Ähnliches), kann auch dieses Wasser befristet (bis 5 Min.) verwendet werden. Die verletzte Person muss außerdem viel trinken! Sind mehr als 15 Prozent der Körperoberfläche verbrannt, ist mit Schockgefahr zu rechnen.

DAS SOLLTEN SIE BEACHTEN

- Verbinden Sie Brandwunden locker mit einem saugkräftigen Verband, da diese stark nässen. Vermeiden Sie das Öffnen von Brandblasen. Tragen Sie eine Betadine-Jodlösung auf. Den Verband nur alle paar Tage wechseln, bei Infektionen täglich.

Schmerzmanagement

Ich teile Schmerzmittel hier stark vereinfacht und medizinisch nicht ganz korrekt zum besseren Verständnis in drei Level auf:

Leichte Schmerzen: Kopf- und Halsschmerzen, leichte Weichteilprellungen, leichte Muskelverspannungen.

Mäßige Schmerzen: moderate Gelenk-/Knochen-/Weichteilprellungen, Verstauchungen, Bauchkrämpfe, Rückenschmerzen, hartnäckige Muskelverspannungen.

Starke Schmerzen: Zahn(wurzel)schmerzen bei Entzündungen, Bauchkrämpfe bei Vergiftungen, Knochenbrüche, ausgekugelte Gelenke etc.

Zur Behandlung dieser Schmerzen sind unter anderem folgende Medikamente hilfreich:

Paracetamol: Findet Anwendung bei leichten bis mäßig starken Schmerzen. Hilfreich auch bei Fieber. In Verbindung mit Coffein wirkt Paracetamol schneller.

Ibuprofen: Wird eingesetzt bei leichten bis mäßig starken Schmerzen und auch gegen Entzündungen. Wenn Sie Präparate mit dem Wirkstoff Ibuprofen länger als 5 Tage und höher dosiert einsetzen (mehr als 200 mg Wirkstoff pro Tablette/pro Tag), ist es wichtig, zugleich Magenschutz (Protonenpumpenhemmer) wie Omeprazol oder Ähnliches einzunehmen, da diese Wirkstoffe auf den Magen schlagen. Bei Schmerztherapien sollte immer darauf geachtet werden, dass genügend Wasser getrunken wird. Auf diese Weise kann das Risiko einer Nierenschädigung reduziert werden.

Tramadol: Dieser Wirkstoff aus der Gruppe der Opioide wird bei mäßig starken, bis starken Schmerzen eingesetzt und darf natürlich auch nicht im Notgepäck fehlen.

DAS SOLLTEN SIE BEACHTEN

- Manchmal ergibt eine Therapie mit einem Wirkstoff keinen Sinn, weil dieser eventuell nicht ausreichend ist. So kann zum Beispiel Paracetamol mit Tramal kombiniert werden, um die Wirkung zu verbessern. Achten Sie bei der Einnahme immer auf die Wirkstoffmenge pro Tablette! Wenn Sie den Wirkstoff in einer geringeren Dosis pro Tablette, dafür aber in größeren Mengen mitführen, können Sie den Bedarf besser dosieren. Grundsätzlich gilt: Lassen Sie sich hierzu von einem Arzt Ihres Vertrauens eingehend beraten!

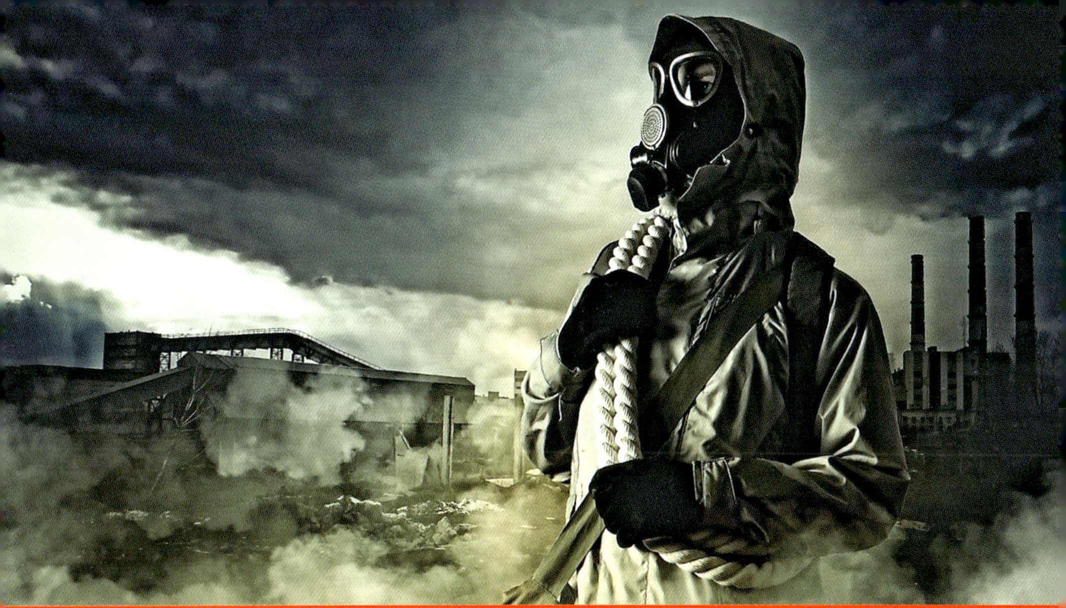

Teil 5: Überleben nach einem atomaren Zwischenfall

Ich hoffe, dass Sie und ich das, was in diesem Kapitel zur Sprache kommt, niemals benötigen werden. Auch wenn im Folgenden manches unwahrscheinlich klingt, kann nicht ausgeschlossen werden, dass es nicht doch einmal Wirklichkeit werden kann. Gehen wir zum Beispiel einmal von einem dauerhaften Stromausfall aus: Hier kann es, wenn es um Kernkraftwerke geht, ganz schön kritisch werden. Für das Kühlen der Brennstäbe in einem Kernkraftwerk braucht man elektrischen Strom, der bei einem „Blackout" nicht mehr verfügbar ist. Bei einem Großreaktor entstehen nach dem Abschalten nach einer Stunde 50 MW (Megawatt) Wärmeleistung, nach drei Tagen immer noch 20 MW. Um die Nachzerfallswärme der verbrauchten Brennelemente abzuführen, ist es erforderlich, dass die Brennstäbe noch mehrere Jahre in einem mit Wasser gefüllten Abklingbecken gelagert werden, das an den Kühlkreislauf angeschlossen ist, der natürlich auch Strom benötigt. Zwar verfügen Kernkraftwerke über Notstromvorrichtungen, die das gewährleisten, jedoch können diese auch nur eine begrenzte Zeit betrieben werden. Diese versagen ihren Dienst dann auch irgendwann. Wenn durch die fehlende Stromversorgung die Kühlung ausgefallen ist, droht eine Kernschmelze. Bei der Kernschmelze erhitzen sich die Brennstäbe im Reaktorkern so stark, dass sie schmelzen; es tritt hochradioaktives Material, verbunden mit Explosionen – variierend nach Reaktorbauart und Ereignis –, aus dem Reaktor aus. Je nach Wetterlage regnet der radioaktive Staub, der durch die Explosion entsteht, entweder vor Ort oder an einer anderen Stelle ab (was eine Kontamination des Bodens zur Folge hat) oder wird durch den Wind weitergetragen. Da Deutschland überwiegend von westlichem Wetter beeinflusst ist, könnte man mit einiger Wahrscheinlichkeit sagen, dass man im Idealfall aus wettertechnischer Sicht östlich von einem Kernkraftwerk die schlechteren Karten hätte, als wenn man sich westlich davon befinden würde. Natürlich spielen aber auch andere Faktoren, wie zum Beispiel topographische Gegebenheiten, eine Rolle.

Da in Deutschland bedauerlicherweise die Zivilschutz-Alarmierungssysteme aufgegeben wurden, setzt die Regierung nun verstärkt auf eine Alarmierung über den Rundfunk. In manchen Gebieten, zum Beispiel in Reaktornähe oder dort, wo Chemieunternehmen ansässig sind, wird mit speziellen Sirenensignalen vor Gefahren gewarnt (vgl. hierzu Literaturhinweis 3, → S. 231). Für Sie bedeutet das, dass Sie, wenn dieser Fall eintreten sollte, mit hoher Wahrscheinlichkeit nur über den Rundfunk oder Smartphone an Informationen kommen.

In diesem Fall müssen die mitgeführten Jodtabletten entsprechend Ihres Alters und Körpergewichtes eingenommen werden, um die Schilddrüse mit Jod anzureichern. Damit verhindern Sie, dass das radioaktive Jod dort nicht mehr aufgenommen wird.

Maßnahmen vor der Kontamination

Sobald Sie Kenntnis erhalten haben, dass es zu einer Kernschmelze gekommen ist und Sie aufgrund Ihrer Nähe zum Unfallort mit radioaktivem Staub rechnen müssen, ist es erforderlich, dass Sie zeitnah an sich, Ihrer Überlebensausrüstung oder Ihrem Camp Präventivmaßnahmen durchführen. Seien Sie sich aber bewusst, dass es sich nur um Notbehelfsmaßnahmen handelt, die auf das Überleben im Freien ausgelegt sind und mit der eigenen Ausrüstung realisierbar sind. Eine vollkommene Schutzwirkung erreichen Sie damit nie, Sie machen aber das Beste aus der Situation.

Schutz des Körpers

Setzen Sie umgehend Ihren im INCH-Gepäck mitgeführten Atemschutz auf. Rasieren Sie sich vorher noch den Bart ab, damit der Schutz richtig und sicher auf dem Gesicht abschließt. Hiermit verhindern Sie, dass radioaktiv verseuchter Staub in Mund, Nase oder Atemwege gelangt. Die Atemschutzmaske kann natürlich nicht ständig getragen werden, denn die Schutzwirkung verringert sich je nach Schadstoffkonzentration, Atemintensität, Feuchtigkeit usw. Hier beginnt das Dilemma, weil Sie nicht zwischen mehreren Masken wechseln können. Die Maske muss deshalb jeden Tag etwa zweimal gegen die Windrichtung ausgebürstet werden. Dafür nehmen Sie Ihre Zahnbürste, denn Zahnhygiene ist jetzt absolut untergeordnet. Die Bürstbewegung muss mit leichtem, aber nicht zu viel Druck in Bewegungen immer vom Körper und der Maske weg erfolgen. Danach setzen Sie die Bürste für jeden neuen Vorgang wieder auf der Maske auf.

Ziehen Sie, sofern es die Witterung und Temperatur zulässt, als äußerste Schicht Ihre Regenschutzbekleidung an. Das schützt Sie besser, denn Dermizax-Gewebe oder auch Gore-Tex lassen fast keine Staubpartikel durch. Verschließen Sie Armbünde so eng anliegend wie möglich, schließen Sie Ventilationsöffnungen, Taschen und alle Stellen, durch die Staub kommen könnte. Ziehen Sie sich Ihre Kapuze über und schnüren Sie diese um das Gesicht so dicht zu, wie es nur möglich ist.

Handschuhe sollten, wenn möglich, auch angezogen werden. In die Ohren sollten Sie sich zerrupfte Watte eines Tampons stecken – natürlich nur so tief, dass sie diese auch wieder entfernen können. Fachlich richtig wäre auch ein Schutz der Augen, jedoch haben Sie dafür keine geeigneten Ausrüstungsgegenstände und können hier auch nicht improvisieren.

Schutz der Ausrüstung

Der Rucksack muss vollständig verschlossen sein und der Regenschutz für das Gepäck sollte unverzüglich über den Rucksack übergezogen werden, um das Gepäck und die darin befindlichen Gegenstände zu schützen. Am Körper befindliche Ausrüstungsgegenstände (zum Beispiel Kartentasche um den Hals, Armbanduhr) müssen entweder unter der Bekleidung getragen oder entfernt und sicher verstaut werden. Tragen Sie ein Gewehr mit sich, müssen Sie situationsbedingt entscheiden, ob die Waffe offen getragen wird, oder ob Sie diese einpacken.

Standortwechsel

Sie sollten versuchen, aus der Windrichtung zu entkommen und aus dem Gebiet. Es hat durchaus Sinn, wenn Sie Ihre Marschroute ändern und ein anderes Gebiet für Ihr Camp aufsuchen. Selbst wenn Sie mehrere Tage unterwegs sein sollten, ist das besser, als sich dort aufzuhalten, wo ein beständiger starker radioaktiver Niederschlag herrscht.

Zelt absichern

Ihr Zelt ist Ihre sichere Unterkunft, daher bedarf es hier besonderer Aufmerksamkeit bei den Schutzvorkehrungen, falls Sie den Standort nicht wechseln können. Am und im Zelt müssen jegliche Ventilationsöffnungen verschlossen werden, um die Menge des radioaktiven Staubs, der in das Zelt gelangen könnte, zu minimieren. Alle Eingänge müssen immer verschlossen sein und dürfen nur zum Ein- oder Aussteigen aus dem Zelt genutzt werden. Wenn möglich, spannen Sie über das Zelt in einem Abstand von etwa 1 m Entfernung die Rettungsdecke schräg auf, damit im Falle von Regen das Außenzelt nicht direkt mit dem radioaktiven Niederschlag in Berührung kommt. Graben Sie einen Sickergraben um das Zelt herum, damit das radioaktiv verseuchte Regenwasser um das Zelt ablaufen kann. Je nach Lage des Zelteingangs zur Windrichtung muss das Zelt von der Hauptwindrichtung weggedreht werden, falls der Wind genau in den Eingang herein blasen würde. Achtung: Der Wind kann aufgrund von Wetteränderungen mehrfach am Tag drehen. Wichtig ist, dass Sie die Maßnahme der Hauptwindrichtung entsprechend anwenden.

Proviant und Wasser sichern

Wie im Kapitel „Proviant" (→ S. 115–122) beschrieben, sollten Sie Ihren Proviant in irgendeiner Form aufstocken, da das Erdreich und die Gewässer mit Sicherheit in einem gewissen Maße verseucht sein werden. Genauso verhält es sich mit dem Wasser! Schaffen Sie hier Vorsorge und legen Sie Wasserlager an. Im Rucksack kann für einen Monat Trinkwasser gesammelt werden, wie das geht erfahren Sie im Kapitel „Equipment mehrfach nutzen" (→ S. 127–144).

Maßnahmen während der Kontamination

Beseitigung von Strahlungspartikeln auf der Bekleidung

Ein großes Problem ist Ihre Bekleidung, da dort der Staub, behaftet mit radioaktiven Teilchen, hängenbleibt. Die Bekleidung muss von diesen behelfsmäßig befreit werden, wenn Sie in Ihr Zelt müssen. Gehen Sie dabei systematisch vor: Drehen Sie sich mit dem Rücken zur Windrichtung. Sie dürfen dabei nicht zum Zelteingang gerichtet stehen, wenn darauf der Wind bläst. Ziehen Sie daher die Kleider in der Reihenfolge von oben nach unten aus und achten Sie dabei darauf, dass Sie Ihre Körperteile nicht mit der Außenseite der ausgezogenen Textilien berühren. Die Bekleidung sollte dann ausgeklopft und ausgeschüttelt werden. Behandeln Sie die Kleidung niemals nass, weil der

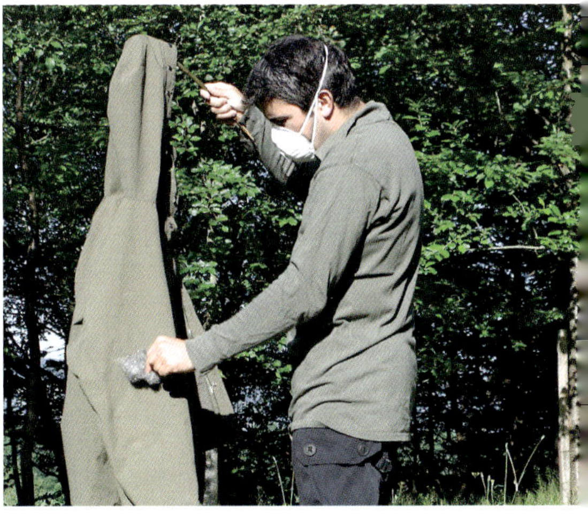

▶ Behelfsentstrahlung der Bekleidung

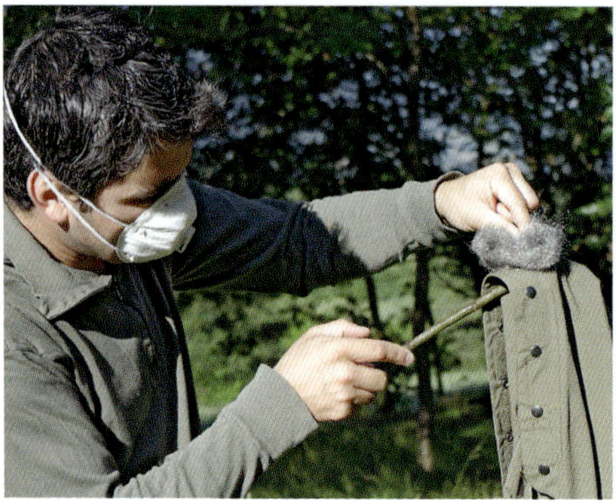

▶ Behelfsentstrahlung der Bekleidung

Staub dann noch tiefer in das Gewebe eindringt und sich nicht mehr entstrahlen lässt.

Körper entstrahlen

Den Körper befreien Sie von radioaktiven Teilchen, indem Sie ihn abduschen. Das Prinzip ist das Gleiche wie bei der Entstrahlung der Bekleidung: Immer von oben nach unten. Steht Ihnen ein Gebirgsquell oder eine andere Quelle zur Verfügung, wo das Wasser direkt aus dem Berg kommt, kann diese auch zur Entstrahlung genutzt werden. Das geht natürlich nur bis maximal wenige Tage nach der Kernschmelze, weil das verseuchte Wasser vom Niederschlag einige Zeit braucht, bis es in die Quelle eingedrungen ist. Äußerst vorsichtig sollten Sie bei Flüssen, Seen, Tümpeln, Bächen usw. sein, diese könnten auch nach kurzer Zeit kontaminiert sein, da die Oberfläche dieser Gewässer im Freien überhaupt nicht geschützt ist.

Ausrüstung entstrahlen

Die Ausrüstung entstrahlen Sie mit Bürsten, Ausschütteln oder Abwaschen von glatten Oberflächen. Lässt das ein Ausrüstungsgegenstand aufgrund seiner Beschaffenheit oder des empfindlichen Aufbaus nicht vollkommen zu, räumen Sie diesen aus und stellen ihn dauerhaft mindestens 5 m weit weg.

Ihr Zelt entstrahlen Sie, indem Sie viel Wasser immer von ganz oben vom obersten Zeltdachpunkt nach unten herunterlaufen lassen. Durch das relativ glatte Zeltgewebe wird der größte Teil der radioaktiven Staubpartikel erfolgreich abgewaschen.

Wasserversorgung

Wenn Sie nicht die Möglichkeit zum sichereren Wasserspeichern hatten, können Sie mit Ihrer Katadyn-Wasserfilterpumpe weiterhin Wasser trinkbar machen. Der Filter hält radioaktive Partikel zurück und adsorbiert Sie in der Aktivkohle, wenn man diese vorgeschaltet hat. Der Filter ist dann zwar stark kontaminiert und bei jedem Pumpvorgang verdichten sich die radioaktiven Rückstände. Ich persönlich würde die Pumpe dennoch noch einen kurzen Zeitraum nutzen. Woher nämlich wollen Sie anderes Wasser bekommen, das nicht kontaminiert ist?

Aufenthalt im Zelt

Wenn Sie sich ins Zelt verkriechen müssen, ist es wichtig, dass die Oberbekleidung niemals mit ins Innenzelt genommen wird. Entstrahlen Sie diese immer wie vorher beschrieben und legen Sie die Bekleidung in der Apside ab. Genauso verhält es sich mit den Schuhen. Halten Sie die Zeltinnenöffnung immer geschlossen, und zwar mit dem dichten Verschlussgewebe, niemals mit dem Mückenschutznetzen!

Sobald Sie im Zelt sind, verschließen Sie es sofort wieder sorgfältig. Der Reißverschluss muss dabei bis zum Anschlag gehen, es darf keine Lücke zu sehen sein. Wenn Sie mehrere Tage im Zelt verbleiben müssen (eventuell sind sie in einer Wetterglocke gefangen, weil das Wetter nicht abzieht), ist der Gang nach draußen zu unterlassen. Alles, was zum Leben notwendig ist, wird im Zelt verrichtet. Sie essen, trinken, verrichten Ihre Notdurft im Zelt, bis sich eine Verbesserung der Lage einstellt (vgl. hierzu Literaturhinweis 5, → S. 231).

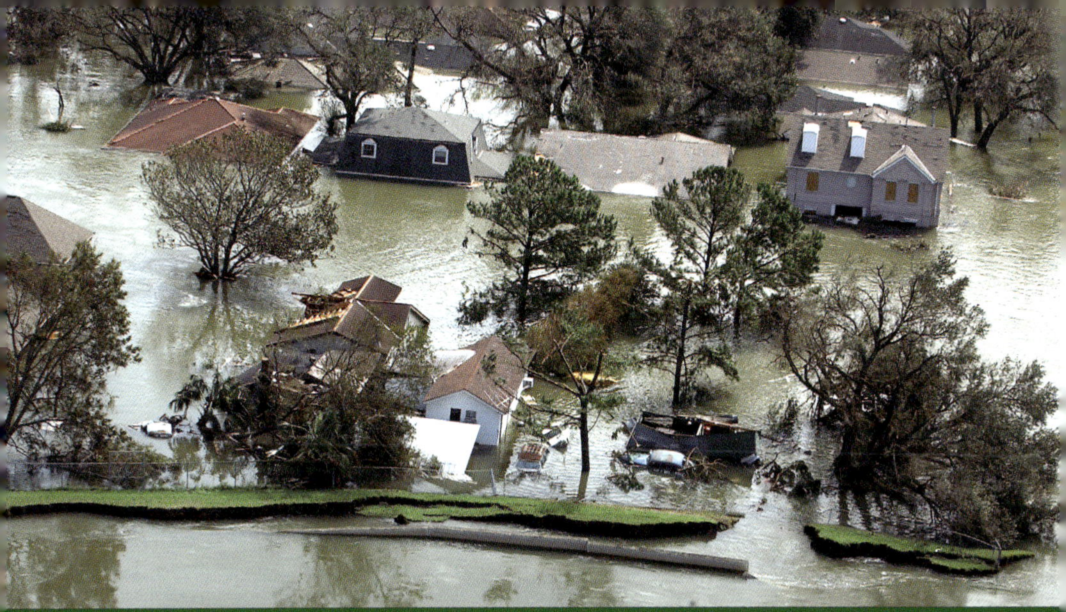

Exkurs: Die Prepper-Szene: Vorbereitung auf den „Tag X"

In den letzten Jahren erhält eine Randgruppe immer mehr Zulauf, die vorher wohl nur Insidern bekannt war: die Prepper! Wohl auch aufgrund ihrer Randexistenz gibt es bisher keinen wirklichen Konsens darüber, was genau ein Prepper eigentlich ist. Aus meiner Sicht sind es folgende Kriterien, die für einen Prepper typisch sind: US-amerikanische Fernsehserien, die in der Regel auch im deutschsprachigen Fernsehen zu sehen sind, zeigen Prepper als Zeitgenossen, die unentwegt auf der Suche nach allem möglichen sind, um auf eine Katastrophe, den „Tag X", vorbereitet zu sein. Auf einen Außenstehenden wirkt dieses Verhalten übertrieben, manchen mag es vielleicht sogar etwas krank anmuten. Da gibt es Mitmenschen, die ihr ganzes Vermögen in den Bau von unterirdischen Bunkern und in Waffen, Munition sowie Unmengen an Lebensmittelvorräten investieren. Natürlich sind dies auch in Prepper-Kreisen Extreme; diese verfestigen aber den Eindruck, dass diese Zeitgenossen alles „bunkern", was ihnen in die Hände fällt, und an Verschwörungstheorien glauben.

Ich möchte dieser Sichtweise hier ausdrücklich entgegentreten, denn mir sind Prepper bekannt, deren Denken keineswegs nur um die Vorsorge kreist. Sie führen sogar ein ganz normales Leben, obwohl Sie auf viele Krisen- und Katastrophenszenarien vorbildlich vorbereitet sind. Doch nicht nur das: Diese Menschen sind sogar lebensfroh – von Endzeitstimmung keine Spur!

Den Schwerpunkt der Prepper-Szene bilden sicherlich die Vereinigten Staaten; hier findet sich manches, das auf einen Europäer irritierend wirken mag: Wenn wir Europäer zum Beispiel einen US-Amerikaner im Fernsehen sehen, der Tausende Schuss Munition für sein Selbstladegewehr hortet, stößt das bei uns auf Unverständnis. Wer sich aber einmal mit den Verhältnissen beim Hurrikan „Katrina" (2005) – eine der verheerendsten Naturkatastrophen in der Geschichte der USA, von der besonders New Orleans betroffen war – beschäftigt und mit

▸ Bild oben: Hurricane Katrina (2005) – Unter Wasser stehende Wohngebiete von New Orleans

Leuten gesprochen hat, die dort im Sicherheitsbereich tätig waren, der wird diese Art der individuellen „Rüstung" nachvollziehen können. Die hässlichen Begleitumstände derartiger Katastrophen – Plünderungen, Raubüberfälle, Vergewaltigungen und andere Scheußlichkeiten mehr – werden aus Rücksicht auf die Zuschauer in den Medien in der Regel nicht gezeigt. Das haben mir mit Blick auf „Katrina" befreundete US-Soldaten, die dort eingesetzt waren, berichtet. Nicht umsonst wurde die Nationalgarde ins Katastrophengebiet beordert!

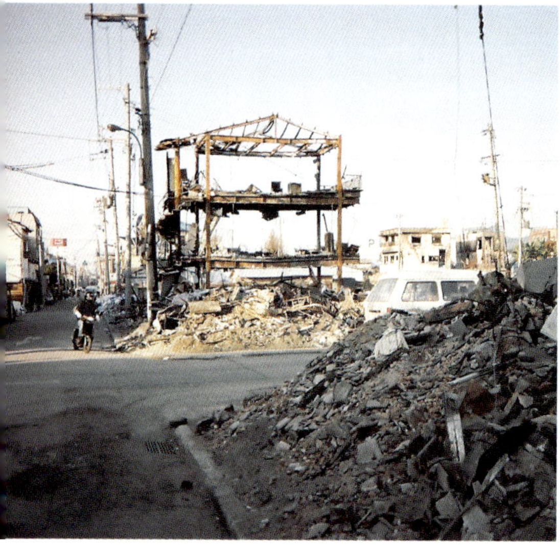

Erdbebengebiet von Kōbe/Japan im Jahre 1995: Das staatliche Krisenmanagement war starker Kritik ausgesetzt; das Krisengebiet blieb tagelang ohne dringend benötigte Nahrungsmittel, Wasser, Decken etc.

Prepper, die mittlerweile allein in den USA mindestens drei Millionen Menschen umfassen sollen, beschäftigen sich mit der Frage, wie man das „Ende der Welt, wie wir sie kennen", dauerhaft überlebt. Es handelt sich um Autodidaktiker, die auf vielen Gebieten begabt sind und sich ein umfangreiches Wissen aneignen. Haben sie finanzielle Mittel und Zeit zur Verfügung, nehmen sie überdies Fortbildungen wahr, mit denen sie ihren Wissensschatz zu erweitern versuchen (z. B. Selbstversorgerkurse, bei denen man lernt, im eigenen Garten Getreide, Gemüse oder Obst anzubauen oder Tiere zu schlachten). Oft sind sie mit anderen Preppern oder Leuten, die ähnlich denken, vernetzt. Manche Prepper tauschen sich bei regelmäßig stattfindenden Stammtischen aus, informieren sich in einschlägigen Foren oder stellen ihre Erfahrungen oder Anleitungen auf Videoplattformen wie zum Beispiel YouTube ein.

Der Prepper ist also ein sehr bewusst lebender Mensch, denn er beschäftigt sich mit dem, was wir immer mehr aus dem Auge verlieren, nämlich der Kunst des Überlebens! Die Katastrophen, auf die er sich vorbereitet, beschränken sich im Übrigen nicht nur auf Naturkatastrophen; Vorsorge wird zum Beispiel auch für den Fall einer Hyperinflation, bei der das globale Bankensystem abrupt zusammenbrechen kann, eines Atomkrieges oder einer Epidemie (Ebola etc.) betrieben. Hier liegt wohl auch der Grund dafür, warum die Prepper-Szene international wächst und auch in Europa immer mehr Anhänger hat.

Wenn man so will, ist der Mensch seit Tausenden von Jahren ein Prepper. Er hat immer Nahrungsmittelvorräte angelegt, um Winter, Kriege oder Dürren zu überstehen. Und er hat immer sein Zuhause geschützt, indem er seine Vorräte versteckt hielt oder mit Wällen, Pfählen oder Gruben vor Angriffen von außen gesichert hat. Der Mensch hat überdies immer Waffen zur Selbstverteidigung besessen.

Es mag manchen Zeitgenossen geben, der die Prepper-Szene belächelt. Tritt aber der „Tag X" ein – oder der „WTSHTF"-Tag („When the Shit hits the Fan" [auf gut Deutsch: Wenn die K… am Dampfen ist]), wie es die Prepper nennen –, dürfte vielen das Amüsement vergehen.

Nachtrag: Wer sich einen Überblick über die vielfältige Prepper-Szene verschaffen möchte, dem sei eine interessante Sammlung von Links auf der Netzadresse www.topprepperwebsites.com empfohlen.

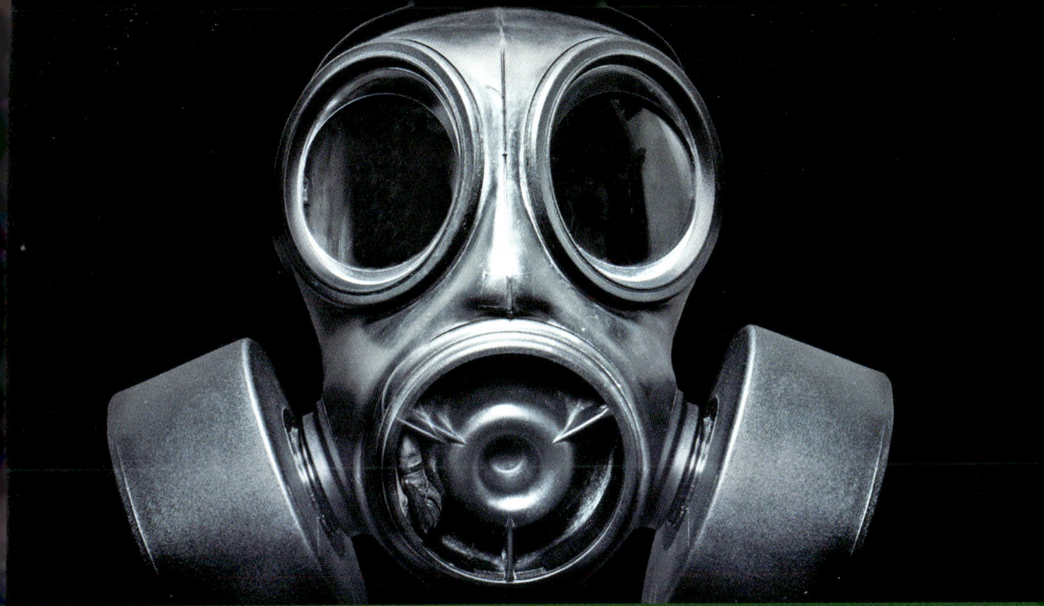

Anhang

Literaturhinweise

1 Quelle SODIS: EAWAG (Swiss Federal Institute for Environmental Science and Technology), Broschüre „Solar water disinfection", www.sodis.ch/index

2 Quelle Farbcode: Jeff Cooper: Principles of Personal Defense, Winchester Circle/Colorado, Januar 2006

3 Quelle Alarm/Zivilschutz/Sirenen: Bundesamt für Bevölkerungsschutz und Katastrophenhilfe

4 Quelle Stromausfallfolgen/Einleitungskapitel: Büro für Technikfolgenabschätzung beim Deutschen Bundestag (TAB); im Netz untern: http://www.tab-beim-bundestag.de/de/untersuchungen/u137.html

5 Quelle Reaktorunfall/GAU: R. Zahoransky u. a. (Hrsg.): Energietechnik. 5. Auflage, Wiesbaden 2010

6 Quelle Schuhkategorien: Meindl: www.meindl.de

7 Quelle Wassersäule: Dieter Meschede (Hrsg.): Gerthsen Physik. 24., überarbeitete Aufl., Berlin 2010, und Eidgenössische Materialprüfungs- und Forschungsanstalt (EMPA)

8 Quelle Tragbare Filtertechnik/mobile Wasserfilterpumpen: Katadyn: www.katadyn.ch

9 Quelle Sonnenbrille: Informationen des Berufsgenossenschaftlichen Instituts für Arbeitsschutz (BGIA), Broschüre: Sonnenstrahlung – Gefahren und Schutzmaßnahmen, August 2005

10 Quelle Zelttypen: Wikipedia http://de.wikipedia.org/wiki/Liste_von_Zelttypen

11 Quelle Bestandteile Feuerstarter (Magnesiumblock): www.coghlans.com (Material safety data sheet – 16 sections)

12 Quelle Wundballistik Schreckschuss: Beat P. Kneubuehl, Robin M. Coupland, Markus A. Rothschild und Michael Thali: Wundballistik – Grundlagen und Anwendungen, 3., vollständig überarbeitete und erweiterte Auflage, Heidelberg 2008

Danksagungen

Für die Unterstützung beim Zustandekommen dieses Buches danke ich

- dem Leopold Stocker Verlag,
- meiner Familie,
- meinen Freunden,
- meinem Ärzte- und Rettungsassistentennetzwerk für die medizinische Fachunterstützung,
- den Diensthundeführern von Polizei und Militär
- meinen befreundeten Taktikexperten
- meinem Freund und Berufskollegen Gion von Swiss-Survival-Training, der mit mir viel Krisenwissen austauscht
- und meinen zahlreichen Kunden.

Am Schluss sei ein Hinweis in eigener Sache erlaubt: Ich biete bei meinen Kursen auch eine professionelle Beratung und Ausbildung zum Notgepäck an. Mehr Informationen dazu erhalten Sie auf meiner Webseite: **www.saveyourlife.de**

Eine professionelle Packliste für einen INCH-Rucksack können Sie auf meiner Webseite erwerben.

Haftungsausschluss

Die in diesem Buch gezeigten Überlebenstechniken sind für Extremsituationen bestimmt. Die Anwendung dieser Techniken ist also situationsabhängig und sollte sorgfältig überlegt werden. **Der Autor und der Verlag übernehmen keinerlei Haftung für die Anwendung der hier gezeigten Techniken!**

Der Autor hat zu den meisten Herstellern von Outdoor-Ausrüstung oder -Medikamenten keinerlei Beziehungen und ist nicht am Verkauf der erwähnten Produkte beteiligt.